New Standard in
Orthopaedic Practice

ニュースタンダード
整形外科の臨床

2

整形外科の外傷処置

捻挫・打撲・脱臼・骨折

専門編集
井尻 慎一郎 井尻整形外科

編集委員
田中 栄 東京大学
松本 守雄 慶應義塾大学
井尻 慎一郎 井尻整形外科

中山書店

●本巻の専門編集

井尻慎一郎　井尻整形外科

●編集委員

田中　栄　東京大学大学院医学系研究科整形外科学

松本守雄　慶應義塾大学医学部整形外科学教室

井尻慎一郎　井尻整形外科

【読者の方々へ】
本書に記載されている診断法・治療法については，出版時の最新
の情報に基づいて正確を期するよう最善の努力が払われています
が，医学・医療の進歩からみて，その内容がすべて正確かつ完全
であることを保証するものではありません．したがって読者ご自身の
診療にそれらを応用される場合には，医薬品添付文書や機器の説
明書など，常に最新の情報に当たり，十分な注意を払われることを
要望いたします．

中山書店

シリーズ刊行にあたって

わが国の整形外科は脊椎，上下肢など内臓以外ほぼすべての器官をカバーするとともに，対象とする疾患も外傷，変性疾患，炎症性疾患，腫瘍性疾患，先天性疾患と広範囲にわたります．また整形外科医は外科的治療だけではなく薬物療法やリハビリテーションといった保存療法も担当し，まさに運動器疾患のトータルマネジメントを担う存在です．多くの専門家を配する大学病院や基幹病院とは異なり，中小の一般病院や開業現場では，これらの多様な疾患に少数の整形外科医が対応する必要があります．しかし一人の整形外科医がこれらすべての整形外科疾患に精通し，専門的な治療を行うことはきわめて困難です．

本シリーズは，基礎から実際の診察法や保存的治療まで，各専門分野のエキスパートが臨床現場で役立つ知識をできるだけ具体的に解説することを目指した，臨床現場における「指南書」です．なかでも保存的治療に関しては具体的な解説を心がけました．現在整形外科の教科書は数多く存在しますが，そのほとんどは脊椎外科や関節外科など，専門分野の解説書です．しかし一般病院の整形外科外来や整形外科開業医を受診する患者さんの多くは，「肩こり」や「腰痛」など，明確な病変があいまいな訴えをもって来院されます．「肩こり」「腰痛」は国民生活基礎調査で長年日本人の愁訴の上位を占めていますが，その病態や具体的な治療法を解説した教科書はほとんどありません．本シリーズでは，「肩がこる」「寝違えたようで首が痛い」「介護の仕事だけれど腰痛がひどい」「事務仕事でパソコンを使うと肘が痛む」といった患者さんの愁訴に対して，実際の臨床現場でどのように診察して治療していくか，というプロセスを具体的に解説しています．まさに臓器や疾患ではなく，「患者さんを治療する」ことを目指しています．

X線やMRI検査でなどの画像検査では明らかな病変を指摘できず，対症的な治療を行うことしかできないことも少なくありません．そのような場合，患者さんの痛みや障害を完全にとることはできないかもしれません．しかし，たとえ障害や痛みが多少残ったとしても患者さんが満足できるような医療を行うことが求められています．このような考えに基づいて，本シリーズはEBM（Evidence Based Medicine）だけではなくNBM（Narrative Based Medicine）も重要な医療である，というスタンスで執筆されています．

本シリーズは，「整形外科開業医や一般病院整形外科勤務医に真に役立つ書籍」を提供することを主眼とし，大病院へ送るべき疾患を見逃さず，自院で治療できる病態は治せることを目指して編集をしています．整形外科の最前線で活躍する開業医や勤務医，またこれから専門医を目指す若い医師の方々に，実臨床でご活用いただけましたら，この上ない喜びです．

2024年9月

編集委員　田中　栄，松本守雄，井尻慎一郎

序文

　従来の整形外科教科書では，外傷の中でも骨折の解説に重点が置かれることが多く，捻挫，肉離れなどは必ずしも詳しく解説されていませんでした．《ニュースタンダード整形外科の診療》第2巻『整形外科の外傷処置 捻挫・打撲・脱臼・骨折』では骨折はもちろん，救急外傷の基礎知識から，捻挫，靱帯損傷，肉離れ，打撲，骨挫傷，脱臼などについてもそれぞれの専門家に動画を含めて詳しく実臨床に沿って解説していただいています．

　大きな病院や救命救急センターでは高度な外傷が多く，もちろん整形外科医はそれらの診断と治療も修得すべきですが，中小病院や開業現場ではむしろ打撲や捻挫，肉離れ，肘内障，指の脱臼や骨折など，軽度の外傷が多数を占めます．たとえば整形外科クリニックでしばしば遭遇する肉離れの診断と治療をそれなりにできても，詳しい正確な知識を知らない整形外科医が少なくないと思います．その一つの理由は，軽度の外傷に対する診断法と治療法が頚椎から足まで網羅して解説された1冊の教科書がほとんどないからです．また医師向け掲示板で質問される「肩関節脱臼の整復法」「肘内障の整復法」は何度も繰り返し取り上げられます．ある医師向け掲示板で「自分の専門分野で一番自信の無いこと」を各科の医師にアンケートする企画がありました．その中で整形外科医の一番自信が無かったのは「肩関節脱臼の整復法」でした．

　この第2巻では整形外科外来で遭遇する軽度から中等度の外傷を具体的に解説してあります．もちろん高次の病院や専門家に紹介すべき判断とタイミングなどもそれぞれの執筆者に解説をお願いしました．さらに簡単な外傷でもリハビリをどのタイミングでどの程度，どのようにするべきかを解説していただいています．

　私が神戸市立医療センター中央市民病院や愛媛県立中央病院という救命救急センターを併設する大病院で多数の高度な外傷を診療してきた経験と，兵庫県立塚口病院や高島市立病院という中規模の病院で外傷を診療してきた経験，そして開業して25年間，打撲や捻挫や小さな骨折を診療してきた経験から，今回の各執筆者にはそれぞれの外傷の診察法や特徴的な診断のコツおよびピットフォール，治療法を解説していただきたいと細かく依頼して出来あがったのが本書です．

　私も刊行前にすべての原稿を読みましたが，勉強になることが多数ありました．1人の整形外科医が軽度から重度まで，そして頚椎から足，小児まですべての整形外科的外傷を経験し習熟することは不可能です．しかし，本書を勉強すれば臨床現場で役立つ知識が得られ，また実際にそのような外傷に遭遇したときに，本書を開けばどうすればよいかすぐにわかる，そのような内容を目指して編集いたしました．

　本書が，整形外科医そしてプライマリケアをされている他科のジェネラリストの先生方の診療のお役に立てることができれば，編集者として幸甚に思います．

2025年3月

井尻整形外科
井尻慎一郎

目次

■:ビデオあり

1章 整形外科的救急外傷の基礎知識とピットフォール

整形外科医が知っておくべき救急外傷 ……………… 南　和伸，中川雄公　2

整形外科医でも知っておいた方がよい救急外傷 ……………… 有吉孝一　10

救急外傷における基礎疾患や合併症の評価 ……………… 南　和伸，中川雄公　21

2章 捻挫・靱帯損傷・肉離れ

外傷性頚部症候群（頚椎捻挫）……………… 瀬戸嶋佑輔，原田　繁　30

外傷性肩腱板断裂 ■ ……………… 三幡輝久　35

上腕二頭筋長頭腱断裂 ……………… 新井隆三　42

肘関節内側側副靱帯損傷 ……………… 高橋　啓，古島弘三　45

手指腱損傷 ■ ……………… 森谷浩治　51

手関節の靱帯損傷（TFCC損傷），手指の靱帯損傷 ■ … 濱田大志，善家雄吉　57

股関節唇損傷 ……………… 橋本慎吾　63

大腿・下腿筋肉不全断裂（肉離れ）■ ……………… 金子晴香，吉田圭一，石島旨章　71

膝靱帯損傷・半月板損傷 ……………… 荒木大輔　77

アキレス腱断裂 ■ ……………… 岡田洋和　96

足関節捻挫（靱帯損傷）……………… 大関　覚，藤井達也　103

3章 打撲・骨挫傷

打撲・骨挫傷 ……………… 四宮陸雄，安達伸生　110

4章 脱臼

小児の環軸椎回旋位固定 ……………… 柳田晴久　118

肩鎖関節脱臼 ……………… 高瀬勝己　122

肩関節脱臼 ■	岩噌弘志	127
反復性肩関節脱臼	佐野博高	133
外傷性肘関節脱臼	楢﨑慎二，今谷潤也	138
肘内障	吉岡裕樹	143
手根骨脱臼	西脇正夫	149
手指の脱臼	西脇正夫	152
股関節脱臼	鈴木　卓	156
小児の膝蓋骨脱臼・亜脱臼	太田憲和	162
足根骨脱臼（Lisfranc 関節・Chopart 関節の損傷）	三井寛之，仁木久照	168
足指の脱臼	軽辺朋子，仁木久照	176

5章 骨折

頚椎損傷	三枝德栄，筑田博隆	180
鎖骨骨折	島村安則	186
肩甲骨骨折	宮本俊之	192
上腕骨近位部骨折	井上尚美	196
上腕骨遠位端骨折	今谷潤也	209
尺骨肘頭骨折	丸山真博	214
Monteggia 骨折，Galeazzi 骨折	池上博泰	219
前腕骨骨幹部骨折	松浦佑介	227
橈骨遠位端骨折 ■	麻田義之	234
舟状骨骨折 ■	納村直希	242
手根骨骨折	建部将広	247
中手骨・手指骨折	本宮　真	254
マレット変形	森田晃造	260
脊椎骨折	藤由崇之	265
骨盤骨折	野田知之	273
大腿骨近位部骨折	新倉隆宏	279
大腿骨顆部骨折	寺田忠司	285
脛骨プラトー骨折	王寺享弘	288
膝蓋骨骨折	圓尾明弘	298

脛腓骨骨折 ……………………………………………………………… 依光正則 304

足関節果部骨折 ………………………………………………………… 松井健太郎 309

距骨骨折 ………………………………………………………………… 林　宏治 316

踵骨骨折 ■ …………………………………………………… 有本竜也, 原口直樹 321

中足骨骨折 ……………………………………………………………… 早稲田明生 328

足趾骨折 ………………………………………………………………… 嶋　洋明 336

疲労骨折 …………………………………………………………… 亀山　泰, 熊澤雅樹 341

小児に特徴的な骨折

　小児の骨折の特徴 …………………………………………………… 亀ヶ谷真琴 349

　小児の鎖骨と上腕骨の骨折 ………………………………………… 加藤礼乃 353

　小児の肘の骨折 ■ …………………………………………………… 都丸洋平 359

　小児の前腕骨と手関節と手の骨折 ………………………………… 中川知郎 368

　小児の脊椎と骨盤の骨折 …………………………………………… 塚越祐太 376

　小児の大腿骨と下腿骨の骨折 ……………………………………… 佐久間昭利 384

　小児の足関節と足の骨折 …………………………………………… 木村青児 390

高齢者に特徴的な骨折

　高齢者の骨折の特徴 ………………………………………………… 酒井昭典 400

　高齢者の脆弱性骨折 ………………………………………………… 酒井昭典 405

6章 末梢神経損傷

末梢神経損傷の保存的治療 …………………………………… 赤羽美香, 多田　薫 414

末梢神経損傷の手術適応─手術をした方がよい場合 …………… 赤羽美香, 多田　薫 420

7章 外傷に伴う合併症とその対策

上肢のコンパートメント症候群 ……………………………… 鈴木智亮, 松井雄一郎 428

静脈血栓塞栓症（深部静脈血栓症/肺血栓塞栓症）と

　脂肪塞栓症 ……………………………………………………………… 澤口　毅 434

複合性局所疼痛症候群（CRPS）■ ………………………… 岩月克之, 山本美知郎 442

索引 ……………………………………………………………………………………… 447

動画閲覧について

本書内の動画は，パソコンおよびモバイル端末にて，web site でご覧いただけます．
右の二次元コードもしくは動画掲載項目に示した二次元コードを読み込むか，下記 URL をブラウザに入力してアクセスしてください．

https://www.nakayamashoten.jp/series/ortho_new_std/9784521750927/

①下記のユーザー名とパスワードを入力し，ログインしてください（共通）．

ユーザー名：ortho_new_std2　　　**パスワード**：7%gV4D6U
（大文字小文字の区別があります）

②再生について

・再生ボタン（🎥）をクリックすると，その動画が同一ウインドウで表示されます．

・動画閲覧には標準的なインターネット環境が必要です．
・ご使用のブラウザによっては，まれに閲覧できないことがあります．その場合は他のブラウザにてお試しください．
・通信環境やご使用のパソコン，モバイル端末の環境によっては，動画が乱れることがあります．
・掲載の動画の著作権は各著者が保有しています．本動画の無断複製を禁じます．

執筆者一覧 (執筆順)

南　和伸	兵庫県立西宮病院救命救急センター
中川雄公	兵庫県立西宮病院救命救急センター
有吉孝一	神戸市立医療センター中央市民病院救命救急センター
瀬戸嶋佑輔	筑波学園病院整形外科
原田　繁	筑波学園病院整形外科
三幡輝久	大阪医科薬科大学整形外科学教室
新井隆三	京都桂病院整形外科
高橋　啓	慶友整形外科病院
古島弘三	慶友整形外科病院
森谷浩治	新潟手の外科研究所
濱田大志	産業医科大学病院救急・集中治療科外傷再建センター
善家雄吉	産業医科大学病院救急・集中治療科外傷再建センター
橋本慎吾	はしもと整形外科リハビリクリニック
金子晴香	順天堂大学医学部整形外科学講座
吉田圭一	順天堂大学医学部整形外科学講座
石島旨章	順天堂大学医学部整形外科学講座
荒木大輔	兵庫県立リハビリテーション中央病院スポーツ医学診療センター
岡田洋和	岡田整形外科
大関　覚	レイクタウン整形外科病院
藤井達也	レイクタウン整形外科病院
四宮陸雄	広島大学大学院医系科学研究科四肢外傷再建学
安達伸生	広島大学大学院医系科学研究科整形外科学
柳田晴久	福岡市立こども病院整形・脊椎外科
高瀬勝己	東京医科大学運動機能再建外科学寄附講座
岩噌弘志	関東労災病院スポーツ整形外科
佐野博高	仙台市立病院整形外科
楢﨑慎二	岡山済生会総合病院整形外科
今谷潤也	岡山済生会総合病院整形外科
吉岡裕樹	吉岡整形クリニック
西脇正夫	荻窪病院整形外科手外科センター
鈴木　卓	帝京大学医学部附属病院外傷センター
太田憲和	東京都立小児総合医療センター整形外科
三井寛之	聖マリアンナ医科大学整形外科学講座
仁木久照	聖マリアンナ医科大学整形外科学講座
軽辺朋子	聖マリアンナ医科大学整形外科学講座
三枝德栄	群馬大学大学院医学系研究科整形外科学
筑田博隆	群馬大学大学院医学系研究科整形外科学
島村安則	光生病院整形外科
宮本俊之	国立病院機構長崎医療センター整形外科
井上尚美	仙台徳洲会病院整形外科
丸山真博	慶友整形外科病院
池上博泰	東邦大学医学部整形外科学講座（大橋病院）
松浦佑介	千葉大学大学院医学研究院整形外科学
麻田義之	医学研究所北野病院整形外科
納村直希	金沢医療センター整形外科
建部将広	安城更生病院整形外科
本宮　真	帯広厚生病院手外科センター
森田晃造	埼玉メディカルセンター整形外科・手外科センター
藤由崇之	君津中央病院整形外科
野田知之	川崎医科大学運動器外傷・スポーツ整形外科学/川崎医科大学総合医療センター整形外科
新倉隆宏	兵庫県立西宮病院整形外科・外傷再建センター
寺田忠司	福山市民病院整形外科
王寺享弘	福岡整形外科病院
圓尾明弘	兵庫県立はりま姫路総合医療センター整形外科・整形形成外傷センター
依光正則	岡山大学学術研究院医歯薬学域運動器外傷学講座
松井健太郎	帝京大学医学部整形外科学講座
林　宏治	大阪 Foot クリニック
有本竜也	聖マリアンナ医科大学横浜市西部病院整形外科・足の外科センター
原口直樹	聖マリアンナ医科大学横浜市西部病院整形外科・足の外科センター
早稲田明生	わせだ整形外科
嶋　洋明	大阪医科薬科大学整形外科学教室
亀山　泰	井戸田整形外科名駅スポーツクリニック
熊澤雅樹	びわじま整形外科
亀ヶ谷真琴	千葉こどもとおとなの整形外科
加藤礼乃	千葉こどもとおとなの整形外科
都丸洋平	千葉こどもとおとなの整形外科
中川知郎	東川口病院整形外科
塚越祐太	筑波大学医学医療系整形外科
佐久間昭利	千葉県こども病院整形外科
木村青児	千葉大学大学院医学研究院整形外科学
酒井昭典	産業医科大学整形外科学講座
赤羽美香	金沢大学附属病院整形外科
多田　薫	金沢大学附属病院整形外科
鈴木智亮	北海道大学大学院医学研究院整形外科学教室
松井雄一郎	北海道大学大学院歯学研究院口腔総合治療学教室/北海道大学大学院医学研究院整形外科学教室
澤口　毅	福島県立医科大学外傷学講座/新百合ヶ丘総合病院外傷再建センター
岩月克之	名古屋大学大学院医学系研究科人間拡張・手の外科学/豊田厚生病院整形外科
山本美知郎	名古屋大学大学院医学系研究科人間拡張・手の外科学

1章

整形外科的
救急外傷の
基礎知識と
ピットフォール

1章　整形外科的救急外傷の基礎知識とピットフォール

整形外科医が知っておくべき救急外傷

■ 概略

本項では救命救急センターに搬送されるような重症外傷患者ではなく，一般病院の整形外科外来や開業医にウォークインで来院する外傷患者を想定して，整形外科医が知っておくべき急を要する外傷，つまり早期に治療介入しないと後に後遺症を起こしてしまうような外傷について述べる．具体的には，開放創，脱臼・骨折，血行障害・神経障害をきたしうる外傷について解説していく．

■ 開放創

創部[*1]を観察する前に，まず骨折を伴っていないか確認が必要である．骨折を伴い，骨折部位が開放創と交通していた場合，それは「開放骨折」に該当するためである．開放骨折に関しては後述する（p.8）．単純 X 線で骨折を除外した後，創部の詳細観察に移る．開放創には，日本救急医学会ホームページの医学用語解説集[1]にあるとおり，切創，割創，刺創，挫創，裂創，杙創（よくそう），剥皮創（はくひそう）の分類がある．ここではそのうちいくつかを取り上げて解説する．後は用語集を参照願いたい．

1. 切創

鋭利な刃物により生じる創で，創縁は直線状，正鋭でなく挫滅縁があり，創端は破裂状，創面は平坦でなく，創洞は楔状で架橋構造を有しないとされる．負傷部位によっては血管・神経・腱の損傷を合併している可能性があるため，必ず末梢の動脈の拍動の評価，capillary refill time（CRT）[*2]，運動，感覚の評価を行うべきである（図 1）．

2. 剥皮創

皮膚・皮下組織が回転するタイヤなど，強い牽引力によって筋組織から剥脱されて生じる皮膚損傷のことである．筋膜上から全周性に皮膚が剥がれた四肢の広範囲皮膚剥脱創であればデグロービング損傷とよぶ．デグロービング損傷の場合，皮下脂肪組織や皮膚を栄養する穿通枝血管が断裂していることから，そのまま縫合しても大部分の皮膚が壊死し，広範囲の植皮が必要になる可能性が高い．初期治療の段階から縫縮せず，剥脱皮膚を切除して植皮に利用するか，剥脱皮膚を切除せず脂肪層を除去して全層植皮のように縫縮後，NPWT（negative pressure wound therapy：陰圧閉鎖療法）で母床に密着させる必要がある．手指にはめた指輪が強い外力によって引き抜かれてデグロービング損傷が発生することもある．米国では救急外来を受診した上肢外傷の 1.1％に手

[*1]
一般的に「創」とは開放性損傷を意味し，「傷」とは非開放性損傷を意味するが広義にはすべての損傷を意味する．「創にきずあり，傷にきずなし」

▶capillary refill time（CRT）：毛細血管再充満時間．

[*2]
爪床を 5 秒間圧迫して離した際に，血液が再充満して指先に赤みが回復するまでの時間を指し，2 秒以上経過しても赤みが戻らない場合は体内で循環不全が起きていると判断され，トリアージにおいて「最優先治療群」と判定される．外傷による出血性ショックの際にも輸液療法の指標として用いられるなど，末梢循環不全の指標として救急医療現場で重宝されている．

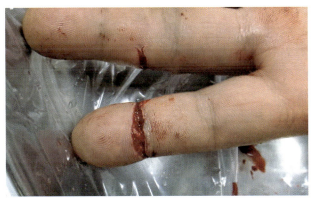

図1 切創
47歳男性，包丁を拭く際に誤って左示指DIP関節レベル掌側を切って受傷．同部位に2 cmの切創を認めた．DIP屈曲不可，切創より以遠の感覚消失があり，創部を確認したところ深指屈筋腱断裂と指神経断裂を認め，修復を必要とした．

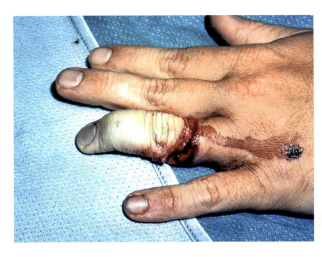

図2 指輪による手指のデグロービング損傷
(Crosby N, et al. Hand (N Y) 2014；9：274-81[3]より)

指のデグロービング損傷が発生しており[2]，切断に至る頻度も高く[3]，専門医への早期の紹介が望ましい（図2）．

3. その他
a. 咬傷

咬傷という開放創もあるが，これに関しては次項「動物咬傷」(p.13) で解説があるため本項では詳細な説明は省略する．ただし，咬傷のなかで，握り拳で他人の顔を殴った際に，歯が当たって生じるヒト咬傷は，重篤な後遺症を引き起こす可能性があるため，注意が必要である．この傷害は，利き手の中指のMP関節に発生することが多く，受傷時に軽傷にみられがちなため見落とされやすい．創部から侵入した細菌が，手を握った状態から開いた状態に戻る際に，指伸筋腱の移動に伴って近位に運ばれる可能性がある．これにより，細菌の皮膚深部への拡散が促進され，さらに関節炎，骨髄炎，腱鞘炎を起こすリスクが高くなる．そのため，直ちに創部の洗浄と抗菌薬加療が必要となる．

▶MP関節：中手指節(metacarpophalangeal)関節．

b. 指尖皮膚欠損

指尖皮膚欠損に関して，指先を包丁などで負傷して受診することがあると思うが，皮膚欠損は削いでしまった皮膚が残っていればそれを利用して縫合する

ことができる．この場合，血流を保つために針数多く縫合しすぎないように注意が必要である．負傷者の来院に際しては削いでしまった皮膚が見つかれば，水道水で洗浄したうえで乾燥させないようにして持参するよう，指示することも考慮してよい．欠損皮膚がない場合は，軟膏とガーゼもしくは創傷被覆剤で創部を保護して，2〜3週間，上皮化するまでフォローする．欠損部断面が1cm四方以上あるときは，上皮化までに時間がかかり，上皮化しても皮膚が弱く，分層植皮を行ったほうがよい場合があるため，専門医に相談する[4]．指尖皮膚欠損の場合，止血に難渋する場合があり，患者から出血が止まらない，と相談される場合がある．その場合は，清潔なハンカチなどで患部の圧迫止血を行うこと，止血の確認のために短時間で圧迫を解除しないことを指示する．患者自身が輪ゴムなどで手指を緊縛して止血を試みることがあるが，緊縛が長時間に及べば手指の血流障害をきたす可能性や輪ゴムが皮膚に食い込んでしまうと除去に難渋するので，不用意に緊縛の指示を行わないほうがよいと考える．

■ 脱臼

四肢の脱臼を認めた場合は，可及的すみやかに整復を行うことが原則である．ここでは四肢大関節（肩関節，肘関節，股関節，膝関節）の脱臼と，見逃されやすいLisfranc（リスフラン）関節損傷について述べる．

1. 四肢大関節の脱臼

a. 肩関節脱臼

大関節脱臼の45〜60％を占め，95％は前方脱臼である．肩関節外転・外旋位，あるいは水平伸展位で受傷することが多い．肩関節脱臼を疑った場合は骨性損傷の合併がないか確認する必要があり，上腕骨大結節骨折が10〜16％と最も高頻度に合併する．また，11〜14％に神経損傷の合併があり，腋窩神経損傷が最も頻度が高い．腋窩神経損傷の診断には，その神経支配領域である三角筋停止部上（肩関節の外側〜後方）の感覚鈍麻の有無で必ず確認する．

整復法は多様であるが，Gonaiらの1,189例の肩関節前方脱臼に対する徒手整復術のネットワークメタ解析では，FARES法とBoss-Holzach-Matter/Davos（ボス-ホルザッチ-マター/ダボス）法が成功率で最も良好な値を示したと報告している[5]．FARES法を具体的に説明すると，仰臥位（できれば腹臥位）で，脱臼肢に牽引をかけながら，かつ上肢を前後にゆらしながら，ゆっくり外転90°まで向かう．90°に達したら外旋を加え，さらに120°まで引き続き外転させていく（牽引に加え前後にゆする動作も継続する）．Boss-Holzach-Matter/Davos法は患者に両手を組ませて，もしくは手首を縛って，膝を抱えてもらう姿勢になってもらい，その状態で上体を後方に患者自身で牽引してもらい整復する方法である．Boss-Holzach-Matter/Davos法は患者自身に行ってもらう要素が強いため，若年患者で協力が得られる場合は試してもよいかもしれない．FARES法のほうが疼痛の軽減が良好である[5]ことから，とくに高齢者の場合はFARES法を第一選択とするのがよいと筆者は考える．

▶FARES法：fast, reliable, safe method.

前方脱臼の整復後，3.2％で1週間以内に再脱臼するといわれているため，整復後はバストバンドと三角巾を併用した肩関節内旋位固定を行う．若年者の場合，初回肩関節前方脱臼後に50％以上の症例で高い不安定性リスクを伴うとされており[6]，またAlkhatibらのレビューでは，初回肩関節前方脱臼に対するBankart（バンカート）修復術が，保存的治療と比べ不安定性の再発を減少させたと報告しているため[7]，手術のできる医療機関を紹介することを検討する．

b. 肘関節脱臼

外傷性脱臼のなかで肩関節脱臼に次いで多く，全脱臼の約20％を占めるとされる．後方脱臼が8～9割を占める．肘関節過伸展で受傷することが多いが，軽度屈曲位で受傷した場合は肘に外反・回外・軸圧の力が加わり，外側尺側側副靱帯を損傷し，後外側回旋不安定性（posterolateral rotatory instability：PLRI）を生じる．肘関節脱臼の発生の機序として，①外側靱帯複合体のなかでも外側尺側側副靱帯の損傷を起こし，PLRIが生じる．次に②その他の外側靱帯複合体と前方・後方関節包が損傷し，perched position[*3]が起こる．そして③内側側副靱帯損傷を併発し脱臼に至る．

整復は上腕を保持しながら前腕を長軸方向に牽引し，皮下に突出した肘頭を圧迫すれば成功する．脱臼整復後の外固定の期間については，早期運動の有効性が示されており[8]，必ずしも外固定を3週間前後行う必要はないと考えられ，リハビリテーション指導を順守できると思われる患者には積極的に自動運動を促すなど，個々の患者を診て外固定の期間を考えていく必要がある．

> [*3]
> 鉤状突起が滑車にひっかかった状態．

c. その他

股関節脱臼は高エネルギー外傷で起こることが多く，ウォークインで受診することは考えにくいため，ここでの説明は省略する．

膝関節脱臼も股関節脱臼と同じく頻度も少なくウォークインで受診することはないと考えられるため，詳細な説明は省略するが，重篤な合併症が起こりうることは覚えておく必要がある．具体的には，18％に膝窩動脈損傷を合併すると報告されており[9]，直ちに治療介入が必要となる．

2. Lisfranc 関節損傷

Lisfranc関節損傷は，整形外科疾患全体の0.2％を占めるまれな疾患であるが，最近の文献によると，発生率が上昇していることが示唆されている[10]．Lisfranc関節損傷は高エネルギー外傷で発生し，40％以上は交通事故が原因であるといわれているものの，低エネルギー外傷でも生じることがあり，その場合，尖足位で固定された足に軸方向または回旋方向の力が加わることで起こり，スポーツ活動中に受傷することが多い．そのため，ウォークインで受診することも想定される．低エネルギー外傷での受傷の場合，初診時に見逃されたり，診断が遅れたりすることが多い．理由としては，骨折を伴わない靱帯損傷であることがほとんどだからである[11]．中足部の疼痛が持続する患者は，Lisfranc損傷が見逃されていないか注意して診察する必要があり，中足部内側の骨隆起，いわゆるjut徴候[12]がないか注目する（図3）．

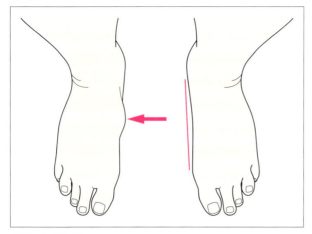

図3　jut 徴候
矢印のような中足部内側の骨隆起を jut 徴候とよぶ．
(Herscovici D, et al. Injury 2021；52：1038-41[12] を参考に作成)

検査は足部の単純 X 線正面・斜位・側面像を撮影し，健側と比べる．第 2 中足骨基部と内側楔状骨とのあいだが，健側と比べ開大している場合，または 2 mm 以上ある場合は，Lisfranc 靱帯損傷の診断に非常に有用（特異度 96％）とされる[13]．それでも Lisfranc 損傷は初診の非荷重 X 線で見逃すことがあるため，痛みが持続する場合は受傷後 10〜14 日で両側荷重下での上記 3 方向の X 線を撮影して左右を比較することで診断精度が上がる．

治療は Lisfranc 靱帯単独の損傷でかつ，荷重下の単純 X 線で離開が 2 mm 以下であれば，保存加療（4〜6 週ギプス固定で免荷）が可能とされているが，それ以外は手術加療のために紹介を検討する．

■ 骨折

1. 閉鎖骨折
a. 大腿骨近位部骨折

大腿骨近位部骨折は，転位があれば歩行困難となるためウォークインで来院することは考えにくいが，非転位性の場合はウォークインで来院する可能性があるため，歩行できる患者でも外傷歴があり股関節痛を訴える場合は鑑別にあげる必要がある．非転位性大腿骨頚部骨折のうち，単純 X 線では診断がつかず CT や MRI によって確定診断に至る不顕性骨折の頻度は 2〜10％とされる[14]．

b. 脊椎脊髄損傷

ここでは高エネルギー外傷による脊椎脊髄損傷ではなく，ウォークインで来院しうる軽微な外傷による脊椎脊髄損傷について解説する．近年，高齢者の平地転倒による脊椎脊髄損傷の受傷が増加している[15]．高齢者の場合，脊椎の加齢的変化や靱帯骨化などによって脊柱管が狭くなり，脊髄がすでに軽度の圧迫を受けている状態にあるため，軽微な外力で脊椎損傷を伴わない脊髄損傷（非

骨傷性脊髄損傷）を起こす場合がある．外傷後に頚部痛を訴える患者をみるとき，受傷機転を詳細に聴取し，合併損傷を把握し，外力が患者に作用した方向や程度を考え，年齢や併存疾患を考慮しながら，損傷を推察することが重要である．頚椎前後屈や回旋時の激しい痛みや可動域制限および顔面外傷は，頚椎損傷を起こしている可能性があり，愛護的に診察を行うといった注意が必要である．

c. 肋骨骨折

転倒して胸背部や季肋部を打撲した場合，肋骨骨折の可能性がある．診察で患者から疼痛部位を確認し，触診で肋骨をピンポイントで押して同部位に圧痛点があれば疑うことができる．胸部 X 線もしくは超音波検査で骨折の有無を評価する．CT まで撮影しないとわからない肋骨骨折もあるため，X 線で骨折の判断がつかなくても，明らかに肋骨上に圧痛点がある場合は肋骨骨折の可能性を患者に説明し，ほとんどは保存加療可能なことを伝えることが重要である．まれに血胸や気胸を合併することがあるため，初回の胸部 X 線で胸腔に異常がなくても 1 週間後に画像フォローしたほうが安全と考える．また肋骨多発骨折の場合，フレイルチェストの病態になることがあるため，患者の呼吸状態は問題ないか，胸郭動揺がないか詳細な診察が必要である．

d. 脆弱性骨盤骨折

脆弱性骨盤骨折の頻度は，骨粗鬆症関連骨折のなかで脊椎（27％），手関節（19％），股関節（14％）に次いで 4 番目に高く，7％を占める[16]．大腿骨近位部の非転位性骨折と同様に，股関節痛を訴えてウォークインで受診する可能性があるため，鑑別に入れておく必要がある．骨盤骨折の前方要素である恥骨骨折は単純 X 線で診断は可能なことが多いが，後方要素である仙骨骨折は単純 X 線では診断困難であるといわれ，正診率は 10％程度とされる[17]．脆弱性骨盤骨折において前方要素の破綻がある場合，後方要素にも破綻が生じている割合は 50〜80％とされており，後方要素破綻の有無の検索のために CT 検査が推奨される[18]．そのため外来で脆弱性骨盤骨折が疑われる患者がいる場合は，CT 検査のできる医療機関への紹介を検討する．

e. 脆弱性寛骨臼骨折

高齢者の低エネルギー外傷による脆弱性寛骨臼骨折も脆弱性骨盤骨折と同様に増加傾向にあり，過去 25 年間で 2 倍に増加している[19]．保存加療の成績は不良であり，手術加療が望ましいとされる．Mori らの高齢者寛骨臼骨折のレビューによると，内科的合併症が多く，受傷前の日常生活動作（ADL）が低く，転位の少ない骨折症例に対してのみ保存加療が適応され，それ以外は手術が適切な治療法とされる[20]．

f. その他

閉鎖骨折であっても，皮下への骨片の突出や，水疱形成，皮膚壊死，腫脹による皮膚緊満がないか確認が必要である．それらがみられた場合，放置すると新規の皮膚軟部組織合併症を起こしてしまうため，初診時に可及的に徒手整復・外固定，場合によっては直達牽引や創外固定を行う必要がある．

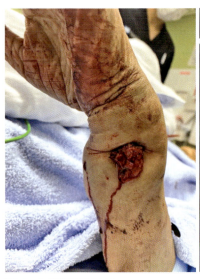
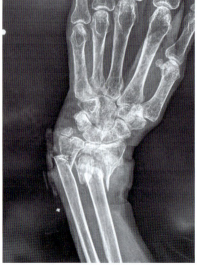

図4 左前腕開放骨折
90歳女性，左前腕尺側に開放創を認める．同日緊急で洗浄・デブリドマン・創外固定を施行された．

2．開放骨折

　ウォークインで下肢の開放骨折患者が来ることは考えにくいが，前腕の開放骨折患者は来院する可能性がある．実際，高齢者の前腕開放骨折は，最近，増加傾向である[21]．高齢者の前腕骨折患者に開放創を認めた場合，開放骨折を想定して治療にあたるべきである（図4）．具体的には，抗菌薬を可及的すみやかに開始する必要があり（受傷後3時間以内），また洗浄・デブリドマン・骨折部の安定化を受傷後6～8時間以内にできるよう意識して診療を進める．破傷風の予防も必要になる．

■ 血行障害・神経障害をきたす外傷

1．コンパートメント症候群

　コンパートメント症候群とは，筋区画（コンパートメント）内圧が上昇することによって，その中を通過する血管・神経が障害され，虚血，神経麻痺，筋壊死を起こす病態のことである．筋骨格は阻血に弱く，阻血時間が3時間以内であれば壊死を生じないが，6時間になると50％程度が壊死するといわれている[22]．原因として，重度の挫傷や骨折，血管損傷，ギプス固定後，手術の体位による長時間同一肢位，径の大きいカテーテルの動脈内留置後，ヘビ咬傷，熱傷，圧挫症候群などがあげられる．骨折がなくても発生する可能性があるため注意すべきである[*4]．好発部位は四肢のうち，下腿と前腕が多い．症状と徴候として pain（疼痛），paresthesia（異常知覚），pallor（蒼白），pulselessness（脈拍触知不可），paralysis（運動麻痺）の5Pが知られている．とくに異常知覚とストレッチ痛が早期の臨床所見である．脈拍触知不可と運動麻痺は晩期症状であり，出現すれば予後不良である．症状からコンパートメント症候群が疑われ

*4
その他にも，睡眠薬を大量に服用して長時間，同一体位で寝込んでしまい，体の下になった前腕や下腿部分などに圧挫症候群様あるいは褥瘡様に筋組織などの壊死が生じることがある．

た場合は，高次医療機関に転送を依頼するべきである．

（南　和伸，中川雄公）

■文献

1) 日本救急医学会．医学用語集．https://www.jaam.jp/dictionary/dictionary/word/0906.html（2024 年 5 月 30 日閲覧）
2) Ootes D, et al. The epidemiology of upper extremity injuries presenting to the emergency department in the United States. Hand（N Y）2012；7：18-22.
3) Crosby N, et al. Ring injuries of the finger：long-term follow-up. Hand（N Y）2014；9：274-81.
4) 岡崎　睦編．指尖皮膚欠損．外傷処置・小手技の技 & Tips．メジカルビュー社；2016. p.116-7.
5) Bula-Rudas FJ, Olcott JL. Human and animal bites. Pediatr Rev 2018；39：490-500.
6) Robinson CM, et al. Functional outcome and risk of recurrent instability after primary traumatic anterior shoulder dislocation in young patients. J Bone Joint Surg Am 2006；88：2326-36.
7) Alkhatib N, et al. Short- and long-term outcomes in Bankart repair vs. conservative treatment for first-time anterior shoulder dislocation：a systematic review and meta-analysis of randomized controlled trials. J Shoulder Elbow Surg 2022；31：1751-62.
8) Pott CMJM, et al. Treatment outcomes of simple elbow dislocations：A systematic review of 1,081 cases. JBJS Rev 2024；12.
9) Medina O, et al. Vascular and nerve injury after knee dislocation：A systematic review. Clin Orthop Relat Res 2014；472：2621-9.
10) Stødle AH, et al. Lisfranc injuries：Incidence, mechanisms of injury and predictors of instability. Foot Ankle Surg 2020；26：535-40.
11) Renninger CH, et al. Low energy Lisfranc injury compared with high energy injuries. Foot Ankle Int 2017；38：964-9.
12) Herscovici D, Scaduto JM. The Lisfranc jut：a physical finding of subtle Lisfranc injuries. Injury 2021；52：1038-41.
13) Rikken QGH, et al. Novel values in radiographic diagnosis of ligamentous Lisfranc injuries. Injury 2022；53：2326-32.
14) Sundkvist J, et al. Clinical outcomes of patients with Garden I and II femoral neck fractures as verified on MRI：a retrospective case series. BMC Musculoskelet Disord 2022；23：144.
15) Miyakoshi N, et al. A nationwide surgery on the incidence and characteristics of traumatic spinal cord injury in 2018. Spinal Cord 2021；59：626-34.
16) Burge R, et al. Incidence and economic burden of osteoporosis-related fractures in the United States, 2005-2025. J Bone Miner Res 2007；22：465-75.
17) Lyders EM, et al. Imaging and treatment of sacral insufficiency fractures. Am J Neuroradiol 2010；31：201-10.
18) Cosker TD, et al. Pelvic ramus fractures in the elderly：50 petients studied with MRI. Acta Orthop 2005；76：513-6.
19) Ferguson TA, et al. Fractures of the acetabulum in patients aged 60 years and older：an epidemiological and radiological study. J Bone Joint Surg Br 2010；92：250-7.
20) Villacres Mori B, et al. Team approach：Management of geriatric acetabular fractures. JBJS Rev 2022；10.
21) Court-Brown CM, et al. Open fractures in the elderly. The importance of skin ageing. Injury 2015；46：189-94.
22) Burkhardt GE, et al. The impact of ischemic intervals on neuromuscular recovery in a porcine (Sus scrofa) survival model of extremity vascular injury. J Vasc Surg 2011；53：165-73.

1章 整形外科的救急外傷の基礎知識とピットフォール

整形外科医でも知っておいた方がよい救急外傷

■ 破傷風

　土壌に存在する破傷風菌（Clostridium tetani）から引き起こされる感染症である．破傷風毒素による神経伝達遮断により全身の筋肉硬直，有痛性痙攣，重症化すると自律神経失調を引き起こす．潜伏期は受傷後3～21日だが，新生児破傷風では短くなる．ワクチン接種が進んでいる先進国ではまれな疾患であるが，英国が4～11人，米国が17～28人に比し，日本では年間100例以上が報告されている[1]．約半数が人工呼吸器管理を必要とし，死亡率は6.8％と高い[2]．現在のわが国においては破傷風に対する免疫が不十分な高齢者の感染症といえる[3]．

a．診察と診断の方法

　外傷の既往と開口障害（lockjaw，trismus），頸部痛，嚥下障害，肩こりを特徴的な臨床所見とする（図1）．外傷の病歴や典型的な臨床所見があれば，診断は困難ではない．薬物誘発性ジストニア，歯原性感染症が鑑別である．全般性破傷風痙攣では患者は両こぶしをにぎりしめ，背中をそらせ，足を伸展しながら，腕を屈曲，外転する特徴的な後弓反張の姿勢を取り，無呼吸になる．そこまで至らない軽症例や病状早期の期間，意識は清明である．

b．外来でオーダーすべき画像診断

　ほとんどない．集中治療管理を要するため，直ちに感染症科，救急科，集中治療科にコンサルトまたは救命救急センターを有する高次医療機関に転送する．

c．保存療法か手術療法か：選択の考え方

　汚染した創部は広範囲デブリドマンにより除去する必要がある．胞子や壊死組織を除去して破傷風毒素産生を抑えるためである．一見治癒しているようにみえても，異物が残存していることもあり行ったほうがよい．

d．保存療法の実際

　抗菌薬はベンジルペニシリンカリウム（注射用ペニシリンGカリウム®）（200～400万単位　4～6時間ごと点滴静注）とメトロニダゾール（500 mg　6～8時間ごと点滴静注）が適応である．また，毒素を中和するために抗破傷風人免疫グロブリン（テタノブリンIH®）を筋肉内または点滴静注する．

e．安静期間とリハビリテーションの方法

　病状は4～6週間持続する．数週間の集中治療管理，人工呼吸管理，早期の気管切開が必要となることが多い．筋肉の拘縮

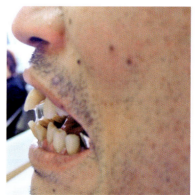

図1　破傷風患者の開口障害（牙関緊急）

COLUMN 異物

皮下異物，爪下異物は破傷風の原因となりうる．感染源となる異物は除去しなければならない．

1．皮下異物（トゲ）
① 局所麻酔施行後メスでトゲ（木片）の長軸方向に全長に渡って切開し，完全に露出させる（❶）．
② 鉗子や摂子で把持して，ちぎれないようにすべてを除去する．
③ 除去後は十分に洗浄し，必要ならば汚染組織をデブリドマンする．
④ 創は感染リスクがあるため，なるべく縫合は行わず開放創とする．
⑤ 異物が除去できれば抗菌薬をルーチンで投与する必要はない．

2．爪下異物
摂子で先端の把持が可能であれば直接除去する．爪下に埋没し鉗子が届かない場合は指ブロック下に爪を楔状切除（❷左）して爪ごと引っ張って除去する（❷右）．

異物が完全に除去できれば抗菌薬をルーチンで投与する必要はない．小さく，感染リスクの少ない異物であれば，保存的に経過をみることも可能である．爪の成長とともに異物が押し出されてきていずれ除去が容易となる．ただし，経過観察中に感染徴候がある場合には再度処置が必要である旨，帰宅させる際に説明しておくべきである．

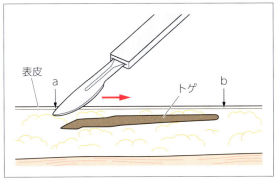

❶皮下異物の除去
異物の長軸方向（a→b）に全長に渡って切開を加える．
（Roberts JR, et al. eds. Roberts and Hedges' Clinical Procedures in Emergency Medicine. 6th ed. WB Saunders；2013 を参考に作成）

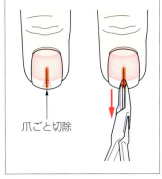

❷爪下異物の除去
（Roberts JR, et al. eds. Roberts and Hedges' Clinical Procedures in Emergency Medicine. 6th ed. WB Saunders；2013 を参考に作成）

を防ぐため，痙攣が収まればすぐに理学療法を開始する．

日本の調査では破傷風の生存者 465 人のうち 290 人が自宅に退院し，残りは他の施設に退院した[1]．

f．診療のポイント

破傷風予防のため，汚染創の創傷処置に際しては洗浄，デブリドマンに加えてトキソイド 0.5 mL の筋肉注射と抗破傷風人免疫グロブリン（テタノブリン IH®）250 単位の点滴静注を考慮する（表1）[*1]．

完全免疫を得るためには 1 か月後に 2 回目，半年〜1 年後に 3 回目のトキソイド投与を行う．その後 10 年間隔で追加接種（ブースター接種）することが望ましい．

感染症法に基づき 5 類感染症として 7 日以内に保健所に届け出が必要である．

*1 薬価・規格

沈降破傷風トキソイド：1,063 円（0.5 mL 1 瓶）．
テタノブリン IH® 静注：6,439 円（250 国際単位 1 瓶）．

表1　破傷風予防

破傷風予防接種歴	綺麗で軽微な傷		その他のすべての傷	
	破傷風トキソイド	テタノブリン®	破傷風トキソイド	テタノブリン®
＜3回接種 または不明	○	×	○	○
≧3回接種	× （最後に10年以上前に 投与されていれば○）	×	× （最後に5年以上前に 投与されていれば○）	×

○：接種する，×：接種しない．
（坂谷朋子．神戸中央市民ERICUメソッド．メディカ出版；2023．p.194-7[4]）を参考にして作成）

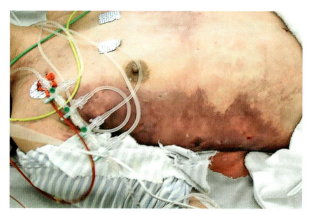

図2　右肩の痛みを訴えていたが急速にショックとなり腋窩から背部へと壊死が進行した症例

劇症型溶血性連鎖球菌感染症

　壊死性筋膜炎は複数菌に起因するⅠ型と単一菌に起因するⅡ型に分けられるが，このⅡ型のうちA群溶血性連鎖球菌（group A streptococcs：GAS）によって生じるものを劇症型溶血性連鎖球菌感染症とよび，メディアはしばしば「人食いバクテリア」と報じる[5]（図2）．GASは咽頭痛や蜂窩織炎などさまざまな感染症を引き起こすが，10％にスーパー抗原である連鎖球菌発熱外毒素A（streptococcal pyrogenic exotoxin A）を分泌するものがあり，直接T細胞を刺激し大量のサイトカインが産生されショックや多臓器不全を引き起こす[6]．日本では1992年に最初の患者が報告されて以来，毎年100～200人の患者が確認されているが，致死率がきわめて高く，約30％が死亡する[7]．

　連鎖球菌性トキシックショック症候群（streptococcal toxic shock syndrome：STSS）はショックと多臓器不全を特徴とする劇症型溶血性連鎖球菌感染症の合併症であり，壊死性筋膜炎患者の約50％で発症する[8]．

a. 診察と診断の方法

　通常の丹毒，蜂窩織炎と鑑別しなければならない．患部は軟部組織の浮腫，

紅斑，熱感，皮膚の水疱，壊死がみられ，患者は強い疼痛や圧痛を訴える．全身状態が悪く，ショックを呈するが，発症早期での見逃し率が85％以上という報告もある[9]．壊死部分は急速に進行し人食いバクテリアと膾炙（かいしゃ）される所以である．STSSは，発熱，悪寒，筋肉痛，吐き気，嘔吐，下痢を特徴とするインフルエンザ様症候群とびまん性の日焼けのような紅斑が初期症状である．続いて低血圧と頻脈を伴うショックと早期（数時間以内）に発症する多臓器不全が急速に進行する．

b. 外来でオーダーすべき画像診断，追加すべき検査

CT検査を行い，軟部組織のガス像の有無により外科的介入が必要かの判断とする[10]．分泌物のGram染色（図3）や迅速診断キット（図4）は起炎菌の診断に役立つ．集中治療管理を要するため，直ちに感染症科，救急科，集中治療科にコンサルトまたは救命救急センターを有する高次医療機関に転送する．

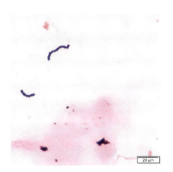

図3 創部の分泌液のGram染色所見

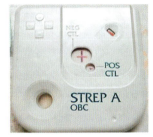

図4 分泌液を用いた簡易検査キットの陽性例

c. 保存療法か手術療法か：選択の考え方

壊死性筋膜炎では早期の外科的デブリドマンによりすべての壊死組織を積極的に除去する必要がある．同時に抗菌薬を投与する．壊死組織がなくなるまでデブリドマンは1〜2日ごとに継続する必要がある．四肢の重度の壊死には感染源を除去するために切断が必要となることもある．

d. 保存療法の実際

抗菌薬はペニシリンが第一選択であり，外毒素発生を抑制し組織移行性のよいクリンダマイシンを併用する．

感染症法に基づき5類感染症として7日以内に保健所に届け出る必要がある．

e. 安静期間とリハビリテーションの方法

菌血症の有無と外科的切除の状況によって異なる．菌血症がある場合14日間は治療を継続する．抗菌薬投与後24時間は飛沫予防，接触予防策を講じる．

f. 診療のポイント

丹毒や蜂窩織炎では発熱はなく，全身状態も良好なことがほとんどである．皮膚や軟部組織感染症に加え発熱，ショック症状など全身症状がある患者で疑う．壊死性筋膜炎では試験切開により軟部組織と筋膜が容易に剥離する所見が重要である．

■ 動物咬傷（哺乳類，ヘビ，虫）

①感染症（哺乳類，ダニ），②毒（ヘビ，スズメバチによる多数刺傷），③アナフィラキシー（ハチ，ヒアリ）の3点もしくは，その組み合わせが問題となる．以降，哺乳類（イヌ，ネコ，ヒト），ヘビ（マムシ，ヤマカガシ），虫（ハチ，ムカデ，ダニ）に分けて解説する．

■ 1章　整形外科的救急外傷の基礎知識とピットフォール

1. 哺乳類（イヌ，ネコ，ヒトほか）

a. 診察と診断の方法

　患者の訴えによるが，ヒト咬傷はけんかや虐待でできることがあり，隠そうとすることが多い．小児の創部3cm以上の咬み傷は虐待を疑う．

b. 外来でオーダーすべき画像診断，追加すべき検査

　ヒト咬傷（fight bite，後述）ではX線像を撮って，異物（相手の歯）が迷入していないか検索する．感染症を併発していれば，血液・生化学検査，血液培養採取を考慮する．

c. 保存療法か手術療法か：選択の考え方

　洗浄はすべての動物咬傷で必須である．注射器の先に18，19Gのプラスチックカテーテルを付けてゆっくり洗浄する．この際，洗浄液が創周囲の軟部組織に浸潤しないように気を付ける．洗浄液が排出されるように尖刃刀で創部を広げるのも有効である．開放性損傷には飛沫による曝露を防ぐためスプラッシュシールドをとりつけて高圧洗浄する．プラスチックの検体容器などで代用することもできる．

　汚染創であるため縫合は行わず，開放創とするのが基本である．ただしイヌ咬傷で感染徴候がなく，受傷後12時間以内，顔で24時間以内，手，足の傷でない場合は行ってよい．ヒト，ネコ咬傷は，縫合してはいけない．ネコ咬傷では牙が細長く刺入部が深いため，感染しやすい*2．

　ヒト咬傷で，けんかの最中に相手の歯で指に傷を負った場合（fight bite）では28％に感染を合併し，7％で患指の切断が必要になる[11]．これは手のMP関節に歯が当たり，関節包まで感染をきたす場合があるためである．必ず手の外科の専門医にコンサルトし，手術室で十分に開放・洗浄しなければならない．

d. 保存療法の実際

　感染をきたすまでの潜伏期間は，イヌでは平均24時間，ネコではやや早く12時間である．

　抗菌薬の予防投与はすべてのネコ咬傷とヒト，ブタ，サル，その他の野生肉食動物では必要である．またイヌやその他の咬傷でも手，手首，足の咬傷，ハイリスク患者（表2）では適応となる[12]．抗菌薬予防投与は嫌気性菌との混合感染を防ぐ目的である*3-5．

　破傷風予防接種は必要である．適応は表1の破傷風予防に準じる*6．

e. 診療のポイント（ピットフォール）

◆**Capnocytophaga canimorsus 感染症**

　イヌやネコに咬まれたり，ひっかかれたりした後，口腔内に常在する細菌，*Capnocytophaga canimorsus*（カプノサイトファーガ・カルモニサス）（図5）によって発症する．発熱，倦怠感，頭痛，腹痛，下痢などが症状だが，咬傷が軽微な例でも発症することから，原因であると気づかれないことが多い．これは，国内での報告例がたったの14例で，全世界でも250例しかないということでもうかがえる．免疫不全患者などでは，敗血症，髄膜炎など重篤化する例がみられ，死亡率30％である[13]．傷口をなめられたケースでも発症した例が

---

*2　禁忌

受傷後6時間以上たった創傷，ヒト，ネコ，ブタ，野生肉食動物の創傷は開放創とし，縫合してはならない．

▶MP関節：中手指節（metacarpophalangeal）関節．

*3

嫌気性菌との混合感染が問題となるため，第一世代セフェムの抗菌薬単剤投与ですませてはいけない．

*4　オグサワ（オーグメンチン＋サワシリン）処方

オーグメンチンSR配合錠にはアモキシリン250mgとクラブラン酸125mgが2対1の割合で配合されている．アモキシリンの量を増やしたいが，消化器症状を起こすクラブラン酸の副作用は防止したい．そこで，オーグメンチン（アモキシリン250mg，クラブラン酸125mg）にサワシリン（アモキシリン250mg）をプラスしたオグサワ処方を行う．

*5　抗菌薬の使用例

オグサワ（オーグメンチン＋サワシリン）処方として，オーグメンチン375mg＋サワシリン250mgを1日3回5日間処方する．ペニシリンアレルギーがある場合，クリンダマイシン（ダラシン®）300mgを1日4回5日間，あるいはレボフロキサシン（クラビット®）500mgを1日1回5日間を併用する．単剤ならば，モキシフロキサシン（アベロックス®）400mgを1日1回7日間投与する．

14

表2 予防的抗菌薬の適応（イヌ咬傷）

- 深い穿通創
- 中程度から強い挫滅創
- 指，足など血流が乏しい
- 骨，関節部に近い
- 深部組織に達する
- 縫合した創
- 免疫不全患者

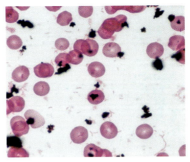

図5 血液塗抹標本上のCapnocytophaga canimorsus感染症
細長いGram陰性桿菌である

*6 狂犬病ワクチン
2006年，60歳代の男性2人がフィリピンでイヌに咬まれた後，狂犬病を発症し死亡する例があったが，国内では1956年以降，狂犬病の発症はない．ワクチン接種は国内での受傷では不要である．渡航して咬まれた場合は，当日および3，7，14，30，90日後に狂犬病ワクチンを接種する．

あるので洗浄は必須で，免疫不全患者，高齢者には抗菌薬を投与しておいたほうがよい．筆者らの施設では5例を経験し，うち2例が亡くなっている．

◆アナフィラキシーショック

ハムスターなど，げっ歯類による咬傷では唾液に含まれるタンパク質によるアナフィラキシーショックを起こすことがある．咬まれた後，しばらくしてから患部異常感，かゆみ，顔面や上半身の紅潮・熱感，くしゃみ，悪心，嘔吐，尿意，便意などがみられたら注意する．続いて血圧低下，呼吸困難，チアノーゼなどが生じると重篤である．直ちに気道確保の準備をし，アドレナリン0.3 mgの筋肉注射を行う．

2. ヘビ（マムシ，ヤマカガシほか）

a. 診察と診断の方法

明確な訴え「ヘビに咬まれた」であればよいが，「激しい痛みがして気づいたら局所が腫れてきた」「暗くて何に咬まれたか気づかなかった」などはっきりしない受傷機転の際は診断に苦慮することが多い．

創部を観察し，典型的な2つの牙痕（図6）があり，局所が腫脹している，創部から出血が持続していればマムシ咬傷で間違いない[*7]．

ただしこれは全例で認めるわけではなく，牙が1つしか引っかからない症例もある．また，ムカデでも同様の牙痕となる[*8]．毒の開口部は牙の根元にあるので，手袋や靴の上から咬まれたりすると幸運にも毒が注入されていないことがある．これをドライバイトという．

以前はヘビを捕まえて持ってくる人がいたが，最近はスマホで撮影するケースが多い[*9]．

ヤマカガシ咬傷の牙痕はひっかき傷のようではっきりとしない．激しい頭痛があれば重症化するという特徴があり，播種性血管内凝固（disseminated intravascular coagulation：DIC）を起こしやすい．ヤマカガシの毒はマムシに比べ弱いので，DICまで発症するためには複数回以上または長時間咬み続けられなければならない．最近の報告ではヘビに詳しい若年男性が自殺目的でわ

*7 マムシ毒はほとんどが溶血毒であり創部から血が止まりにくい．しかし一部に神経毒を含むため，複視をきたすことがある．

*8 ムカデの毒はハチ毒と交差反応性をもち，ハチ毒にアレルギーをもつ人が刺されると，アナフィラキシーを生じることがある．

*9 ネットでマムシの画像（銭形の文様，三角形の頭を特徴とする）を出して見比べることが多いと思うが，わからない場合や輸入動物によるヘビ咬傷は，日本蛇族学術研究所 主任研究員 堺 淳氏（0277-78-5193）snake-b@sunfield.ne.jpに画像を送って相談するとよい．

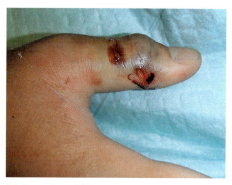

図6　マムシ咬傷
典型的には，マムシ咬傷には2つの牙痕があり，そのあいだの距離は平均1cmといわれている．距離が大きいほどマムシが大きく強毒であると推測する．

ざと咬ませたというものがある[14]．

b. 外来でオーダーすべき画像診断，追加すべき検査

画像診断は必要ない．血液・生化学検査，血液凝固・線溶検査を行う．

c. 保存療法か手術療法か：選択の考え方

コンパートメント症候群を起こしていれば減張切開を必要とする．従来行われていた緊縛，切開，吸引はしない．

緊縛は組織の毒を停滞させ，腫脹，出血，全身症状が増悪する．病院前で咬傷部近位を緊縛されてくることがあるが，解除する．2時間以上の阻血により神経損傷（とくに腓骨頚部を圧迫した場合は総腓骨神経の損傷）をきたす．

切開した傷は治りにくく，切開部分の血流を途絶させるためかえって壊死を起こしやすくする．吸引はごくわずかな量の毒を除去するのみといわれており，現在では，この3つの処置は行わない．

d. 保存療法の実際

◆ マムシ咬傷

乾燥まむしウマ抗毒素血清を使用する．

① 血清投与をためらわない．傷病者が小児，妊婦でも禁忌ではない．
② 投与前に皮内反応をみる必要はない．
③ 血清投与前にアドレナリン0.25 mgを皮下注することにより，アレルギー反応を予防できる．アナフィラキシーに備え，気道確保，アドレナリンの準備をする．
④ 生理食塩水に希釈した乾燥まむしウマ抗毒素血清（1バイアル6,000単位）をゆっくりと点滴静注する．日本では1バイアル使用し，腫脹が進行してきたらさらに1バイアルという方法をとる．
⑤ 血清病[*10]は通常，血清投与後5〜14日後に発熱，関節痛，発疹，リンパ節腫脹で発症する．抗ヒスタミン薬の内服，非ステロイド性抗炎症薬（NSAIDs），ステロイドで治療する[15]．

*10 血清病
乾燥まむしウマ抗毒素血清は，その名のとおりウマ血清から作られた製剤のため，投与により自分の免疫反応（アレルギー反応）が過剰に起こる副作用を起こすことがある．このアレルギー反応の一種が血清病である．

整形外科医でも知っておいた方がよい救急外傷

◆その他

ヤマカガシの抗毒素血清は日本蛇族学術研究所（0277-78-5193）[9] から入手可能なほか，全国の 13 施設[11] で保管している．

輸入ヘビのコブラ，水族館のウミヘビは神経毒が主なので，呼吸筋麻痺をきたせば人工呼吸管理を行う．極端なことをいえば，人工呼吸管理さえしていれば死ぬことはない．

e. 安静期間とリハビリテーションの方法

床上安静は必要ない．深部静脈血栓症，肺塞栓を予防するためにも早期に歩行と理学療法を開始する．

f. 診療のポイント（ピットフォール）

コンパートメント症候群を伴わない限り外科的処置は必要ない．

抗まむしウマ抗毒素血清投与をためらわない．投与前にアドレナリン 0.25 mg の皮下注を推奨する[16]．傷病者が小児，妊婦でも禁忌ではない．成人投与量と同じ量を用いる．

3. 虫（ハチ，ムカデ，ダニ）

スズメバチ・キバチ・アシナガバチ・ミツバチにより年間 30〜70 人の死亡が報告され，その多くはアナフィラキシーショックによる．早期診断のコツは，全身の皮疹に加え，アナフィラキシーの ABCD[12] のいずれかの異常である[17]．アナフィラキシー以外の機序ではハチ毒の直接作用があり，スズメバチに 50 回以上刺されるとハチ毒の注入量が多いために重篤となる[18]．心毒性により不整脈をきたすほかに，多臓器不全を起こして死に至ることがある．高齢者，小児で多数刺された場合はすぐに救急車を呼び，高次医療機関に搬送する．早期の血漿交換が救命に有用である．

a. 診察と診断の方法

スズメバチ，アシナガバチ，ムカデには交差反応性があり，過去に一方（例：ムカデ）に刺された経験があれば初めて他方（例：スズメバチ）に刺されてもアレルギー反応を起こすことがある[19]．また，2017 年 6 月 13 日神戸港のコンテナで初めて生息が確認された外来種のヒアリはハチ毒と交差反応性のアレルギーを起こす．

この交差反応性はエビ，カニ，ダニの三者，クラゲと納豆のねばねば成分に存在するポリガンマグルタミン酸でも知られている．

b. 外来でオーダーすべき画像診断，追加すべき検査

画像診断は必要ない．ハチ毒による重篤例では血液・生化学検査，血液凝固・線溶検査を行う．

c. 保存療法か手術療法か：選択の考え方

アナフィラキシー治療の原則はアドレナリンの投与である．全身の皮疹に加え，アナフィラキシーの ABCD[12] のいずれかの症状があればアナフィラキシーと考え，遅滞なくアドレナリンを大腿筋外側に筋肉注射する．20〜30 分で効果判定し効果がなければ 2〜3 回繰り返す．また十分な量の細胞外液急速

---

[11] ヤマカガシ抗毒素血清の保管施設（2023 年 7 月）

［関東］聖路加国際病院，災害医療センター，東京ベイ浦安医療センター，東海大学医学部付属病院，日本蛇族学術研究所
［北陸］福井県立病院
［近畿］神戸市立医療センター中央市民病院，兵庫県立尼崎医療センター
［中国・四国］香川大学医学部付属病院，高知大学医学部付属病院，川崎医科大学，山口県立総合医療センター
［九州］KM バイオロジクス（KMB）

---

[12] アナフィラキシーの ABCD

A：airway（喉頭浮腫），
B：breathing（喘息），
C：circulation（ショック），
D：diarrhea（下痢，腹痛）．

COLUMN 指輪除去

ハチの天敵は，はちみつや幼虫を食べるクマである．長年の確執により，黒いものをめがけて攻撃する性質があるので，ヒトも黒い頭を刺されることが最も多い（瞳孔を刺されるとハチ毒による失明が問題となる）．

次いで刺されやすいのは手である．洗濯物を取り入れるときに止まっていたハチに刺される事例をよく経験する．

手指の外傷や感染症，ハチ刺傷では腫脹して循環障害が起こる前に指輪を除去しなければならない．

救急医はリングカッター（❶）を用い，断端を止血鉗子でつかみ左右に広げて除去する．しかし，整形外科医用のピンカッター（❷）を用いて切除し，ギプスの除去に用いるキャストスプレッダーで押し広げるのが最も容易である．

患者が，どうしても指輪を切ってほしくないと訴えるときは，潤滑油やリドカイン（キシロカイン®）ゼリーを用いた後，指の皮膚を近位方向に引っ張りながら指輪を回して除去を試みる．ま

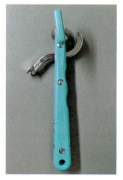
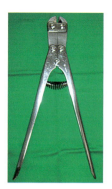

❶リングカッター　　❷ピンカッター

た，臍帯結紮糸を用いたテクニックを❸に示す．臍帯結紮糸がない場合，縫合糸（絹糸）でも代用可能である．なるべく太い糸を用いる．痛みが強い場合は，処置の前に指ブロックや中手骨ブロックを用いて麻酔する．

循環障害が起こっていれば壊死の危険があるので，リングを切って除去したほうがよいことを患者に説明する．

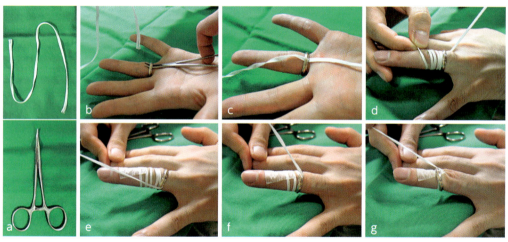

❸臍帯結紮糸を用いた除去方法
a：モスキート鉗子と臍帯結紮糸を用意する．
b，c：指輪に臍帯結紮糸をくぐらせる．
d：臍帯結紮糸を圧迫気味に末梢に巻きつけて先端をテープで止める．
e：中枢の臍帯結紮糸を末梢の臍帯結紮糸上を指輪が通るように円を描いて引っ張る．
f：うまくいけばするすると移動する．
g：近位指節間（PIP）関節さえ過ぎれば必ず除去できる．

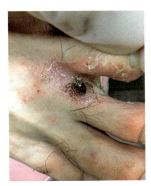

図7 左足第4-5趾間に食いついたタカサゴキララマダニ

患者はトレイルランで野山を駆け回るのが趣味であった.

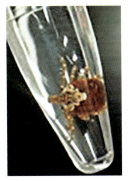

図8 除去後のタカサゴキララマダニ

投与も必須である．エピペン®はアドレナリン自己注射キットであり成人用 0.3 mg（体重 30 kg 以上）と小児用 0.15 mg（体重 15〜30 kg 用）がある．

　ダニが身体に付着している場合は除去すべきである（図7, 8）．ウイルスやリケッチア，スピロヘータなどの病原微生物を保有し媒介するため，Lyme（ライム）病，日本紅斑熱，近年話題となっている重症熱性血小板減少性症候群（severe fever with thrombocytopenia syndrome：SFTS）が問題となる．ただし，皮膚に付いたダニをいきなりむしりとったり，つぶしてはならない．虫体の一部が残ってしまうおそれがある．

　通常は馬原法[*13]を用いるが，除去前にダニを窒息死させるとよい．
　ワセリン軟膏（もしくはリドカイン〈キシロカイン®〉ゼリー）をダニの上から塗り，虫体をすべて覆い窒息させてから口器付近を異物鉗子でつまんで除去する．もしくはガーゼなどで拭い，容易に除去できることもある．

d. 保存療法の実際

　ハチ毒によるアナフィラキシーはエピペン®の適応となるため，皮膚科，アレルギー科を受診させ処方してもらうほうがよい．

　ダニ咬傷後に発熱，感冒様症状，皮疹などが出たら，すぐに感染症科がある病院を再受診するよう説明しておく．

e. 安静期間とリハビリテーションの方法

　運動発作誘発性のアナフィラキシーを発症するおそれがあるため，24 時間以内に激しい運動をすることは避けさせる．通常は受傷後 12〜24 時間を過ぎればアナフィラキシーの心配はない．

f. 診療のポイント

- アナフィラキシーの早期診断は ABCD．
- 交差反応性に注意して対処する．
- 治療のゴールデンスタンダードはアドレナリン 0.3 mg の筋肉注射．

*13　馬原（まはら）法
①局所麻酔する．
②口器をつぶさないよう後方から曲型両尖剪刀を刺入し，ダニの口器の前を開いてスペースをつくる．
③ピンセットなどで空間に落とし込むように取り除く．

- ダニの除去は窒息させてから行う.
- 患者が β 遮断薬内服中の場合, アドレナリンが無効であることがある. この場合は, 交感神経系を介さずに cAMP を増やして心収縮力を増すグルカゴン (1〜2 mg 静注) を用いる.

(有吉孝一)

■文献

1) Nakajima M, et al. Clinical features and outcomes of tetanus：analysis using a National Inpatient Database in Japan. J Crit Care 2018；44：388-91.
2) WHO. The global health observatory. Total tetanus-number of reported cases (who. int)
3) 工藤大介. 破傷風 緊急対応を要する感染症. 日本救急医学会監修. 改訂第 6 版救急診療指針上巻. へるす出版；2024. p.607-9.
4) 坂谷朋子. 動物咬傷. 神戸市立医療センター中央市民病院 救命救急センター編著. 神戸中央市民 ERICU メソッド. メディカ出版；2023. p.194-7.
5) Bisanzo M, Eifling K. Erysipelas, cellulitis, lymphangitis. Buttarvoli PM, et al. eds. Minor Emergencies. 4th ed. Elsevier；2021. p.734-9.
6) 工藤大介. 劇症型溶血性連鎖球菌感染症 緊急対応を要する感染症. 日本救急医学会監修. 改訂第 6 版救急診療指針上巻. へるす出版；2024. p.613-4.
7) 国立感染症研究所. 特集：溶血性連鎖球菌感染症 2006 年 4 月〜2011. IASR 2012；33.
8) Stevens DL, et al. Severe group A streptococcal infections associated with a toxic shock-like syndrome and scarlet fever toxin A. N Engl J Med 1989；321：1.
9) Lancerotto L, et al. Necrotizing fasciitis：classification, diagnosis, and management. J Trauma Acute Care Surg 2012；72：560-6.
10) 工藤大介. 壊死性軟部組織感染症 劇症型溶血性連鎖球菌感染症 緊急対応を要する感染症. 日本救急医学会監修. 改訂第 6 版救急診療指針上巻. へるす出版；2024. p.609-14.
11) 林 寛之. ガブッときたらどうするの？ Steps Beyond Residents 3 外傷・外科診療のツボ編. 羊土社；2006. p.124-41.
12) Buttarvoli PM, Brochu KJ. Mammlian bites. Buttarvoli PM et al. eds. Minor Emergencies. 4th ed. Elsevier；2021. p.626-30.
13) Dudley MH, et al. Fatal capnocytophaga infection associated with splenectomy. J Forensic Sci 2006；51：664-6.
14) 岸谷 豪ほか. 線溶亢進型 DIC を合併したヤマカガシ咬傷の一例. 第 127 回近畿救急医学研究会抄録集. 2024 年 3 月 2 日. p.60.
15) Curtis AM, Ericson TB. Venomus animal injuries. Marx JA, et al. eds. Rosens Emergency Medicine. 9th ed. Elsevier；2017. p.690-708.
16) 日本中毒学会監修, 日本中毒学会学術委員会, 急性中毒標準診療ガイド改訂委員会. まむしウマ抗毒素. 新版 急性中毒標準診療ガイド. へるす出版；2023. p.145.
17) 林 寛之. アナフィラキシーなんて怖くない. Steps Beyond Residents 3 外傷・外科診療のツボ編. 羊土社；2006. p.144-67.
18) 岩村高志ほか. スズメバチ刺傷により多臓器不全にて死亡した 1 例. 日救急医会誌 2006；17：67-73.
19) 夏秋 優. Dr 夏秋の臨床図鑑 虫と皮膚炎改訂第二版 皮膚炎をおこす虫とその病態/臨床像・治療・対策. 秀潤社；2023. p.48-227.

1章　整形外科的救急外傷の基礎知識とピットフォール

救急外傷における基礎疾患や合併症の評価

　患者背景や基礎疾患が，救急外傷における整形外科疾患に及ぼす影響や注意点について述べていく．

■ フレイル

　フレイルとは，日本老年医学会が提唱する概念で，「加齢に伴う様々な臓器機能変化や予備能力低下により，外的ストレスに対する脆弱性が亢進した状態」と定義される．高齢者の筋力や活動が低下している状態であり，介護前段階ともいえる．フレイルの評価には，改訂日本版 CHS (Cardiovascular Health Study) 基準[1]，frailty index (FI)[2] の2つが主に用いられている．改訂日本版 CHS は体重減少，筋力低下，疲労感，歩行速度，身体活動の5項目により身体的フレイルの評価に用いられ，FI は，症状，徴候，機能障害，検査値異常を数値化することで総合的に評価する（表1）．FI は余命の重要な予後因子として機能するだけでなく，整形外傷入院患者に対しても死亡率，入院期間，30日合併症率，術後罹患率，せん妄の予測因子であることが複数の研究で示されている[3-5][*1]．そのため高齢の整形外傷患者が入院した場合，FI を計算して，必要に応じて老年内科もしくは一般内科に併診を依頼することを検討する．また FI が高い患者には，入院中の合併症や死亡リスクが高いことを患者とその家族に伝えておく必要がある．

■ 心疾患

　米国心臓協会/米国心臓病学会（AHA/ACC）のガイドラインでは，重度の弁膜症，重度の不整脈，心不全，不安定冠症候群を有する患者に対して術前の心機能評価を行うべきであるとされている[6]．適応がある患者に対しては心エコーといった心機能評価は有益であるが，高齢者の股関節骨折患者を対象とした最近の研究では，適応のない患者の詳細な心機能評価は，整形手術の費用増大と有害な遅れにつながることが示されている．Hoehmann らは，412人の高齢患者を対象とした研究で，基準を満たした患者は17％しかいなかったにもかかわらず，44％の患者が不要な循環器科の診察を受けていたことを示した[7]．さらに，循環器科の診察を受けた患者は，受けなかった患者に比べ，手術までの期間が有意に長かった．同様の研究では，循環器科の診察を受けた患者と受けなかった患者では，術後の合併症に有意差はなかった[8]．まとめると，AHA/ACC ガイドラインに従って適応があれば循環器科にコンサルトすることを推奨するが，適応がないのに全例術前にコンサルテーションを行っていると，手術までの待機時間が無駄に長くなってしまい患者の不利益につながるため，謹むべきである．

*1
文献3）によると，大腿骨近位部骨折の入院患者の場合，30日死亡率は中フレイル群（FI値0.25〜0.4）で3.4％であったのに対し，高フレイル群（FI値0.4以上）では17.2％であった（$p<0.001$）。

■ 1章 整形外科的救急外傷の基礎知識とピットフォール

表 1 frailty index

評価項目	ポイント (最大分母 55)
モチベーション	低＝1
自己評価による健康状態	優＝0，良＝0.25，可＝0.5，不可＝1
認知機能の程度	認知症＝1，軽度の認知機能障害＝0.5 せん妄＝1 興奮＝1 妄想・幻覚＝1
AMTS (Abbreviated Mental Test Score)	6 以下＝1，7 以上＝0
感情の状態	不安＝1 最近の死別＝1 うつ病＝1 疲労＝1
睡眠	睡眠障害＝1 日中の眠気＝1
言語	障害＝1
聴力	障害＝1
視力 (眼鏡使用時)	障害＝1
片麻痺	上肢の片麻痺＝1 下肢の片麻痺＝1
握力 (非麻痺側)	弱い＝1
近位筋の筋力 (非麻痺側)	弱い＝1
体重	低体重＝1，肥満＝1，やや過体重＝0
体重の変化	減少＝1，大幅に増加＝1
食欲	ない＝1，まあまあ＝0.5，普通＝0
失禁状態	便失禁＝1 尿失禁／カテーテル＝1
病歴 (各 1 点)	高血圧 喘息／慢性閉塞性肺疾患 脳卒中／一過性脳虚血発作 狭心症／心筋梗塞 心不全 糖尿病 活動的な癌 アルコール過剰 褥瘡 大腿骨近位部骨折 変形性関節症／骨粗鬆症 Parkinson (パーキンソン) 病 上記以外の 1 つの病歴 上記以外のさらにもう 1 つの病歴
1 日の内服薬数	0～4＝0，5～9＝1，10～14＝2， 15～19＝3，20～24＝4，＞25＝5
移動	全介助＝1，部分介助＝0.5
歩行	全介助＝1，部分介助＝0.5
動きが鈍い	はい＝1
座位保持	障害＝1
過去 6 か月間の転倒歴	3 回以上＝1

表1 frailty index（つづき）

食事	全介助＝1，部分介助＝0.5
入浴	全介助＝1，部分介助＝0.5
着衣	全介助＝1，部分介助＝0.5
服薬管理	全介助＝1，部分介助＝0.5
金銭管理	全介助＝1，部分介助＝0.5

各項目を評価して点数を合計し，55で割る．FIが0.4以上であれば，日常生活動作が完全に依存しており，死亡や施設入所のリスクが高い高齢者である．

（Mitnitski AB, et al. Scientific World Journal 2001；1：323-36[2] より）

■ 認知症

Zabawaら[9]によれば，認知症患者は大腿骨近位部骨折のリスクが3倍高く，術後の合併症や死亡率も高いとされる．また，すべての認知症患者に術前鎮痛のために腸骨筋膜ブロック[*2]をできるだけ早期に行うべきであるとされ，除痛により入院中のせん妄などの合併症を減らすことが期待できる．さらに，入院中の合併症を減らすために早期手術・早期リハビリテーションに努めなければならないとされている．

■ 糖尿病

◆合併症のリスク

糖尿病患者は末梢神経障害，微小血管障害，大血管障害，免疫機能障害を有していることがあり，創傷治癒能力が低下しているため，骨折手術の合併症リスクが高い．報告されている合併症には，感染，偽関節または癒合不全，再手術，切断術などがある．当たり前であるが，コントロールされていない糖尿病患者は，コントロールされている糖尿病患者と比べて合併症の発生率が高い．とくに糖尿病患者の足関節骨折を手術する際には，深部感染，整復不良，再手術，関節固定術への変更や切断のリスクなど，予後不良のリスクについて患者や家族と十分に話し合うべきとされる[10]．

◆周術期の糖尿病薬の影響

糖尿病薬で周術期に影響しうるものについていくつか述べていく．

ビグアナイド系糖尿病薬であるメトホルミンは，肝臓での糖の産生（糖新生）を抑制することで血糖値を下げる．肝臓での糖新生には乳酸が用いられるため，メトホルミンを使用すると体内に乳酸が蓄積しやすくなり，周術期に使用すると乳酸アシドーシスを発症する可能性があると考えられてきた．そのため，ビグアナイド系糖尿病薬は薬物代謝の観点から手術日の2日前から休薬することが慣例的に多くの病院で決められている．しかし，最近の周術期糖尿病薬の使用に関するガイドライン[11]では，メトホルミンを継続したとしても乳酸アシドーシスが起こる可能性はきわめて低く，良好な血糖コントロールを優先して周術期は継続することを推奨していることもあり，今後はメトホルミンの周術期休薬のルールは変わっていくと考えられる．

＊2　腸骨筋膜ブロック
鼡径靱帯レベルから大腿筋膜を貫いて，さらに腸骨筋膜を貫き，大腿神経の周りに薬剤を注入する．腸骨筋膜下への薬剤注入は外側大腿皮神経のブロック効果も期待できる．

1章　整形外科的救急外傷の基礎知識とピットフォール

SGLT2阻害薬は腎臓から排出される糖が尿細管から再吸収されるのを抑制する糖尿病薬であり，心不全患者の入院リスクを低減させる効果や慢性腎臓病患者の透析導入リスクを低減させる効果も報告されており[12]，糖尿病以外の疾患への適用が拡大している．周術期に継続した場合，手術侵襲による体内のインスリン分泌の低下とグルカゴン分泌の増加に伴いリン脂質代謝とケトン産生が増加し肝臓での糖新生が促進されるが，尿から糖を再吸収できず強制的に体外に排出されてしまうことで，正常血糖ケトアシドーシスが生じる可能性がある．そのため，SGLT2阻害薬については，2日前に休薬することがガイドライン上も推奨されている[11]．

▶SGLT：sodium glucose cotransporter（ナトリウム-グルコース共役輸送体）．

■ 感染症

C型肝炎

C型肝炎感染者が人工関節全置換術を受けた場合，感染していない患者と比較して周術期合併症のリスクが30％増加したという報告がある[13]．外傷患者ではC型肝炎の治療を行っている猶予はないことが多いが，人工関節手術前で時間的に余裕がある場合はC型肝炎の治療を優先すべきだと考える．

■ 免疫疾患

関節リウマチ

関節リウマチ（rheumatoid arthritis：RA）患者はメトトレキサート（MTX）に加えて生物学的疾患修飾性抗リウマチ薬（bDMARD）も投薬されていることがある．抗リウマチ薬は術後感染のリスクを上昇させるため，周術期は注意が必要である．関節リウマチ診療ガイドライン2024[14]でも「併存症を有するRA患者に対して整形外科手術を行った場合，手術部位感染，創傷治癒遅延，死亡の発生が増える可能性があり，特に注意し観察・治療を行うことを推奨する」と記載されている．薬剤の継続・休薬に関しては，「整形外科手術の周術期にはMTXを休薬しないことを推奨（条件付き）」とされる一方で，「bDMARDは休薬を推奨する（条件付き）」とされているので，リウマチ内科に確認のうえガイドラインに従うのがよいだろう．

▶bDMARD：biological disease modifying anti-rheumatic drugs.

■ 悪性腫瘍

整形外科医は骨転移やそれの病的骨折を診たことがきっかけで悪性腫瘍患者に出会うことがある．骨転移の原因となる原発巣として，肺癌，乳癌，前立腺癌，腎癌などが頻度が高いことで知られる．一方で骨転移頻度が低い消化器癌でも，日本で罹患数が多い胃癌や大腸癌では骨転移患者数として相対的に多くなるため，留意すべきである．担癌患者を診察する際は骨転移の可能性を念頭におき，四肢や背部に疼痛や痺れがないか確認する．悪性腫瘍では約30％の症例で高カルシウム血症を呈するとされているため，そちらも採血で確認する．単純X線やCTで局所の骨吸収あるいは骨形成を反映した異常陰影，骨梁構造の破壊像がないかも確認が必要である．

救急外傷における基礎疾患や合併症の評価

表2　人工関節全置換術患者の栄養状態と合併症のリスク

検査項目	有害転帰のリスクとなる閾値	合併症の可能性
白血球数	<1,500/μL 未満	• 人工関節周囲感染 • 手術部位感染 • 創傷治癒遅延 • 創部ドレナージの長期化 • 機能回復の遅延 • 術後リハビリテーションの延期
アルブミン	3.0 g/dL 未満	• 創傷治癒不良と創傷合併症 • 人工関節周囲感染 • 貧血 • 浮腫 • 入院期間の延長 • 非自宅退院のリスクが高い • 90 日再入院のリスクが高い • 90 日後に救急外来を受診するリスクが高い • 手術部位感染
プレアルブミン	10～17 mg/dL：中程度のリスク <10 mg/dL 未満：重度のリスク	• 創傷治癒不良と創傷関連合併症
亜鉛	<95 μg/dL	• 免疫力の低下 • 創傷治癒の障害
ビタミンD	ビタミンD不足（20～30 ng/mL 未満）， 欠乏（20 ng/mL 未満）	• 入院期間の延長 • 全合併症の増加 • 敗血症性再置換術における欠乏症の有病率が高く，人工関節周囲感染との関連性が示唆された • 人工股関節全置換術後，modified Harris hip score で測定される改善レベルが低い • 骨粗鬆症と人工関節周囲骨折
トランスフェリン	<200 mg/dL 未満	• 創傷治癒の障害
低ナトリウム血症	<135 mEq/L	• 入院期間の延長 • 30 日再入院のリスクが高い • 非自宅退院のリスクが高い • 30 日以内の重大罹患リスクが高い

（Emara AK, et al. JBJS Rev 2022；10：e21.00138[16]）より，日本の実臨床ではめったに測定されていない項目を省略）

■ ステロイド

　ステロイドは易感染性，糖代謝異常，骨粗鬆症，精神障害，血栓症，高血圧，白内障，緑内障といった副作用を起こすことが知られている．整形外科分野ではステロイド性骨粗鬆症と周術期のステロイドカバーが問題になると考えられる．ステロイド性骨粗鬆症に関しては詳細を成書に譲る．ステロイドカバーに関しては，プレドニゾロン5 mg/日以上を4週間以上使用している患者に対しては，外科的ストレスの結果として副腎クリーゼを起こす危険性があり，術中・術後にステロイドカバーを行うことが推奨されている[15]．

■ 1章　整形外科的救急外傷の基礎知識とピットフォール

表3　TRiP (cast) score

外傷	高リスク外傷 (3 点)
	腓骨または脛骨骨幹部骨折
	脛骨高原骨折
	アキレス腱断裂
	中リスク外傷 (2 点)
	足関節の二果もしくは三果骨折
	膝蓋骨骨折
	足関節脱臼, Lisfranc (リスフラン) 損傷
	重度の膝関節捻挫 (水腫や血腫を伴うもの)
	重度の足関節捻挫 (グレード 3)
	低リスク外傷 (1 点)
	足関節一果骨折
	膝蓋骨脱臼
	足根骨または中足骨または前足部の骨折
	非重症の膝関節捻挫または足関節捻挫 (グレード 1 または 2)
	重大な筋損傷
固定	膝より上に至るギプス固定 (3 点)
	膝より下までのギプス固定 (2 点)
	足部のギプス (足関節は自由) (1 点)
	その他のギプスまたは足底支持装具 (0 点)
患者の特徴	年齢 35 歳未満 (0 点)
	年齢 35 歳以上 55 歳未満 (1 点)
	年齢 55 歳以上 75 歳未満 (2 点)
	年齢 75 歳以上 (3 点)
	男性 (1 点)
	BMI≧25 kg/m², <35 kg/m² (1 点)
	BMI≧35 kg/m² (2 点)
	VTE の家族歴 (2 点)
	VTE の既往歴または既知の重大な血栓症 (4 点)
	経口避妊薬またはエストロゲンホルモン療法を使用している (4 点)
	過去 5 年以内の癌診断 (3 点)
	妊娠または産褥 (3 点)
	過去 3 か月以内の固定 (ギプス関連以外のこと：入院, 寝たきり, 6 時間以上のフライト, 下肢麻痺など) (2 点)
	過去 3 か月以内の手術 (2 点)
	併存疾患：心不全, 関節リウマチ, 慢性腎臓病, 慢性閉塞性肺疾患, 炎症性腸疾患 (1 点)
	慢性静脈不全：例えば, 静脈瘤など (1 点)

下肢ギプス固定を必要とする下肢外傷後 3 か月以内の VTE の絶対的リスクを予測するとされる. 「外傷」から該当する項目のうち最も高い点数のものを 1 つ選び, 「固定」からも該当する項目を 1 つ選び, 「患者の特徴」からは該当する項目をすべて選ぶ. それらの点数を合計して, 7 点未満であれば症候性 VTE の発生率は 0.7 % であり, 予防的抗凝固薬は不要で安全に経過観察できるとされる.

(Douillet D, et al. Lancet 2024；403：1051-60[18] より)

■ 栄養

　栄養状態の評価は整形外科手術のみならず, すべての手術の術前評価で重要である. 人工関節全置換術の患者に対する研究になるが, 低栄養患者では周術

期合併症のリスクが高まることが示唆されている（**表2**）[16]．

人工関節全置換術患者に限らず整形外傷の術前患者では，栄養状態を評価し，低栄養が疑われれば栄養士に相談する，もしくは院内の栄養サポートチームと連携することが重要と考える．

■ 静脈血栓塞栓症と抗凝固薬

整形外傷の診療の際に切っても切り離せない合併症の一つに深部静脈血栓症と肺塞栓症を含む静脈血栓塞栓症（venous thromboembolism：VTE）がある．外傷患者は深部静脈血栓症と肺塞栓症のリスクが高く，発生率は文献により，それぞれ12〜65％，2〜20％と報告されている[17]．整形外科分野では骨盤骨折，下肢骨折，脊髄損傷がVTEのリスク因子とされており，積極的なリスク評価と予防が求められる．また外来においても，下肢のギプス固定を行う患者に対して，予防的抗凝固薬を処方するかどうかの判断を行ったほうがよいとされる文献があり，**表3**に示すTRiP（cast）scoreを計算して7点未満であれば，予防的抗凝固薬は不要で安全に経過観察できるとされる[18]．

一方で抗凝固薬の多くが骨癒合に有害な影響を及ぼす可能性があることを示すデータがあり[19]，VTEを減少させる抗凝固薬の有益性には反論の余地はないが，薬剤の選択と投与のタイミングに関しては常にリスクとベネフィットを天秤にかけて考えなければならない．なお，ヘパリンとワルファリンは低分子ヘパリンよりも骨癒合に対して有害な影響が大きいようであり，第Xa因子阻害薬[*3]は骨癒合を阻害するリスクが最も低く，骨癒合を促進する可能性を示唆する研究もある[19]．

（南　和伸，中川雄公）

*3　第Xa因子阻害薬
リバーロキサバン（イグザレルト®），アピキサバン（エリキュース®），エドキサバン（リクシアナ®）などがある．

■文献

1) Satake S, Arai H. The revised Japanese version of the Cardiovascular Health Study criteria（revised J-CHS criteria）. Geriatr Gerontol Int 2020；20：992-3.

2) Mitnitski AB, et al. Accumulation of deficits as a proxy measure of aging. Scientific World Journal 2001；1：323-36.

3) Krishnan M, et al. Predicting outcome after hip fracture：using a frailty index to integrate comprehensive geriatric assessment results. Age Ageing 2014；43：122-6.

4) Kessler RA, et al. Impact of frailty on complications in patients with thoracic and thoracolumbar spinal fracture. Clin Neurol Neurosurg 2018；169：161-5.

5) Dogrul RT, et al. Does preoperative comprehensive geriatric assessment and frailty predict postoperative complications? World J Surg 2020；44：3729-36.

6) Fleisher LA, et al. American College of Cardiology；American Heart Association. 2014 ACC/AHA guideline on perioperative cardiovascular evaluation and management of patients underuring noncardiac surgery：a report of the American College of Cardiology/American Heart Association Task Force on practice guidelines. J Am Coll Cardiol 2014；64：e77-137.

7) Hoehmann CL, et al. Unnecessary preoperative cardiology evaluation and transthoracic echocardiogram delays time to surgery for geriatric hip fractures. J Orthop Trauma 2021；35：205-10.

8) Stitgen A, et al. Adherence to preoperative cardiac clearance guidelines in hip fracture patients. J Orthop Trauma 2015；29：500-3.

9) Zabawa L, et al. Dementia and hip fractures : A comprehensive review of management approaches. JBJS Rev 2023 ; 11 : e23.00157.

10) Goldberg EM, et al. Ankle fractures in diabetic patients : A critical analysis. JBJS Rev 2023 ; 11 : e22.00147.

11) Crowley K, et al. Current practice in the perioperative management of patients with diabetes mellitus : a narrative review. Br J Anaesthesia 2023 ; 131 : 242-52.

12) Braunwald E. Gliflozins in the management of cardiovascular disease. N Eng J Med 2022 ; 21 : 2024-34.

13) Issa K, et al. The impact of hepatitis C on short-term outcomes of total joint arthroplasty. J Bone Joint Surg Am 2015 ; 97 : 1952-7.

14) 日本リウマチ学会編. 関節リウマチ診療ガイドライン 2024 改訂. 診断と治療社 ; 2024.

15) Woodcock T, et al. Guidelines for the management of glucocorticoids during the peri-operative period for patients with adrenal insufficiency : Guidelines from the Association of Anaesthetists, the Royal College of Physicians and the Society for Endocrinology UK. Anaesthesia 2020 ; 75 : 654-63.

16) Emara AK, et al. Team approach : Nutritional assessment and interventions in elective hip and knee arthroplasty. JBJS Rev 2022 ; 10 : e21.00138.

17) Barrera LM, et al. Thromboprophylaxis for trauma patients. Cochrane Database Syst Rev 2013 ;（3）: CD008303.

18) Douillet D, et al. Targeted prophylactic anticoagulation based on the TRiP（cast）score in patients with lower limb immobilisation : a multicentre, stepped wedge, randomised implementation trial. Lancet 2024 ; 403 : 1051-60.

19) Butler AJ, Eismont FJ. Effects of anticoagulant medication on bone-healing. JBJS Rev 2021 ; 9 : e20.00194.

2章
捻挫・靱帯損傷・肉離れ

New Standard in Orthopaedic Practice

2章 捻挫・靱帯損傷・肉離れ

外傷性頚部症候群（頚椎捻挫）

概略

外傷性頚部症候群は交通外傷などの外力により発生し，一般外来で頻繁に遭遇する疾患の一つである．多彩な自覚症状が主体で他覚所見や画像所見に乏しく，疼痛が慢性化して心理的・社会的要因に影響されて医者と患者の関係が悪化するケースもある．そこで基本的な外傷性頚部症候群の分類，診断，治療から後遺障害診断書の記載上の注意点までを総合的に解説する．

定義

1960年代に交通事故に起因する外傷性頚部症候群は，頚椎の過伸展や過屈曲が連続して強制される whiplash mechanism に由来すると考えられ「むち打ち症」としてマスコミでセンセーショナルに取り上げられた．しかし軽微な外傷も含まれるなど病態的に誤りであり，社会および患者に誤解を招く恐れがあるため「むち打ち症」という言葉の使用は日常臨床では避けるべきであるとされている[1]．また，「頚椎捻挫」という病名も「捻挫」とは関節に生理的運動域を超えた運動が強制された場合に生じる靱帯や軟部組織の損傷をさすが，事故の際に頚椎は必ずしも正常な可動域を超えて過伸展するとは限らない．外傷性頚部症候群とは「頚部外傷によって生じた頚椎ならびに神経系の構築学的，神経学的帰結であり，運動及び神経系の多彩な異変のみならず精神神経学的ならびに耳性学的，視覚平衡機能障害をも伴い得る症候群である」とされている[2,3]．

分類

1968年に土屋[4]は，外傷性頚部症候群を症状から，①頚椎捻挫型，②神経根症状型，③Barré-Liéou（バレー-リュー）症状型[*1]，④根症状＋Barré-Liéou症状型，⑤脊髄症型（脊髄損傷型），に分類した（表1）．しかし，この分類では臨床例を明確に分類することが難しく，治療選択との関連性が明確でないという欠点があった[5]．

1995年には Quebec Task Force によるメタ解析で，外傷性頚部症候群に対する治療が初めて体系づけられた．カナダ・ケベック報告[3]による whiplash-associated disorder（WAD）のガイドライン（表2）である．このガイドラインは，頚部愁訴，理学的・神経学的所見，脊椎の骨折または脱臼の有無に基づいて Grade 0〜IV の5段階に分けられている．このうち，Grade 0〜II が外傷性頚部症候群と認識され，Grade III と IV は外傷性頚髄損傷として分類される．

*1

1925年に Barré JA が，1928年に Liéou YC が，頚椎症にみられる頭痛，耳鳴，眼疲労などの一連の症状を，頚部交感神経の過緊張に基づく椎骨動脈の spasm によるものと考え，後頚部交感神経症候群として発表した．しかし，現在でその発生機序は多数あり定説は確立していない．

外傷性頚部症候群（頚椎捻挫）

表1　土屋らによる外傷性頚部症候群の病型分類

①頚椎捻挫型：頚部痛が主症状であり，頚椎の運動制限や運動時痛がみられる．

②神経根症状型：上記に加えて頚部神経根症の症状がみられるもの，上肢に痛み，しびれのあるもの．

③Barré-Liéou症状型：頚椎捻挫型に加えて後頭部痛，めまい，耳鳴り，眼のかすみなどを伴うもの．

④根症状＋Barré-Liéou症状型：神経根症状型の症状に加えて，Barré-Liéou症状がみられるもの．

⑤脊髄症型：現在「非骨傷性の頚髄損傷」として頚椎捻挫の範疇には入らない．

（山下仁司．臨床整形外科 2023；58：1303-10[5]より）

表2　ケベックガイドラインのGrade分類

Grade 0	頚部愁訴なし
Grade I	頚部の痛み，こわばり，圧痛のみ，他覚的所見なし
Grade II	頚部可動域制限，圧痛を伴う頚部愁訴
Grade III	神経学的異常（深部腱反射異常，筋力低下，知覚異常）を伴う頚部愁訴
Grade IV	骨折または脱臼を伴う頚部愁訴

＊すべてのGradeにおいてめまい，難聴，耳鳴り，頭痛，記憶喪失，嚥下障害が出現する可能性がある．

（Spitzer WO, et al. Spine 1995；20：10-73[3]より）

■ 臨床症状と検査

1．問診

　外傷性頚部症候群の病態は自覚症状が中心であるため，病態の把握や予後を予測するうえで問診が最も重要であるといっても過言ではない．ポイントは後頚部痛のみなのか，それに加えて頭痛や吐き気，めまいといったBarré-Liéou症候群が伴っているのかどうかを把握することである．

2．触診

　頚部および肩甲帯部の圧痛や頚部の可動域制限の有無を調べる．これによりケベックガイドライン Grade I か II を判別可能である．

3．神経学的検査

　頚部痛に加えてしびれを訴える患者は多いが，その場合は自覚的なのか筋力低下，知覚障害，腱反射異常などの神経学的所見を伴っているのかを調べる．神経根症状型の判別にはJackson（ジャクソン）test，Spurling（スパーリング）testが重要となる．検査で異常があれば，ケベックガイドラインでGrade III以上となる．

a．Spurling test (neck compression test)

　患側へ頚部を側屈することで，障害神経根のデルマトロームに再現性をもって放散痛が生じる．さらに，頭頂部から両手で下方に圧迫を加えると疼痛が増強し，頚部側屈を解除すると疼痛が緩和されることを確認する[6]．

b．Jackson test (head compression test)

　頭頂部に軸圧を加えながら頚部を左右に側屈，前後屈させ，どの位置で疼痛が誘発もしくは改善されるかをみる．頚部に限局した疼痛の場合，頚椎椎間関節由来の疼痛が示唆される．上肢放散痛が生じる場合は神経根の障害が示唆される[7]．

2章　捻挫・靱帯損傷・肉離れ

4. 画像検査

　原則として症状がきわめて軽微な場合を除いて X 線撮影を行う．頚椎 MRI は初診時に神経学的異常所見のある場合，骨折脱臼がある場合には必須である[*2]．

■ 臨床兆候

1. 頚部痛

　頚部痛，頚部不快感は本症の代表的な症状であるが，事故直後には頚部痛を訴えないこともあり，数時間後または翌日になって頚部痛を訴えることが多い．多くは自然軽快するが，心理的要因や社会的経済的要因により慢性疼痛化することが知られている[8]．

2. 頭痛

　外傷性頚部症候群患者の慢性化した症状の 70％は頭痛であるとの報告もある[9]．頚椎の障害から生じる頭痛と脳脊髄液漏出症による頭痛の鑑別は，起立性頭痛の有無である[10][*3]．

3. Barré-Liéou 症候群

　後頚部交感神経障害として頭痛，めまい，そのほか多彩な症状を呈する症候群であり，一次性（外傷性）と，その後に心因性ストレスが原因となって発生する二次性（心因性）に分類される[11]．

■ 治療

1. 初期治療

　急性疼痛とは，受傷してから 1 か月未満に起こる組織損傷や神経系の活動亢進により生じ，治癒と同時に痛みが消失するとされる．従来，急性期治療の中心的な処置として頚部安静が行われていた．ケベックガイドラインでは，急性期の治療で安静を保持することは重要であるが，すべての例で安静は必ずしも必要ではないことが示されている．Grade I では安静加療の必要はなく，Grade II，III でも安静加療の必要はなく，適応があったとしても早期に運動することが求められている．

　頚椎カラーについてはケベックガイドラインでは Grade I では不要，Grade II，III に処方した場合でも，72 時間以上の装用は推奨されていない．長期間の安静やカラー装着は疼痛の慢性化につながる可能性がある．可能であれば，できるだけ早期の復帰を促し，日常生活に戻すことが重要である[12][*4]．

　薬物療法に関しては，Grade I には薬の処方は必要ない．Grade II，III に対しては，鎮痛薬や筋弛緩薬の内服を 1 週間以内に勧め，Grade III の急性期には，除痛目的で麻薬性鎮痛薬が必要とされる．

[*2] 頚椎アライメント異常，椎間板変性，骨棘形成などは加齢的な変化である可能性が高く，画像上の異常所見を直ちに外傷性変化や病的所見とすべきではない．患者に説明する際に不要な不安や混乱になりかねないよう注意すべきである．

[*3] 脳脊髄液漏出症の診断は画像検査（脊髄 MRI や頭部 Gd 造影 MRI など）が必須である．確定診断や治療については脳神経外科，神経内科にコンサルトし整形外科単独で判断するべきではない．

[*4] 患者教育については早期復帰を勧める教育ビデオを用いると効果があったという報告もあり[13]，患者教育の重要性が示されている．

外傷性頚部症候群（頚椎捻挫）

2．慢性期治療

慢性期治療においては，理学療法，薬剤投与，トリガーポイント注射，神経ブロックを主とした保存療法を第一に行う．また，慢性期治療においても，病状の適切な説明が重要である．慢性疼痛患者のなかには，身体的な痛み以外に「痛いのは病態の悪化や不完全な治療の結果」との思い込みや，痛みが今後悪化することへの恐怖，他者に痛みを理解してもらえないことや交通事故による被害者意識を抱えている者が少なくない．症状の見込みや現実的な目標を設定し，安心感を与えながら会話を繰り返すことで，患者と良好な関係を築き，早期に日常生活に戻るように促すことが大切となる[*5]．

■ 交通事故診療における後遺障害診断書の記載上の注意点

外傷性頚部症候群は，交通事故で受傷することが多いが，交通事故診療は健康保険でなく自動車損害賠償責任保険（自賠責保険）の使用が原則であり，その契約に従って診療や後遺障害診断を行うこととなるので注意点を記載する．

1．症状固定

医師は，応招義務により患者が診療を望む限り加療を続けなければならないが，自賠責保険の契約には労災保険の障害認定基準に基づいた「傷害に対して行われる医学上一般に承認された治療方法をもってしても，その効果が期待しえない状態で，かつ，残存する症状が自然的経過によって到達すると認められる最終の状態に達したとき」を症状固定というとする[14]概念があることに注意する．

2．後遺症と後遺障害

後遺症は，怪我や病気などの治療後に残った機能障害や神経症状のことをさすが，後遺障害とは，交通事故が原因であることが医学的に証明されるとともに，労働能力の低下（あるいは喪失）が認められ，さらにその程度が自賠責保険の等級に該当するものと定義されている．どの等級に該当するかどうかは，後遺障害診断書に記載された障害の内容と提出された画像などの医証から判断されるので後遺障害が残存した場合には，自賠責保険後遺障害診断書に認定に必要な事項，とくに他覚的所見の有無，有の場合はその内容を漏らさずに正確に記載する必要がある．

3．神経症状への対応

外傷性頚部症候群には疼痛だけでなく上肢などに神経症状を呈するものも少なくない．したがって，診断時には自覚症状の程度と推移のみならず他覚的所見（とくに神経症状の発症時期とその推移）の程度と推移の記載が必要である．画像については，外傷所見の有無を検討するうえで必要である．椎間板膨隆など加齢所見がある場合はそれも記載すべきだが外傷との因果関係を安易に認め

*5
筆者の自験例では，漫然と薬物治療されていた外傷性頚部症候群の患者の処方を中止し，患者教育のみで疼痛の訴えなく日常生活に復帰した例を何度も経験した．
漫然と処方を繰り返すのではなく，患者に寄り添い必ず治る怪我であると安心感を与え，共感的姿勢で接することが慢性疼痛の予防に大切である．

■ 2章　捻挫・靱帯損傷・肉離れ

る記載は控えるべきである.

4. 診断書交付義務について

　初療時と後遺障害診断時または後遺障害診断書交付時のみにしか患者を診ていない場合に，医学的な知見がないにもかかわらず安易に症状と事故の関連性を認める診断書を交付すると裁判などでトラブルになることもある．関連性が不明な場合には自賠責での診断書は交付しないか「症状固定時の症状と交通事故との因果関係が不明」と記載するなどの対応がよいであろう．医師法第19条に「診断書の交付の求めがあった場合には，正当な事由がなければ，これを拒んではならない」とあるが，経過中の症状の推移がわからないことは適切な診断書を記載できない正当な理由となりうる.

■ 診療のポイント

　外傷性頚部症候群は日常診療でよく遭遇する疾患であるが，自覚症状が主体であるという特徴から体系だった診療を学ぶ機会は少ないと考える．本項を通して外傷性頚部症候群に対応する医療者が正しい知識をもち，患者に適切な治療を提供し，少しでもこの疾患で悩む患者が少なくなることを期待している.

（瀬戸嶋佑輔，原田　繁）

■文献

1）平林　洌．外傷性頚部症候群の診断―治療ガイドラインの提案．MB Orthop 1999；12：85-93.
2）馬場久敏．低髄圧症候群（脳脊髄液減少症）に関する最新動向．各専門分野の立場からとらえる"脳脊髄液減少症"外傷性頚部症候群："むちうち損傷"に関する脊椎脊髄外科学的統一見解．脊椎脊髄 2006；19：369-77.
3）Spitzer WO, et al. Scientific monograph of the Quebec task force on whiplash-associated disorders：redefining "whiplash" and its management. Spine 1995；20：10-73.
4）土屋弘吉ほか．いわゆるむち打ち損傷の症状．臨床整形外科 1968；3：278-87.
5）山下仁司．外傷性頚部症候群と脳脊髄液漏出症の歴史的背景．臨床整形外科 2023；58：1303-10.
6）Spurling RG, et al. Lateral rupture of the cervical intervertebral discs：A common cause of shoulder and arm pain. Surg Gynecol Obstet 1944；78：350-8.
7）Jackson R. The cervical syndrome. Dallas Med J 1949；35：139-46.
8）Carroll LJ, et al. Course and prognostic factors for neck pain in whiplash-associated disorders（WAD）：results of the Bone and Joint Decade 2000-2010 Task Force on Neck Pain and Its Associated Disorders. Eur Spine J 2008；17（Suppl 1）：83-92.
9）Benoist M, et al. Whiplash. myth or reality? Joint Bone Spine 2002；69：358-62.
10）遠藤健司ほか．むち打ち損傷後に発症した低髄液圧症候群の臨床的検討．Equilibrium Res 2006；65：197-202.
11）遠藤健司ほか．Barré-Liéou 症候群．臨床生理学的研究から．MB Orthop 1999；12：45-53.
12）Kongsted A, et al. Neck colar, "act-as-usual" or active mobilization for whiplash injury? A randomized parallel-group trial. Spine 2007；32：618-26.
13）Brison RJ, et al. A randomized controlled trial of an educational intervention to prevent the chronic pain of whiplash associated disorders following rear-end motor vehicle collisions. Spine 2005；30：1799-807.
14）労災補償障害認定必携．第16版．労災サポートセンター：2016．p.69-70.

2章 捻挫・靱帯損傷・肉離れ

外傷性肩腱板断裂

■ 概略

腱板とは，棘上筋腱，棘下筋腱，小円筋腱，肩甲下筋腱から構成され，主には肩甲上腕関節を安定させる作用がある．そのため腱板が損傷されると，肩甲上腕関節の上方への安定性が低下し，骨頭は上方に偏位するために肩峰下に衝突し，肩痛や可動域制限を引き起こす（肩峰下インピンジメント）．

腱板不全断裂や小断裂の場合には，残存腱板によって肩甲上腕関節の上方への安定性が保たれていることが多く，保存的治療で症状が改善することが多い．しかし腱板断裂によって肩甲上腕関節の上方への安定性が大きく損なわれている場合には，保存的治療を行っても肩の痛みや筋力低下が改善せず，手術を要することも少なくない．

■ 症状と病態

1. 肩痛

腱板断裂による肩痛の病態として肩峰下インピンジメントがある．このメカニズムとして，肩峰下インピンジメントが腱板断裂の原因となることもあれば，腱板断裂が肩峰下インピンジメントの原因となることもある．若いスポーツ選手などにみられる腱板不全断裂の場合は，肩甲骨位置異常などのコンディション不良によって起きる肩峰下インピンジメントやインターナルインピンジメント（肩関節内におけるインピンジメント）が原因で腱板が損傷される．中高年にみられる外傷性腱板断裂においては，腱板断裂によって上腕骨頭が上方化し，肩峰下インピンジメントが起きる．また中高年の腱板断裂患者においては，肩関節拘縮が合併していることが多く，この肩関節拘縮は肩痛の原因となる．

腱板断裂患者の典型的な症状の一つとして夜間痛がある．座位や立位においては，腕の重みにより骨頭が引き下がる方向に力が働くため肩峰下インピンジメントが起きにくいが，臥位になることにより腕の重みの引き下げ効果はなくなるため肩峰下インピンジメントが起きやすい．そのため夜間の睡眠時に痛みが出やすい．腱板断裂に肩関節拘縮が合併することにより夜間痛は増悪する．

2. 可動域制限

若いスポーツ選手の腱板不全断裂においては，腱板断裂自体が可動域制限を起こすことはほとんどないが，痛みによって肩可動域が制限されることがある．中高年の腱板断裂の場合には，肩峰下インピンジメントが起きることで挙上制限が起きる．また肩関節拘縮を合併する場合にはすべての方向（挙上，外

旋，内旋）の可動域制限が起きる[*1]．

3. 筋力低下

　若いスポーツ選手における腱板不全断裂においては筋力低下を起こすことはほとんどない．力が入らないという場合には，痛みによって筋出力が低下していることが多く，除痛の保存的治療を行うことで筋力は改善する．また肩甲骨位置異常が原因で肩関節筋力が低下することがあり，理学療法により肩甲骨位置異常を改善させると筋力は回復する．スポーツ後の疲労により筋力低下がみられることがあるが，これに関しては数日で回復することが多い．

　中高年の腱板完全断裂あるいは重度の腱板不全断裂においては，腱板断裂そのものが原因となって筋力低下が起きることが多い．棘上筋腱断裂においては外転筋力低下，棘下筋腱と小円筋腱断裂においては外旋筋力低下，肩甲下筋腱断裂においては内旋筋力低下がみられる．

■ 診断の進め方

1. 問診

　腱板断裂患者の診療を行ううえで問診はかなり重要である．腱板断裂の大きさと症状の強さには相関はないため，画像検査だけでは患者がどれくらい困っているのか，またどの程度支障があるのかは判断できない．患者の訴えをしっかりと聞いたうえで，適切な治療を選択する．

2. 身体所見

　肩関節外転，外旋，内旋の可動域と筋力を計測することにより，どの腱板が機能不全に陥っているか，また拘縮が合併しているかを評価することができる．疼痛誘発テストとして，Neerテスト，Hawkinsテスト，Yocumテストにより肩峰下インピンジメント（動画1）の有無を，また原テストのhyper-external rotation test（HERT）によりインターナルインピンジメント（動画2）の有無を評価することができる．肩関節周囲に圧痛を認めることがあるが，腱板断裂の部位と圧痛部位は相関しないため，診断には役立たないことが多い[1]．

3. 画像評価

a. 単純X線像

　若いスポーツ選手における腱板不全断裂においては，単純X線像に異常所見を認めることはほとんどない．中高年の腱板断裂患者においては，肩峰前外側部に骨棘を認めることが多い（図1）．腱板断裂を認めない場合でも長期間肩峰下インピンジメントが続くことで肩峰前外側部に骨棘を認めることがあるため，肩峰前外側部に骨棘を認めたとしても腱板断裂であると断言することはできないが，肩峰前外側部に3mm以上の骨棘を認める場合には腱板断裂の可能性が高い[2]．逆に肩峰前外側部に骨棘を認めなくても，腱板が断裂している場合もある．肩峰骨頭間距離の狭小化[*2]を認める場合には腱板断裂が疑わしい．

[*1] 診察のポイント

挙上のみの可動域制限の場合：肩峰下インピンジメント．
すべての方向（挙上，外旋，内旋）の可動域制限：肩関節拘縮．

動画1

動画2

[*2] 肩峰と骨頭のあいだが狭くなっている．

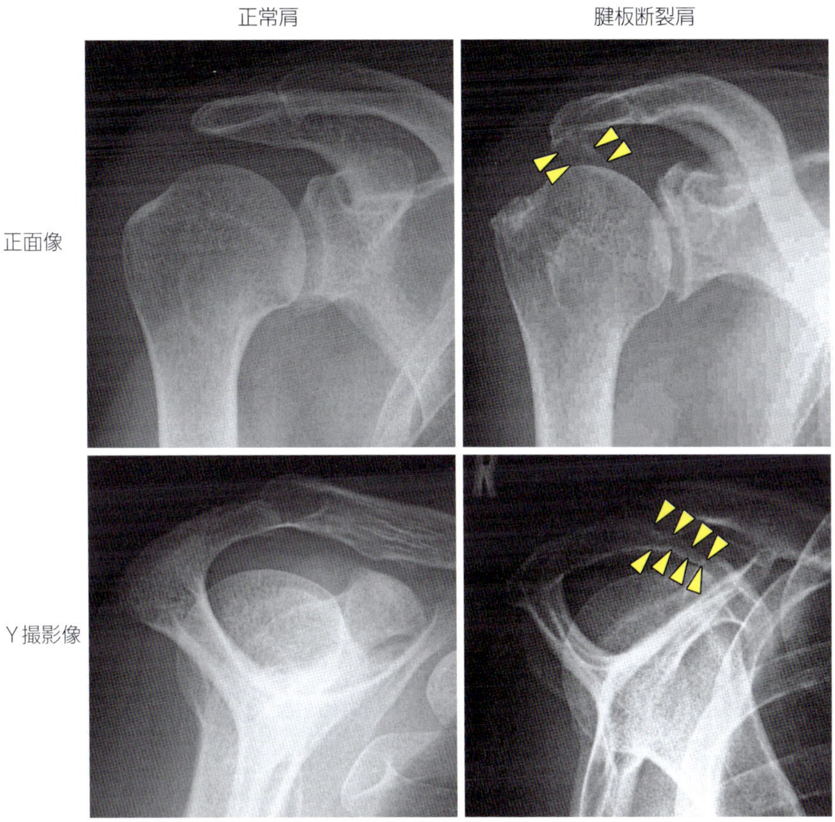

外傷性肩腱板断裂

正常肩	腱板断裂肩

正面像

Y撮影像

図1 正常肩と腱板断裂肩の単純X線像
矢頭は肩峰前外側部の骨棘を示す.

b. MRI

　腱板断裂部はT2強調画像において高輝度を呈する（図2）. それは断裂部には必ず水腫を認めるためである. T1強調画像においては腱板も水腫もほとんど同輝度となるため，腱板断裂を評価することはできない. 腱板断裂部の正確な評価をするためには，coronal（冠状断），sagittal（矢状断），axial（横断）の3方向の画像（図2）を確認する必要がある. 腱板断裂部の大きさだけでなく，腱成分の変性の程度や筋萎縮も評価する.

c. 超音波検査

　超音波検査は検者の技量と経験によって診断の精度は異なるが，十分に習熟することによって小さい腱板断裂や腱板不全断裂をMRIよりも正確に評価することができる. 超音波検査においては，腱板の変性や萎縮の程度を評価することは難しいため，治療方針を検討するうえではMRI結果と合わせて腱板断裂の重症度を評価する.

■ 治療

1. 保存的治療

　腱板断裂による肩痛の原因は肩峰下インピンジメントと肩関節拘縮であるこ

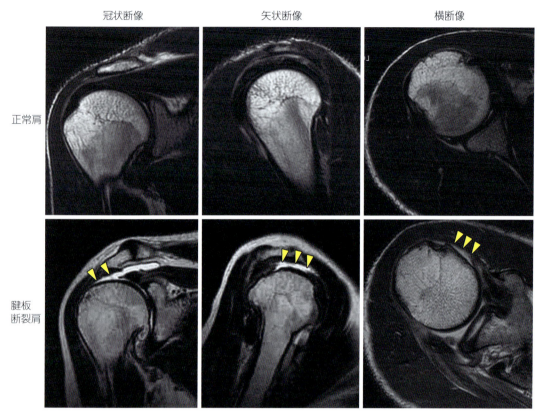

図2 正常肩と腱板断裂肩のMRI
矢頭は腱板断裂部を示す．

とが多く，保存的治療の目的はこの2つの原因を取り除くことである．

a. 理学療法

　保存的に肩峰下インピンジメントと肩関節拘縮を改善させるためには理学療法が最大の治療といえる．腱板断裂においては肩甲上腕関節の上方安定性が低下するため[*3]，骨頭は上方化し，肩峰と衝突することで肩峰下インピンジメントが起きる．保存的治療では腱板断裂を修復することはできないため，理学療法の目的は腱板が断裂した状態でも肩峰下インピンジメントが起きにくい状態をつくることである．正常な肩においては，肩外転時に肩甲骨が上方回旋し，さらには後方にも回旋することで，上腕骨頭は肩甲骨に衝突（インピンジメント）することなく回旋することができる．しかし腱板断裂患者においては，肩甲骨の動きに制限を認めることが多いため，肩峰下インピンジメントが起きやすい．そのため理学療法により肩甲骨の動きを改善させることで，腱板が断裂した状態でも肩峰下インピンジメントの症状が改善することが多い．腱板断裂に合併する肩関節拘縮に対しては，五十肩の治療と同様にマッサージなどで肩関節周囲筋の筋緊張を取り除き，患者に痛みを感じさせないように可動域訓練を進める．痛みを伴う可動域訓練を行うと肩関節周囲筋に防御収縮が起きるため，理学療法により可動域制限が悪化することとなる．また痛みが強い場合，

[*3] 骨頭を押し下げる力が減少する．

あるいは可動域制限が残っている場合には，腱板筋力訓練を行ってはならない[*4]．腱板断裂の理学療法については，医師と理学療法士の知識と技量によって治療効果は大きく異なる．

b. 肩峰下滑液包内注射

除痛目的に肩峰下滑液包内にステロイドを注射することがあるが，ステロイド注射によって腱板自体が弱くなり，将来的な腱板断裂の悪化につながる．そのため肩峰下滑液包内にステロイドを注射するとしても，最小限にとどめるべきである[*5]．とくにスポーツ選手の腱や靱帯へのステロイド注射は，選手生命を短くする危険性があるということを肝に銘じるべきである．

c. 内服薬と外用薬

症状が強くない患者においては消炎鎮痛薬によって痛みが軽減することがあるが，症状が強く夜間痛が出現しているような患者においては効果がない．

2. 手術治療

断裂腱板は自然治癒が期待できないため[3]，根治治療としては断裂腱板を修復する必要がある．とくに40歳代，50歳代の患者や，60歳以上であっても活動性の高い患者においては手術治療が望ましい．

手術のタイミングとしては，ある程度融通が利くというのが腱板断裂の特徴である．断裂腱板の重症度（大きさや変性）は経過とともに悪化することが多いが，悪化のスピードは緩徐であり，画像的に悪化していることが確認できるようになるには1年以上かかることが多いため，患者の仕事の都合や家庭の都合に合わせて手術を予定することができる．患者の事情により保存的治療を開始したとしても，数か月間の保存的治療により症状の改善がみられず，強い症状を訴える場合には手術を勧める．

a. 修復可能な腱板断裂の手術

外傷性腱板断裂においては，断裂腱板の変性はそれほど強くない場合が多く，断裂腱板の断端を容易に大結節付着部に引き出すことができる．そのような修復可能な場合には，腱板修復術が適応となる．近年は手術器械の進歩により，多くの施設が関節鏡視下に腱板修復術を行っている（図3）．

修復可能な外傷性腱板断裂であっても腱板断端の損傷が強い場合や，受傷前から腱板に変性がみられる場合には，腱板断端が薄くなったり，短くなったりしていることがある．そのような場合には腱板修復術後の再断裂のリスクが高くなるため，いろいろな補強手術を追加することが推奨される．とくに腱板修復術に肩上方関節包再建術を追加することにより，再断裂率をほとんどゼロに近づけることが可能となる[4]．

b. 修復不能な腱板断裂の手術

外傷性腱板断裂であっても，受傷前から無症候性腱板断裂を認めていた可能性があり，そのような場合には断裂腱板の変性が強く，腱板断端を大結節に縫着することができないことがある．そのような修復不能な腱板断裂に対しては，多くの手術治療が報告されている．近年，論文数が最も多い手術治療はリ

[*4]
筋力は回復することはなく，むしろ痛みや可動域制限が悪化する．

[*5]
1～2回までが望ましい．

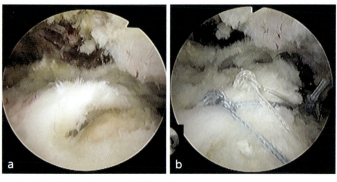

図3　腱板断裂患者の肩関節鏡視像
a：腱板断裂（棘上筋腱断裂）．
b：鏡視下腱板修復術後．

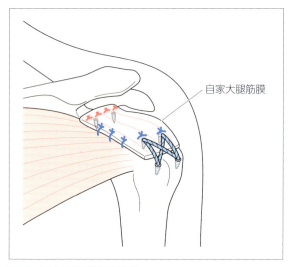

図4　肩上方関節包再建術

バース型人工肩関節置換術と肩上方関節包再建術[5]である．リバース型人工肩関節置換術は，高齢者の修復不能な腱板断裂に対してはリハビリテーション期間が短いというメリットがあるため有用であるが，可動域が完全に回復することはなく，スポーツや重労働は推奨されないため，若い患者や活動性の高い患者には勧めることはできない．肩上方関節包再建術は，自家大腿筋膜を用いて肩上方関節包を再建するという手術方法（図4）で，スポーツや重労働に復帰できる[6]．また高齢者においても，人工関節に比べて侵襲が少ないため適応となる[7]．さらには肩上方関節包再建術後には肩可動域と筋力が腱板修復術後と同レベルまで回復するというメリットもあり，術後に機能回復に向けてのリハビリテーションを行うことができる患者においては，肩上方関節包再建術は年齢を問わず推奨できる．ほかには，パッチ移植術や筋前進術を併用した腱板修復術などの報告もある．

■ 診療のポイント

- 腱板断裂患者においては保存的治療でも症状が改善することが多い.
- 腱板断裂は自然治癒しない.
- 断裂腱板を修復しなければ,断裂部は拡大し,腱板断裂性関節症[*6]が進行することが多い.
- 腱板修復術後に腱板が治癒すれば,痛みは消失し,完全に機能回復が得られることが多い.
- 腱板修復術後に修復腱板に再断裂を認めても痛みや可動域制限は術前よりも改善していることが多いが,なんらかの症状が残存し,将来的には腱板断裂性関節症が進行する可能性が高い.
- 修復不能な腱板断裂であっても,リバース型人工肩関節置換術や肩上方関節包再建術などの手術的治療により症状が改善する.

以上のポイントを理解したうえで腱板断裂患者の診療を行うことにより,患者に合った適切な治療方法を選択することができると考える.

（三幡輝久）

[*6]
腱板断裂が原因で起きる関節変形.

■文献

1) Itoi E, et al. Are pain location and physical examinations useful in locating a tear site of the rotator cuff ? Am J Sports Med 2006；34：256-64.

2) Fujisawa Y, et al. Three-dimensional analysis of acromial morphologic characteristics in patients with and without rotator cuff tears using a reconstructed computed tomography model. Am J Sports Med 2014；42：2621-6.

3) Yamaguchi K, et al. Natural history of asymptomatic rotator cuff tears：a longitudinal analysis of asymptomatic tears detected sonographically. J Shoulder Elbow Surg 2001；10：199-203.

4) Mihata T, et al. Superior capsule reconstruction for reinforcement of arthroscopic rotator cuff repair improves cuff integrity. Am J Sports Med 2019；47：379-88.

5) Mihata T, et al. Clinical results of arthroscopic superior capsule reconstruction for irreparable rotator cuff tears. Arthroscopy 2013；29：459-70.

6) Mihata T, et al. Return to sports and physical work after arthroscopic superior capsule reconstruction among patients with irreparable rotator cuff tears. Am J Sports Med 2018；46：1077-83.

7) Mihata T. Clinical outcomes of arthroscopic superior capsule reconstruction in patients aged over 70 with irreparable rotator cuff tears. JSES Int 2024；8：667-72.

2章 捻挫・靱帯損傷・肉離れ

上腕二頭筋長頭腱断裂

■ 概略

ある日の外来で中高年の患者が,「草引きした瞬間,上腕前方が痛くなって,最初は腫れて青あざもできた.そのうち痛みは気にならなくなったが力こぶがポッコリしてきて」と,訴えてきたら[*1],読者諸兄はどんな病態を想起するだろうか.上腕二頭筋長頭腱断裂は一度経験したらわかりやすい疾患であり,多くは保存的加療の対象となるが,その背景に腱板断裂が存在している可能性を意識しておく必要がある.

■ 診断の進め方

1. 年齢

患者を見てすぐわかるのが年齢である[*2,3].上腕二頭筋長頭腱断裂は中高年層に多い.それは腱の変性過程の終着点にあると考えられるからである.すなわち,腱周囲の炎症や癒着として認められる「腱滑膜炎」,腱が裂けたり肥大化したりする「腱症」に次ぐ病態として「腱断裂」が生じると考えられている[1].また,単に腱の変性過程をみているだけではなく,これらによって腱の滑りが悪くなると関節内で腱が折りたたまれて骨頭関節窩間に挟まれてしまい物理的に腱が損傷されていくことも想定されている(図1)[2].

2. 症状の推移[1,3,4]

患者は肘を90°くらいに曲げてモノを持ち上げる1回の動作で症状をきたし,肩にパチンとはじけるような感覚を自覚していることが多い(ただし進行した

*1
筆者の経験では「力こぶが大きくなった」と表現した患者もいた.

*2
上腕二頭筋長頭腱断裂が男性に多いという意見もあるが,筆者には「女性で少ない」という印象はない.

*3
欧米ではよく「若年者でも筋力トレーニングが趣味のアナボリックステロイドユーザには気を付けるべき」と記載されている.

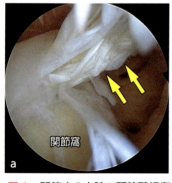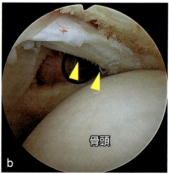

図1 関節内の上腕二頭筋腱損傷
53歳男性,格闘技愛好家.a:上腕二頭筋長頭腱起始部から腱線維がさばけてしまっている(矢印).b:さばけた線維を切除すると腱の厚みが半分以下になってしまった(矢頭).

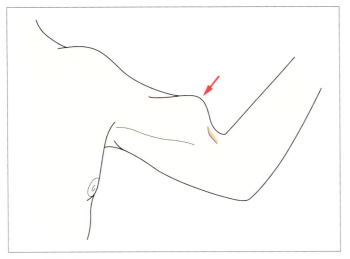

図2　ポパイサイン
上腕二頭筋長頭腱断裂をきたすと筋腹が垂れ下がるので力こぶが通常より末梢寄りの位置で急峻に立ち上がるようになる（矢印）．

腱板断裂に伴って生じる場合には契機となる外傷がはっきりしないことがまま ある）．続いて肩から上腕にかけて内出血斑を生じる．断裂によって筋腹が末梢に垂れ下がってしまうと，力こぶをつくったときにその頂点が末梢にずれてふくらみが急峻になる．この状態は漫画のキャラクターになぞらえてポパイサインとよばれる（図2）[*4]．

痛みがあるうちは肘屈曲や回外の筋力が低下するが，2～3週間で痛みが軽減し力も入れられるようになる．

3. 検査

身体所見には上腕二頭筋長頭腱にストレスをかける疼痛誘発テストとして肘伸展位で肩屈曲抵抗運動を行わせる Speed（スピード）テスト[5]や肘屈曲位で前腕回外抵抗運動を行わせる Yergason（ヤーガソン）テスト[6]がある．ただしこれらのテストに診断を頼るのではなく，あくまで上腕二頭筋長頭腱断裂があればこのような運動様式は十分行えないはず，という確認の意味で行うとよい．MRI，超音波検査では上腕二頭筋長頭腱がなく結節間溝内が空虚になっていることが認められる．

治療

以前は上腕二頭筋長頭腱断裂ではとくに回外筋力が低下するといわれていた[7]．しかし上腕二頭筋長頭腱損傷症例に対して腱切離術を行っても腱固定術を行っても成績が変わらない[8]とする研究をふまえ，どうしてもポパイサインを避けたいというコスメティックな理由がない限り，上腕二頭筋長頭腱断裂単独の病態に対して手術を積極的に検討することは少なくなった．受傷後2～3週もすると痛みが軽減して力も入れられるようになるのが普通である．必要な

*4
変性に伴う癒着などで筋腹が末梢にずれなかったり，そもそも女性で筋量が少なかったりする場合には，ポパイサインがほとんどわからなくなる．

■ 2章　捻挫・靱帯損傷・肉離れ

らば三角巾でしばらく局所安静を図るくらいである.

　上腕二頭筋長頭腱を結節間溝から中枢へ追跡していくと,この腱は小結節とそこに付着する肩甲下筋腱に接しながら肩甲上腕関節内へ大きく方向を変えて進入する[9]ようになる.したがって肩甲下筋腱断裂があると上腕二頭筋長頭腱が内側へ脱臼し,周囲の組織にこすりつけられて最終的には断裂する.実際に上腕二頭筋長頭腱断裂には腱板断裂が合併していることが多い[10]ということが知られているので,上腕二頭筋長頭腱断裂そのものに対して積極的な治療を検討するより,腱板断裂の評価を行うほうがより治療意義があると思われる.

■ 診療のポイント

　上腕二頭筋長頭腱断裂は痛みの極期に受診する,というよりある程度治まってから受診に訪れるということが多い.このため診断はそれほど難しくないことが多いが,背景にある腱板断裂,とくに肩甲下筋腱断裂がないかをスクリーニングし,患者に情報提供することが重要であろう.

（新井隆三）

■文献

1) Lewis RB, et al. A review of recent advances in the diagnosis and treatment modalities for long head of bicep tendinopathy. Clinical Medicine Insights : Trauma and Intensive Medicine 2016 ; 7 : 9-15.
2) Boileau P, et al. Entrapment of the long head of the biceps : the hourglass biceps : a cause of pain and locking of the shoulder. J Shoulder Elbow Surg 2004 ; 13 : 249-57.
3) Pugach S, et al. When is a conservative approach best for proximal biceps tendon rupture? J Fam Pract 2013 ; 62 : 134-6.
4) Wilk KE, et al. The painful long head of the biceps brachii : Nonoperative treatment approaches. Clin Sports Med 2016 ; 35 : 75-92.
5) Gilecreest EL, et al. Unusual lesions of muscles and tendons of the shoulder girdle and upper arm. Surg Gynecol Obstet 1939 ; 68 : 903-17.
6) Yergason RM. Supination sign. J Bone Joint Surg 1931 ; 131 : 160.
7) Deutch SR, et al. Permanent disabilities in the displaced muscle from rupture of the long head tendon of the biceps. Scand J Med Sci Sports 2005 ; 15 : 159-62.
8) Gurnani N, et al. Tenotomy or tenodesis for pathology of the long head of the biceps brachii : a systematic review and meta-analysis. Knee Surg Sports Traumatol Arthrosc 2016 ; 24 : 3765-71.
9) Arai R, et al. Subscapularis tendon tear : an anatomic and clinical investigation. Arthroscopy 2008 ; 9 : 997-1004.
10) Murthi AM, et al. The incidence of pathologic changes of the long head of the biceps tendon. J Shoulder Elbow Surg 2000 ; 9 : 382-5.

2章　捻挫・靱帯損傷・肉離れ

肘関節内側側副靱帯損傷

■ 概略

　肘内側側副靱帯（ulnar collateral ligament：UCL）は，肘関節外反制動性に寄与しており，前斜走靱帯（anterior oblique ligament：AOL），後斜走靱帯（posterior oblique ligament：POL），横走靱帯（transverse ligament：TL）からなる[1]．このなかで外反ストレスに対する primary stabilizer となるのが，靱帯成分で最も強靱な AOL である．急性の UCL 損傷は，主に柔道やレスリングなどのスポーツや転落などの外傷により，肘関節伸展位で手をつき，強制外反することで受傷する．肘関節脱臼による靱帯損傷は，肘関節後外側回旋不安定症（posterolateral rotatory instability：PLRI）があるように[2,3]，外側側副靱帯（lateral collateral ligament：LCL）複合体の損傷により生じるものも存在するが，多くは内外側の靱帯損傷を認めることが多い[4]．

■ 診断

　急性外傷例での靱帯損傷は回旋力も加わるためさまざまな損傷様態を示すが[5]，保存療法でよいか，手術療法が必要かの判断が重要となる．脱臼整復後に整復位の保持が困難であれば，手術加療が必要である[*1]．

1. 問診と身体所見

　診断は比較的容易で，問診と身体所見によりある程度予想される．問診では明らかな外傷歴があるため，受傷機転を詳細に聞き取る．身体所見では，UCL 直上に明らかな圧痛を認め，場合によっては内側上顆周囲に皮下血腫を伴っている．

2. 画像診断

　下記検査により重症度を評価する[*2]．

a. 単純 X 線検査

　X 線像では，脱臼の有無，骨折の有無を評価する．ストレス X 線撮影で両側の内側関節裂隙の開大差が 2 mm 以上である場合は UCL 損傷と診断できるが，急性外傷の場合は疼痛を伴い正確に判断できないことも多い．

b. 超音波検査

　正常な靱帯は，内側上顆を底辺として三角形の高エコー像を示す（図 1b）．新鮮損傷の場合，断裂部が fibrillar pattern の途絶として描出され，低エコー像を示す（図 1a）．

*1
靱帯損傷が陳旧化（3 週間程度）した場合は，損傷靱帯が癒着および瘢痕形成をして修復が困難となり，場合によっては靱帯再建が必要となるため注意が必要である．

*2
通常，急性期の肘外傷は救急外来などで副子固定することがほどんどである．撮影時は肘関節屈曲位で副子をしている場合もあるが，伸展位でなければ正確な靱帯評価ができないため，副子は除去し，できる限り伸展位で撮影を行うことを放射線技師に伝えることが重要である．

45

2章　捻挫・靱帯損傷・肉離れ

c. MRI

靱帯損傷の有無を確認できる．損傷部はT2*強調像で高から等信号に描出され，UCLの輪郭が不明瞭となる．その他，屈筋群の損傷，関節液貯留などをみることができる．

d. CT

骨折の合併を評価する．とくに橈骨頭・頚部骨折，尺骨鉤状突起骨折，UCL損傷（あるいは肘関節脱臼）はterrible triadとよばれ，治療に難渋することが多く，正確な診断が重要である．骨折を認める場合は骨接合も同時に施行する必要がある．

■ 治療の適応

UCL単独損傷の場合は，高度な場合を除き日常生活動作では問題を起こすことはほどんどみられない．そのため治療方針の決定には患者背景が大きく関与する．重労働者やスポーツ選手を除いて易脱臼性がなければ，UCL単独損傷の場合は保存加療が可能と考えられる[*3]．

一方，重労働者やスポーツ選手では易脱臼性がなくても手術治療を検討する．その際，スポーツ選手であれば残りの競技人生などのタイミングを，本人（もしくは指導者）と十分に検討する必要がある．

*3
靱帯修復術または靱帯再建術の経験があれば手術的治療は良好な成績が得られる．当院では手術加療も積極的に行っている．

■ 保存治療

副子を用いて肘関節90°で外固定を行う．通常3週間の固定を行い，その後，可動域訓練を行う．重労働やスポーツ活動の完全復帰は3か月程度が目安となる．

■ 手術療法

新鮮例ではUCLが上腕骨内側上顆起始部から剥離している例があり，この場合にはsuture anchorなどを使用し，内側上顆起始部へ引き上げ固定する．ただし，損傷様式によってanchor挿入位置は適宜変更する．

■ 合併症

1. 異所性骨化

暴力的な徒手矯正による小出血の繰り返しの結果生じた瘢痕組織が骨化したものが大部分であり，骨化は上腕骨と前腕骨を架橋する方向に発生し高度な可動域の低下をきたす[6]．可動域訓練での連日にわたる徒手矯正は禁忌であり，異所性骨化が疑われた場合は，自動運動のみとする．ただし，徒手矯正を受けていなかった例でも骨膜に沿った骨化が発生することがある．その場合，可動域の低下は高度ではない．

2. 肘関節可動域制限，拘縮

前述にもあるように異所性骨化による可動域制限を認める場合には，骨化の

切除を行う．また，POL の切除で拘縮が改善される例もあり[7,8]．リハビリテーション後にも拘縮がみられる場合は POL の切除などの関節授動術を検討する．

■ 症例提示

1. 保存例

【症例1】16 歳女性，部活動所属なし．

[現病歴] 自転車で通学途中に誤って転倒し肘伸展位で地面に手をつき受傷．同日当院を受診となる．

[身体所見] 肘可動域：伸展 −30°（健側 0°），屈曲 115°（健側 150°）．UCL 直上の圧痛著明．MVST[*4]：陽性．

[画像所見] 超音波検査：患側は UCL 近位部に fibrillar pattern の途絶像が確認できる（図 1）．

単純 X 線像：明らかな骨傷は認められない（図 2）．

肘 MRI（図 3）：T2*強調像は UCL 近位部不整像を認めるが中枢は UCL の走行を確認できる．T2 脂肪抑制像は UCL 周囲に高信号を認める．LCL 複合体の損傷は認めない．

[診断] 右肘 UCL 損傷．

[治療方針] 非スポーツ症例であり，日常生活に戻ることが目標であったため，保存加療の方針となる．

[後療法] 受傷後 3 週間の副子固定．

[臨床経過] 3 週間の固定後に自動可動域訓練から開始．受傷後 2 か月が経過し可動域制限を認めず，肘外反時の不安定感もなく日常生活に戻っている．

2. 手術例

【症例2】15 歳女性，競技：柔道（中学全国大会出場）．

[現病歴] 柔道の試合中に相手に投げられて受け身に失敗し，畳に肘過伸展のまま手をつき受傷した．他院を受診し保存加療となったが，セカンドオピニオン目的に受傷後 5 日で来院．

[身体所見] 肘可動域：伸展 −45°（健側 0°），屈曲 115°（健側 145°）．UCL 直上の圧痛著明．MVST：陽性．

[画像所見] 単純 X 線像（図 4）/CT：明らかな骨傷は認められない．

MRI（図 5）：T2*強調像は UCL の走行を確認できない．T2 脂肪抑制像は UCL 周囲ならびに回内屈筋群に高信号を認める．肘外側皮下に高信号を認める．

[診断] 右肘 UCL 損傷．

[治療方針] スポーツ選手であり，重度の靱帯損傷所見を認めることから手術加療の方針となる．

[術中所見] AOL 前方遠位に断裂所見を認めた（図 6a）．鉤状結節前方に

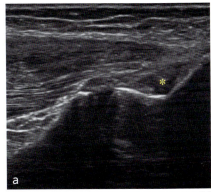
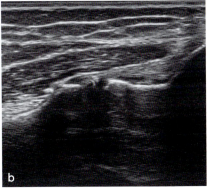

図 1 症例 1 の初診時の肘内側超音波画像
a：患側．fibrillar pattern の途絶像（黄色 * 印）が確認できる．b：健側．

[*4] MVST (moving valgus stress test)

外反ストレス下に肘関節を最大屈曲位から伸展することにより疼痛が誘発される．

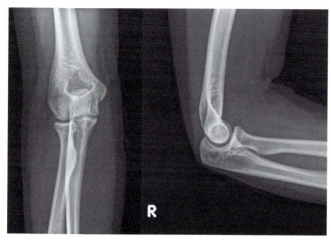

図2 症例1の単純X線像
明らかな骨傷は認められない．

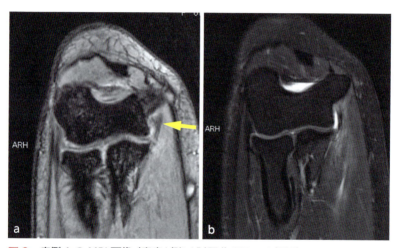

図3 症例1のMRI画像（疼痛が強く肘屈曲30°での撮影）
a：T2*強調像．UCLの近位部損傷を認めるがUCLの走行は確認できる．
b：T2脂肪抑制像．靱帯周囲に高信号（出血・水腫・炎症）を認める．

JuggerKnot™ を1本打ち込み（図6b），断裂した靱帯を引き寄せ縫合した．切開部は4-0ナイロンにて縫合した（図6c）．

［後療法］術後3週間の固定．その後，可動域訓練を開始．

［術後経過］予定どおり術後3週間の固定後に可動域訓練を開始し，術後3か月で競技に完全復帰した．

陳旧性UCL損傷

手術手技の詳細は他書に譲るが，瘢痕化した靱帯は引き上げても十分な強度が得られないため，陳旧性UCL損傷の治療は靱帯再建術が必要となる．尺骨近位から骨釘を採取し，尺骨鉤状結節に3.2 mm径でL字に骨孔を開け，さらに上腕骨内側上顆に4.5 mm径で骨孔を開ける．移植腱は主に長掌筋（palmaris longus muscle：PL）腱を使用し，PL腱を上腕骨骨孔に通して骨釘で固定する．現在は移植腱に twisting technique を加えた伊藤-古島法[9]で靱帯再建を

肘関節内側側副靱帯損傷

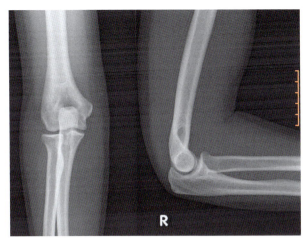

図4 症例2の単純X線像
明らかな骨傷は認められない.

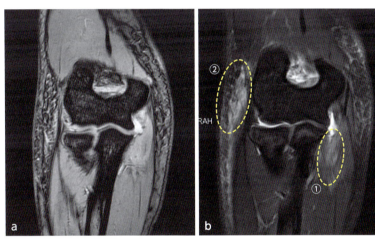

図5 症例2のMRI画像
a：T2*強調像. UCLの走行が確認できない.
b：T2脂肪抑制像. 屈筋群の高信号（①）と外側皮下に高信号（②）を認める.

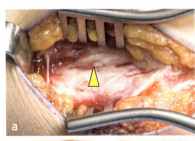

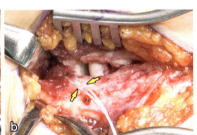

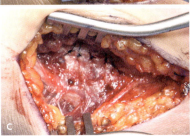

図6 症例2の術中所見
a：UCL露出後. AOL前方遠位に損傷を認める（矢頭）.
b：鉤状結節前方にJuggerKnot™を1本打ち込んだ像（矢印）（この後, 断裂した靱帯を引き寄せ縫合）.
c：処置後. 切開部をナイロン糸で縫合している.

49

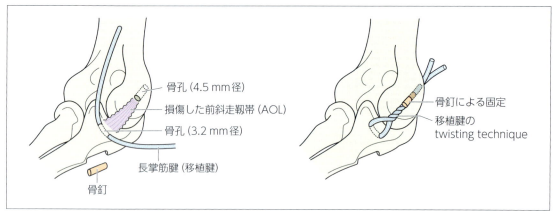

図7 UCL再建術（伊藤-古島法）の概要シェーマ
尺骨鉤状結節に3.2 mm径で骨孔を開け，さらに上腕骨内側上顆に4.5 mm径で骨孔を開ける．移植腱は主に長掌筋（PL）腱を使用し，PL腱を上腕骨骨孔に通してtwisting techniqueを加え骨釘で固定する．
（伊藤恵康ほか．関節外科 2006；25：47-54[10]）より，twisting techniqueを追加）

行っており（図7），非常に良好な成績を得ている[*5]．

診療のポイント

　外傷性UCLの損傷の治療は重症度も治療選択の要素となるが，患者背景が最も重要である．靱帯修復の手術成績は良好であり，当院では一般の方へも積極的に手術治療を行っている．スポーツ復帰には靱帯修復を積極的に行い，外反動揺性を残さず選手を競技復帰させることが重要である．

（高橋　啓，古島弘三）

[*5] UCL再建術の伊藤法は人工物を用いない唯一のUCL再建法であり，靱帯再建後に万が一再断裂となっても同様の手技が行える非常に優れた手術法である．また移植腱にねじれを加え強度を強める伊藤-古島法は，近年さらに術後成績の向上がみられる．

■文献

1) Morrey BF, et al. Functional anatomy of the ligaments of the elbow. Clin Orthop Relat Res 1985；201：84-90.
2) O'Driscoll SW, et al. Posterolateral rotatory instability of the elbow. J Bone Joint Surg Am 1991；73：440-6.
3) 今谷潤也．肘関節後外側回旋不安定性の病態および診断・治療．別冊整形外 2004；23：28-37.
4) 伊藤恵康．受傷機転と病態．肘関節外科の実際．南江堂；2023．p.193-5.
5) 今谷潤也ほか．肘内側側副靱帯損傷例の関節造影・ストレス検査所見と損傷形態．日肘関節会誌 2000；7：29-30.
6) 伊藤恵康ほか．肘関節拘縮の病態と関節形成術．MB Orthop 2002；15：29-35.
7) 伊藤恵康ほか．肘関節拘縮の治療と予後．日整会誌 1984；58：s131.
8) Itoh Y, et al. Operation for the stiff elbow. Int Orthop 1989；13：263-8.
9) Furushima K, et al. Twisting technique for ulnar collateral ligament reconstruction of the elbow：new possibilities toward enhancing the strength of autografts. JSES Int 2024；8：614-9.
10) 伊藤恵康ほか．肘の靱帯損傷．関節外科 2006；25：47-54.

2章 捻挫・靱帯損傷・肉離れ

手指腱損傷

■ 概略

　腱は筋腹と指骨を結びつけるケーブルの役目をなし，その円滑な動きが障害される腱損傷は手から把持力という大切な機能を奪うことになる[1]．その多くは「刃物やガラス片」などによる鋭的な切離，もしくは「のこぎり」で引かれたような不規則な断裂といった開放性損傷になるが，長軸方向にかかる急激な張力や圧挫などによる「ひきちぎれ」といった閉鎖性損傷も存在する[2,3]．本外傷は手の運動に関係するため，治療の適否が罹患者の仕事能率に影響を及ぼし，診断や治療方針の立案[*1]，治療の技術などに熟練を要する．

■ 診断

　開放創があればその深部を走行する腱の断裂が最も疑われ，実際に機能が脱落していることを確認する．確定診断は開放創もしくは手術創内で遠位腱断端を引き，その腱が作用する関節を他動的に可動させることでなされるが，これを実施しなくても以下の方法で腱損傷の診断はおおよそ可能である（動画1）．
① 損傷指の自然な肢位をみる．
② 指変形[4]の有無を確認する．
③ 腱の機能によって行われる関節運動を自動的に行わせる．
④ 確認テスト[*2]を実施する．

　これらの方法を駆使しても総指伸筋（extensor digitorum communis：EDC）腱と固有示指伸筋（extensor indicis proprius：EIP）腱もしくはEDC腱と小指伸筋（extensor digiti minimi：EDM）腱のどちらか一方のみの断裂を診断することは困難である．ただし，幸いにもこのような状況下では必ずしも断裂した腱を修復する必要がないため，臨床上大きな問題にはならない[2]．

■ 検査

1. X線所見

　腱停止部での裂離骨折の有無を確認するために必要となる（図1）．

2. コンピュータ断層撮影（CT）

　腱条件での三次元（3D）-CT画像処理を行うことで屈筋腱と中手指節（metacarpophalangeal：MP）関節から中枢の伸筋腱を描出できる[5]．被曝の問題はあるが，画像が明瞭なため全体像を容易に把握できる．損傷腱を問わず3D-CT画像と術中所見はほぼ一致しており，断裂部位の特定や両断端の存在位置の確認に優れる（図2）[6,7]．

[*1]
単純に「修復すればよい」という狭い了見でなく，究極の目的は「手の総合機能の回復」という広い視野から治療方針を定めなくてはならない．

動画1

[*2]
短母指伸筋腱と長母指外転筋腱の断裂を診断することは難しい．手関節橈側に切創を認め，これらの腱損傷が疑われる場合は母指と示指の指尖つまみによってつくられるO字形を確認する．歪みを認める場合はこれらのうちいずれか，もしくは両方の腱断裂が示唆される．

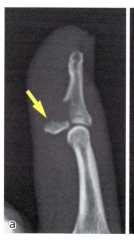 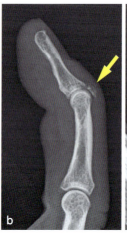 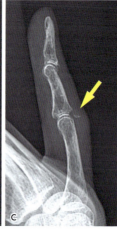

図1 腱損傷のX線所見
手指の運動制限が深指屈筋腱や終止腱，中央索の停止部における裂離骨折（矢印）で引き起こされている場合がある．
a：深指屈筋腱停止部，b：終止腱停止部，c：中央索停止部．

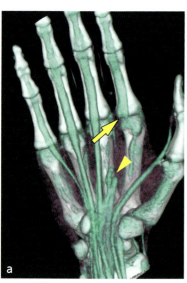 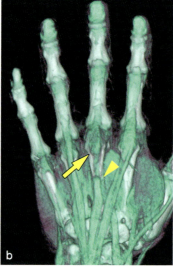

図2 腱損傷の3D-CT画像
屈筋腱と中手指節関節から中枢の伸筋腱を明瞭に描出でき，断裂部位（矢印）の特定や近位断端（矢頭）の位置確認を容易に行える．
a：屈筋腱断裂，b：伸筋腱断裂．

3．その他

　磁気共鳴撮像法や超音波検査が用いられる．いずれも被曝を回避できるが，検査費用や時間，検査者の描出能といった問題点を含み，3D-CTに勝る情報が得られるわけではない[6]．

■ 治療

1．治療に対する考え方の原則

　示・小指の伸筋腱断裂においてEDCもしくはEIP，EDMのいずれかが温存されている場合や手指浅指屈筋（flexor digitorum superficialis：FDS）腱単独の断裂は修復せずとも機能損失がなく，むしろ修復を試みることによって局所の癒着を招来し，手全体としての機能障害を助長する場合も少なくない[2]*3．

　腱修復法は手術だけでなく，指背腱膜部の閉鎖性損傷新鮮例には両腱断端が

*3
「腱が断裂しているから修復しなくてはならない」という短絡的な考え方をしてはならず，腱損傷によって「手はどんな運動障害を被っているのか」を見極め，そのなかから「必ず回復させなくてはならないもの」を見つけ出し，それには「どの方法が最適か」を考える．

接着するように手指を副子で固定する保存療法を施行する．FDS 腱の単独損傷を除く屈筋腱断裂や開放性の指背腱膜部損傷，MP 関節より近位の伸筋腱損傷が手術療法の適応となる．

腱縫合術では受傷 24 時間以内に受診した場合ならそのまま端々縫合（primary repair）を行うが，それ以降の受診や汚染が危惧される場合は創を閉鎖するか，もしくは開放のまま感染の有無を確認してから，受傷 1～2 週後での端々縫合（delayed primary repair）の実施を原則とする[3]．

2. 保存療法

a. 前準備

長期間固定しても差し支えない環境の患者であるかを確認する．また，最終的には多少の伸展不全が残存することをあらかじめ十分説明しておく．

b. 終止腱断裂（槌指変形）

遠位指節間（distal interphalangeal：DIP）関節を伸展させ，近位指節間（proximal interphalangeal：PIP）関節は伸展位もしくは軽度屈曲位とし，指尖から基節部までアルミ副子を背側にあて布絆創膏で 3 週間固定する（図 3）[8]．その後も DIP 関節のみを伸展位で 5 週間固定する．

c. 中央索断裂（ボタン穴変形）

副子や装具による PIP 関節の常時伸展位固定を少なくとも 4～6 週間施行する．この際，DIP 関節は固定せずに，むしろ自動屈伸を励行し，破綻した指伸展機構のバランス回復を促す（図 4）[8]．

3. 手術療法

a. 前準備

早期自動運動療法（early active mobilization：EAM）の実施を前提とし，手術や入院リハビリテーションの必要性，再断裂や癒着をきたせば再手術が必要になることを患者だけでなく家族や第三者に対しても十分説明する[9]．

b. 基本的修復技術

創縁が鋭利でほとんど汚染されていない場合，デブリドマンは必要ない．不規則で鋭利でない断裂における腱断端のデブリドマンは必要最小限に止める．挫滅汚染創の場合，創を閉鎖することにこだわらず，十分なデブリドマンを行い，その結果として腱が露出するような皮膚欠損に対しては皮弁を用いて被覆する[*4]．いずれにせよ，無菌的条件下での腱修復が実施できるように開放創を管理することが最も重要となる[2,3]．

損傷腱の修復は端々縫合を基本とする．深指屈筋（flexor digitorum profundus：FDP）腱や長母指屈筋腱は 6-strand 以上，FDS 腱は 8 字縫合や 2 または 4-strand，指背腱膜は 8 字縫合，MP 関節より近位の伸筋腱は 4-strand で端々縫合を実施し，できるだけ全周性に補助縫合も加える[10]．腱の欠損や断裂後の筋短縮性拘縮によって縫合部の緊張度が高くなりすぎる場合は自家遊離腱移植で筋収縮幅や腱長の不足分を補塡する．また，陳旧例だけでなく，圧挫や

*4
修復腱は血行状態のよい組織間隙を通るようにしないと腱は滑走しない[1,2]．

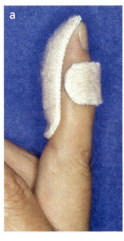
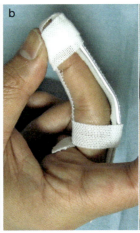
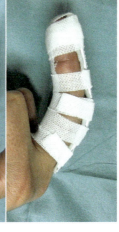

図3 **終止腱断裂に対する保存療法**
遠位指節間関節だけの装具や指尖から基節部までのアルミ副子などで固定する.

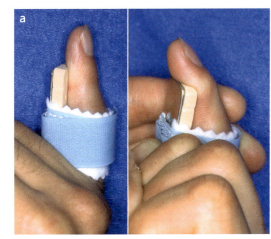
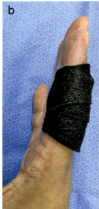
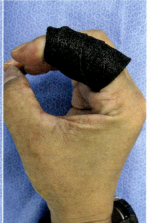

図4 **中央索断裂に対する保存療法**
副子や装具で近位指節間関節を伸展位で固定し,遠位指節間関節の自動屈伸を許可する.

磨耗による「ひきちぎれ」損傷も端々縫合が行えないため,腱移植術や腱移行術による再建手術が必要となり,その際は編み込み縫合を用いる.

c. 屈筋腱損傷

靱帯性腱鞘が存在するMP関節から以遠のFDPおよびFDS腱損傷では強固な腱縫合と適切な腱鞘の開放を実施する.FDP腱はEAMを実施するためにも吉津1法(6-strand)や吉津cross-lock法(8-strand),田島nines(9-strand)で縫合し(図5),FDS腱も腱裂孔部での断裂[*5]もしくは小指などのやむをえない場合を除いて必ず修復する[3,9,10].最初に損傷指を伸展位とし,FDP腱の遠位断端を中心に20 mm長の靱帯性腱鞘を開放する.縫合後,FDP腱の腱滑走距離をふまえ,開放した靱帯性腱鞘の近位を追加切離(いわゆるventing)する.Ventingは国際分類zone 1では不要,zone 2では5〜10 mm程度実施する(動画2).FDP腱単独損傷ではPIP関節の可動性が維持される

[*5]
腱裂孔部でFDS腱を修復すると縫合されたFDP腱が円滑に滑走できなくなるため,その場合はFDS腱の半腱切除を実施する.

動画2

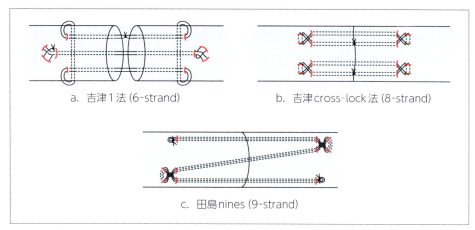

図 5 深指屈筋（FDP）腱に対する各種屈筋腱縫合法

ため，DIP 関節の腱固定術や関節固定術も適応となり[3]，FDS 腱の単独損傷は前述のとおり手の総合機能の維持を考慮して原則的に修復することはない．

再建手術としての腱移植術には，末節骨停止部から前腕遠位までの置換（long graft），末節骨停止部から手掌部までの置換（standard graft），そして欠損部をつなぐ橋渡し腱移植術があり，移植腱としては長掌筋（palmaris longus：PL）腱を利用する．また，筋短縮性拘縮のため近位腱断端の他動伸長幅が 15 mm に満たない場合，ほかの健常な腱，具体的には隣接 FDP 腱への腱移行術を行う[3]．

d．伸筋腱損傷

指背腱膜部は腱が薄く，細いため強固な端々縫合が難しいことに加えて，欠損部を無理に引き寄せると伸展拘縮の原因になりかねず，断裂部を軽く近接位に保持する程度の縫合になっても構わない[2]．また，停止部からの裂離に対しては骨アンカーを用いて再縫着する．術後は Kirschner 鋼線で DIP もしくは PIP 関節を伸展位で仮固定する（動画 3）[8]．陳旧例のような完成した槌指やボタン穴変形に対しては種々の再建手術を施行することになるが，完全な機能回復は困難である[4]．

動画 3

母指や手指の MP 関節より近位の伸筋腱は太く可動性が十分あるため端々縫合を実施する．ただし，母指の MP 関節や手指の腱間結合より近位での伸筋腱断裂は近位断端の短縮が抑制されないので，受傷数日であっても腱断端どおしを近接できないことも多い[8]．その場合は橋渡し腱移植術もしくは腱移行術を施行し，多数腱損傷では遠位断端を PL 腱で束ねて連続性のある腱に移行してもよい．

4．固定期間と術後療法

指背腱膜部損傷に対する保存療法では固定期間の終了後から手指の自動可動域（range of motion：ROM）訓練および使用を開始するが，伸展不全の軽減ならびその増悪を予防するためにも夜間は手指伸展副子の装着を 6 か月間は継続

■ 2章　捻挫・靱帯損傷・肉離れ

する[8]．

　手術療法後は術翌日から EAM を開始し，屈筋腱および伸筋腱のそれぞれに則したプロトコルを術後経過に応じて実施する[3]．その一方で，術後療法の遵守に問題がある症例では，縫合された腱を弛緩位に保つような関節肢位をギプス副子またはギプス包帯で保持する固定法を行うことになる．固定期間は一般的に 3 週間になるが，伸筋腱の場合は 1 週間延長した 4 週固定[*6]とするほうが安全である[2]．固定除去後から自動 ROM 訓練や縫合部に緊張がかからない他動運動訓練（屈筋腱では屈曲，伸筋腱では伸展）を開始するが，緊張が負荷されるような他動運動訓練（屈筋腱では伸展，伸筋腱では屈曲）は術後 6 週から行う[3]．

＊6
伸筋腱の端々縫合部は屈筋腱から相対的に強い受動的抵抗を受けているためである．

■ 診療のポイント

　手指腱損傷は修復のみに心奪われることなく，損傷手の総合的機能をバランスのとれた状態で，できるだけ完全に近く回復させることを念頭におく．保存療法で治癒しうるものまで手術療法を実施することはなく，腱修復を行うならば手技は無損傷的，合理的かつ確実でなければならない．また，注意深い監視のもとに行う適切な術後療法がなければ，腱修復の目標は達せられず，手術は治療の第一歩であって最終段階でないことを忘れてはならない．

（森谷浩治）

■文献

1）田島達也．手指腱損傷とその治療の実際（1）．災外医学 1960；3：452-61.
2）田島達也．手の腱損傷．陣内伝之助，諸富武文編．外傷外科全書．第 6 巻．南江堂；1972．p.187-215.
3）森谷浩治，吉津孝衛．腱損傷．牧　裕ほか編．手外科診療ハンドブック．第 3 版．南江堂；2022．p.122-50.
4）森谷浩治．指変形．牧　裕ほか編．手外科診療ハンドブック．第 3 版．南江堂；2022．p.273-7.
5）砂川　融ほか．三次元 CT による手指屈筋腱，伸筋腱の描出．MB Orthop 2006；19：71-7.
6）今尾貫太ほか．3D-CT による手指屈筋腱断裂の術前診断．日手会誌 2015；31：675-9.
7）田村有里ほか．手指伸筋腱損傷に対する Dual Energy 3D-CT の有用性．日手会誌 2020；37：S461.
8）森谷浩治．伸筋腱損傷新鮮例．金谷文則編．OS NOW Instruction No.23 手の外傷—早期機能回復をめざして．第 1 版．メジカルビュー社；2012．p.125-37.
9）森谷浩治，牧　裕．国際区分 zone II における手指屈筋腱断裂．整外 Surg Tech 2012；2：421-9.
10）森谷浩治．場所により多様な腱縫合．市原理司編．手救急—手外科専門医が教える現場での初療．第 1 版．南江堂；2023．p.131-41.

2章 捻挫・靱帯損傷・肉離れ

手関節の靱帯損傷（TFCC損傷），手指の靱帯損傷

■ 概略

救急外来を受診する手の外傷には骨折以外の靱帯損傷を呈するものがある．さらに患者自身が捻挫や打撲傷や突き指と認識し放置した結果，陳旧性病変となった後に専門施設を受診してから治療が開始されるケースもある．日常診療で遭遇する頻度が高く，診断の難しい三角線維軟骨複合体（triangular fibrocartilage complex：TFCC）損傷，手指靱帯損傷について実際の症例を交えて解説する．

■ TFCC 損傷

Palmer が 1981 年に TFCC の解剖と機能を報告した[1]．TFCC は，橈骨尺側縁と fovea（尺骨小窩）と，尺骨茎状突起および周囲軟部組織を連結している線維性軟骨組織である．TFCC は，遠位橈尺関節（distal radioulnar joint：DRUJ）の安定化，尺骨手根骨間関節への緩衝と圧分散，安定化に重要な働きをし，手関節と前腕の円滑な運動性と支持性に寄与している．TFCC 損傷を正確に診断し，適切に治療することが必要である．

受傷機転は転倒時に手をつく外傷によるものやスポーツなどによる手関節の繰り返しの使用による損傷がある．橈骨遠位端骨折に伴う TFCC 損傷があるが，Galeazzi（ガレアッツィ）骨折や Essex-Lopresti（エセックス-ロプレスティ）骨折[*1]のように受傷時に軸圧に加え前腕に回旋外力がかかり，橈骨骨幹部骨折が生じて，骨間膜および遠位橈尺靱帯を損傷し最終的に TFCC を破綻させ DRUJ の不安定性をきたす症例もある[2,3]．

1. 急性期治療

救急外来で TFCC 損傷と診断するのは難しいことがある．骨折のない手関節痛を捻挫や打撲として帰宅させるのではなく，痛みがある場合は，外固定を行い再診指示し，再度所見をとるようにする．

TFCC 損傷と診断後に，保存療法として外固定を行う．一般的には約3か月間の保存治療を行う．回旋運動を制限するために sugar tong 型シーネ固定を行う．sugar tong 型シーネ固定を3週装着後も痛みが持続する場合は，装具治療へ変更して外固定を継続する．

保存治療が無効の場合は，手術治療を選択する．手術治療は，損傷形態に応じ TFCC 部分切除術や TFCC 修復術，TFCC 再建術，尺骨短縮骨切りなどの観血的治療を選択する[4]．保存療法抵抗性の症例や DRUJ の不安定性を呈するような急性期の TFCC 損傷では急性期に TFCC の修復を推奨する報告もある[2,5]．

*1
橈骨頭・頚部骨折に遠位橈尺関節（DRUJ）脱臼を伴う骨折．

57

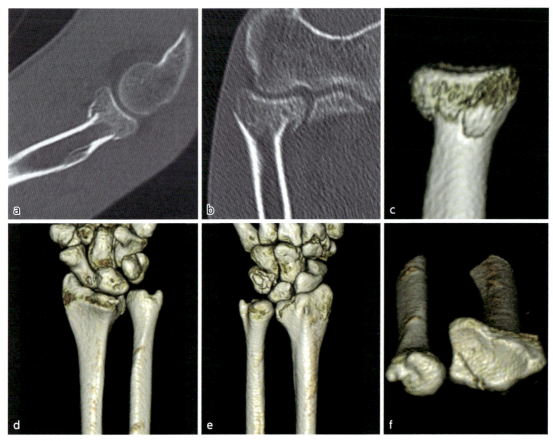

図1 症例1：CT所見
a：CT saggital像．橈骨頚部骨折（Morrey type 1）を認める．b：CT axial像．c：橈骨近位部 3D-CT像．
d：手関節 3D-CT 掌側．e：手関節 3D-CT 背側．f：3D-CT像．尺骨の DRUJ の背側脱臼を認める．

2. 症例提示

【症例1】急性期に TFCC 修復術を行った症例を提示する．

18歳男性，5mの高さの崖から誤って転落し受傷，当院に救急搬送となった．画像上，多発外傷にて手術施行（骨盤骨折，大腿骨転子部骨折，踵骨骨折）．

受傷時から左肘痛と左手関節の痛みを自覚していた．単純 X 線写真・CT では，橈骨頚部骨折，DRUJ の不安定性を認めた（図1）．Essex-Lopresti 骨折と診断した．術前の DRUJ の不安定性は，DRUJ ballotment test で掌側に endpoint を認めるも，背側には endpoint は認めず，不安定性が著明な状態であった（動画1）．MRI でも TFCC 損傷を疑う所見があり（図2），関節鏡視下での TFCC 縫合術を行う方針とした．

術中所見は，fovea（尺骨小窩）付着部での TFCC の断裂，トランポリンサイン陽性が認められ，経尺骨縫合術を行った（図3）．

術後手関節の不安定性や尺側部痛の訴えはなく経過，術後3か月の時点で自動車整備の仕事に復帰となった．6か月の時点で可動域は良好である（Q-DASH

動画1

DRUJ ballotment test．健側と比較すると背側に不安定性があり，endpoint は認めなかった．

手関節の靱帯損傷（TFCC 損傷），手指の靱帯損傷

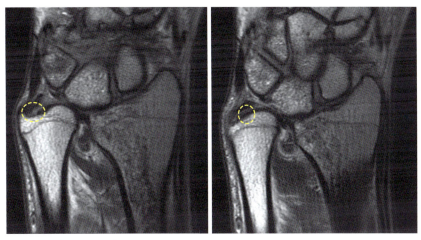

図2　症例1：MRI 所見
fovea 付着部に高信号域を認め（丸囲み），fovea 付着部での断裂が疑われた．

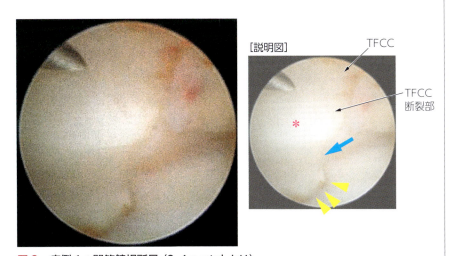

図3　症例1：関節鏡視所見（3-4 portal より）
TFCC が fovea から断裂を認め，上方に浮き上がっており，尺骨頭（＊）が露出していた．
矢印：DRUJ，矢頭：橈骨骨折線．

日常生活スコア 2.3 点）（図4）．

【症例2】教訓的な症例を提示する．

21 歳男性，重症肘外傷と，Galeazzi 脱臼骨折に伴う DRUJ の不安定症に対して，初期治療で不安定性が残存した．最終的に画像上，DRUJ 障害が生じた．将来的には Sauvé-Kapandji 法などの再手術を検討し，現在は外来にて経過観察を行っている（図5）．

Galeazzi 骨折や Essex-Lopresti 骨折，bipolar injury[*2] のような損傷は，前腕や肘関節だけでなく DRUJ にも不安定性を生じる可能性があり，不安定性が残存すれば機能障害につながることを肝に銘じておく．

*2
手関節と肘関節内に同時に脱臼や骨折が生じる損傷を前腕 bipolar injury（双極損傷）という．

■ 2章 捻挫・靱帯損傷・肉離れ

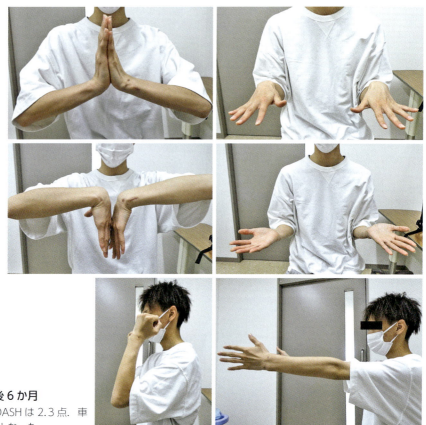

図4 症例1：術後6か月
可動域は良好．Q-DASHは2.3点．車の整備の仕事に復職となった．

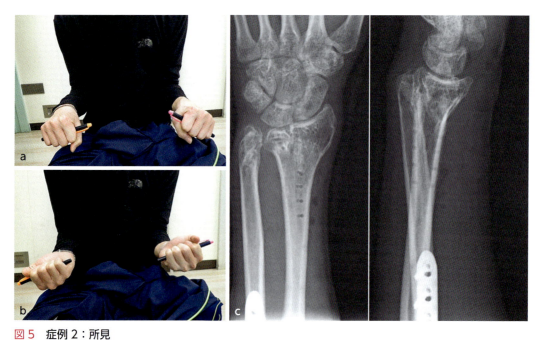

図5 症例2：所見
a：回内位．b：回外位．回外制限を認める．c：DRUJ障害と尺骨頭の背側脱臼を認める．

手関節の靱帯損傷（TFCC損傷），手指の靱帯損傷

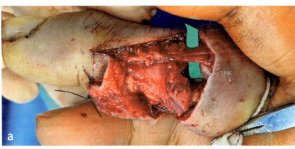
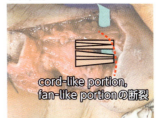
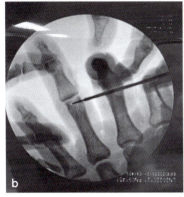
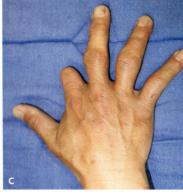
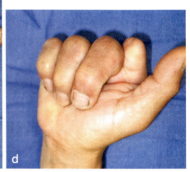

図6 症例3：所見
a：cord-like portion, fan-like portion ごと剥がれていた．
b：JuggerKnot® Soft Anchor Mini（Zimmer Biomet 社製）にて靱帯縫合術を施行した．術後後療法は buddy taping を装着して ROM 開始，夜間帯は伸展位固定とした．
c，d：術後6か月の時点で endpoint を認め，不安定性は消失．とくに主訴もなく経過した．

手指の靱帯損傷

1. PIP 関節靱帯損傷

　PIP 関節は蝶番関節で両側の側副靱帯と掌側板からなる．側副靱帯は cord-like portion と fan-like portion に分かれている．PIP 関節が，MP 関節・DIP 関節と異なる点は手綱靱帯が存在しており，過伸展を防いでいる．さらに，PIP 関節は可動域が 0〜100°と大きく，早期診断と治療がその機能回復には不可欠である．PIP 関節靱帯損傷は転倒，突き指で過伸展損傷や過度な側方ストレスにより受傷する．圧痛部位の確認と橈屈・尺屈ストレステストを行って，健側と比較して不安定性があるかどうか，endpoint があるかどうかチェックする．ストレステストでの傾斜角度が 20°以上の場合は手術適応となる．新鮮例ではミニアンカーを用いた靱帯修復術を行う．

【症例3】代表症例を供覧する．

　45歳男性．機械に巻き込まれて受傷した中指 PIP 関節靱帯損傷．職業：家具屋（示指は切断後）．

　PIP 関節の不安定性が著明であり，靱帯修復術を行った．手術所見は cord-like portion，fan-like portion が一塊に剥がれていた．透視では sliding 著明で，JuggerKnot® Soft Anchor Mini（Zimmer Biomet 社製）にて靱帯縫合術を施行

▶PIP 関節：近位指節間（proximal interphalangeal）関節．
▶MP 関節：中手指節（metacarpophalangeal）関節．
▶DIP 関節：遠位指節間（distal interphalangeal）関節．

した．術後後療法は buddy taping を装着して関節可動域（ROM）開始，夜間帯は伸展位固定とした．術後6か月の時点で endpoint を認め，不安定性は消失，とくに主訴もない状態で職場復帰となった（図6）．

2. MP 関節靱帯損傷（母指尺側靱帯損傷）

母指の外転ストレスで生じる．尺側靱帯は基節骨停止部で断裂することが多く，その近位縁に靱帯が反転され，母指の内転筋の筋膜が介在する Stener lesion という病態がある．Stener lesion のある症例は，骨折部は内転筋筋膜で整復が阻害されるため保存療法では治癒は難しく，手術適応となる．また，手術適応の目安としては，ストレス撮影を行って適応を決定する．手術方法に関しては，内転筋筋膜停止部に隣接する靱帯付着部を展開して，ミニアンカーを用いて修復を行う．診断が遅れて，陳旧性病変となった場合は，修復が困難で再建が必要になることもあり，早期診断と治療が肝要である．

【症例4】Stener lesion が整復阻害因子となっていた症例を提示する．

27歳男性．仕事中にクレーンに挟まれて受傷．末節骨と基節骨の粉砕骨折で pinning を施行した．術中所見は MP 関節に不安定性を認め，展開すると母指内転筋の嵌頓があり整復困難となっていた．整復阻害因子を除去すると解剖学的な整復が可能となった（図7）．

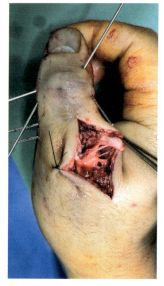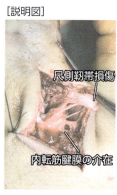

図7 Stener lesion の術中所見
母指内転筋腱膜が介在しており，整復阻害因子となっていた．

■ 診療のポイント

TFCC 損傷や手指の靱帯損傷を見落とすことで，障害を残すことがある．

痛みがあるが，初療でわからなければ打撲傷と決めつけず外固定を行い，再診して再評価を行うことで正確な診断につなげることが肝要である．

（濱田大志，善家雄吉）

■文献

1) Palmer AK, et al. The triangular fibrocartilage complex of the wrist：anatomy and function. J Hand Surg Am 1981；6：153-62.
2) Nicolaidis SC, et al. Acute injuries of the distal radioulnar joint. Hand Clin 2000；16：449-59.
3) Essex-Lopresti P. Fractures of the radial head with distal radio-ulnar dislocation：report of two cases. J Bone Joint Surg Br 1951；33B：244-7.
4) 富田一誠ほか．TFCC 損傷の診断と治療．日手会誌（J Jpn Soc Surg Hand）2022；38：1-10.
5) Grassmann JP. The treatment of the acute Essex-Lopresti injury. Bone Joint J 2014；96-B：1385-91.

2章 捻挫・靱帯損傷・肉離れ

股関節唇損傷

■ 概略

　股関節唇は寛骨臼縁に付着している線維性軟骨であり，衝撃の吸収や吸引効果による股関節安定性獲得に重要な役割を果たしている．また寛骨臼被覆の一端を担うことで大腿骨頭の外方化を防いでいる（図1）．股関節唇損傷は関節の陰圧消失や chondrolabral junction[*1] の損傷をきたし，関節軟骨損傷や変性を引き起こすといわれている[1]．さらに股関節唇には全周にわたって神経終末が分布しており，さまざまな原因に伴う組織損傷は鼠径部痛や関節可動域制限を引き起こす．

　原因として過度のスポーツや外傷のほか，寛骨臼形成不全や femoroacetabular impingement (FAI) などの骨形態異常の関連が指摘されている[2,3]．日本においては寛骨臼形成不全に伴う前・初期股関節症において股関節唇損傷が認められ，関節症進行との関連も指摘されてきた．一方，近年FAIによる股関節唇損傷が青壮年期股関節障害や一次性股関節症の原因として注目されている．多くは理学療法などの保存治療が奏功するが，症例に応じて手術加療を要する場合がある．手術方法の選択には股関節唇損傷を引き起こす骨形態などの病態把握が重要である．寛骨臼形成不全などの不安定性を原因とするものには寛骨臼被覆を改善するような骨切り術，そしてFAIに伴うものには股関節鏡視下手術が適応となる．

　本項では股関節唇損傷の診断や検査，治療方法について概説する．

[*1] 図1の transition zone の部分．

▶FAI：femoroacetabular impingement.

■ 診断

1. 自覚症状

　股関節唇損傷の症状は多岐にわたる．疼痛部位の大半は鼠径部（股関節前方）や外側に局在するが，時として大腿部や殿部，膝周囲の疼痛を自覚して医療機関を受診する．関節唇症状は運動時痛がメインであり，安静時痛を初期から自覚することは少ない．多くは特定できる外傷性の onset をもたず，座位や深屈曲，内外旋位で疼痛が誘発される．また時に"抜けるような感覚"などの不安定感を訴える場合もある．さらに"引っかかり感"や"弾発"を自覚する場合も多い．

2. 理学所見

　一般的な股関節の診断手技である圧痛点や可動域の

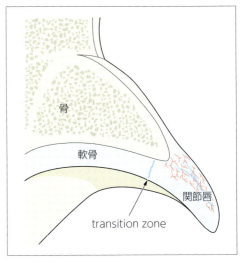

図1　股関節唇の構造

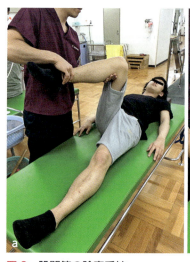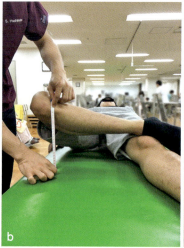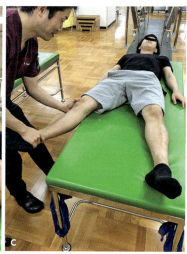

図2 股関節の診察手技
a：前方インピンジメントテスト（FADIR テスト）．股関節屈曲・内転・内旋で疼痛誘発の有無をチェック．
b：FABER テスト．胡座位で脛骨結節と床の距離を計測，健側と比較する．
c：前方不安定性テスト．股関節伸展・外転・外旋で前方不安定性や疼痛をチェック．

チェックを行う．寛骨臼形成不全に代表される不安定性に起因する場合の多くで可動域制限は軽度である一方で，FAI に起因する股関節唇損傷では屈曲や屈曲・内外旋で可動域制限を認めることが多い．さらに疼痛誘発手技である前方インピンジメントテスト（FADIR[*2] テスト），FABER[*3] テスト，前方不安定性テスト，resistant-SLR（straight leg raising：下肢伸展挙上）テストなどがあげられる（図2）．

3. 画像診断：単純 X 線画像

股関節唇損傷の多くは骨形態異常に起因することが多く，単純 X 線画像は股関節障害の評価に必須である．

単純 X 線像の撮影方法は股関節正面像，側面像，false profile 像，Dunn 像などが股関節唇損傷の評価では必要となる．股関節正面像では寛骨臼被覆（被覆不良や適合性不良による不安定性や過剰被覆），寛骨臼の前捻，大腿骨頸部の形態異常の評価などが可能である．側面像では大腿骨頭頸部の形態や前捻の評価，false profile 像では寛骨臼前方被覆や前方の関節症性変化を検討する．Dunn 撮影は仰臥位で股関節を 20°外転した状態で徐々に屈曲することで大腿骨頭頸部移行部の骨形態や bump（膨隆）の局在を前方から側面上方にかけて順に評価することが可能である（図3）．これらの撮影法を組み合わせることによって，股関節の解剖学的異常や関節症性変化をより詳細にみることができる[4]．

4. 画像診断：CT・MRI 像

CT 画像による三次元骨形態評価は寛骨臼形成不全や FAI，大腿骨前捻異常などの病態検出に有用である．寛骨臼形成不全では単純 X 線正面像では診断

*2 FADIR
flexion（屈曲），adduction（内転），internal rotation（内旋）の頭文字から命名．

*3 FABER
flexion（屈曲），abduction（外転），external rotation（外旋）の頭文字から命名．

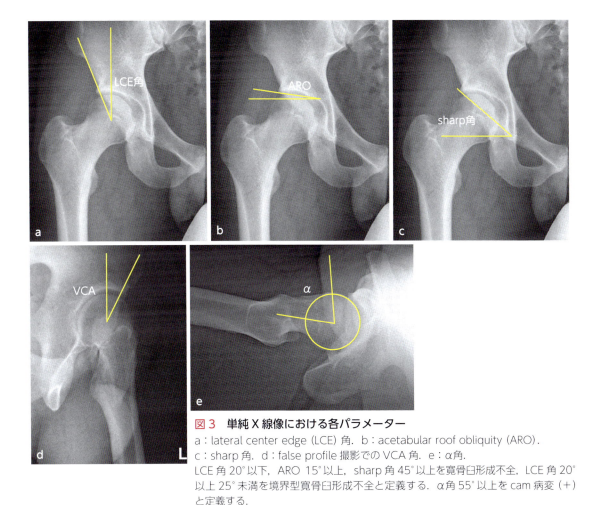

図3 単純X線像における各パラメーター
a：lateral center edge (LCE) 角．b：acetabular roof obliquity (ARO)．
c：sharp角．d：false profile 撮影でのVCA角．e：α角．
LCE角20°以下，ARO 15°以上，sharp角45°以上を寛骨臼形成不全，LCE角20°以上25°未満を境界型寛骨臼形成不全と定義する．α角55°以上をcam病変（＋）と定義する．

困難である前方被覆不良を検出可能である．またFAI症例では大腿骨頸部に対して放射状に再構築することで大腿骨頭頸部移行部の骨性隆起（cam病変）を詳細に把握することが可能であり，手術治療の際に有用な情報となる．

MRI（や関節造影MRI）は関節唇損傷の診断に重要な検査である．寛骨臼に対する放射状MRIは関節唇損傷の診断にはとくに検出率が高く，各施設で使用されている方法である[5]．さらに股関節水腫や軟部組織の状態の把握に有用であり，さまざまな股関節周囲の病態との鑑別に有用である（図4）．

5．股関節ブロック

股関節ブロックは関節唇損傷の診断に有用な検査である．透視やエコーを使用して行うことが多く，関節内病変と関節外病変の鑑別に有効である．また実臨床ではステロイドを併用して治療効果も期待することができる．

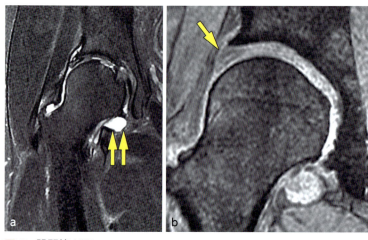

図4 股関節 MRI
a：冠状断像．関節水腫を認める（矢印）．b：股関節唇損傷（矢印）．

■ 代表的な臨床像と治療

1. 寛骨臼形成不全

　大腿骨頭に対する寛骨臼の被覆不良のため寛骨臼縁への応力集中が大きくなる．接触面積も小さいため関節の安定性も低下する．結果として股関節唇損傷を生じ，関節軟骨へのストレスから軟骨の摩耗と二次性股関節症への進行を惹起する．

a. 画像所見
　寛骨臼外側方向への被覆だけではなく，前方や後方被覆，骨盤傾斜を評価する必要がある．単純X線正面像では lateral center edge (LCE) 角や acetabular roof obliquity (ARO), sharp 角を，false profile 像で前方被覆や適合性を評価する（図3）．さらに股関節内外転での機能撮影は骨頭中心の偏位を評価することで股関節の不安定性検討に重要である[4]．

b. 保存治療
　青壮年期の発症急性期には安静，消炎鎮痛薬投与，関節内ブロックなどで鎮痛を図る．股関節周囲筋力強化や体幹の安定化は疼痛のコントロールに重要であり，水中歩行やエアロバイクは有効である．また理学療法士によるメディカルリハビリテーションは有用な保存治療である．しかし寛骨臼形成不全は変形性股関節症の危険因子であり，いたずらな保存治療の継続は若年での股関節症進行や人工股関節置換術を要することになる．したがって寛骨臼被覆や年齢，関節症病期などを考慮し，疼痛コントロールが不良なら骨切り術などの関節温存手術などの外科的治療を考慮する必要がある．

c. 手術治療
　寛骨臼形成不全に対する手術加療は，寛骨臼被覆や股関節不安定性の程度，患者の年齢，関節症病期，症状などを考慮して手術方法を決定する必要がある[6]．

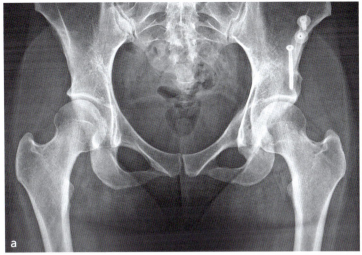
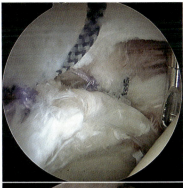
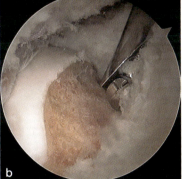

図5 寛骨臼形成不全やFAIに対する手術
a：寛骨臼回転骨切り術後 (curved periacetabular osteotomy：CPO).
b：股関節鏡視下関節唇縫合術 (上段), cam 病変切除 (下段).

◆寛骨臼形成不全（LCE角＜20°）

　年齢が50歳代までで，関節症病期が前期～初期の症例や二次性股関節症（進行期），機能撮影外転位で関節適合性が改善される症例は寛骨臼被覆を改善させる骨切り術の適応となる．球形骨頭であれば rotational acetabular osteotomy（RAO）や curved periacetabular osteotomy（CPO）[7] などの寛骨臼回転骨切り術が適応となる（図5a）．一方，扁平骨頭で関節症病期が進行期のものは Chiari 骨盤骨切り術や大腿骨側の骨切り術が用いられる．また最近では進行期の症例であっても50歳以降では人工股関節全置換術を選択する場合も多い．

◆境界型寛骨臼形成不全（20°≦LCE角＜25°）

　境界型寛骨臼形成不全に定義される比較的軽度の寛骨臼被覆不良症例では，関節唇症状がなく荷重時痛や歩行時痛，不安定感が主訴の場合，保存療法を第一に選択する．保存療法が無効の場合は前述した寛骨臼回転骨切り術などの骨切り術を選択する．

　一方，屈曲時痛や内外旋時痛などの関節唇に起因する症状のみが主訴の症例で関節不安定性が示唆される症例では骨切り術を第一に検討する．逆にそれらの不安定性を示唆するものがなく，早期の社会復帰，スポーツ復帰を希望する場合は関節鏡視下手術の適応となる[*4]．

*4
寛骨臼形成不全に伴う股関節に関節鏡視下手術をする場合は術後不安定性の増加のリスクに十分留意が必要である．

2. femoroacetabular impingement（FAI）

　FAIによる股関節唇損傷が青壮年期股関節障害や一次性股関節症の原因と

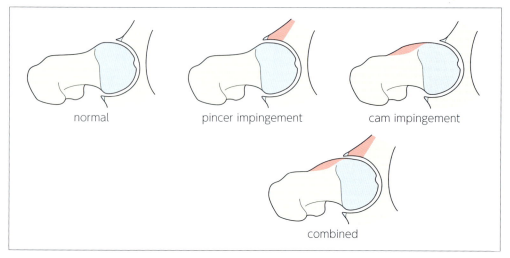

図6 FAI 変形

して提唱されており，徐々にその病態について理解が進んでいる．FAI は寛骨臼縁と大腿骨頭頸部移行部が干渉することで股関節唇や関節軟骨の損傷を引き起こす病態であり，cam type 変形と pincer type 変形，そして両者を併せもつ combined type 変形に分類される[8]（図6）．

a. 診断基準

FAI では大腿骨頭頸部移行部の骨膨隆や bump などの cam 病変や寛骨臼の過剰被覆を評価する必要がある．寛骨臼形成不全と同様の単純 X 線正面像や false profile 像だけではなく Dunn 撮影[*5] が有用である．cam type FAI では正面像におけるピストルグリップ変形や側面・Dunn 撮影における骨性膨隆（$α$角 >55°）が有用な所見である．一方，pincer type FAI では LCE 角 >40° や cross-over サインが有用である（図3）．

前方インピンジメントサインや股関節内旋角度の低下などの理学所見と合わせて FAI の診断とする．診断基準については 2015 年に日本股関節学会が指針を出しているので参考にされたい[9]（表1）．

[*5] Dunn 撮影は股関節 20° が外転した状態で徐々に股関節を屈曲し正面から撮影する方法である．

b. 保存治療

FAI で股関節や骨盤周囲に多くの機能障害が生じる．股関節や骨盤帯可動性低下，安定性低下がみられる．小殿筋や閉鎖筋などの股関節安定化筋や骨盤帯から肩甲帯，胸郭，脊柱の可動性に対するアプローチが有用とされている．実際に生じている機能障害を十分に評価して治療にあたることが重要である．

c. 手術治療

理学所見，画像診断から股関節唇損傷と診断した症例のうち，以下の要件を満たす症例に対して鏡視下手術を考慮している．
①保存治療に抵抗する症例
②股関節内へのリドカイン（キシロカイン®）注射が著効する症例
③画像にて明らかな FAI と診断された症例（寛骨臼形成不全のない症例）

股関節唇損傷

表1 FAI（狭義）の診断指針

明らかな股関節疾患に続発する骨形態異常を除いた大腿骨-寛骨臼間のインピンジメント.

画像所見
- pincer type インピンジメントを示唆する所見
  ① CE角　40°以上
  ② CE角　30°以上かつ acetabular roof obliquity（ARO）0°以下
  ③ CE角　25°以上かつ cross-over sign 陽性（CT，MRI にて寛骨臼の retroversion 確認を推奨）
- cam type インピンジメントを示唆する所見
  CE角　25°以上
  主項目：α角　55°以上
  副項目：head neck offset ratio 0.14 未満，pistol grip 変形，herniation pit
  （主項目を含む2項目以上の所見を要する）

身体所見
- 前方インピンジメントサイン陽性
- 股関節屈曲内旋角度の低下

上記の画像所見を満たし，臨床症状（股関節痛）を有する症例を臨床的に FAI と判断する.

除外項目：既知の股関節疾患・股関節手術の既往

（日本股関節学会. Hip Joint 2015；41：1-6[9] より）

④明らかな関節症性変化（進行期以降）を認めない症例

　また，患者個々の年齢や性別，社会的背景やスポーツレベル，競技復帰へのプランも手術適応や時期決定には重要な要素であり，とくにアスリートへの手術加療については十分な考慮が必要となる.

　手術では関節鏡視下に cam 病変や pincer 病変への処置，股関節唇処置（アンカーを使用した縫合術）を行う[10]（**図 5b**）.

■ 鑑別診断

　関節内病変：変形性股関節症，大腿骨頭壊死，遊離体，大腿骨頭靭帯損傷，骨軟骨損傷，色素性結節性絨毛性滑膜炎など.

　関節外病変：腸腰筋腱炎，疲労骨折，内転筋腱炎，仙腸関節障害，梨状筋症候群など.

　その他：恥骨結合炎，鼠径部痛症候群[*6] など.

■ 診療のポイント

　股関節唇損傷の多くは外傷など特定の onset がない場合が大半である．その多くは骨形態異常を背景としており，その診断は画像所見だけではなく詳細な理学所見の検討が必須である．さらに治療法の選択には股関節不安定性やインピンジメントに対する詳細な評価が必要であり，長期的な視野に立った選択が重要である.

（橋本慎吾）

*6
股関節痛（鼠径部痛）は周囲の軟部組織に起因する病態だけでなく，腰椎や仙腸関節由来の疼痛もあるので症状が遷延する場合はMRI などでの精査が必要である.

■文献

1）Ferguson SJ, et al. The influence of the acetabular labrum on hip joint cartilage consolication：a poroelastic finite element model. J Biomech 2000；33：953-60.
2）Jingushi S, et al. Multiinstitutional epidemiological study regarding osteoarthritis of the hip in Japan. J Orthop Sci 2010；15：626-31.
3）Ganz R, et al. Femoroacetabular impingement：a cause for osteoarthritis of the hip. Clin Orthop Relat Res 2003；417：112-20.
4）Clohisy JC, et al. A systematic approach to the plain radiographic evaluation of the young adult hip. J Bone Joint Surg Am 2008；Suppl 4：47-66.
5）Kubo T, et al. Acetabular labrum in hip dysplasia evaluated by radial magnetic resonance imaging. J Rheumatol 2000；27：1955-60.
6）Kosuge D, et al. Management of developmental dysplasia of the hip in young adults. Bone Joint J 2013；95-B：732-7.
7）Naito M, et al. Curved periacetabular osteotomy for treatment of dysplastic hip. Clin Orthop Relat Res 2005；433：129-35.
8）Ganz R, et al. The etiology of osteoarthritis of the hip：an integrated mechanical concept. Clin Orthop Relat Res 2008；466：264-72.
9）日本股関節学会．FAI 診断指針．Hip Joint 2015；41：1-6.
10）Nwachukwu B, et al. Surgical treatment of labral tears：Debridement, repair, and reconstruction. Sports Med Arthrosc Rev 2021；29：e1-8.

2章 捻挫・靱帯損傷・肉離れ

大腿・下腿筋肉不全断裂（肉離れ）

■ 概略

　筋肉不全断裂いわゆる肉離れは，打撲などの直達外力による筋挫傷とは異なり，自家筋力または介達外力によって，抵抗下に筋が過伸展されて発症するものである．狭義の肉離れでは自家筋力によるものが該当する．スポーツの現場でよくみかける外傷である．肉離れは，スポーツ活動の離脱期間が長く，再発例が多いことが問題になる．適切な診断，治療に加え，再発予防が重要となる．

■ 病態・臨床像

1. 疫学

　肉離れは多くのスポーツで発生するが，スポーツ外傷のなかでも発生頻度が高く，サッカーでは外傷・障害の35％を占めると報告されており[1]，外傷・障害に占める割合は大きい．奥脇[2]は国立科学スポーツセンターを受診したトップアスリートにおける肉離れを検討した結果，発生部位はハムストリングが38％，下腿三頭筋は17％であったことを報告している．また，スポーツ別では，下肢の肉離れにおいて，ハムストリング肉離れがサッカーや陸上競技などで最も多く，下腿三頭筋肉離れは，ラグビーやテニスなどで多い[2]．さらに，肉離れは，再発率が高く，サッカーにおける肉離れ再発率は，ハムストリング17.5％，下腿三頭筋14.4％と高い[3]．

　肉離れを起こす危険因子として，年齢増加や肉離れの既往，筋柔軟性の低下，筋力の不均衡，筋疲労などがいわれているが，下腿筋をターゲットとしたシステマティックレビューでは年齢増加と下腿肉離れの既往が危険因子であることが示された[4]．ハムストリングの肉離れの既往があると再受傷率は3.5倍になるという報告もある[5]．

2. 解剖

　肉離れの理解には下肢の筋の解剖を理解することが大切である．肉離れが起こりやすいハムストリングの大腿二頭筋長頭や腓腹筋は二関節筋であり，筋の長さの変化が大きく，損傷の要因となる[6]．また，ハムストリングや腓腹筋をはじめとする，肉離れを起こす筋は紡錘状の筋でなく，筋線維が腱部に角度をもって付着している羽状筋（うじょうきん）の形をとる．羽状筋は断面積が大きく，強い筋収縮を行うのに有利であるが，筋腱移行部への負荷もかかりやすく，肉離れの要因となる[7]．多くの肉離れは筋腱移行部や腱膜への移行部に多い．原因として，筋線維と腱の移行部は特殊な指嵌入構造[*1]を形成してお

---

*1 指嵌入構造

電子顕微鏡像にて筋線維と腱線維束は，直接連結するのではなく，手を組んだ時の左手の指が筋線維，右手の指が腱線維束というような指嵌入構造を取っている．

り[7]．筋が収縮すると筋線維間の結合は強くなり，筋腱移行部結合力を上回り筋腱移行部での損傷が多くなると考えられている[7]．

3．受傷機転

肉離れの受傷機転には2種類ある．1つ目はスプリントタイプとよばれ，疾走中など当該筋に遠心性収縮（伸張性収縮）が生じたときに起こる肉離れであり，疾走スピードが速いほど，筋伸長が強まる姿勢での受傷ほど，より重症となる．ハムストリングでは大腿二頭筋腱長頭の筋腱移行部に起こりやすい．2つ目はストレッチタイプであり，ハイキックやスライディング，滑って開脚強制したときなど，過度に筋が延ばされたときに起こる．このタイプは，ハムストリングの坐骨結節付着部付近の半膜様筋が損傷していることが多い．

■ 診察

肉離れの診察には，問診および視診，触診，徒手検査を行う．これらにより，肉離れの診断は可能であるが，客観的な評価として後述する超音波検査やMRIが用いられる．

1．問診

肉離れの受傷時の状況について確認する．「力が急に抜けた感じ」「ブッチ，ビリッと音がなった」などの感覚を患者は感じている．受傷部位により痛みの強さにも違いがある[*2]．受傷時の状況から，スプリントタイプかストレッチタイプ[*3]が判別可能であり，受傷機序や衝撃の大きさから肉離れの重症度をある程度推測できる．受傷要因となる因子として既往歴があるため，肉離れの既往歴を聞くことも重要である．

2．視診・触診

痛みのある部位の視診・触診を行う．必ず健側と比較し，筋の走行に沿って触診して，圧痛や腫脹，硬結を触知する[*4]．圧痛や硬結を触知した位置を記載する．

3．徒手検査

部位によって，特有の徒手検査がある．ストレッチ痛を確認する検査および抵抗時痛や抵抗時の筋力発揮を確認する検査である．受傷直後は痛みによって行えない場合は，無理に行わない．これらの徒手検査は，リハビリテーション過程での評価項目にもなるので，その可否や角度などを記載しておく．

a．ハムストリング肉離れ（動画1）

◆ **下肢伸展挙上 (straight leg raising test：SLR)**

ストレッチ痛を確認する検査である．仰臥位で膝伸展位のまま下肢を挙上していき，痛みや違和感の生じた角度を評価する[*5]．また，股関節および膝90°屈曲位から膝を伸展し，痛みや違和感の生じた角度を評価する．

[*2] 下腿三頭筋の肉離れは受傷部位によって症状が違う．腓腹筋肉離れは，強い痛みやアキレス腱断裂のような「衝撃」や「ポップ」音を感じる．一方，ヒラメ筋肉離れは，「張りを感じていたら痛みだした」や「痛みがあるがプレーはできた」などの訴えが多い．

[*3] ストレッチタイプの損傷はスプリントタイプと比べて痛みの訴えが軽い人が多いが，復帰までは時間がかかることが多い．

[*4] ハムストリングの肉離れ受傷直後は股関節の屈曲や膝の伸展で痛みが増す．そのため，腹臥位での診察時は，膝屈曲位で診察を開始し，痛みに応じて膝を伸展していくようにする．

動画1

[*5] ハムストリング損傷が重症な場合，腹臥位で自重により膝が完全伸展できない場合は無理にSLR検査を行わない．

大腿・下腿筋肉不全断裂（肉離れ）

◆ 自動膝伸展（active knee extension）

膝を最大屈曲位に上肢で保持し，膝を自動伸展する．

◆ 抵抗時痛/筋力発揮

レッグダウン（leg down）は，仰臥位で脚を押し下げる．抵抗をかけながら，股関節の角度を変えて行う．レッグカール（leg curl）は腹臥位で膝を曲げる．抵抗をかけながら，膝の角度を変えて行う．ヒップリフト（hip lift）は，仰臥位で殿部を持ち上げる．両脚/片脚/抵抗時，膝の角度を変えて行う．

b．下腿三頭筋肉離れ

◆ 下腿三頭筋ストレッチ

アキレス腱のストレッチと同様に，足関節背屈時の疼痛や違和感を評価する．腓腹筋は膝伸展位で，ヒラメ筋は膝90°以上の屈曲位で疼痛誘発がみられやすい．

◆ 抵抗時痛/筋力発揮

ヒールレイズ（直立してかかとを上げ下げする）または足関節底屈動作にて行う．腓腹筋かヒラメ筋かにより膝屈曲角度を変える（ヒラメ筋を検査する場合は膝を軽度屈曲する）．

4．鑑別診断

ハムストリングの坐骨結節付着部の損傷はハムストリング肉離れの分類に含まれるが，下腿三頭筋の付着部損傷はアキレス腱断裂であり，鑑別すべき疾患である．大腿や下腿の筋への直達外力による筋挫傷やコンパートメント症候群，深部静脈血栓症も鑑別すべき疾患である．

■ 検査

1．MRI

日本では他国に比べ，MRIを簡単に受けられる環境にあり，一般的な検査である．MRI検査は必須ではないが，肉離れの確定診断ならびに損傷筋，損傷部位，損傷型の把握に役立つ．撮影シークエンスとしては，出血部位の検出にはSTIR（short T1 inversion recovery）画像やT1脂肪抑制画像を，腱膜の損傷の検出にはT2*強調画像が用いられる（図1）．撮影断面は横断像，冠状断像，矢状断像の3方向の撮影が望ましい．MRIの損傷型分類は奥脇らによって報告された分類（表1）[8]が日本で最も多く用いられている．その他にBAMIC分類（British athletic muscle injury classification）[9]やMunich分類[10]などあるが，いずれもハムストリングを対象に作られている．下腿三頭筋ではOlympic Park分類[11]などが推奨されている．近年，各型により予後の違いが報告されているが，どの報告においても腱，腱膜，筋膜の損傷や筋腱移行部の損傷は復帰までに時間を要する．

2．超音波検査

超音波検査は簡便に繰り返しの計測が可能である．受傷早期はしばしば病変

---

*6　POLICE 処置

P：Protection（保護）
O：Optimal Loading（適切な負荷）
I：Ice（冷却）
C：Compression（圧迫）
E：Elevation（挙上）

*7

初期の2〜3日間は腫脹や出血の軽減のため，アイシングと圧迫を繰り返す．初期は1回のアイシングは20分程度とし，アイシング終了後，アイシングを取り除いて弾性包帯などで全周性に圧迫する．圧迫の強さは，患者が苦しくない程度とする．1サイクルを1時間程度として繰り返す．アイシング時は凍傷に，圧迫時には圧迫が強すぎてコンパートメント症候群にならないように注意する．冷凍庫から出してすぐの氷や保冷剤は0℃以下のことがあるため，凍傷に注意する．

2章 捻挫・靱帯損傷・肉離れ

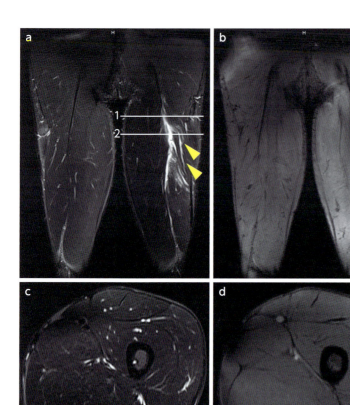

図1 大腿二頭筋腱長頭の肉離れMRI像（左）

JISS分類Ⅱ型2度．
a：T2 STIR法，冠状断像．
b：T2*強調像，冠状断像．
c：T2 STIR法，横断像（aの線2の横断像）．
d：T2*強調像，横断像（aの線1の横断像）．
矢頭：出血や浮腫，矢印：腱膜の損傷．

が描出しづらいが，熟練すれば診断にも有用である．Bモード画像では損傷部の出血を反映した液体貯留や，治癒過程に伴う瘢痕化・肥厚が確認できる（図2）．近年用いることのできる剪断波エラストグラフィーは組織の伸張性（弾性）を測定でき，肉離れの筋腱の回復の指標として期待される[12,13]．

■ 治療

治療は適切な診断のもと，医師や理学療法士，トレーナー，コーチらが的確な情報伝達をしながらリハビリテーションを行う．急性期は，応急処置であるPOLICE処置[*6]から始まる[*7]．下肢挙上により受傷した筋が伸展してしまうことのないような工夫（ハムストリングでは腹臥位で股関節伸展，膝屈曲）が必要である．歩行動作が可能となり，自発痛が軽減後，視診（自動運動）・触診（患部の筋緊張）および徒手検査（ハムストリングにおけるSLRテストのような筋ストレッチ，当該筋の等尺性抵抗運動）を行いながら症状を評価し，とくにストレッチ痛の消失を基準としてリハビリテーショ

表1 MRIによる大腿二頭筋肉離れの分類（JISS分類）

損傷型	損傷度	復帰までの期間
Ⅰ型： 筋線維部	1度 軽度損傷	1～3週
	2度 部分断裂	1～8週
Ⅱ型： 腱膜部	1度 軽度損傷	1～6週
	2度 部分断裂	2～13週
	3度 完全断裂	4～17週
Ⅲ型： 筋腱付着部	1度 軽度損傷	1～9週
	2度 部分断裂	2～52週
	3度 完全断裂	2～52週

JISS：Japan Institute of Sports Sciences.
（奥脇 透ほか．臨床スポーツ医学 2019；27：192-4[8]より作成）

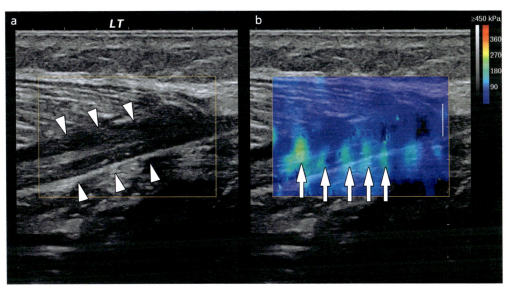

図2 腓腹筋内側頭肉離れ受傷後8週の長軸像
a：Bモード画像．表層の腓腹筋と下層のヒラメ筋の間に瘢痕（白矢頭）が形成されている．
b：剪断波エラストグラフィー画像．瘢痕組織の硬さ（弾性率）が上昇している（青→赤：白矢印）．

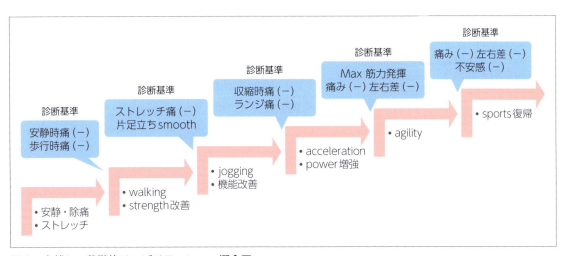

図3 肉離れの段階的リハビリテーション概念図

ンを段階的に進めていく（図3）．JISS分類 II 型 2・3 度に関しては，スプリントや強いキックなどの段階に進むときにはMRIにて修復確認を行うことが推奨されている[14]．JISS分類 III 型 2・3 度に関しては手術療法が選択されることもあるが，保存療法で行う場合は4か月程度かけ復帰を目指す[14]．

リハビリテーションにおいては，遠心性筋収縮に注目したエキセントリックトレーニングが再発予防に効果的であると報告されている[15,16]．たとえば，再発予防においてはハムストリングではノルディックハムストリング[15]やL-protocol[16]（動画2）の有意差が示されている．

▶JISS：Japan Institute of Sports Sciences．

動画2

■ 2章　捻挫・靱帯損傷・肉離れ

　肉離れは，適切な安静とリハビリテーションにより自己治癒能力によって治癒するものであるが，その治癒を促進する可能性のある方法として高気圧酸素療法[17]や多血小板血漿（platelet rich plasma：PRP）[18]などが報告されている．どちらの治療法も今後のさらなるエビデンスの蓄積が期待される．

■ 診療のポイント

　肉離れは頻度の多いスポーツ障害であるが，再発率が高い．発生機序や再発リスクをふまえて診断を行い，診断時に競技復帰までの道筋をしっかり示し，早期競技復帰と再発リスク低減を目指して，本人・医師・理学療法士，トレーナー，コーチが連携してリハビリテーションに取り組む環境を提供することが重要である．

（金子晴香，吉田圭一，石島旨章）

■文献

1) Hägglund M, et al. Risk factors for low extremity muscle injury in professional soccer：The UEFA Injury Study. Am J Sports Med 2013；42：327-35.
2) 奥脇　透. 肉離れ総論―疫学・診断―. 整形災害外科 2020；63：361-8.
3) Ekstrand J, et al. Time before return to play for the most common injuries in professional football：A 16-year follow up of the UEFA Elite Club Injury Study. Br J Sports Med 2020；54：421-6.
4) Green B, et al. Calf muscle strain injuries in sport：A systematic review of risk factors for injury. Br J Sports Med 2017；51：1189-94.
5) De Vos RJ, et al. Clinical findings just after return to play predict hamstring re-injury, but baseline MRI findings do not. Br J Sports Med 2014；48：1377-84.
6) Opar DA, et al. Hamstring strain injuries：factors that lead to injury and re-injury. Sports Med 2012；42：209-26.
7) 奥脇　透. 肉ばなれ. 関節外科 2006；10：140-5.
8) 奥脇　透ほか. トップアスリートの肉離れ―競技と受傷部位および MRI 分類について. 臨床スポーツ医学 2019；27：192-4.
9) Pollock N, et al. British athletic muscle injury classification：a new grading system. Br J Sports Med 2014；48：1347-51.
10) Mueller-Wohlfahrt HW, et al. Terminology and classification of muscle injuries in sport：the Munich consensus statement. Br J Sports Med 2013；47：342-50.
11) Prakash A, et al. Connective tissue injury in calf muscle tears and return to play：MRI correlation. Br J Sports Med 2018；52：929-33.
12) Yoshida K, et al. Application of shear wave elastography for the gastrocnemius medial head to tennis leg. Clin Anat 2017；30：114-9.
13) Yoshida K, et al. Healing process of gastrocnemius muscle injury on ultrasonography using B-mode imaging, power Doppler imaging, and shear wave elastography. J Ultrasound Med 2019；38：3239-46.
14) 仁賀定雄. ハムストリング肉離れ. Jpn J Rehabil Med 2019；56：778-83.
15) Petersen J, et al. Preventive effect of eccentric training on acute hamstring injuries in men's soccer：a cluster-randomized controlled trial. Am J Sports Med 2011；39：2296-303.
16) Askling CM, et al. Acute hamstring injuries in Swedish elite sprinters and jumpers：a prospective randomized controlled clinical trial comparing two rehabilitation protocols. Br J Sports Med 2014；48：532-9.
17) 柳下和慶ほか. スポーツ外傷に対する高気圧酸素治療の位置づけ　基礎と臨床. 日本整形外科学会雑誌 2020；94：1033-40.
18) Trunz LM, et al. Effectiveness of hematoma aspiration and platelet-rich plasma muscle injections for the treatment of hamstring strains in athletes. Med Sci Sports Exerc 2022；54：12-7.

2章 捻挫・靱帯損傷・肉離れ

膝靱帯損傷・半月板損傷

■ 概略

膝関節靱帯は主に前十字靱帯（anterior cruciate ligament：ACL），後十字靱帯（posterior cruciate ligament：PCL），内側側副靱帯（medial collateral ligament：MCL），外側側副靱帯（lateral collateral ligament：LCL）を含む後外側支持機構（posterolateral complex：PLC）から構成されている[1,2]（図1）．また，PLCは，主にLCL・膝窩筋腱（popliteus tendon：PT）・膝窩腓骨靱帯（popliteofibular ligament：PFL）があげられる[3]．膝関節靱帯損傷が疑われる場合，詳細な問診，理学所見，画像所見から正確な診断を行い，治療方針を立てることが重要である．

半月板は血流が乏しく，自己治癒能力が低いため，従来は切除術が主流であった．しかし，安易な部分切除術は変形性膝関節症への進行リスクが非常に高いため，近年では半月板温存術が推奨されている[4]．

本項ではこれらの診断・治療・後療法について詳述する．

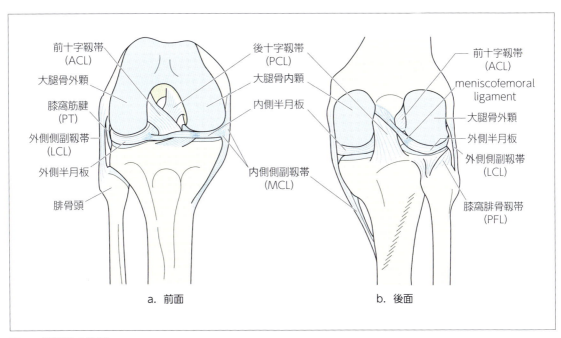

図1 膝関節の解剖

2章　捻挫・靱帯損傷・肉離れ

■ 膝靱帯損傷

1. 前十字靱帯（ACL）損傷

　ACL損傷は，膝関節の安定性に重要な役割を果たす靱帯の損傷であり，スポーツや事故などで「膝を捻った」際に発生しやすい．受傷原因は接触型（衝突や交錯）と非接触型（急な方向転換やジャンプ着地）に大別される．受傷により，膝関節の不安定性，疼痛，腫脹が生じ，歩行困難となる．また，ACL損傷を放置すると半月板や関節軟骨が損傷し，変形性膝関節症へと進行することがある．

　診断は詳細な問診に加え，徒手検査（Lachman〈ラックマン〉test，pivot shift test）を行い，画像検査（X線やMRI）を補助的に用いて行う．治療の中心は手術療法であり，保存療法は高齢者や活動性がきわめて低い患者に限られる．手術はACL再建術が行われるが，この際，自家腱*1が用いられる5)．

　術後には段階的なリハビリテーションが必要であり，とくにスポーツへの復帰には慎重な判断が求められる．一般的に，術後約8〜9か月でのスポーツ復帰が目安とされている．

a. 診断

1）問診

　まず，詳細な問診を行う．主訴と現病歴を確認し，受傷機転（状況，膝関節の動き，受傷直後の症状），症状の経過（疼痛，腫脹，不安定感など），現症（疼痛部位など），既往歴を重点的に確認する．

　ACL損傷の受傷パターンには，接触型と非接触型がある．スポーツにおける接触型は，ラグビーやアメリカンフットボールなどで他選手との交錯や衝突によって生じる．一方，非接触型では，バスケットボールやサッカーにおける急な方向転換，バレーボールのジャンプ着地時などに発生する．これらの動作により膝関節が外反・外旋したり，過伸展したりすることでACLが損傷する．

　また，日常生活においても，濡れた地面で滑る，階段を踏み外すなどの状況や，交通事故による膝関節への直達外力が原因で損傷する場合がある6)．

2）理学所見

　急性期には，血腫貯留による膝関節腫脹が認められることが多い．関節穿刺で出血を認めた場合，ACL損傷である可能性が高く，問診やその他の徒手検査を含めて慎重に診察する必要がある．一方，陳旧性の靱帯損傷では，再受傷時に関節腫脹を伴わないことも少なくないが，問診でACL損傷が疑われる場合は，丁寧な徒手検査による診断が重要である*2．

◆ 前方引き出しテスト（ADT）（図2）8)

　患者を仰臥位とし，膝関節を屈曲位90°に保持する．この状態で下腿をしっかり把持し，前方へストレスを加えながら脛骨の前方移動量を評価する．左右差を比較することでACL損傷の有無を確認する．ただし，膝関節屈曲位90°では，膝関節前後安定性のsecondary restraintである内側半月板が干渉し，脛骨が前方へ引き出されない場合もあるため，本検査では偽陰性が生じること

▶ ACL：anterior cruciate ligament.

*1
膝蓋腱，ハムストリングス腱，大腿四頭筋腱など．

*2
前方引き出しテストは偽陰性が多いとされるが，Lachman testは感度が最も高く，pivot shift testは特異度が最も高いとされている7)．詳細は第1巻『整形外科の病態と診察・診断』の第3章を参照のこと．

▶ ADT：anterior drawer test.

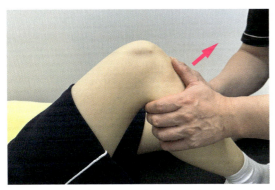

図2 前方引き出しテスト (anterior drawer test：ADT)
膝関節を屈曲位90°とし，脛骨近位を両手でしっかりと把持して前方へストレス（矢印）を加える．検者の殿部で患者の足部を固定すると膝関節屈曲位を保持しやすい．

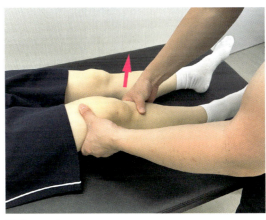

図3 Lachman test
膝関節を屈曲位20～30°とし，片手で外側から大腿骨遠位部を，もう一方の手で内側から下腿近位部を把持し，前方へストレス（矢印）を加える．

が多いとされる[9]．

◆ **Lachman test**（図3）[10]

患者を仰臥位とし，膝関節を屈曲位20～30°に保持する．片手で大腿骨遠位部を外側から，もう片手で下腿近位部を内側からしっかり把持し，前方にストレスを加える．この際，ACLが緊張するend pointを徒手的に評価する．ACL損傷がある場合，end pointが消失またはsoftになるため，左右差を評価する．また，同時に膝関節の前後移動量についても左右差を確認する．

◆ **pivot shift test**（ピヴォットシフトテスト）（図4）[11]

患者を仰臥位とし，膝関節を伸展位に保持する．一方の手で足関節を把持し，下腿を内旋させながら近位方向に軸圧を加える．もう一方の手を下腿外側に当て，膝関節に外反力を加える．この

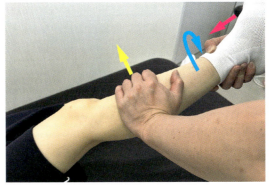

図4 pivot shift test（右膝）
足関節を把持して下腿を内旋（青矢印）しながら近位方向に軸圧（赤矢印）をかけ，もう一方の手で下腿外側から外反力（黄矢印）を加える．ACL損傷がある場合，膝関節は屈曲位30～40°で弾発的に整復される．

操作により，ACLが損傷している場合，膝関節が前方に亜脱臼する．この状態からゆっくりと膝関節を屈曲させると，膝関節屈曲位30～40°付近で整復される．この整復感を「normal」「glide」「clunk」「gross」の4段階で評価する．この際，健側の膝関節と比較し，左右差を必ず確認する．

3) 画像所見

◆ **単純X線像**

単純X線像では，明らかな異常所見が認められないことが多い．しかし，ACL付着部の裂離骨折である脛骨顆間隆起骨折が確認される場合がある．また，ACL損傷に特異的な所見としてSegond（スゴン）骨折（図5a）[12]を認めることがある．Segond骨折とは，脛骨外側近位部に生じる小さな骨片を伴う

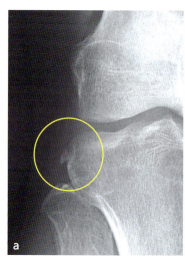
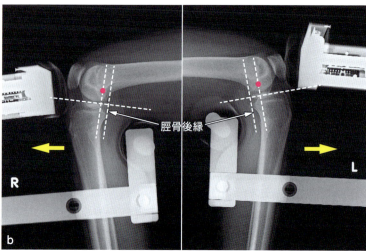

図5 ACL損傷のX線像とストレスX線像
a：Segond骨折．脛骨外側近位部に小骨片（円内）を認める．
b：前方引き出しストレスX線像．患側：左（L）．矢印：前方引き出しストレス．●：Blumensaat line 後縁点．

裂離骨折であり，膝関節に内旋および内反ストレスが加わることが原因とされる．単純X線像では，外側関節窩の縁に小さな骨片が確認できるのが特徴である．

◆ストレスX線像

両膝関節を屈曲位90°とし，前方ストレスをかけて前方移動量の左右差を評価する（図5b）．ACL損傷の場合，前方引き出し量が増大するが，前方引き出しテストと同様に偽陰性となる可能性もあるため，注意を要する．

◆核磁気共鳴像（MRI）

近年の画像技術の進歩により，ACL線維を直接描出することが可能となっている．ACLが損傷した場合，線維の膨隆や不明瞭化が認められる（図6a）．また，副

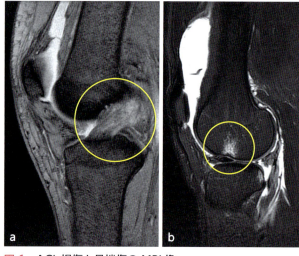

図6 ACL損傷と骨挫傷のMRI像
a：ACL損傷．ACL線維の描出不良（円内）を認める．
b：骨挫傷．ACL損傷に伴い大腿骨外顆に骨挫傷（円内）を認める．

次的な所見として，大腿骨外顆と外側脛骨高原が受傷時に直接衝突した結果生じる骨挫傷により，特異的な信号変化が観察されることがある（図6b）．さらに，ACLが損傷することで脛骨が大腿骨に対して相対的に前方へ偏位するため，PCLが弛緩し，弓状（bowing）を呈する場合がある．急性期には，関節内出血に伴う顕著な関節液貯留がしばしば確認される．

b．治療

ACL損傷は膝関節の安定性に重大な影響を及ぼし，保存療法によるスポーツ復帰は多くの場合，きわめて困難である．とくに方向転換や急停止を伴う動

作が多いスポーツでは，ACL 不全がパフォーマンスおよび安全性に大きく影響を及ぼすため，外科的治療が一般的に推奨される．また，ACL 不全の状態では膝の不安定性が日常生活動作にも影響を及ぼし，その結果，半月板や関節軟骨の損傷リスクが増大する．このような二次的損傷は変形性膝関節症の進行を加速させる可能性が高く[13]，とくに若年者や活動性の高い患者には手術治療が強く推奨される．

1) 保存療法

活動性が非常に低い高齢者や膝関節に負担の少ない生活スタイルを送る患者においては，サポーターや装具を活用して膝の不安定性を補う保存療法が選択肢となる．この場合，ヒンジ付き軟性または硬性ブレースの使用が検討されるが，装具の効果は主に日常生活動作に限定され，激しい動作やスポーツに対しては効果が限定的であることが課題である．

ただし，スポーツ種目によっては保存療法が短期的に有効となる場合もある．たとえば，水泳や短距離陸上競技など方向転換を必要としない活動では，慎重なリハビリテーションを行うことで復帰が可能なケースも存在する．しかし，このような選択を行う場合，患者の目標，活動レベル，関節の安定性，さらなる損傷のリスクを十分に評価し，患者本人のみならず家族や指導者も含めリスクにつき十分な説明をしたうえでの慎重な判断が求められる．

2) 手術療法

ACL 損傷に対する手術療法の中心は，ACL 再建術である．この術式は，損傷した靱帯を修復するのではなく，新たな靱帯を移植することで膝の安定性を回復させるものである．そのため，移植腱の選択，固定方法，手術手技の工夫が術後膝関節安定性の回復に大きな影響を与える．

c. 後療法

ACL 再建術後の後療法は，膝関節の機能的安定性や筋力の回復を促進するうえできわめて重要な役割を果たす．後療法の目標は，膝関節可動域・筋力・バランス能力・動的安定性を改善し，最終的にはスポーツや日常生活への完全な復帰を目指すことである．通常スポーツ復帰には術後 8〜9 か月を要することが一般的である．靱帯の成熟には十分な時間を要するため，筋力や安定性の回復だけで判断しスポーツ復帰時期を早めるべきではない．

表 1 に各段階の概要を示す．

2. 後十字靱帯（PCL）損傷

PCL 損傷は，膝関節の後方安定性を担う重要な靱帯の損傷で，主に交通事故やスポーツでの過度な屈曲や後方への力によって生じる．急性期には膝後方の疼痛，腫脹，関節血腫が認められ，慢性期では膝の不安定感が主訴となる．診断には徒手検査が重要であり，後方押し込みテスト[8]や posterior sagging sign[14]が用いられる．治療は基本的に保存療法が選択され，大腿四頭筋の強化と膝安定性の回復を目指したリハビリテーションが中心となる．ただし疼痛や高度な不安定性が残存してスポーツ復帰が困難な症例，その他の靱帯損傷や半

▶ PCL：posterior cruciate ligament.

■ 2章　捻挫・靱帯損傷・肉離れ

表1　ACL再建術後のリハビリテーションプロトコル

ACL再建術	内容
～術後2週	• 局所に対するアイシングなどの消炎鎮痛処置 • 関節可動域訓練*（0～90°） • 部分荷重*（1/3 → 1/2 → 2/3）の開始 • 大腿四頭筋等尺性収縮訓練の開始
術後2～4週	• 関節可動域訓練（～120°）の拡大 • 全荷重歩行の開始 • closed kinetic chain（CKC）*3での筋力訓練の開始
術後1～2か月	• 術後2か月までのACL用支柱付き硬性膝関節装具の使用 • 筋力訓練の拡大 • エクササイズバイクやバランストレーニングの導入
術後3～6か月	• 軽いランニングや方向転換を伴わない運動の開始 • agility training*4やスポーツ基本動作練習への段階的移行
術後6～9か月	• 高強度トレーニング（ダッシュ・方向転換・ジャンプなど）の開始 • 競技復帰へ向けた競技動作の練習・評価 • 膝関節の安定性と筋力の最終評価

*：併施する半月板手術や関節軟骨手術により開始時期を調整する.

*3
体の末端部分の手足が自由なまま運動するのがopen kinetic chain（OKC：解放運動連鎖）であり，手や足を固定して運動するのがclosed kinetic chain（CKC：閉鎖運動連鎖）である．体力のない人や単独の筋肉を鍛えるためにはOKCが有効で，体力のある人や総合的に筋肉を鍛えるためにはCKCが有効である.

*4
敏捷性（agility）を高めるための練習.

月板損傷を伴う場合にはPCL再建術が適応となり，解剖学的再建術が行われる[15].

a. 診断

1）理学所見

　PCL損傷の急性期には，膝関節後方の疼痛や腫脹，関節血腫が特徴的に認められる．また，膝関節全体の可動域制限や不安定感を訴えることもある．慢性期では，膝関節の不安定感が主訴となることが多い．ただし，急性期に比べて腫脹や痛みは軽減することが一般的である.

　これらの急性期と慢性期の所見，および徒手検査を総合的に評価することで，PCL損傷の有無や程度を適切に診断する[*5].

*5
詳細は1巻『整形外科の病態と診察・診断』の3章を参照のこと.

◆ 後方押し込みテスト（PDT）（図7）[8]

　膝関節の後方動揺性を評価する検査である．前方引き出しテストと同様に患者を仰臥位とし，膝関節を屈曲位90°で保持する．この状態で下腿をしっかりと把持し，後方へストレスを加え，脛骨の後方移動量を評価する．左右差を比較することでPCL損傷の有無を確認する[*6].

▶ PDT：posterior drawer test.

◆ posterior sagging sign（図8）[14]

　患者を仰臥位としてリラックスさせ，膝関節屈曲位90°とし膝関節前面の段差（step off）を評価する．PCL損傷膝は重力により脛骨が後方へ落ち込むため，健側と比較して左右差を確認する．両膝関節を側方から視認して，脛骨近

*6
筆者らはストレスを加える際に大腿骨顆部前面や膝蓋骨前面と脛骨近位部前面の位置をよく観察し，整復位から後方移動によるstep off形成（段差）を確認している.

膝靱帯損傷・半月板損傷

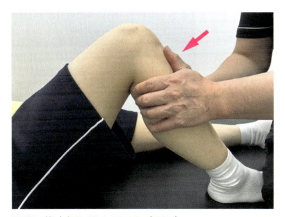

図7 後方押し込みテスト（PDT）
前方引き出しテストと同様に，膝関節を屈曲位90°で保持．下腿を把持し，後方へストレス（矢印）を加え，脛骨の後方移動量を評価する．

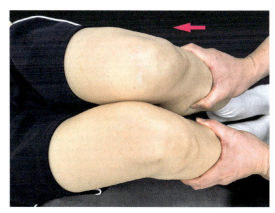

図8 posterior sagging sign（左PCL損傷）
膝関節を屈曲位90°とし，膝関節前面の段差（step off）を評価．PCL損傷は重力で脛骨が後方へ落ち込むため（矢印），健側との左右差を確認する．

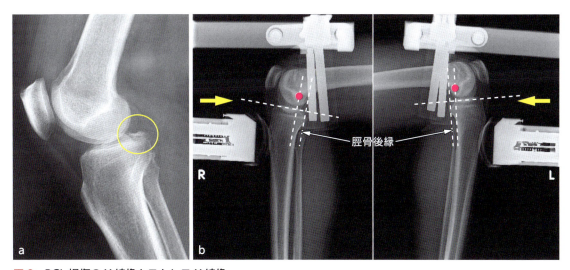

図9 PCL損傷のX線像とストレスX線像
a：PCL付着部裂離骨折．脛骨後方にPCL付着部の裂離骨片を認める（円内）．
b：後方押し込みストレスX線像．患側：右（R）．矢印：後方押し込みストレス．●：Blumensaat line後縁点．

位部前面の位置を比較すると評価しやすい．

2）画像所見

◆単純X線像

単純X線像ではACL損傷同様に有意な所見を認めないことが多い．PCL付着部の裂離骨折を認めることもある（図9a）．

◆ストレスX線像

両膝関節を屈曲位90°とし，後方へストレスをかけて後方移動量の左右差を評価する（図9b）．PCL損傷の場合，後方押し込み量が増大する．

◆MRI

PCLは矢状断にて直接描出されることが多い．そのためPCLが損傷された場合，線維の途絶像や膨化，不明瞭化を認める（図10）．また，副次的な影響として，大腿骨顆部や脛骨高原後方に受傷時に直接衝突したことにより生じる骨挫傷として相違ない信号変化を認めることもある．また，急性期の場合，ACL同様に関節内出血に伴う著明な関節液貯留を認めることが多い．

b. 治療

PCL損傷は，膝関節の後方安定性に影響を及ぼす損傷であるが，基本的には保存的加療が奏功する疾患である．完全断裂や高度な後方不安定性が認められる場合でも大腿四頭筋訓練を中心とした保存的加療が第一選択となるが，複合靱帯損傷や合併する半月板損傷や関節軟骨損傷を認める場合は手術療法が適応となる．とくに，陳旧性PCL損傷に対して保存的治療が奏功していた例でも，新たに上記損傷を合併する場合はPCL再建術を考慮することが望ましい．いずれの場合も，膝関節の安定性と機能の回復を目指した段階的なアプローチが必要である．

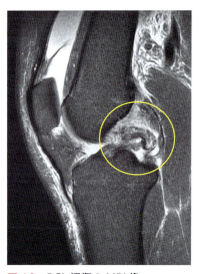

図10　PCL損傷のMRI像
PCL線維の途絶（円内）を認める．

1) 保存療法

保存療法は，部分断裂や軽度の後方不安定性，または高齢者や活動性の低い患者に対して推奨される治療法である．保存療法の適応となるケースでは，症状は徐々に軽減し，後方不安定性が日常生活やスポーツ活動に支障をきたさなくなる．以下に保存療法の詳細を述べる．

◆急性期の管理

・物理療法：急性期には安静・アイシングなどの消炎鎮痛処置を行い，疼痛と腫脹を緩和する．

・膝の安静位保持：膝関節をニーブレースなどでimmobilizationを行う．これにより，後方不安定性の悪化を防止する．

◆リハビリテーション

・筋力訓練：アイソメトリック運動[*7]による大腿四頭筋の強化を中心に行い，膝関節の前方安定性を強化する．一方で，ハムストリングスのトレーニングは積極的に行わず，脛骨の後方偏位を助長しないよう配慮する．

・関節可動域訓練：局所炎症所見が落ち着いた後，膝の可動域を徐々に拡大させる．

・バランス訓練：proprioceptive training[*8]（片脚立ち，バランスボード）を実施し，膝の動的安定性を高める．

2) 手術療法

PCL損傷に対する手術療法は，膝関節の後方安定性を回復させ，症状を改善することを目的としてPCL再建術を行う．基本的にPCL損傷に対する第一選択は保存療法であるが，手術適応は疼痛が残存する場合，不安定性が残存しADL制限やスポーツ活動に支障をきたす場合，またその他の靱帯損傷や半月

[*7] アイソメトリック運動（isometric exercise）：等尺性運動．筋肉の長さを変えずに負荷をかける運動．
アイソトニック運動（isotonic exercise）：等張性運動．一定の抵抗に対して筋肉を伸縮する運動．

[*8] 神経筋協調トレーニング．神経・筋の機能の協調を回復させるトレーニング．

板損傷を合併する場合などである.

c. 後療法

PCL 再建術後の後療法も段階的に進める. 各段階で膝の安定性や回復状況を評価しながら慎重に進めることが重要である.

表2に各段階の概要を示す.

3. 内側側副靱帯（MCL）損傷

MCL は膝関節の内側に位置し，膝の外反方向の安定性を保つ重要な靱帯である. MCL は膝関節の動的および静的安定性に寄与し，スポーツ活動中の直達外力や介達外力による外反ストレスや，転倒・交通事故などによって損傷する. MCL 損傷は単独で発生する場合もあれば，ACL 損傷など他の膝靱帯損傷や半月板損傷を合併することも多い.

解剖学的には MCL は膝関節の内側に位置し，主に膝の外反安定性を保持する主要な靱帯の一つである. MCL は浅層（superficial MCL：sMCL）と深層（deep MCL：dMCL）の2層に分かれ，MCL の後方に存在する posterior oblique ligament（POL：後斜靱帯）も膝関節安定性に寄与している. sMCL は膝の内側で最も大きな靱帯で，主に膝関節の外反および回旋安定性を担っている. dMCL は膝関節包の中間部分に位置し，靱帯と関節包が融合した構造となっており，内側半月板と関節包を結合する2つの部分（meniscofemoral ligamnet と meniscotibial ligamnet）で構成されている. sMCL よりも短く，一体化して膝関節伸展時の安定性を高めるとされる. 一方で，POL は膝関節包の肥厚部位で，sMCL の後方に位置している. POL も膝関節伸展時の安定性を高めるとされている[16].

MCL 損傷はその損傷部位や重症度によって症状や治療法が異なるため，的確な診断と適切な治療計画が重要である[17].

a. 診断

1）理学所見

急性期の場合，MCL の走行に沿った腫脹や圧痛がみられることが多い. 損傷部位に症状が出現することが多いため丁寧な触診が重要である. 深層まで損傷されている場合は膝関節内側関節裂隙付近の著明な腫脹や関節内血腫が確認される場合がある.

◆ **外反ストレステスト**（図11）[18]

膝関節の外反動揺性を評価する検査として，MCL 損傷診断時に外反ストレステストが用いられる. この検査では，下腿近位部を両手でしっかり把持し，

表2 PCL 再建術後のリハビリテーションプロトコル

PCL 再建術	内容
〜術後2週	• 局所に対するアイシングなどの消炎鎮痛処置 • 関節可動域訓練*（0〜90°）の開始 • 部分荷重*（1/3 → 1/2 → 2/3）の開始 • 大腿四頭筋等尺性収縮訓練の開始
術後2〜4週	• 関節可動域訓練（0〜90°）の継続 • 全荷重歩行の開始 • closed kinetic chain（CKC）での筋力訓練の開始
術後1〜2か月	• 関節可動域訓練の拡大 • 筋力訓練の拡大 • エクササイズバイクやバランストレーニングの導入
術後3〜6か月	• 軽いランニングや方向転換を伴わない運動の開始 • agility training やスポーツ基本動作練習への段階的移行
術後6〜9か月	• 高強度トレーニング（ダッシュ・方向転換・ジャンプなど）の開始 • 競技復帰へ向けた競技動作の練習・評価 • 膝関節の安定性と筋力の最終評価

＊：併施する半月板手術や関節軟骨手術により開始時期を調整する.

▶ MCL：medial collateral ligament.

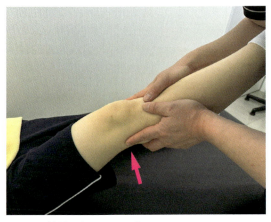

図11 外反ストレステスト
下腿近位部を両手で把持し，外反ストレス（矢印）をかけて関節裂隙の開大の左右差を評価する．検者の脇で患肢をしっかり挟み，両母指を脛骨粗面前面に置き，下腿が回旋しないように注意する．

表3 MCL損傷の分類

外反ストレステスト	
Ⅰ度	小範囲の線維の損傷で外反不安定性をほぼ認めないもの
Ⅱ度	外反ストレステストで軽度〜中等度の外反不安定性を認めるが完全断裂には至らないもの
Ⅲ度	完全断裂

MCL損傷は理学所見によりⅠ〜Ⅲ度の3段階に分類される．

外反ストレスを加えることで関節裂隙の開大を左右差で評価する．評価は膝関節を伸展位および屈曲位20°で行い，損傷の程度をⅠ〜Ⅲ度に分類する（表3）．

検査の際には，検者が脇で患肢をしっかり挟み，両母指を脛骨粗面前面に置いて下腿の回旋を防ぐことが重要である．また，膝関節伸展位で外反ストレスにより著明な内側関節裂隙の開大を認める場合，MCL単独損傷のみならず複合靱帯損傷の可能性も考慮し，さらに詳細な診察を進める必要がある．

2) 画像所見

◆ **単純X線像**

単純X線像では明らかな骨傷を認めないことが多い．まれに大腿骨側付着部で裂離骨折を生じることがある．

◆ **ストレスX線像**（図12）

外反ストレスをかけ，内側関節裂隙の開大量を評価する．膝関節屈曲位0°および20°の外反ストレスX線像でA〜Dの4段階に分類される（表4）．

◆ **MRI**（図13）

靱帯の損傷部位や断裂の程度を直接的に評価する．冠状断にてMCL線維が描出されることが多い．また，その他の靱帯・半月板・関節軟骨損傷などを詳細に評価するためにも有用である．

b. 治療

MCL損傷の治療は，損傷の程度によって異なる．軽度から中等度（Ⅰ〜Ⅱ度）の場合，保存的加療が選択される．急性期ではまずRICE処置[*9]やニーブレース装着での消炎鎮痛処置を行う．その後ヒンジ付きブレースを装着して可動域訓練を開始する．回復期には大腿四頭筋やハムストリングスの筋力強化，バランス訓練を進める保存的加療を行う．MCLは血流が豊富で自然治癒しやすいため，多くの症例で8〜12週間での機能回復が期待できる．一方，重度（Ⅲ

[*9] 安静，冷却，圧迫，挙上．

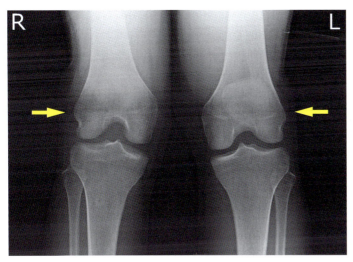

図12 屈曲位20°の外反ストレスX線像
矢印：外反ストレス．

表4 外反ストレスX線像の分類（IKDC分類）

外反ストレスX線像（膝関節屈曲位20°）	
A (normal)	2 mm 未満
B (nearly normal)	2 mm 以上 5 mm 未満
C (abnormal)	5 mm 以上 10 mm 未満
D (severely abnormal)	10 mm 以上

膝関節屈曲位20°の外反ストレスX線像でA〜Dの4段階に分類される．
IKDC：International Knee Documentation Committee.

度）の損傷では関節不安定性が顕著であり，さらに他の靱帯損傷や半月板損傷を伴う場合が多いため手術加療が必要であることが多い．また，脛骨側の損傷も保存的加療の成績が不良であることから，不安定性を認める場合はⅡ度であっても手術加療が望ましいとされる．

1）保存療法

MCL損傷に対する保存的療法は，主に軽度から中等度（Ⅰ〜Ⅱ度）の損傷に適応される．以下にその具体的な内容を示す．

◆ 急性期の管理

- 物理療法：急性期には安静・アイシングなど消炎鎮痛処置を行い，疼痛と腫脹を緩和する．
- 膝の安静位保持：膝関節をニーブレースなどでimmobilizationを行う．これにより早期の消炎鎮痛を図る．

◆ リハビリテーション

急性期には関節可動域訓練で拘縮を予防し，回復期には大腿四頭筋やハムストリングスなどの筋力強化とバランス訓練を行い，復帰期には競技特性を考慮したトレーニングを実施する．また，治療中は関節不安定性や疼痛の改善を評価し，適宜リハビリテーションプログラムを調整する．

- 筋力訓練：大腿四頭筋・ハムストリングスなど膝周囲筋の強化を行う．また，殿筋群の筋力訓練を行うことで膝関節にかかる外反力を抑制する．
- 関節可動域訓練：ヒンジ付きブレースなどで外反ストレスがかからないように十分に注意しながら関節可動域の拡大を図る．
- バランス訓練：proprioceptive training（片脚立ち，バランスボード）を実施

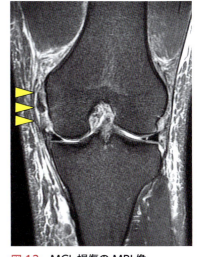

図13 MCL損傷のMRI像
MCL大腿骨側付着部付近での断裂所見（矢頭）．

■ 2章　捻挫・靱帯損傷・肉離れ

し，膝の動的安定性を高める.

2) 手術療法

　MCL 損傷に対する手術療法は，重度（III 度）の損傷や他の靱帯損傷や半月板損傷を伴う場合，また II 度以上の脛骨側の損傷に適応となる．急性期には断裂部を評価したうえで縫合修復術を行う．一方で陳旧例となった場合は靱帯再建術を行う.

c.　後療法

　術後はヒンジ付きブレースを装着し，段階的なリハビリテーションを実施する．リハビリテーションは，初期には可動域訓練や疼痛管理を行い，その後，筋力訓練やバランス訓練を経てスポーツ復帰を目指す．通常，術後約 6 か月で競技復帰が可能となるが，その他の合併損傷に対する治療にも左右される.

　表 5 に各段階の概要を示す.

表5　MCL 再建術後のリハビリテーションプロトコル

MCL 再建術	内容
～術後 2 週	• 局所に対するアイシングなどの消炎鎮痛処置 • 関節可動域訓練*（0～90°） • 部分荷重*（1/3 → 1/2 → 2/3）の開始 • 大腿四頭筋等尺性収縮訓練の開始
術後 2～4 週	• 関節可動域訓練の拡大 • 全荷重歩行の開始 • closed kinetic chain (CKC) での筋力訓練の開始
術後 1～2 か月	• 術後 2 か月までの支柱付き硬性膝関節装具の使用 • 筋力訓練の拡大 • エクササイズバイクやバランストレーニングの導入
術後 3～6 か月	• 軽いランニングや方向転換を伴わない動作を開始 • 筋力訓練をさらに強化し，高強度トレーニングを導入 • スポーツ基本動作訓練を開始し，徐々に応用動作訓練

*：併施する半月板手術や関節軟骨手術により開始時期を調整する.

4.　後外側支持機構（PLC）損傷

　PLC は，膝関節の後外側部に位置する複数の靱帯，腱，筋，関節包で構成される．PLC は，膝の外反ストレスや回旋ストレス，過伸展ストレスに対する安定性を保つ役割を担っている．主な構成要素は，外側側副靱帯（LCL），膝窩筋腱（PT），膝窩腓骨靱帯（PFL）があり，これらが連携して安定性を担っている[3].

　PLC 損傷は，膝関節に強い外力が加わることで発生し，とくに過伸展や過外旋，強い内反ストレスが原因となる．PLC 損傷はスポーツ活動中の激しい衝突や転倒，交通事故などが主な発生要因である．これらの高エネルギー外傷により膝関節が脱臼/亜脱臼するため，その際に神経・血管損傷を合併することがある．ACL 損傷や PCL 損傷といった他の膝靱帯損傷を伴うことが多いため，PLC 損傷の可能性も念頭におきながら診察を進める．複合靱帯損傷を診断した際には，神経・血管損傷の有無を十分に評価することが非常に重要である[19].

　PLC 損傷を放置すると，膝関節の慢性的な不安定性や軟骨損傷，変形性関節症の進行につながる可能性があるため，早期診断と適切な治療が不可欠である．治療方針は，損傷の重症度や患者の活動レベル，合併損傷の有無を考慮して保存療法または手術療法が選択される.

▶PLC：posterolateral complex.

▶LCL：lateral collateral ligament.

▶PT：popliteus tendon.

▶PFL：popliteofibular ligament.

a.　診断

1) 理学所見

　PLC 損傷の局所所見として，膝後外側部の疼痛や圧痛・腫脹・皮下出血が

膝靱帯損傷・半月板損傷

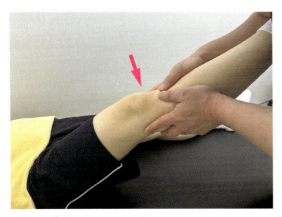

図14 内反ストレステスト
外反ストレステストと同様に，下腿近位部を両手で把持し，内反ストレス（矢印）をかけて関節裂隙の開大の左右差を評価する．

表6 LCL損傷の分類

内反ストレステスト	
Ⅰ度	小範囲の線維の損傷で内反不安定性をほぼ認めないもの
Ⅱ度	内反ストレステストで軽度〜中等度の内反不安定性を認めるが完全断裂には至らないもの
Ⅲ度	完全断裂

LCL損傷は理学所見によりⅠ〜Ⅲ度の3段階に分類される．

認められることがある．急性期には腫脹や疼痛による関節可動域の制限がみられ，慢性化すると関節の異常動揺性や変形が進行する可能性がある．歩行や階段昇降時に不安定感やクリック感を訴える場合もある．損傷により膝関節の内反不安定性や回旋不安定性が生じるため，徒手検査を組み合わせて評価を行う．

◆ 内反ストレステスト（図14）[3]

　膝関節の内反動揺性を評価する検査であり，LCL（PLC）損傷診断の際に用いられる．外反ストレステストと同様に，下腿近位部を両手でしっかりと把持し，内反ストレスをかけて関節裂隙の開大の左右差を評価する．評価は膝関節を伸展位および屈曲位20°で評価する．内反ストレステストが陽性で，関節裂隙の開大の左右差が確認される場合，LCLの損傷が疑われる．また，損傷の重症度はⅠ〜Ⅲ度に分類される（表6）．陽性の場合はPLC損傷の可能性を考慮し，他の検査と組み合わせて診断を進める．

◆ dial test（図15）[3]

　膝関節の回旋不安定性を評価する検査であり，患者を腹臥位とした状態で実施する．膝関節を屈曲位30°（図15a）および90°（図15b）に設定し，足関節を把持して外旋ストレスを加えることで足部の外旋角の左右差を比較する．PLC損傷がある場合，損傷側で外旋角が増大する．また，膝の屈曲角度によって損傷部位の違いを反映することが報告されているが，単独では特異性が低いため，他の理学所見や画像所見と併せて診断を行う必要がある．

◆ knee extension recurvatum test（図16）[20]

　膝関節の回旋不安定性を評価する検査で，患者を仰臥位とした状態で実施する．検者は母趾を把持して下腿を挙上し，患膝の過伸展が健常膝に比べて増大しているかを評価する．PLC損傷がある場合，患肢の反張膝（過伸展）が顕著となり，脛骨外側顆が大腿骨に対して後方外旋する現象がみられる．踵部が検査台から離れる距離を計測することで，客観的に評価することが可能である．

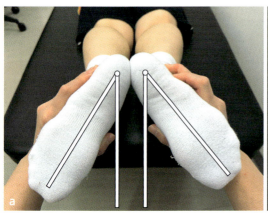 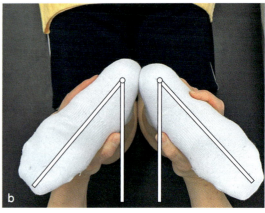

図15 dial test（右PLC損傷）
a：30°屈曲位，b：90°屈曲位．
患者を腹臥位とし，膝関節を屈曲位30°および90°に設定する．足関節を把持して外旋ストレスをかけ，足部の外旋角の左右差を比較する．PLC損傷がある場合，外旋角が大きくなる．大腿部が回旋しないように注意する．

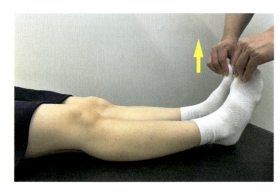

図16 knee extension recurvatum test
両母趾を把持して下腿を挙上（矢印）し，健常膝と比較して，過伸展を評価する．PLC損傷では反張膝となり，脛骨外側顆が大腿骨に対して後方に外旋する．検査台から踵部までの距離を計測し，増大している場合はPLC損傷を疑う．

2）画像所見
◆単純X線像

腓骨頭や大腿骨外顆の裂離骨折が確認される場合があり，PLC損傷を示唆する重要な所見となる．靱帯付着部の裂離骨折，他の骨損傷の有無を除外するために撮影が推奨される（図17a）．

◆ストレスX線像（図17b）

内反ストレスをかけ，外側関節裂隙の開大量を評価する．膝関節屈曲位0°および20°の内反ストレスX線像でA〜Dの4段階に分類される（表7）．

◆MRI（図18）

LCL，PT，PFLなど詳細な損傷状況を確認することができる．また，その他の靱帯損傷や半月板損傷などの合併や，急性期における浮腫や血腫の有無を詳細に診断することが可能である．

b．治療

PLC損傷の治療は，損傷の程度や症状の重症度に応じて保存療法または手術療法が選択される．保存療法は，損傷が軽度で内反不安定性が軽微，かつ日

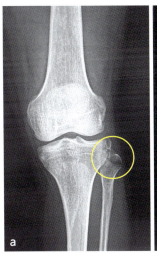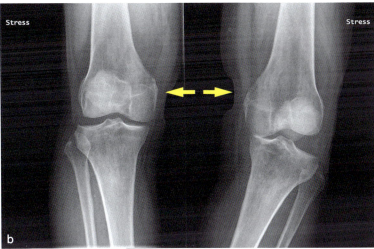

図17　PLC 損傷の X 線像とストレス X 線像
a：LCL 付着部裂離骨折．LCL 付着部である腓骨などに裂離骨片を認める（円内）．
b：内反ストレス X 線像．矢印：内反ストレス．

表7　内反ストレス X 線像の分類（IKDC 分類）

内反ストレス X 線像（膝関節屈曲位 20°）	
A (normal)	2 mm 未満
B (nearly normal)	2 mm 以上 5 mm 未満
C (abnormal)	5 mm 以上 10 mm 未満
D (severely abnormal)	10 mm 以上

膝関節屈曲位 20°の内反ストレス X 線像で A〜D の4段階に分類される．
IKDC：International Knee Documentation Committee.

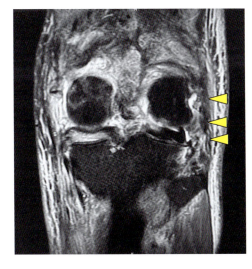

図18　PLC 損傷の MRI 像
LCL 大腿骨側付着部付近での断裂所見（矢頭）．

常生活に大きな支障がない場合に適応される．一方，手術療法の適応は，内反ストレステストでⅢ度，または dial test で健患差が 10°以上の場合とされる．

急性期にはギプスや装具による固定を行うが，膝関節の後方不安定性がみられる症例では，脛骨が後方に落ち込まないよう十分注意して固定を行う必要がある．受傷後約2〜4週間は伸展位で固定し，その後，関節可動域訓練および部分荷重歩行訓練を開始する．通常，PLC 単独損傷はまれであり，膝関節の可動域および通常歩行の回復を確認した後，合併損傷に対する手術加療を行う．

1）保存療法

PLC 損傷に対する保存療法は，軽度の損傷や内反不安定性が軽微で，日常生活に大きな支障がない場合に適応される．治療の初期には，消炎鎮痛処置を

行い，腫脹や疼痛を緩和する．その後，ヒンジ付きブレースを装着して内反や回旋ストレスを予防したうえで，膝周囲筋の強化や関節可動域の回復を図る．とくに，大腿四頭筋やハムストリングス，殿筋の筋力訓練，バランス訓練が推奨される．保存療法は，多くの場合で機能回復を期待できるが，症状が改善しない場合や不安定性が残存する場合は，手術療法が望ましい．

2) 手術療法

急性期の PLC 損傷では，将来的な不安定性残存を予防するため，受傷後 1〜2 週以内に一次修復術を積極的に検討することが望ましい．一方で陳旧例に対する再建術は複合靱帯損傷に対して行うことが多い．

c. 後療法

PLC は膝関節の内反・回旋および後方不安定性の制動に重要な役割を果たしており，損傷すると歩行時に lateral thrust が出現する．そのため，術後は膝窩筋，大腿四頭筋，下腿三頭筋の筋力強化を中心にリハビリテーションを行うことが重要である．

通常，術後 3〜4 か月で膝関節伸展筋力が健患比 65% 以上（60°/秒）となればジョギングを開始し，6 か月で 85% 以上に達すればジャンプやサイドステップなどの agility training を導入する．スポーツ復帰は 9 か月ごろを目安とし，ACL や PCL 再建術を併施した場合は総合的に判断する[*10]．

表 8 に各段階の概要を示す．

半月板損傷

半月板は，膝関節内にある C 字状または半月形の軟骨組織で，内側半月板と外側半月板の 2 つから構成される．膝関節の衝撃吸収，荷重分散，関節の安定性保持，潤滑作用に重要な役割を果たす．半月板損傷は，スポーツ動作（捻転や急停止，過屈曲動作）などによる外傷と加齢による退行性変化が主な原因である．損傷は，縦断裂（longitudinal tear），横断裂（radial tear），水平断裂（horizontal tear），弁状断裂（flap tear），バケツ柄状損傷（bucket handle tear）などさまざまなパターンで発生する（図 19）．半月板断裂はその発生要因や断裂形態，症状の経過によって治療方針が異なるため，正確な病歴の聴取と診断が重要となる．適切な治療が行われない場合，膝関節の機能障害や変形性関節症の進行につながる可能性がある．

表 8　PLC 再建術後のリハビリテーションプロトコル

PLC 再建術	内容
〜術後 2 週	• 局所に対するアイシングなどの消炎鎮痛処置 • 関節可動域訓練*（0〜90°） • 部分荷重*（1/3 → 1/2 → 2/3）の開始 • 大腿四頭筋等尺性収縮訓練の開始
術後 2〜4 週	• 関節可動域訓練の拡大 • 全荷重歩行の開始 • closed kinetic chain (CKC) での筋力訓練の開始
術後 1〜2 か月	• 術後 2 か月までの支柱付き硬性膝関節装具の使用 • 筋力訓練の拡大 • エクササイズバイクやバランストレーニングの導入
術後 3〜6 か月	• 軽いランニングや方向転換を伴わない動作を開始 • 筋力訓練をさらに強化し，高強度トレーニングを導入 • スポーツ基本動作訓練を開始し，徐々に応用動作訓練

*：併施する半月板手術や関節軟骨手術により開始時期を調整する．

[*10]
術後はヒンジ付きブレースで膝を安定化させ，約 2 週間の固定後に疼痛管理と関節可動域訓練を開始し，段階的な筋力強化やバランストレーニングを進める．なお，早期の過度な関節可動域訓練は不安定性の再発を招く可能性があるため注意が必要である．

a. 診断
1) 理学所見

半月板損傷では，局所所見として膝関節腫脹（関節水腫）や関節裂隙の圧痛，屈曲・伸展時の疼痛が認められる．とくに，膝の屈曲や伸展時に痛みを訴える場合や，可動域制限が認められることが多い．

代表的な徒手検査として，McMurray（マクマレー）test や関節裂隙の圧痛（joint line tenderness）があげられる．McMurray test は半月板損傷診断において感度が高くないとの報告もあるが，半月板損傷に対する有意な所見の一つと考えられる．これらの局所所見・徒手検査をふまえたうえで，画像検査で半月板損傷の有無を総合的に判断する．

◆McMurray test

患者を仰臥位にし，膝関節を屈曲させた状態から，下腿を回旋（内旋または外旋）させながら膝を伸展させる．この動作中にクリック音や引っかかり感，疼痛が出現した場合，陽性と判定する．内旋では外側半月板，外旋では内側半月板の損傷が示唆される．

◆joint line tenderness

関節裂隙の圧痛を詳細に確認することで，半月板損傷の部位が示唆される．

2) 画像所見
◆単純 X 線像

変形性膝関節症など骨の変形や関節裂隙の狭小化を評価する．半月板自体は評価できないが，間接的な補助診断となる．

◆MRI

半月板損傷診断のゴールドスタンダードである．損傷の形態・範囲，その他の合併損傷（靱帯損傷や関節軟骨損傷など）を詳細に評価することが可能である．

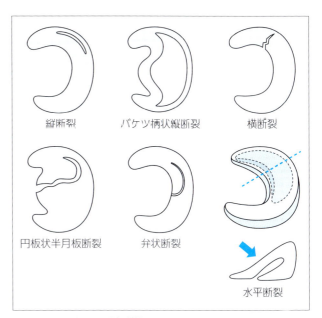

図 19　半月板の断裂形態
半月板の各断裂形態を示す．

表 9　半月板縫合術後のリハビリテーションプロトコル

半月板縫合術	内容
～術後 2 週	・局所に対するアイシングなどの消炎鎮痛処置 ・ニーブレースでのイモビライゼーション ・大腿四頭筋等尺性収縮訓練の開始
術後 2～4 週	・関節可動域訓練* (0～90°) ・部分荷重* (1/3 → 1/2 → 2/3) の開始
術後 1～2 か月	・筋力訓練の拡大 (とくに大腿四頭筋とハムストリングス) ・エクササイズバイクやバランストレーニングの導入
術後 3～6 か月	・軽いランニングや方向転換を伴わない動作を開始 ・筋力訓練をさらに強化し，高強度トレーニングを導入 ・スポーツ基本動作訓練を開始し，徐々に応用動作訓練 (ジャンプ動作，方向転換) へ移行
術後 6 か月以降	・スポーツ復帰に向けた高強度トレーニング ・競技特有の動作訓練を行い最終的な復帰へ ・筋力を再度評価し，追加調整

＊：併施する靱帯手術や関節軟骨手術により開始時期を調整する．

b. 治療

半月板損傷の治療方針は，損傷の部位や程度，症状の重症度，患者の年齢や活動レベルに応じて総合的に決定される．治療は主に保存療法と手術療法に分類される．

保存療法は，損傷が小規模で安定している場合や，症状が軽度で日常生活に支障が少ない場合に適応される．また，高齢者や低活動の患者，手術リスクが高い患者にも適応される．一方で，若年者でスポーツ外傷などの発症要因が明らかである場合や，保存療法で症状が改善しない場合，ロッキングなどの機械的症状がある場合などは手術療法が検討される．

1) 保存療法

初期治療では非ステロイド性抗炎症薬（NSAIDs）や関節内注射を用いた消炎鎮痛処置を行う．また，内反膝や外反膝などのアライメント異常を伴う場合は，ブレースやインソールも有効である．リハビリテーションでは，大腿四頭筋やハムストリングスなどの筋力訓練，関節可動域訓練，バランス訓練を段階的に行い，機能回復を図る．

2) 手術療法

手術療法は，若年者で明らかな外傷既往がある場合，高齢者や低活動の患者でも保存加療に抵抗する場合やロッキングやキャッチングなど機械的な要因による症状が顕著な場合に選択される．

c. 後療法

術後のリハビリテーションは，手術方法や損傷部位に応じて段階的に進める．表9に各段階の概要を示す．

（荒木大輔）

COLUMN　特殊な半月板断裂

1. ramp lesion（❶）

ramp lesion は，内側半月板後節から後根と脛骨内側顆後部を結合する関節包の損傷である．多くの場合，ACL 損傷に合併して発生する[21]．従来の前方からの関節鏡視では見逃される可能性が高いため，顆間からの鏡視が望ましい．

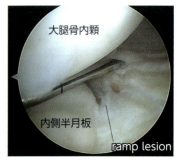

❶ ramp lesion

2. 後根断裂（❷）

半月板後根断裂は，半月板の後根が付着部から断裂する形態である．これにより半月板の荷重分散機能が失われ，骨壊死や変形性膝関節症の進行リスクが高まる[22]．主な原因は外傷や加齢による変性で，とくに内側半月板で多くみられる．診断にはMRI が有用であり，早期の手術加療が望ましい．

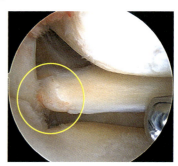

❷ 後根断裂

■ 文献

1) 鳥塚之嘉. 前十字靱帯・後十字靱帯の同時再建術. 中山書店；2011.
2) 黒田良祐，松下雄彦. 十字靱帯と側副靱帯の同時再建術. 中山書店；2011.
3) LaPrade RF, Wentorf F. Diagnosis and treatment of posterolateral knee injuries. Clin Orthop Relat Res 2002；(402)：110-21.
4) Nepple JJ, et al. Meniscal repair outcomes at greater than five years：a systematic literature review and meta-analysis. J Bone Joint Surg Am 2012；94：2222-7.
5) Mouarbes D, et al. Anterior cruciate ligament reconstruction：A systematic review and meta-analysis of outcomes for quadriceps tendon autograft versus bone-patellar tendon-bone and hamstring-tendon autografts. Am J Sports Med 2019；47：3531-40.
6) 荒木大輔. 膝靱帯損傷. 井尻慎一郎ほか編. ニュースタンダード整形外科の臨床　1 整形外科の病態と診察・診断. 中山書店；2024. p.195.
7) Prins M. The Lachman test is the most sensitive and the pivot shift the most specific

test for the diagnosis of ACL rupture. Aust J Physiother 2006 ; 52 : 66.

8) Girgis FG, et al. The cruciate ligaments of the knee joint. Anatomical, functional and experimental analysis. Clin Orthop Relat Res 1975 ; (106) : 216-31.

9) Kim SJ, Kim HK. Reliability of the anterior drawer test, the pivot shift test, and the Lachman test. Clin Orthop Relat Res 1995 ; (317) : 237-42.

10) Torg JS, et al. Clinical diagnosis of anterior cruciate ligament instability in the athlete. Am J Sports Med 1976 ; 4 : 84-93.

11) Slocum DB, et al. Clinical test for anterolateral rotary instability of the knee. Clin Orthop Relat Res 1976 ; (118) : 63-9.

12) Dietz GW, et al. Segond tibial condyle fracture : lateral capsular ligament avulsion. Radiology 1986 ; 159 : 467-9.

13) Fayard JM, et al. Incidence and risk factors for a partial anterior cruciate ligament tear progressing to a complete tear after nonoperative treatment in patients younger than 30 years. Orthop J Sports Med 2019 ; 7 : 2325967119856624.

14) Ogata K, et al. Pathomechanics of posterior sag of the tibia in posterior cruciate deficient knees. An experimental study. Am J Sports Med 1988 ; 16 : 630-6.

15) LaPrade CM, et al. Emerging updates on the posterior cruciate ligament : A review of the current literature. Am J Sports Med 2015 ; 43 : 3077-92.

16) Casp AJ, et al. Reanalysis of the posterior oblique ligament : Quantitative anatomy, radiographic markers, and biomechanical properties. Orthop J Sports Med 2023 ; 11 : 23259671231174857.

17) Shultz CL, et al. Nonoperative management, repair, or reconstruction of the medial collateral ligament in combined anterior cruciate and medial collateral ligament injuries-Which is best? A systematic review and meta-analysis. Am J Sports Med 2024 ; 52 : 522-34.

18) Hillard-Sembell D, et al. Combined injuries of the anterior cruciate and medial collateral ligaments of the knee. Effect of treatment on stability and function of the joint. J Bone Joint Surg Am 1996 ; 78 : 169-76.

19) Moatshe G, et al. The influence of graft tensioning sequence on tibiofemoral orientation during bicruciate and posterolateral corner knee ligament reconstruction : A biomechanical study. Am J Sports Med 2018 ; 46 : 1863-9.

20) Hughston JC, et al. Classification of knee ligament instabilities. Part II. The lateral compartment. J Bone Joint Surg Am 1976 ; 58 : 173-9.

21) Bae BS, et al. Ramp lesion in anterior cruciate ligament injury : a review of the anatomy, biomechanics, epidemiology, and diagnosis. Knee Surg Relat Res 2023 ; 35 : 23.

22) Allaire R, et al. Biomechanical consequences of a tear of the posterior root of the medial meniscus. Similar to total meniscectomy. J Bone Joint Surg Am 2008 ; 90 : 1922-31.

2章 捻挫・靱帯損傷・肉離れ

アキレス腱断裂

■ 概略

アキレス腱断裂は比較的頻度の高い外傷である．治療には保存療法と手術療法があり，その優劣については議論の分かれるところである．保存療法のメリットは手術痕（図1）や手術による合併症（創部感染，神経損傷など）がないことであり，デメリットは一定期間のギプス固定や装具の使用が必要なことである．多くの報告で保存療法は手術療法に比べ再断裂率が高いとされているが，早期運動療法を行うことで有意差はないとされ[1-3]，筋力，可動域なども手術療法と同等の治療成績が獲得できる[*1]．しかし，保存療法の方法は多数の報告があり，統一されたプロトコールは存在しない．手術療法は直視下縫合，小切開縫合，経皮的縫合があり，そこにさまざまな縫合法が存在し，一概に手術療法といってもその術式は多岐にわたる．本項ではアキレス腱断裂の保存療法を中心に述べる．

■ 診断と保存療法の適応

1. 診断

新鮮アキレス腱断裂はスポーツ活動中に発症することが多い．その診断には受傷時の特徴的なエピソード（後ろから蹴られた，ボールをぶつけられたな

[*1] ランダム化比較試験（RCT）のメタアナリシスでは再断裂を除く合併症は手術療法で20.4〜26.6％，保存療法で7.0〜7.4％と，手術療法に有意に多い[4,5]．再断裂率は手術療法で3.6〜4.3％，保存療法で6.9〜11.0％と報告され，手術療法は再断裂は少ないが，合併症は少なくはない．

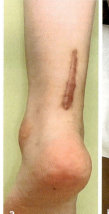 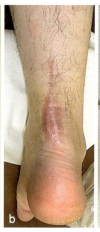 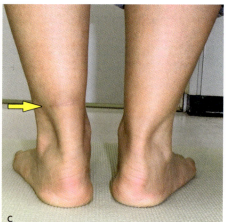

図1　アキレス腱断裂術後の手術痕
a, b：縦切開による手術痕．手術痕は治療成績には反映されないが，ケロイドになることもある．
c：横切開による手術痕．横切開を用いた小切開縫合後の手術痕（矢印）は，縦切開に比べ整容面で優れている．

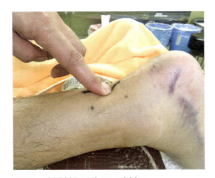

図2 断裂部の陥凹の触知
断裂部で腱の緊張が消失し陥凹が認められる (gap sign).

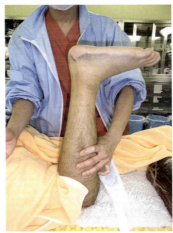

図3 Thompson test
calf squeeze test ともよばれる．下腿三頭筋を把握し，足関節が底屈するかどうかを確認するテスト．アキレス腱の連続性が保たれていれば足関節は底屈し陰性，底屈運動が認められなければ陽性とし断裂を判断する．

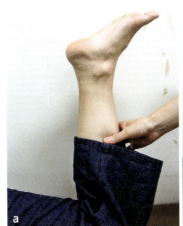
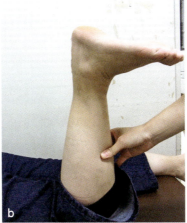

図4 knee flexion test
腹臥位，膝関節90°屈曲位で，正常では底屈位を保持できるが，中間位や軽度背屈位の場合，陽性と判断する．
a：健側（陰性），b：患側（陽性）．

ど）や断裂部の陥凹の触知（図2），Thompson（トンプソン）test，knee flexion test などの診察方法がある．Thompson test は腹臥位，膝関節90°屈曲位で下腿三頭筋を把握し足関節が底屈するかを確認するテストで，断裂例では底屈運動が認められず，(Thompson test 陽性) 感度96%で診断可能と報告されている[6]（図3）．knee flexion test は腹臥位，膝関節90°屈曲位で，正常では底屈位を保持できるが，中間位や軽度背屈位の場合，陽性と判断する（図4）．

　画像診断として単純X線検査，超音波検査，MRIなどがある．単純X線検査は骨折や腱内部の石灰化の評価に有用である．腱の状態の評価には超音波検

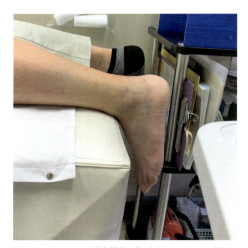

図5 アキレス腱断裂の超音波を用いた診察
(動画1)
腹臥位で診察台の端から足部を出し，プローブを陥凹部に当て，足関節を底背屈させて腱断端の接触状態を確認する．

査とMRIがあるが，超音波検査は簡便で足関節の底屈で腱の断裂部の接触が得られるかを客観的に評価可能であり（図5：動画1），治療方針決定に有用である[7]．

動画1

2. 治療法の選択

治療法の選択において，アキレス腱実質部の新鮮アキレス腱断裂ではすべての症例が保存療法の対象と考えられる．しかし，アキレス腱断裂診療ガイドライン[8]により，①従来の保存療法は手術療法と比較して再断裂率が高い，②厳格な管理下[*2]で早期運動療法を行う保存療法と手術療法の再断裂率に有意差はない，③保存療法に比較して手術療法は仕事復帰時期を早める，がGrade Aとされていることを考慮すると，リハビリテーションを行わない，免荷と固定のみの従来の保存療法しか選択できない場合（医療環境の問題），患者が早期社会復帰を希望する場合（患者背景の問題）では手術療法が推奨される．アスリートの保存療法に関しては比較するスポーツ種目や選手のレベルが多様であり，治療法や評価方法が標準化されておらず一定の結論は見いだせていない．しかし，早期のトレーニング再開を望む場合が多いため，確実な初期固定力が得られること，また運動再開後には強い負荷をかける可能性が高いことから手術療法を積極的に考慮してもよいと思われる．

アキレス腱断裂において「保存療法をすべきでない」腱の断裂形態（疾患の問題）の明確な基準は存在しない．しかし，断裂したアキレス腱の断端は足関節底屈位で必ずしも腱が接触するわけではない．血腫や介在物が挟まり腱断端の接触が不十分な症例も存在し，腱断端の接触状態は一定ではなく，バリエーションがある[10]．アキレス腱断裂患者における超音波検査を用いた治療選択の

*2
「厳格な管理下」はdedicated managementと表現され[9]，理学療法士が介入してリハビリテーションを行うことを意味している．荷重訓練，可動域訓練，装具の脱着などを患者主体ではなく医療者側が主体となりリハビリテーションを行うことと筆者は認識している．

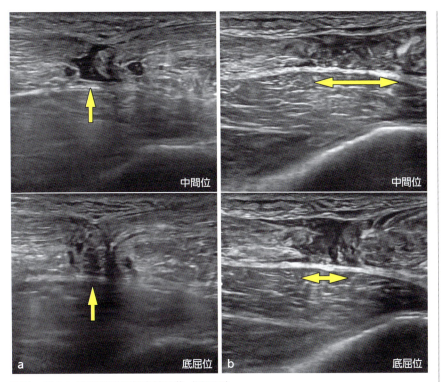

図6 アキレス腱断裂の超音波画像（動画2）
a：足関節底屈位で断端の接触（矢印）良好例．
b：足関節底屈位で断端に血腫が介在し（両矢印），腱の接触が得られていない．

報告として，Kotnisら[11]は足関節底屈位で断裂部の離開が5mm以上の症例に手術療法，5mm未満の症例に保存療法を行い，再断裂率に有意差がないことを報告し，Westinら[12]は初診時に足関節底屈30°で離開が10mm以上の症例は有意に再断裂率が高く，離開が5mm以下の群に比べ離開が5mm以上の群では受傷後12か月でのAchilles tendon Total Rupture Score（ATRS）と踵上げの高さが悪かったと報告しており，5mm以上の離開を認める場合には保存療法の成績が落ちる可能性がある．アキレス腱断裂後のつま先立ちにおける踵部の高さの左右差はアキレス腱の長さと相関するとされ[13]，腱延長[*3]を最小限に抑えることは，機能回復のために重要である．腱延長のリスクとなる腱断端間に大きな離開や介在物を認める症例も手術療法を推奨すべきと思われ，この評価には超音波検査が有用である（図6：動画2）．

すべての患者に画一的な治療を行うのではなく，個々の患者によって治療法を選択すべきである[14]．初診時に超音波検査を行い足関節底屈位で腱断端の接触がない場合は手術療法を考慮すべきであり，良好な腱断端の接触が得られる場合は，医療環境，患者背景を考慮したうえで保存療法が適応となる[*4]．

保存療法

保存療法はリハビリテーションがポイントとなる．「機能的運動療法」「機能

*3 腱延長（elongation）
アキレス腱断裂の治療成績は再断裂の予防に加え，腱延長をいかに予防できるかが重要である．保存療法でも手術療法でもこの腱延長は生じることがわかっており，アキレス腱断裂の治療の今後の課題である．

動画2

*4 治療選択のポイント
保存療法を選択したときに再断裂を避けるためには患者の治療に対するアドヒアランスが重要である．患者への十分な治療方針やリスクの説明はいうまでもなく，患者の理解力を見極める必要がある．

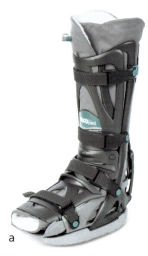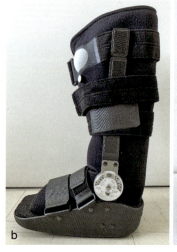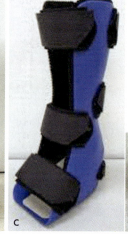

図7　アキレス腱装具
a：機能的装具．VACO®ped（OPED社製）．
b：機能的装具．MaxTrax™ Air ROM（DJO Global社製）．可変式の歩行装具．足関節の角度を変えることができる．
c：短下肢装具とヒールウエッジ．装具内にヒールウエッジを入れることにより，足関節底屈位で荷重が可能となる．ウエッジを除去することで，徐々に足関節を中間位へ移行させる．

的リハビリテーション」「機能的装具療法」「早期運動療法」など，いろいろな名称で報告されているが，その方法は外固定（ギプス・装具：図7）と運動法（荷重・可動域訓練）の組み合わせである．外固定の期間やリハビリテーションにおける荷重・可動域訓練の開始時期や強度においては，さまざまな治療プロトコール*5 が存在するが，機能的運動療法を実施することにより，再断裂率，下腿周囲径，筋力，臨床成績で手術療法と有意差を認めないと報告されている[15]．バイオメカニカルな研究においても早期のモビライゼーションは腱を回復させ，再断裂率が低下するとされており[16]，アキレス腱断裂の治療法において長期の外固定，免荷は推奨されない*6．

　アキレス腱断裂の保存療法において，多くのランダム化比較試験（randomized controlled trial：RCT）やシステマティックレビュー，メタアナリシスが報告されている．Youngら[17]は保存療法における即時全荷重ギプス固定と8週間の非荷重ギプス固定における治療成績の比較では再断裂，仕事復帰期間，スポーツ復帰率，痛み，Leppilahtiスコア，患者満足度に有意差はないと報告している．Barfodら[18]は早期運動を取り入れた即時全荷重許可群と6週間免荷群で1年後のATRS，踵上げ，健康関連QOL，再断裂率を比較した報告では健康関連QOLのみ有意に荷重許可群で良好であり，その他の項目では有意差を認めず，即時全荷重負荷を治療選択肢として推奨している．Manentら[19]は早期荷重リハビリテーションで保存療法，経皮的手術，手術療法に差があるか治療成績を比較した．片足，両足でのつま先立ちが3秒間可能で，歩行時の疼痛スコアが2点以下，1年後の経過観察時に以前のスポーツ活動に復帰して

*5
保存療法のシステマティックレビューで再断裂率が最も低いプロトコールは，厳格な早期運動療法で最大底屈，もしくは30°底屈位で即時装具下に全荷重を行い，5〜8週で自動運動で可動域訓練を開始し，10週から通常の理学療法を開始する方法と報告されている[20]．

*6
近年の保存療法の選択肢としてPRP（platelet-rich plasma：多血小板血漿）療法があるが，アキレス腱断裂の保存療法においては有効性はみられない．

いる場合を治療成功と判定した．その結果，保存療法は100%，経皮的手術は82%，手術療法は83%で治療成功と判定され，再断裂は認めなかったと報告している．

Jamjoom[21]は18のRTCを対象としたシステマティックレビューで保存療法での早期荷重，早期の管理された運動，装具除去の時期における5つのアウトカム（再断裂率，深部静脈血栓症〈DVT〉発生率，仕事復帰までの時間，スポーツ復帰率，ATRS）に対する効果を評価した．その結果，再断裂率7.3%，DVT発生率5.5%，仕事復帰期間10.3週，スポーツ復帰率44.7%，ATRS 78.7とし，早期荷重は従来の遅い荷重に比べDVT発生率，仕事復帰期間，ATRSを有意に低下させたが再断裂率とスポーツ復帰率には有意差がなかった．早期の管理された運動は，運動なしよりも再断裂率，仕事復帰期間，ATRSを有意に低下させたがDVT発生率とスポーツ復帰率に差はなかった．装具を外す時期が早いと再断裂率とATRSの割合が有意に高く，仕事復帰期間は早かったが，DVT発生率とスポーツ復帰率に差はなかったと報告している．

現時点で，統一されたプロトコールは存在しないが，多くのエビデンスレベルの高い報告で，受傷後からの足関節底屈位での荷重と運動による治療成績の低下は認められない．初期固定として足関節底屈位でギプス固定を行い，つま先荷重を許可し，装具装着後に全荷重を開始する．その初期固定角度も自然下垂位，30°底屈位，最大底屈位と報告によりさまざまであるが，超音波検査を用いて腱断端が接触する肢位で固定すべきと思われる．瘢痕組織の介入による腱延長は保存療法では修正困難であり，症例ごとに治療開始時に客観的な腱断端の接触状態の評価を行うことは合併症の回避，治療成績の向上に有用と思われる．早期の装具除去は再断裂のリスクになるため，装具の装着期間は8週間程度必要であり，徐々に足関節底屈位から中間位へ移行させる．

■ 診療のポイント

新鮮アキレス腱断裂の保存療法では早期運動療法の有用性が報告されている．早期荷重や可動域訓練は厳格な管理下であれば臨床成績に影響はなく，多くの論文で推奨されている．しかし，治療法の選択はリハビリテーションの環境，患者の活動性などを考慮する必要がある．腱の延長は踵上げが低下し，成績不良の一因になるため，断裂した腱の断端が足関節底屈で離開を生じる症例には注意が必要であり，保存療法を選択する場合は腱の接触状態を客観的に評価すべきである．

（岡田洋和）

■文献

1) Soroceanu A, et al. Surgical versus nonsurgical treatment of acute Achilles tendon rupture：a meta-analysis of randomized trials. J Bone Joint Surg Am 2012；94：2136-43.

2) Zhang H, et al. Surgical versus conservative intervention for acute Achilles tendon rupture：A PRISMA-compliant systematic review of overlapping meta-analyses. Medicine (Baltimore) 2015；94：e1951.

3) Haapasalo H, et al. Treatment of acute Achilles tendon rupture with a standardised protocol. Arch Orthop Trauma Surg 2018；138：1089-96.

4) Jiang N, et al. Operative versus nonoperative treatment for acute Achilles tendon rupture：a meta-analysis based on current evidence. Int Orthop 2012；36：765-73.

5) She G, et al. Comparing surgical and conservative treatment on Achilles tendon rupture：A comprehensive meta-analysis of RCTs. Front Surg 2021；8：607743.

6) Maffulli N. The clinical diagnosis of subcutaneous tear of the Achilles tendon. A prospective study in 174 patients. Am J Sports Med 1998；26：266-70.

7) Poposka A, et al. Significance of ultrasound in the diagnosis and treatment of achilles tendon rupture. Prilozi 2012；33：209-16.

8) 林　光俊. 治療. 日本整形外科学会，日本整形外科スポーツ医学会監，日本整形外科学会診療ガイドライン委員会，アキレス腱断裂診療ガイドライン策定委員会編. アキレス腱断裂診療ガイドライン 2019 改訂第 2 版. 南江堂；2019. p.41-68.

9) Hutchison AM, et al. The treatment of a rupture of the Achilles tendon using a dedicated management programme. Bone Joint J 2015；97-B：510-5.

10) Amlang MH, et al. Ultrasonographic classification of Achilles tendon ruptures as a rationale for individual treatment selection. ISRN Orthop 2011；2011：869703.

11) Kotnis R, et al. Dynamic ultrasound as a selection tool for reducing Achilles tendon reruptures. Am J Sports Med 2006；34：1395-400.

12) Westin O, et al. Acute ultrasonography investigation to predict reruptures and outcomes in patients with an Achilles tendon rupture. Orthop J Sports Med 2016；4：2325967116667920.

13) Silbernagel KG, et al. Deficits in heel-rise height and Achilles tendon elongation occur in patients recovering from an Achilles tendon rupture. Am J Sports Med 2012；40：1564-71.

14) Hansen MS, et al. Individualized treatment for acute Achilles tendon rupture based on the Copenhagen Achilles Rupture Treatment Algorithm（CARTA）：a study protocol for a multicenter randomized controlled trial. Trials 2020；21：399.

15) Soroceanu A, et al. Surgical versus nonsurgical treatment. J Bone Joint Surg Am 2012；94：2136-43.

16) Schepull T, et al. Early controlled tension improves the material properties of healing human Achilles tendons after ruptures：a randomized trial. Am J Sports Med 2013；41：2550-57.

17) Young SW, et al. Weight-bearing in the nonoperative treatment of acute Achilles tendon ruptures：A randomized controlled trial. J Bone Joint Surg Am 2014；96：1073-9.

18) Barfod KW, et al. Nonoperative dynamic treatment of acute achilles tendon rupture：the influence of early weight-bearing on clinical outcome：a blinded, randomized controlled trial. J Bone Joint Surg Am 2014；96：1497-503.

19) Manent A, et al. Acute Achilles tendon ruptures：Efficacy of conservative and surgical（percutaneous, open）treatment：A randomized, controlled, clinical trial. J Foot Ankle Surg 2019；58：1229-34.

20) Harrington TL, et al. Systematic review of nonoperative functional protocols for acute Achilles ruptures utilizing a formal rehabilitation protocol showing lowest rerupture rates. Foot Ankle Spec 2020；13：508-15.

21) Jamjoom BA. The influence of early weightearing, controlled motion, and timing of orthosis removal on the nonoperative management of Achilles tendon rupture：A systematic review. J Foot Ankle Surg 2021；60：777-86.

2章 捻挫・靱帯損傷・肉離れ

足関節捻挫（靱帯損傷）

■ 概略

　足関節捻挫は軽微な外傷として認識されてしまうことが多い．その約2/3は前距腓靱帯（anterior talofibular ligament：ATFL）損傷であるといわれているが[1]，より大きな外力が働くと踵腓靱帯（calcaneofibular ligament：CFL）損傷や腓骨筋腱損傷，後脛骨筋腱損傷，骨間距踵靱帯損傷，足根洞症候群，骨端線損傷，そして骨折などへ拡大する．これらの損傷に対して適切な治療が行われないと，疼痛や不安定感が残存し骨軟骨損傷や外傷性関節症へと進行する．そもそも捻挫とは病態を表す言葉であり[2]，疾患名として扱ってはならない．足を捻った患者を診察する際には，「捻挫」で一括りにせず正確な損傷部位と程度を診断することが重要である．

■ 診察と診断の方法

　まずは受傷機転を詳細に聴取する[*1]．受傷肢位や外力の加わり方を把握することは，病態と傷害部位を推測するのに重要である．問診の後には視診にて患部の状態を観察する．腫脹が強ければ靱帯の完全断裂や骨折を生じている可能性が高く，皮下血腫の存在は患者自身も自覚していない損傷部位の発見に役立つ．続いて，圧痛の有無を系統的にチェックする[3]．ここまでの診察によって損傷部位がある程度予想されているため，必要に応じて画像検査へと進む．

　不安定性の評価は受傷直後に評価する意義は少ないため，受傷後3か月の時点で行う[*2]．機械的不安定性の評価には，内外反および前方引き出しのストレステストが有用である[*3]．それらに加えて，外側靱帯の動的評価として，回外内旋ストレステスト（supination and internal rotation stress test：SIRST）と回内外旋ストレステスト（pronation and external rotation stress test：PERST）を行う[4]．SIRSTはATFLの損傷を確認するために，同靱帯が緊張する肢位である回外位で内旋ストレスをかけた状態でATFL付着部の圧痛の有無を確認する方法である．PERSTはCFL損傷に対する検査で，CFLが緊張する回内底屈位での外旋ストレスをかけた状態[5]でCFL付着部の圧痛の有無を確認する．これらの動的テストが陽性である場合には，さらに精査を進める．

　足関節外側靱帯損傷の重症度は，損傷の程度に基づいて分類されている[6]．GradeⅠは靱帯が軽度に伸長された状態で，明らかな靱帯の断裂や不安定性はない．GradeⅡは靱帯の部分的な断裂で，軽度から中等度の疼痛や不安定性を伴う．GradeⅢは靱帯の完全断裂で，著明な疼痛，腫脹，血腫を伴い，不安定性による機能障害を認める．これらの重症度に基づいて治療方法を検討する．

*1
足首を捻ったという訴えであっても，診察してみると実際の痛みは足部にあり，第5中足骨骨折やLisfranc（リスフラン）靱帯損傷などが隠れている場合がある．

*2
長短腓骨筋腱脱臼や後脛骨筋腱脱臼などは，急性期には再現性が得られず見過ごされる場合があるため，炎症が落ち着いた後にも再度診察を行い，診断が正しいかどうかを繰り返し評価することが重要である．

*3
もともとの関節がゆるい可能性があるため，左右ともに弛緩性が認められた場合にはCarter（カーター）の5徴を確認する．
Carterの5徴（関節弛緩性テスト）：①母指が前腕掌側につく，②手関節背屈で手指が前腕と平行になる，③肘関節の過伸展10°以上，④膝関節の過伸展10°以上，⑤足関節の過伸展（背屈）45°以上．

103

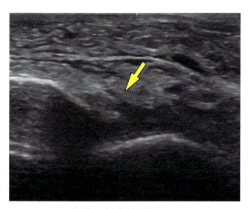

図1 ATFL損傷の超音波所見
矢印：ATFLの断裂部．

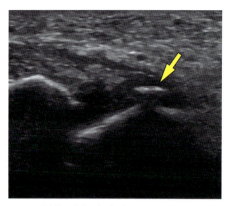

図2 裂離骨折の超音波所見
矢印：ATFLの距骨側付着部裂離骨片．

■ 外来でオーダーすべき画像診断

1. 超音波検査

　超音波検査は，外側靱帯などの軟部組織損傷および裂離骨折の有無を発見するのに優れている（図1）．超音波検査でのATFL損傷描出の感度はX線やMRIよりも高く[3]，X線でわからないレベルの裂離骨折（図2）や不安定性を動的に確認することができる．診察しながら触診の一部として行うとよい．

2. 単純X線検査

　骨折の有無を確認するために単純X線検査は有用である．小児の場合，靱帯よりも骨のほうが脆弱であるため，外果の外側靱帯付着部に裂離骨折を生じていることが多い．しかし，微小な裂離骨折の場合，通常の足関節正面像（mortise view）や側面像では描出できないため，ATFL view[7]*4 を追加する（図3）．

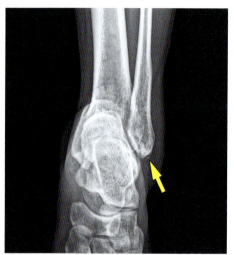

図3 ATFL view
矢印：裂離骨片．

3. その他の検査

　不安定性の定量的な評価には，前方引き出しと内反でのストレスX線が行われる*5．内側の靱帯機能不全を評価する方法としては，gravity test[8]*6 も有用である．捻挫に対してCTやMRIは必須の検査ではないが，骨折が疑われる場合や距骨の骨軟骨損傷を評価するために追加することがある．

*4
足関節を45°底屈し，膝を曲げて足底をカセットにつけて，足背を15°内反して撮影する．

*5
ストレスX線は，撮影に時間がかかることや疼痛が増強する恐れがあることなどから，患者の状態をみながら慎重に行う．不安定性の有無を評価するだけであれば，超音波検査で代用できることも多い．

足関節捻挫（靱帯損傷）

保存療法か手術療法か：選択の考え方

外側靱帯損傷に対しては，基本的に保存療法が選択される．しかし，初期治療が奏功しなかった場合や受傷後すぐに受診せず未治療となっていた場合には，不安定性が残存し慢性足関節不安定症（chronic ankle instability：CAI）へと進行してしまうことがある．CAI になると，骨軟骨損傷[9]や早期の外傷性関節症を発症するリスクが高くなるため[10]，手術が推奨される．アスリートで早期復帰を望む場合には，受傷後早期であっても外科的治療を行う場合がある[11]．

保存療法の実際

受傷直後の急性期には，まずは PRICE（Protection, Rest, Icing, Compression, Elevation）によって炎症と腫脹を抑えることが最優先となる．固定方法は，シーネ（U 字，L 字）や装具，テーピングなどが用いられるが，筆者らは L 字シーネを用いて下腿中央から足趾 MTP 関節までの足関節中間位固定を行っている[*7]．functional treatment[12]として早期から底背屈を許容する方法も報告されているが，急性期である 1～3 週間は外側靱帯に緊張がかからない肢位[13,14]を保持したほうがよいと考えている．荷重は，L 字シーネを装着したまま直ちに全荷重を許可している[*8]．受傷後 1 週の時点で症状が改善していれば半硬性装具に変更する．腫脹や疼痛が遷延している場合には，キャストに変更して 2 週間追加固定し，受傷後 3 週目から半硬性装具を装着する．受傷後 3 か月になったら装具を除去し，機械的な不安定性の評価を行う．

やはり手術療法を勧める・選ぶ場合

3～6 か月の保存治療によっても機械的不安定性が改善せず，CAI となって捻挫を繰り返している場合には手術が推奨される[16]．手術は関節鏡下にソフトアンカーを用いて外果に遺残靱帯を縫着する鏡視下 Broström 法[17]を行うことが多い．外果に裂離骨片が存在し，骨片間の不安定性があれば，骨癒合を目的とした偽関節手術を行う（図 4）．遺残靱帯が修復不能な場合や，修復術後の再断裂例などには靱帯再建術が行われる．筆者らは薄筋腱を移植腱とし，正確な靱帯付着部に作製した骨孔内に移植腱を引き込んで固定する anatomical reconstruction で再建を行っている（図 5）[18]．修復と再建のいずれにおいてもスポーツ復帰率は高いため[12]，不安定性が慢性化してしまった場合には積極的に手術を考慮すべきである．

安静期間とリハビリテーションの方法

靱帯修復および再建後は，2 週間シーネ固定とし，術翌日からシーネ固定下での荷重は許可している．術後 2 週目から半硬性装具に変更し，早歩き，底背屈の可動域訓練を許可する．内在筋の強化や母趾球での爪先立ちのトレーニングも積極的に開始する．4 週からジョギングを開始し，8 週からはラダート

*6
患側を下にして側臥位にし，足関節内側の関節腔の開大をみる撮影法．

▶ MTP関節：中足趾節（metatarsophalangeal）関節．

*7
底屈位で固定されている例が散見されるが不良肢位での固定は正常な治癒を阻害し腓腹筋拘縮などをきたす恐れがある．腹臥位で膝を90°に曲げた状態にして，足関節背屈 0°，足部外旋 20°にすると良肢位で固定できる．

*8
中間位での荷重は外側靱帯に負荷がかからないため，ATFL 単独損傷の場合には荷重可能であるが，荷重時に後足部に痛みを生じるときには，骨間距踵靱帯などの損傷を疑わなければならない[15]．

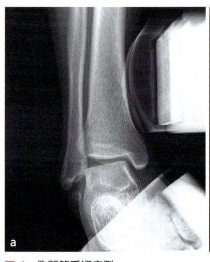
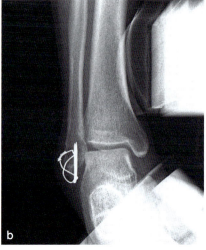

図4 偽関節手術症例
a：裂離骨片が存在する外側靱帯機能不全．強い不安定性を認める．
b：ループピン（ネオメディカル社製）による偽関節手術後．骨片は癒合し，不安定性が改善している．

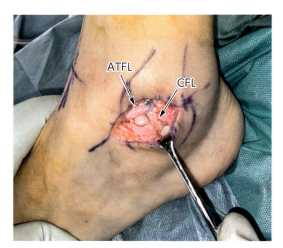

図5 解剖学的靱帯再建術後

レーニングを行う．術後3か月の時点で装具は外し，不安定性なく筋力の回復を認めていればゲーム形式での練習や全体練習への参加を許可し，完全復帰していく．捻挫には，股関節や膝関節の拘縮やバランス能力，股関節外転筋力などのさまざまな因子が影響するため，再受傷予防のためにはこれらのトレーニングも継続していく必要がある．

診療のポイント

足関節捻挫は，医療従事者においても軽視されがちな外傷であるが，損傷部位を明確にすることが最も重要である．また，超音波検査は診断やフォロー

アップにおいて必須のツールである．足関節の不安定性が残存すると，将来的に痛みや機能制限でQOL（quality of life）が障害されてしまうことを念頭におき，適切な初期治療とフォローアップを行うことが重要である．

（大関　覚，藤井達也）

■文献

1) Broström L. Sprained ankles. I. Anatomic lesions in recent sprain. Acta Chir Scand 1964；128：483-95.
2) 高尾昌人．"たかが足くびのねんざ"をこじらせてしまうわけ．高尾昌人編．足関節ねんざ症候群．全日本病院出版会；2020．p.3-9.
3) Aiyer A, et al. Advances in diagnosis and management of lateral ankle instability：A review of current literature. J Am Acad Orthop Surg Glob Res Rev 2023；7：e23.00251.
4) 大関　覚ほか．踵腓靱帯機能と不全状態の徒手検査法．日足外会誌 2005；26：85-90.
5) Ozeki S, et al. Ankle ligament tensile forces at the end points of passive circumferential rotating motion of the ankle and subtalar joint complex. Foot Ankle Int 2006；27：965-9.
6) Balduini FC, Tetzlaff J. Historical perspectives on injuries of the ligaments of the ankle. Clin Sports Med 1982；1：3-12.
7) Haraguchi N, et al. Avulsion fracture of the lateral ankle ligament complex in severe inversion injury：incidence and clinical outcome. Am J Sports Med 2007；35：1144-52.
8) Schock HJ, et al. The use of gravity or manual-stress radiographs in the assessment of supination-external rotation fractures of the ankle. J Bone Joint Surg Br 2007；89：1055-9.
9) Taga I, et al. Articular cartilage lesions in ankles with lateral ligament injury：an arthroscopic study. Am J Sports Med 1993；21：120-7.
10) Harrington KD. Degenerative arthritis of the ankle secondary to long-standing lateral ligament instability. J Bone Joint Surg Am 1979；61：354-61.
11) Takao M, et al. Functional treatment after surgical repair for acute lateral ligament disruption of the ankle in athletes. Am J Sports Med 2012；40：447-51.
12) Webster KA, et al. Functional rehabilitation interventions for chronic ankle instability：a systematic review. J Sport Rehabil 2010；19：98-114.
13) Kumai T, et al. The functional anatomy of the human anterior talofibular ligament in relation to ankle sprains. J Anat 2002；200：457-65.
14) Tochigi Y, et al. Tensile engagement of the peri-ankle ligaments in stance phase. Foot Ankle Int 2005；26：1067-73.
15) 栃木祐樹，藤井達也．新鮮足関節捻挫に対する保存的マネジメントの理論と実際．Monthly Book Orthopaedics 2015；28：163-72.
16) Camacho LD, et al. Surgical management of lateral ankle instability in athletes. J Athl Train 2019；54：639-49.
17) Acevedo JI, Mangone P. Arthroscopic brostrom technique. Foot Ankle Int 2015；36：465-73.
18) Fujii T, et al. Ultimate load measuring system for fixation of soft tissue to bone. Foot Ankle Int 2022；43：253-9.

3章

打撲・骨挫傷

3章 打撲・骨挫傷

打撲・骨挫傷

■ 概略

外傷による直接的な外力や関節捻挫・靱帯損傷による間接的な外力が身体に加わると，その外力の大きさによって皮膚・皮下組織や骨に損傷が生じる．皮膚・皮下組織に損傷がとどまれば打撲，骨に影響が及べば骨挫傷や骨折を生じる．打撲，骨挫傷は受傷時に症状や身体所見が似通っており，しばしば，診断に苦慮する．本項では打撲，骨挫傷の病態，診断，治療法を中心に総論的に解説する．また，骨挫傷のなかでも骨折へ進展する可能性を秘めた重症骨挫傷の特徴的な MRI 所見についても解説する．これは骨挫傷の治療方針に直接的に関与するため重要である．

■ 病態

外力が身体に加わった場合，それが，皮膚・皮下組織といった軟部組織への損傷にとどまれば打撲である．痛みを伴った局所の腫脹や皮下出血斑，しばしば皮下血腫を伴うこともある．外力が骨に及んだ場合，その応力とひずみが降伏点（yield point）を超えると骨は不可逆的な変形（応力-ひずみ曲線の「塑性領域（plastic region）」）を生じる．外力がさらに加わると破壊点（failure point）に達し，骨折に至る[1]（図 1）．骨折は皮質骨の連続性が断たれた病態であり，破壊点に達するまでのあいだに皮質骨に比べ脆弱な海綿骨は損傷される．このメカニズムが骨挫傷と骨折の病態変化を説明するのに役立つ．骨挫傷は打撲と同様に骨が直接的な外力によって衝撃を受けた場合，または靱帯損傷後に関節を構成する骨どうしが衝突した場合に生じる．単純 X 線では診断できない，スポーツ選手においてよく遭遇する損傷である[*1]．組織学的には皮質骨に骨折を伴わない，海綿骨破壊による骨髄出血と浮腫像がヒト，ウサギ，ブタで観察されている[2-4]．つまり，外力が小さければ皮膚や皮下組織損傷に限局された打撲，皮質骨骨折を伴わない海綿骨に限局された骨損傷が骨挫傷，それを超える外力となれば皮質骨に破断が生じた骨折となる．

Yao らは単純 X 線では診断できない"不顕性骨折"という概念を報告し，その病態も海綿骨内の微小骨折と推察した[5]．しかし，不顕性骨折は皮質骨の破断を認めない病態であるため，骨折の定義を皮質骨の破断とすると混乱する．このため，不顕性骨折は骨挫傷の一つとして定義して解説する．不顕性骨折は骨挫傷のなかでも海綿骨が高度に損傷された重症骨挫傷であると考えられる．骨折への進展リスクが高い病態であるため，その診断は重要である．

*1
骨挫傷は 1980 年代後半から 1990 年代前半にかけて，前十字靱帯（anterior cruciate ligament：ACL）損傷に関連した損傷として報告された．

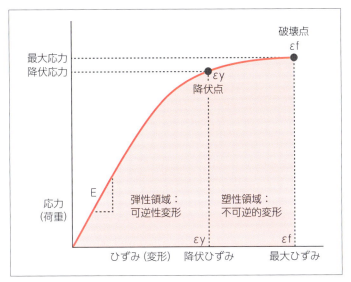

図1 応力-ひずみ曲線
(Pathria MN, et al. Radiology 2016；280：21-3[1] より)

■ 診断（画像診断を含めて）

　打撲は外力が軟部組織損傷にとどまった病態であるため，局所の腫脹，圧痛，皮下出血斑，場合により皮下に血腫形成などがみられ，全身どこにでも生じうる．骨への影響はないため受傷直後からも荷重は可能なことが多い．一方，骨挫傷は関節周囲，踵骨，椎体などで生じるが，最も頻度が高いのは膝関節周囲と報告されている．打撲と同様の身体所見を呈するが骨への影響があるため荷重時に痛みを生じることがある．とくに下肢の場合は歩行障害を生じやすい．また，関節周囲であれば可動域制限を生じることも報告されている．画像診断では骨皮質に破断を生じる骨折を除外するために単純X線やCT（computed tomography）が施行される．これらで異常が確認できない場合，骨挫傷を疑いMRI（magnetic resonance imaging）が必要となる．関節周囲に損傷を生じた場合は，靱帯や骨軟骨損傷などの精査目的でもMRIは必要となる．本項では打撲，骨挫傷のMRI所見について解説する．骨挫傷のMRI分類に関しては多くの報告[6]がある（表1）．本項では治療方針を決めていくうえで重要な，重症骨挫傷の特徴的なMRI所見を中心に解説する．

1. 打撲のMRI

　外力が加わった部位にT1強調画像で低輝度領域，T2強調画像やSTIR（short tau inversion recovery）画像で高輝度領域の軟部組織影を呈する．深層の骨に輝度変化はないのが打撲の特徴である．骨挫傷を伴った場合，これらの所見はより顕著となる．

3章 打撲・骨挫傷

表1 骨挫傷分類

Vellet classification

- Reticular lesion : serpiginous region of diminished T1-weighted signal intensity distant from subchondral bone plate
- Geographic lesion : discrete confluent focus of low signal intensity contiguous to subchondral bone plate
- Subcortical fracture : discrete linear zone of diminished T1-weighted signal intensity less than 2 mm in diameter, with sharp zone of transition to adjacent bone marrow fat
- Impaction fracture : depression of articular surface in conjunction with a geographic lesion
- Osteochondral fracture : geographic lesion with a discrete low-signal-intensity interface that separates the lesion from the surrounding trabecular bone and communicates with the joint space

Mink and Deutsch classification

- Bone bruise : geographic and nonlinear subchondral area of decreased T1-weighted signal intensity and increased T2-weighted signal intensity
- Subchondral fracture : linear or pronged area of decreased T1-weighted signal intensity and increased T2-weighted signal intensity that frequently extends vertically to reach the cortical bone and articular surface
- Osteochondral fracture : fracture of cartilage and often of a small underlying segment of bone
- Stress fracture : linear zone of decreased T1-weighted and T2-weighted signal intensity (on T2-weighted MR images, this area is surrounded by high signal intensity) or bone bruise signal intensity characteristics, with a history of no acute trauma

Bohndorf classification

- Bone bruise : region of reticular stranding of decreased T1-weighted signal intensity and increased short inversion time inversion-recovery signal intensity distant from subchondral lamella or directly beneath cartilage
- Subchondral impaction fracture : same signal intensity characteristics as bone bruise but with additional and marked hypointense area located directly beneath subchondral lamella on T1-weighted MR images
- Chondral lesions : purely chondral fracture, with depression of cartilage into the bone, osteochondral indentation, and a partially or totally detached osteochondral flake fracture

Costa-Paz classification

- Type 1 bone bruise : diffuse signal intensity, with change of medullar component ; often reticular and distant from articular surface
- Type 2 bone bruise : localized signal intensity, with contiguity to articular surface ; usually crescent in shape
- Type 3 bone bruise : disruption or depression of articular surface ; often associated with type 2 lesions

(Borks SS, et al. Radiology 2006 ; 238 : 853-62[6] より)

2. 骨挫傷の MRI

　骨挫傷の典型的な MRI 像は T1 強調画像で低輝度領域，T2 強調画像や STIR 画像で高輝度領域として描出される．輝度変化は受傷後 1 時間から始まり，30 時間程度は拡大する可能性が示唆されており，完全な病態把握のためには受傷後数日以降で撮影することが勧められている[7]．また，T2 強調画像や STIR 画像でみられる高輝度領域が感度は高く，T1 強調画像による低輝度領域は高輝度領域に比べ長く残存することが知られている[8][*2]．

*2
輝度変化は 3 か月程度で正常化することが一般的であるが，2 か月から 1 年まで幅広く報告されている．

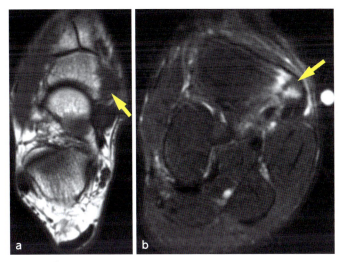

図2 足部 MRI
a：T1 強調画像．舟状骨に帯状の低輝度領域（矢印）．
b：T2 強調脂肪抑制画像．高輝度領域内に線状の低輝度領域（矢印）．
（Baker JC, et al. Am J Sports Med 2016；44：1317-23[12] より）

3. 重症骨挫傷の MRI

　骨挫傷の MRI による重症度分類で確立されたものはない．しかし，骨挫傷のなかでも重症度が高い，重症骨挫傷は骨折へ進展する可能性があるため，治療を考えるうえで，その診断は重要である．重症骨挫傷の MRI における特徴は種々の文献ですでに報告されている[9-11]．Baker ら[12] によれば，その特徴は次の①もしくは②と考えられている．①典型的な骨挫傷 MRI 像とされる T1 強調画像で低輝度領域もしくは T2 強調画像で高輝度領域の中に線状の低輝度領域を認める（図2）．もしくは，② T1 強調画像で帯状の低輝度領域（縞模様や網目状ではない），もしくは T2 強調画像で帯状の高輝度領域（縞模様や網目状ではない）を認めるものである．①のような線状の低輝度領域は認めない（図3）．

■ 治療

　打撲と診断ができれば，消炎鎮痛薬などの対症療法を施行する．療養期間は数日で十分である．一方，骨挫傷に関しては注意が必要である．MRI で重症骨挫傷を示す所見を認めた場合，不適切な治療が施行されると，骨折へ進展する可能性がある．Baker ら[12] は，重症骨挫傷の MRI 所見を認めた症例が，受傷後2週間で骨折が顕性化した症例を報告している．また，手舟状骨や大腿骨近位部などにおいても同様の報告がなされており[13,14]，治療における重症骨挫傷診断の重要性が示唆されている．MRI で重症骨挫傷所見を認める場合は，骨折に準じた装具やギプス加療などが必要となる．場合によっては手術加療を選択することも考えられるが，治療アルゴリズムは存在しないため，症例に応じた対応を行っていく必要がある．

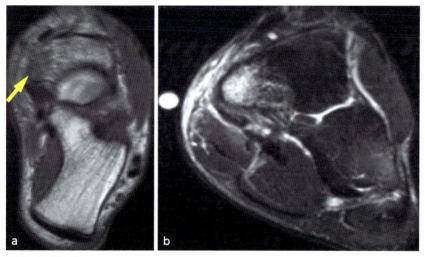

図3 足部MRI
a：T1強調画像．舟状骨に帯状の低輝度領域（矢印）．
b：T2強調脂肪抑制画像．帯状の高輝度領域．
(Baker JC, et al. Am J Sports Med 2016；44：1317-23[12] より)

　近年，Belairら[15]はエリートアイスホッケー選手の足部骨挫傷MRIを4つに分類し，その後の競技復帰までの期間を検討し報告した．MRI分類のGrade 1はT2強調画像で高輝度領域を小範囲に認め，T1強調画像で低輝度領域を認めない，もしくはごくわずかなもの．Grade 2はT2強調画像で高輝度領域を認めるが網目状，T1強調画像で斑状の低輝度領域．Grade 3はT2強調画像で網目状影は消失し，帯状の高輝度領域を認め，T1強調画像で斑状影は消失し，帯状の低輝度領域を認めるもの．Grade 3bはGrade 3の高輝度，低輝度領域の中に線状の低輝度領域を認めるものと定義された．過去の報告と照らし合わせるとGrade 3，3bが重症骨挫傷を示すMRI所見であり，参考となる．競技復帰までの平均期間はGrade 1：2.8日，Grade 2：4.5日，Grade 3：18.3日，Grade 3b：21.4日であった．Grade 1と3，2と3のあいだには統計学的な有意差があり，Grade 3と3bのあいだには差はなかったと報告されており[15]，重症骨挫傷を示唆するGrade 3，3bでは競技復帰までに時間を要していることがわかる．一方，膝関節における純粋な骨挫傷では競技復帰までに平均3か月程度要すると報告[16]されているため，Belairらの報告[15]はアイススケート靴を履くことで十分に足関節周囲が固定されることなど競技の特異性も加味されていることに注意が必要である．

　骨挫傷が関節軟骨に及ぼす影響については変形性関節症の早期化に関係していると主張する報告[17]がある一方，Tsoukasら[18]は，平均10年のフォローアップ期間で骨挫傷が単独のリスク因子にはならなかったと報告している．軟骨変性が生じるメカニズムは多因子であるため，その解明には時間を要すると思われる．

■ 診療のポイント

骨挫傷に対する治療法や治療期間に関しては，エビデンスレベルの高い報告が存在しない．損傷部位や患者背景などを考慮しながら対応していく必要があるが，重症骨挫傷の MRI 診断を誤らないようにすることが大事である．

(四宮陸雄，安達伸生)

■文献

1) Pathria MN, et al. Acute and stress-related injuries of bone and cartilage：pertinent anatomy, basic biomechanics, and imaging perspective. Radiology 2016；280：21-3.

2) Rangger C, et al. Bone bruise of the knee：histology and cryosections in 5 cases. Acta Orthop Scand 1998；69：291-4.

3) Hong J, et al. Rabbit model of subchondral bone bruise and the treatment potential of calcitonin. Am J Transl Res 2017；9：5603-10.

4) Ryu KN, et al. Bone bruises：MR characteristics and histological correlation in the young pig. Clin Imaging 2000；24：371-80.

5) Yao L, Lee JK. Occult intraosseous fracture：detection with MR imaging. Radiology 1988；167：749-51.

6) Borks SS, et al. Follow-up of occult bone lesions detected at MRImaging：systemic review. Radiology 2006；238：853-62.

7) Blankenbaker DG, et al. MRI of acute bone bruises：timing of the appearance of fndings in a swine model. AJR Am J Roentgenol 2008；190：W1-7.

8) Lee JK, Yao L. Occult intraosseous fracture：magnetic resonance appearance versus age of injury. Am J Sports Med 1989；17：620-3.

9) Breitenseher MJ, et al. Radiographically occult scaphoid fractures：value of MR imaging in detection. Radiology 1997；203：245-50.

10) Hunter JC, et al. MR imaging of clinically suspected scaphoid fractures. AJR Am J Roentgenol 1997；168：1287-93.

11) Nachtrab O, et al. Role of MRI in hip fractures, including stress fractures, occult fractures, avulsion fractures. Eur J Radiol 2012；81：3813-23.

12) Baker JC, et al. Subradiographic foot and ankle fractures and bone contusions detected by MRI in elite ice hockey players. Am J Sports Med 2016；44：1317-23.

13) Memarsadeghi M, et al. Occult scaphoid fractures：comparison of multidetector CT and MR imaging — initial experience. Radiology 2006；240：169-76.

14) Nachtrab O, et al. Role of MRI in hip fractures, including stress fractures, occult fractures, avulsion fractures. Eur J Radiol 2012；81：3813-23.

15) Belair JA, et al. Bone bruise vs. non-displaced fracture on MRI：a novel grading system for predicting return-to-play. Skeletal Radiol 2024；53：947-55.

16) Wright RW, et al. Clinical outcome of isolated subcortical trabecular fracturs（bone bruise）detected on magnetic resonance imaging in knees. Am J Sports Med 2000；28：663-7.

17) Filardo G, et al. Bone bruise in anterior cruciate ligament rupture entails a more severe joint damage affecting joint degenerative progression. Knee Surg Sports Traumatol Arthrosc 2019；27：44-59.

18) Tsoukas D, et al. No difference in osteoarthritis after surgical and non-surgical treatment of ACL-injured knees after 10 years. Knee Surg Sports Traumatol Arthrosc 2016；24：2953-9.

4章

脱臼

New Standard in Orthopaedic Practice

4章 脱臼

小児の環軸椎回旋位固定

■ 概略

環軸椎回旋位固定（atlantoaxial rotatory fixation：AARF）は環軸椎間で回旋位での固定を生じるもので，幼児期から学童期に生じやすい．原因として，明らかな外傷を起因とするものもあるが，微細な外力（いわゆる寝違いを含む）や炎症性斜頸から生じるものが多い．炎症性斜頸の原因疾患としては，扁桃腺炎，上気道炎，中耳炎など耳鼻咽頭の炎症性疾患，川崎病，若年性特発性関節炎，頸部リンパ節炎などがある．明確な原因がわからない例も珍しくない．小児の環軸関節の不安定性，横靱帯の弛緩，深部頸筋の攣縮などが発症に関与すると考えられる．容易に改善する症例も多い一方で，慢性化すると手術を要する場合もあるため，初期治療が重要である[*1]．

▶環軸椎回旋位固定：atlantoaxial rotatory fixation（AARF）．

[*1]「勝手に治ってしまう病気」と思っていると難治例をつくってしまうことがあり対応には慎重であるべきである．

■ 診断

小児で比較的急性に発症した斜頸および頸部可動域制限であればAARFを疑うのは難しくない．問診では，発症の契機，とくに直前の外傷や炎症性疾患の既往の有無を確認する．

重症例ではいわゆるcock robin position（図1）をとり可動域は著しく制限されている．痛みの強い例では診察室のベッド上で座位〜臥位の体位変換が困難であることは特徴的である．神経症状を伴うことは非常にまれであるが，自験例では頸椎の硬膜外血腫など思わぬ疾患が潜んでいたこともあり，神経学的所見も必ず診ておく必要がある．

[*2] 痛みが強いときに開口位での撮影は容易ではない．必ずしもきれいな撮影にはこだわらず臨床症状や側面像から推察する．

[*3] CTでは三次元的な病態把握や椎間関節のリモデリングの確認も可能であるが，小児への放射線被曝は最小限にすべきであり，複数回の撮像は避けたい．

■ 検査

単純X線開口位正面像では，環椎の回旋のため歯突起と環椎側塊内縁の距離に左右差がみられる（図2）[*2]．側面像では環椎の回旋に加え前方への亜脱臼がみられることもある．CTでは回旋度の測定や環軸関節の脱臼・亜脱臼の判断が可能である．また3D-CTでは椎間関節の変形も確認できる（図3）．Fieldingら[1]は回旋の程度や環椎の前後への偏位の程度によってType IからType IVに分類しており（図4），評価や治療法選択の指針となっている．ダイナミックCTや3D-CTの所見を病態評価や治療法選択の指針とする報告もみられる[2,3][*3]．一般にMRIによる精査は不要だが，神経症状を有する症例には必要な検査である[*4]．

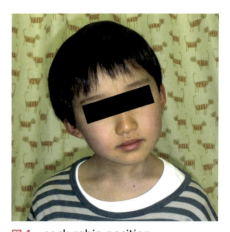

図1 cock robin position
AARFの典型的な姿位である．コマドリが首を傾けている姿に由来する．

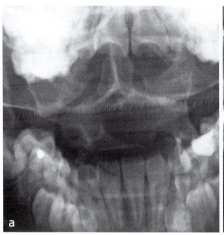
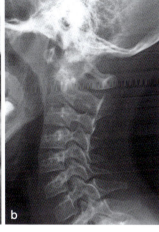

図2 AARFの単純X線像
a：開口位正面像．歯突起と環椎側塊内縁の距離に左右差がみられる．
b：側面像．環椎の回旋に加え前方への亜脱臼がみられる．

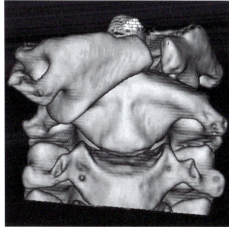
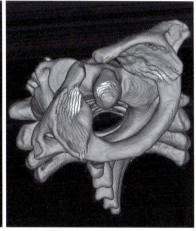

図3 AARFの3D-CT所見
三次元的に病態が把握できるが，放射線被曝に留意し頻繁な撮像は避ける．

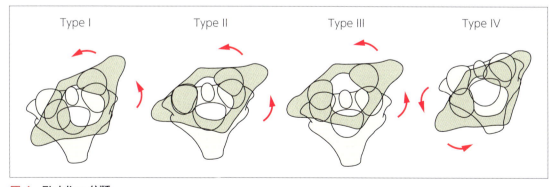

図4 Fielding分類
Type I：歯突起を中心とした回旋のみがみられる．
Type II：片側の環軸関節を中心とした回旋と前方への3〜5 mmの偏位がみられる．
Type III：回旋および5 mmを超える前方への偏位がみられる．
Type IV：後方への偏位を伴う回旋がみられる．
（Fielding JW, Hawkins RJ. J Bone Joint Surg Am 1977：59：37-44[1] より）

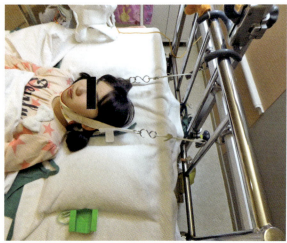
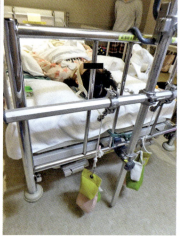

図5 Glisson牽引の実際
夜間就寝時や食事時以外は牽引する．年齢にもよるが1 kg程度から開始し3 kg程度まで増やしていく．

■ 治療

　治療方針は，発症からの期間，痛みや可動域制限の程度，画像所見などを総合して判断し決定する．治療ガイドラインは存在せず，各自の経験や病院の事情に基づいて治療が行われているのが現状であろう．ここでは筆者の治療方針を示す．発症早期のものは積極的な治療を行わなくても数日で軽快することが多いので安静を指示し経過を観察する．数日間で改善が得られなければ消炎鎮痛薬の処方やカラー固定を行う．1週間以上，症状の改善がない場合は入院のうえベッド上安静および持続牽引治療を行う[*5]．当院では就寝時や食事時を除いてGlisson牽引（図5）を行っている．牽引は症状（斜頚，可動域制限，痛み）がすべて改善するまで続け，その後もカラーを装着し外来で経過を観察する．以上の治療方針で完治できなかった例はない．

　しかしながら発症から1か月以上経過して受診する例もある．その場合でもまずはGlisson牽引による治療への反応をみてみる．発症早期の例と比べると時間はかかるが牽引〜カラー固定で完治できる例もある．自験例では3か月以上経過した例でも完治している．Glisson牽引で改善が得られない場合は，麻酔下の徒手整復とハローベスト（halo-vest）装着を行う．通常1〜2か月間のハローベスト装着からカラー固定へ移行する．これらの治療を行っても整復が困難な場合に限り手術治療（環軸椎後方固定）を行う[*6]．発症から3か月以上経過している例では手術を要するものが多い．

■ 完治の確認

　AARFは中途半端な状態で治療を終えると容易に再発することがある疾患である．斜頚・可動域制限・痛みがすべて消失したことを確認して治療を終え

[*4] 自験例では頚椎の硬膜外血腫を合併した例もあり，神経学的所見のチェックや必要に応じたMRI撮像が必要である．

[*5] 持続牽引治療では発症からの期間に比例して改善には時間がかかる．

[*6] 手術となれば脊髄，神経根，椎骨動脈などの損傷リスクがあり難度は高い．くれぐれも初期治療を誤って慢性化させないことが重要である．

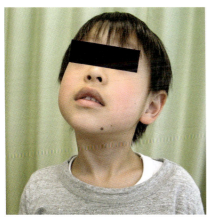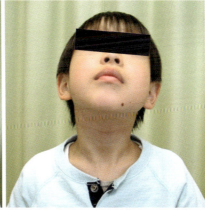

図6 後屈テスト
回旋が遺残していると真っすぐに後屈することができない.

る.筆者は最終チェックに「後屈テスト」を行っている(図6)[4].回旋がとれていないと真っすぐに後屈することができず痛みを生じることもある.病態の本質は環軸椎間での回旋と屈曲なので後屈させると治癒の判断がしやすい.

診療のポイント

　なんら治療をしなくても数日で治る例もあれば,3か月以上,症状が持続し手術が必要となる例もあり,経過が一様でないことを理解して治療を行うこと,またこの点を保護者に十分説明することが大切である.

　治療の有無にかかわらず,1週間以上,症状が持続している場合は専門医に紹介すべきである.初期治療が適切になされず長期間経過したものは,ハローベストや手術治療に頼らざるをえなくなる.初期治療の重要性を何度でも強調したい.

（柳田晴久）

■文献

1) Fielding JW, Hawkins RJ. Atlanto-axial rotatory fixation. J Bone Joint Surg Am 1977；59：37-44.
2) Pang D, Li V. Atlantoaxial rotatory fixation：part 3-a prospective study of the clinical manifestation, diagnosis, management, and outcome of children with alantoaxial rotatory fixation. Neurosurgery 2005；57：954-72；discussion 954-72.
3) Ishii K, et al. Pathognomonic radiological signs for predicting prognosis in patients with chronic atlantoaxial rotatory fixation. J Neurosurg Spine 2006；5：385-91.
4) 柳田晴久.環軸椎回旋位固定.越智隆弘総編集.最新整形外科学大系 24巻 小児の運動器疾患.中山書店；2008. p.65-7.

4章 脱臼

肩鎖関節脱臼

■ 概略

肩鎖関節脱臼を含む肩鎖関節損傷は，肩関節外側，とくに肩峰外側部を強打する介達外力により発生することが多い．スポーツ外傷に多いが，歩行中での転倒や交通事故でも発症しやすい．

肩鎖関節の安定化機構には，肩鎖靱帯，烏口鎖骨靱帯（菱形靱帯，円錐靱帯）に代表される静的安定化機構と，僧帽筋，三角筋に代表される動的安定化機構[1]が存在する．これらの軟部組織の損傷範囲および程度により肩峰に対する鎖骨の偏位状況は大きく異なり，手術適応にも影響を与える．

■ 診断

急性期は疼痛により肩関節自動運動が困難で肩鎖関節に腫脹あるいは圧痛を認め，脱臼位では鎖骨遠位端が肩峰に対し上方に突出してみられる．脱臼位となった状態では，突出した鎖骨遠位端を下方圧迫することで肩鎖関節脱臼を一時的に整復することが可能であるが，圧迫除去にて容易に再転位をきたす piano key 徴候を認める．

画像診断は座位あるいは立位での単純X線検査（前後および軸位像）を行う．この際，上肢に対し重錘負荷を行うことは必ずしも必要ないとされている．

重症度は，肩鎖関節前後像および軸写像により鎖骨の肩峰に対する上方あるいは後方偏位で判断する Rockwood 分類[2]（図1）が一般的には用いられる．Type I は捻挫，Type II は上方亜脱臼，Type III および V は上方脱臼，Type IV は後方脱臼，Type VI は下方脱臼に分類される．

Type I，II，III，V の相違は，肩鎖関節安定化機構の損傷程度に左右され，肩峰に対する鎖骨の上方偏位の程度の違いとされる．

Type I：肩鎖靱帯損傷あるいは断裂が主病変でほとんど偏位がない損傷．

Type II：肩鎖靱帯断裂および烏口鎖骨靱帯部分損傷の合併損傷で鎖骨下縁が肩峰上縁より低位に位置した損傷．

筆者は 2011 年肩鎖関節損傷新鮮例 20 例に対し MRI 検査をした結果[3]，Type II の 7 例全例において肩鎖靱帯断裂および菱形靱帯断裂を認めたが円錐靱帯には損傷がなかったことを報告した（図2）．このため，Type II の病態は烏口鎖骨靱帯の部分損傷と漠然とした病態ではなく，菱形靱帯断裂であると考えている．

Type III：肩鎖靱帯および烏口鎖骨靱帯断裂（菱形および円錐靱帯断裂）で鎖骨下縁が肩峰上縁の高位に位置し，烏口突起-鎖骨間距離が健側比で 200％未満の損傷．

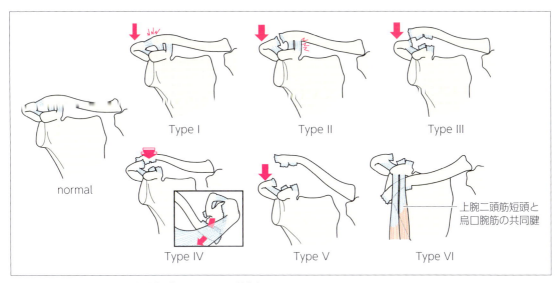

図1 肩鎖関節損傷重症度分類（Rockwood分類）
（Rockwood CA, et al. Fractures in Adults. Vol 2. 4th ed. Lippincott-Raven；1996. p.1341-414[2] より）

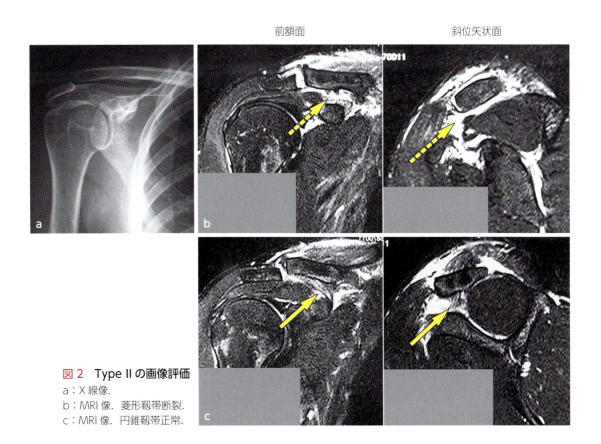

図2 Type IIの画像評価
a：X線像．
b：MRI像．菱形靱帯断裂．
c：MRI像．円錐靱帯正常．

表 1　アンケート調査 1

1. 治療方法の選択
   全症例に全経過を通じて保存治療のみ：11 人
   症例に応じて手術治療を行う：172 人
2. 重症度以外の因子：患者背景
   職業：116 人（67％），スポーツ活動：91 人（52％），性別：56 人（33％）
   とくに職業では，116 人の回答のうち大工，左官業，教師など（肩関節挙上動作
   を必要とする職業）41 人，土木作業者（重労物を取り扱う仕事を含む）28 人，農
   家 13 人
3. 手術により期待する効果
   肩甲胸郭関節機能不全予防：108 人（61％），肩鎖関節の外見上の変形予防：93 人
   （53％），筋力低下予防：77 人（44％），早期の社会復帰：36 人（21％），関節可動
   域制限予防：29 人（17％），その他：14 人

　しかし，Type III には亜型が存在していることが指摘されている．筆者は前述した MRI 評価の結果から，Type III の 7 例中 2 例において菱形靱帯断裂を認めたが円錐靱帯断裂は認められなかったことを報告した．また，Beitzel ら[4] は Type III を安定型と不安定型に分類している[*1]．

　Type V：Type III に動的安定化機構である三角筋あるいは僧帽筋が鎖骨より剥離した状態で，烏口突起-鎖骨間距離が健側比 200％以上の損傷．

　一方，後方脱臼である Type IV の診断には一定した見解がない[*2]．理由として，単純 X 線評価のみでは後方偏位評価は不十分で，追加評価として CT，3D-CT，MRI などが用いられることが多い．しかし，座位あるいは立位での上方偏位の評価（単純 X 線評価）と臥位で行われる水平方向への偏位評価（CT 評価）は肢位が異なるために混乱が生じている．Beitzel らは，Type IV と V の病態の違いを前者は三角筋の鎖骨からの剥離，後者を鎖骨の delto-trapezial fascia からのスリップオフと定義している．

手術適応

　一般的には Type IV，V，VI が手術治療の対象であるが，Type III の症例では患者のスポーツ活動あるいは職業などの背景により手術あるいは保存治療と選択が異なる場合がある．Type III の手術適応が controversial であるのは，前述した Type III の病態が症例により異なることに起因する可能性がある．

治療

　肩鎖関節損傷に対する手術治療の詳細は他の成書に譲り，本項では肩鎖関節損傷に対する治療方針を日本肩関節学会会員アンケート調査[5,6]の結果を基本にして解説する．

　アンケート調査（表 1）では回答者の 7％がすべての肩鎖関節損傷において保存治療を行うと回答したが，残りの 90％以上の回答者は症例に応じて手術加療を検討すると回答した．重症度別では，Type II 以上が 5％，Type III 以上が 70％，Type IV，V，VI が 100％の回答者において手術適応があるとし，

[*1]
Beitzel らは，不安定型の評価として，単純 X 線前後像ではなく cross-body adduction view を推奨している．

[*2]
後方脱臼である Type IV に関しては，亜脱臼位の状態で後方脱臼が合併した状態，上方脱臼の状態で後方偏位を認めた状態，上方脱臼の状態で後方偏位が上方偏位を上回った状態とさまざまに定義されることがあり一定していない．

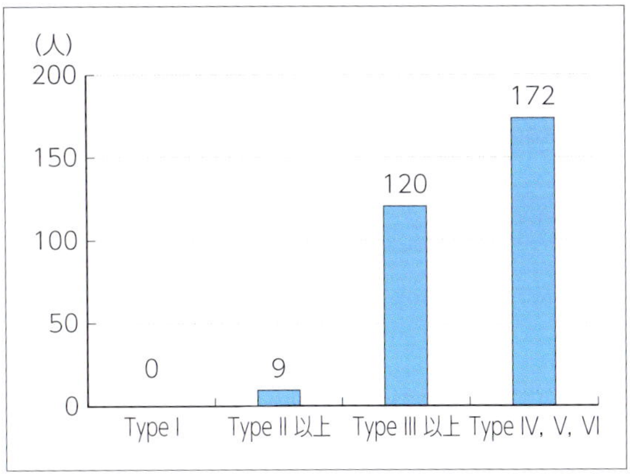

肩鎖関節脱臼

図3　手術適応

表2　アンケート調査2

1. 初期治療
　　　無固定：17人（10%）
　　　上肢 sling 固定：142人（75%）
　　　肩関節保持用装具固定：24人（15%）
2. 固定期間
　　　上肢 sling 固定
　　　　1週：14人（10%），2週：51人（36%），3週：59人（42%），4週：6人（4%），
　　　　1か月以上：12人（8%）
　　　装具固定
　　　　3週：14人（58%），4週：10人（42%）
3. 保存治療中に手術治療に変更した経験がある：172人中75人
　　　時期
　　　　1か月以内：20人（27%），1〜3か月：28人（37%），3〜6か月以内：8人
　　　　（11%），6か月〜1年以内：9人（12%）
　　　理由
　　　　疼痛：39人（52%），患者の希望：16人（21%），疲労感：7人（9%），後方不
　　　　安定感：5人（7%），整容的な問題：5人（7%），重症度の悪化：3人（4%）

Type II でも少数ではあるが症例に応じては手術適応があるとしている（図3）．また，重症度以外の因子では，67%が職業，52%がスポーツ活動，33%が性別を回答者は重要視していた．とくに職業では，大工，左官業，教師などの肩関節挙上位保持を必要とする職種や土木作業従事者が重要視されていた．一方，手術により期待する効果は，肩甲胸郭関節機能不全予防61%，肩鎖関節の外見上の変形予防53%，筋力低下予防44%，早期の社会復帰21%であった．手術治療を選択する場合の要素として，上肢挙上位を保持する職種と肩甲上腕関節機能不全予防が検討されていたが両者には密接な関連性があると推測される*3．

　手術適応を含めた症例における初期治療，保存治療法，保存治療から手術治療に至った経緯に関してのアンケート結果を紹介する（表2）．初期治療は，上肢 sling 固定75%，肩関節保持用装具固定15%，無固定10%であった*4．

*3
手術適応は肩鎖関節損傷の重症度により左右されることが主であるが，ほかの要因として職業が重要視される．とくに上肢挙上位保持を必要とする職業では，肩甲上腕関節機能不全予防のために手術を選択する傾向にある．

*4
無固定とする回答も散見されるが，軟部組織損傷の程度および範囲を拡大予防するには肩鎖関節への無制限の負荷を避ける必要がある．

また，固定期間は1週10％，2週36％，3週42％，4週4％，1か月以上8％であった．肩鎖関節損傷の初期治療は上肢sling固定を約2～3週間継続することが一般的であるようだが，異なる意見も多く認められたのが現状である．

手術を前提としない筆者らの初期治療は，上肢sling（三角巾固定）とバストバンドによる上肢体幹保持を約3週間行うことを原則としている．これは，損傷軟部組織の炎症の沈静および上肢下垂によるさらなる軟部組織損傷の拡大を防ぐために行っている．

後療法は表3のように行っている．

一方，保存治療中に手術治療に変更した経験があるとアンケートで回答したのは，一貫して保存治療を行う7％を除いた回答者全体のうち45％に存在した．変更した時期は1か月以内が27％，1～3か月が37％，3～6か月以内が11％，6か月～1年以内が12％であった．手術に至った理由としては，疼痛52％，患者の希望21％，疲労感9％の順に多かったが，後方不安定感や整容的な問題で手術治療に変更したとの回答者は少なかった．

表3　肩鎖関節脱臼の後療法

受傷後4週目〜	外固定除去，臥位にて健側上肢を用いて患肢の他動による可動域獲得訓練
受傷後6週目〜	臥位あるいは立位での自動運動開始，腱板（棘下筋，肩甲下筋）筋力強化
受傷後9週目〜	腱板（棘上筋）・三角筋筋力強化，重量物の保持・移動許可
受傷後3か月以降	スポーツ復帰許可

■ 診療のポイント

肩鎖関節損傷に関しては，重症度や患者背景にかかわらず一貫して保存治療を行う肩関節外科専門医は少なからず存在する．一般的にはRockwood分類Type IV，V，VIが手術適応とされているが，Type IIIはcontroversialである．これは，単純X線像にて評価されたType IIIの病態考察が症例間あるいは検者間で一致していないことが原因ではないかと考えられる．一方，本疾患に対する保存治療は比較的良好な結果を得ることが可能であるが，上肢挙上位を必要とする職業やスポーツは手術を検討する必要がある．

（高瀬勝己）

■文献

1) Pastor MF, et al. The biomechanical influence of the deltotrapezoid fascia on horizontal and vertical acromioclavicular joint stability. Arch Orthop Trauma Surg 2016；136：513-9.

2) Rockwood CA, et al. Injuries to the acromioclavicular joint. Rockwood CA, et al. eds. Fractures in Adults. Vol 2. 4th ed. Lippincott-Raven；1996. p.1341-414.

3) Takase K. MRI evaluation of coracoclavicular ligament injury in acromioclavicular joint separation. Eur J Orthop Surg Traumatol 2011；21：653-68.

4) Beitzel K, et al. ISAKOS upper extremity committee consensus statement on the need for diversification of the Rockwood classification for acromioclavicular joint injuries. Arthroscopy 2014；30：271-8.

5) Takase K, et al. Methods used to access the severity of acromioclavicular joint separations in Japan：a survey. JSES Int 2020；4：242-5.

6) Takase K, et al. Treatment of acromioclavicular joint separations in Japan：a survey. JSES Int 2020；5：51-5.

4章 脱臼

肩関節脱臼

概略

通常,肩関節脱臼といえば上腕肩甲関節の脱臼をさす.肩関節(上腕肩甲関節)の脱臼は外傷性関節脱臼のなかで最も頻度が高いものであり,そのうち90%が前方脱臼といわれている.

診断

初回脱臼の場合の臨床症状は,上腕に外力がかかった後,激痛と運動障害を生じ肩の外見の変形がみられるので,本疾患を疑うことは容易である[*1].脱臼骨折や骨折の鑑別のために画像検索は必須である.神経血管損傷の確認は外傷診療の基本であり,肩関節前方脱臼においては腋窩神経麻痺が合併する例もあることは念頭においておくべきである.

画像検査

X線像が基本で,正面像および軸写(Y view)が必須である.Y view撮影は,頻度の低い後方脱臼(図1,2)を看過しないためにも必要である.

前方脱臼に対する治療:整復法

肩関節前方脱臼の整復法に関しては数多くの報告がある[*2].代表的な整復法を腕の肢位と整復操作で分類したものを図3に示す[1][*3].肩関節専門医(日本肩関節学会員)と整骨医と救急医で頻回に行われている方法も図3内に示した.

1. ゼロポジション法(Milch法・挙上法)

肩関節を専門とする整形外科医のゴールドスタンダードといわれている.脱臼骨折でも適応があり,整復施行者の筋力および特別な補助具は不要であり,暴力的ではない優れた整復法であるがtechnical demandingな整復法である.ゼロポジションとは肩関節周囲の拮抗筋どうしの筋力が中和されて,上腕肩甲関節が筋活動がなくても安定する肢位であり,ちょうどハンモックに寝転がるときの腕の形といわれている(図4).

整復の実際

脱臼していても肘関節は屈曲できるので,まず肘を屈曲させる[*4].次に肘を上へ上げるようにして「手のひらを頭の後ろへもっていくと整復されますよ」と説明して,患者と協力して行う.肘を体の横から,または体の前から,疼痛の少ない方向で徐々に上げていき,ゼロポジションを目指す(動画1)[*5].

[*1] 肩甲骨・鎖骨間の位置関係がずれる肩鎖関節脱臼の場合は,転倒して右肩に直接外力がかかった後,激痛と肩の外見の変形が生じるので,肩関節(上腕肩甲関節)脱臼と誤診してしまう可能性があり注意が必要である.

[*2] 複数の整復法に精通することが理想であるが,第一選択と次の手の2つを知っていれば十分である.

[*3] 整復操作は最多でも2種類にとどめておくべき.繰り返しの整復操作や複数の整復法を試みるのは,疼痛・不安感・不信感が増幅し筋緊張も亢進し,試みればみるほど整復困難となる.3〜4回施行して整復不能であれば中止し麻酔下に整復するか,専門医に搬送することが肝要である.

[*4] ベッドや診察台に仰向けに寝かせてから整復操作を行うと容易だが,患者が疼痛のため横になれないときは,壁などにもたれかかって行うとよい.

動画1

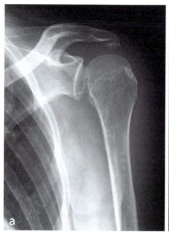
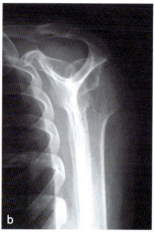

図1　肩関節後方脱臼（整復前）
a：正面像．脱臼の有無は判然としない．
b：Y view．後方脱臼が確認できる．

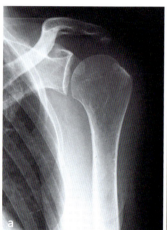
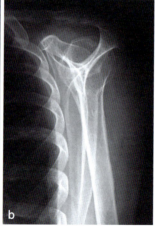

図2　肩関節後方脱臼（整復後）
a：整復後正面像．図1aと比較すると図1aでは回旋異常があったことがretrospectiveに確認できる．
b：整復後Y view．retrospectiveにみると図1bとの違いが明白である．

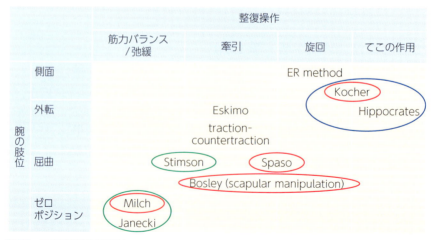

図3　肩関節脱臼整復法
緑丸は肩関節専門医，青丸は整骨医，赤丸は救急医で頻回に行われている方法．
（玉井和哉．日整会誌 2009；83：999-1009[1]）より）

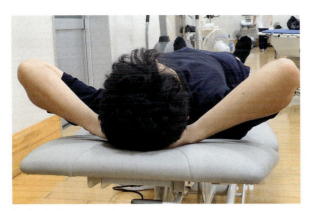

図4　ゼロポジション

*5
ゼロポジションにもっていっても整復が得られないときには、肘を前上方に牽引し骨頭を前下方から上後方に押し上げると整復できることがある.

2. Kocher法

比較的容易で患者の疼痛も少ないが，手技的に熟練を要することと，整復の成功率が低い印象がある．

整復の実際

上肢を軽度外転で牽引し，牽引したまま肘を体幹につけてから外旋する．次に上肢を内転したまま屈曲し内旋する（動画2）[2]．

動画2

3. Hippocrates法

ギリシャの有名なHippocratesが見出した手技といわれ，紀元前4世紀から現代まで2,400年にわたって行われ，人類最古の整復法の一つである．通常一人で施行する場合，患者の側胸部から脇に足を置きカウンターをかける．助手がいる場合は脇にタオルか抑制帯を用いカウンターをかければより容易となる．

現在でも整骨医を中心に行われているといわれていて，暴力的で患者の評判も悪く，整復操作時に骨折を合併したとの報告もあり，あまり推奨される方法ではない[3]*6．

整復の実際

- **chair法**：Hippocrates法のカウンターを椅子の背もたれで代用する方法[3]．
- **二重牽引法**：Hippocrates法を愛護的にした方法[4]．

*6
文献3）は無料でダウンロード可能な文献で，種々の脱臼整復法が写真入りで掲載されており，興味のある方はぜひ参照されたい．

4. Stimson法

整復困難でどうしても困ったときの方法として推奨される整復法である．

整復の実際

腹臥位とし，腕に重錘などを結びつけ，筋肉の緊張がとれるのを待つと自然整復される*7．筋肉の緊張が緩むことによって整復されるので，脱力させるために重錘は手に持たせるのではなく，腕に結びつける必要がある．整復に時間がかかることがデメリットであるが，専門医または上司に相談する時間ができることはメリットといえる．腕と重錘が床につかないように，ストレッチャー

*7
当直深夜帯などの場合，セットアップ後，看護師に「疼痛とれたらよんでください」とその場を離れてもよい．救急外来にはストレッチャーがあり好都合である．脱臼整復に自信がない場合，第一選択としてもよい整復法である．

などを使用する必要がある（動画3）．

Stimson 法のバリエーションとして以下の方法がある[3]．

- ◆scapular manipulation：Stimson 法に肩甲骨のマニプレーションを加えた方法．
- ◆Eskimo 法：側臥位で牽引し行う方法．一人で行うのは困難なことが多く助手が必要．
- ◆sitting 法：座位で行う Stimson 法で施行者の筋力が要求される方法である．
- ◆Aufmesser 法：Hippocrates 法と Stimson 法の中間の方法．やはり施行者の筋力が要求される．

動画3

5. Spaso 法

挙上法と Stimson 法の中間に分類される方法．牽引をかけ外旋させるだけなので手技的には容易であるが，疼痛がある患者の腕を上に牽引するのとある程度の筋緊張の低下が得られるまで保持するために，施行者側の上肢の筋力が必要な整復法である[5]．

6. Boss-Holzach-Matter 法

患者自身で患側上肢を牽引して整復する方法．苦痛を伴い現実的ではないので推奨されない．

7. しゃがみこみ法（GONAIS）

Grasp a waist-high object, Opposite arm assist, Nonsedated, Autotraction, Immobilize the grasped object, Squatting and Stooping の略で，今までの種々の整復法が凌駕されてしまう可能性がある新しい整復法である．

日本人が発明し 2016 年，英語雑誌に掲載された．実際の整復法は，脱臼した側の上肢を健側の上肢で支え，ある程度の高さまでゆっくり持ち上げ（できれば肩の高さぐらいのものが理想）そこにあるものにつかまらせる（取っ手でも棚の端でもなんでも構わない）．そこからしゃがんでいくだけで整復されるというものである[6]．

新しい方法なので成功率は今後の検証を待つ必要があるが，将来，脱臼整復法のゴールドスタンダードになる可能性を秘めている．

■ 前方脱臼に対する治療：整復後

次に整復後の治療について述べる[*8]．

1. 初回脱臼後に手術を行うか否か？

図5に第81回日本肩関節学会における肩関節学会員に対するアンケートの結果を示す[1]．「運動選手の初回脱臼に対して手術を勧めるか？」との問いに学会員 161 人中 52％が「yes」と回答している．

同じ問いに対してドイツでの調査では，2001 年調査時では手術を勧めるの

*8
脱臼整復後にMRI検索を行いBankart損傷・Hill-Sachs損傷・腱板損傷の有無を確認しておいたほうがよい．前二者の損傷に関しては治療方針の決定には直接関与しないが，腱板損傷合併例では手術加療が推奨される．

が73％だったのが2012年調査時では86％に上昇しているとの報告がある．

初回脱臼後に手術を行うか否かについて，わが国をはじめとして欧米の主要学会で明確なガイドラインは示されていないが，2017年のヨーロッパ整形外科学会（EFORT）では「over head 動作をする必要がある例で再発を避ける必要がある場合のみ初回脱臼後に手術を勧める．それ以外の場合は初期治療は保存療法」との見解が示されている．

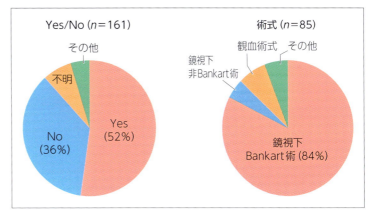

図5　肩関節初回脱臼後の手術適応について
（玉井和哉．日整会誌 2009；83：999-1009[1]より）

2. 保存療法について

初回脱臼整復後の外固定の有効性に関しては，ごく一般的である内旋位固定（三角巾単独または体幹固定併用）での再脱臼予防効果はほとんどないとの報告が多数ある．Rowe[7]は500例の内旋位固定では20歳以下で86％の再発率と報告し，Henry[8]らは2～6週の外固定群で85％の再発率，外固定なしで90％の再発率と報告している．Hovelius[9]は10年の追跡調査で外固定と再発率は関係ないと報告している．Robinsonら[10]は初回

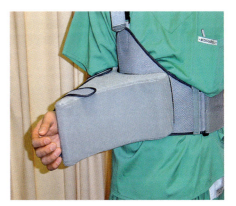

図6　肩関節外旋位固定装具

脱臼後の内旋位固定の2年間の追跡調査で，再発率は30歳代男性で41％，女性で19％であり，男女ともに若年ほど再発率は高くなり15歳男性では86％であったと報告している．

したがって初回脱臼後の内旋位固定は疼痛管理としての意味はあるが再発予防効果はないと結論づけられる．

そのような状況下で2001年に井樋が外旋位固定が脱臼後の再発予防に効果があることを報告した[11]．当時は画期的方法といわれ外旋位固定用の装具も商品化された（図6）．

しかし追試が多数行われ，現在では外旋位固定の臨床的有用性は否定されつつある．Paterson[12]はメタアナリシスの結果「外旋位固定は有用かもしれないが再脱臼率に有意差を認めない」と報告している．Whelan[13]およびLiu[14]はそれぞれのメタアナリシスで外旋位固定と内旋位固定での脱臼再発率の有意差は認めなかったと報告している．以上の報告からみて現状では通常の外旋位固定は再発予防効果は認められないと考えてよい．

井樋の報告とその後の追試の結果が異なる理由として，私見ではあるが，井樋の報告の外旋位固定は網シーネを用い外旋約90°で固定し入院加療・管理を

行っている．提出された論文内の，Bankart 損傷が整復されている MRI 画像
は外旋角が 80〜90° 程度と推察される．一方，通常，外旋位固定をする場合は
商品化された装具での外旋は 30〜40° 程度で，しかも入院による厳密な管理が
行われてはいない．それらの差異が外旋位固定の有用性の結果の差異として現
れたのではないかと推察する．

診療のポイント

　肩関節脱臼または亜脱臼を受傷した場合，肩関節の"前方の壁"（関節唇前下
方靱帯複合体）の損傷（Bankart 損傷）はほぼ必発であり，整復後の外固定肢
位・外固定方法・期間によりその治癒率は差がないとされているので，外固定
は簡易で患者の日常生活動作（ADL）障害の少ない三角巾で十分である．ただ
し患者へ，「脱臼したことにより，前方の壁が壊れており，これはどういう固
定をしても治癒する率は低いので，くせになり簡単なことで再脱臼する可能性
は高いです．時間があるときに専門医の診察を受けておいたほうがいいです」
と説明しておく必要がある．

（岩噌弘志）

■文献

1) 玉井和哉．上腕骨近位端骨折の分類と治療．日整会誌 2009；83：999-1009.
2) Thakur AJ, Narayan R. Painless reduction of shoulder dislocation by Kocher's method. J Bone Joint Surg Br 1990；72-B：524.
3) Alkaduhimi H. A systematic and technical guide on how to reduce a shoulder dislocation. The Emergency Medicine Association of Turkey 2016；16：2452-73.
4) 西田有正．安全かつ容易な肩関節脱臼整復法．中部整災誌 2015；58：1039-40.
5) Yuen M-C. An easy method to reduce anterior shoulder dislocation：the Spaso technique. Emerge Med J 2001；18：370-2.
6) Gonai S. et al. A new autoreduction method for anterior shoulder dislocation：the GO-NAIS method. Am J Emerg Med 2016；34：120.
7) Rowe CR. Prognosis in dislocation of the shoulder. J Bone Joint Surg Am 1956；38-A：957-77.
8) Henry JH. Natural history of glenohumeral dislocation. Am J Sports Med 1982；10：135-7.
9) Hovelius L. Primary anterior dislocation of the shoulder in young patients. J Bone Joint Surg Am 1996；78：1667-84.
10) Robinson CM, et al. Functional outcome and risk of recurrent instability after primary traumatic anterior shoulder dislocation in young patients. J Bone Joint Surg Am 2006；88：2326-36.
11) Itoi E. Position of immobilization after dislocation of the glenohumeral joint. A study with use of magnetic resonance imaging. J Bone Joint Surg Am 2001；83：661-7.
12) Paterson WH. Position and duration of immobilization after primary anterior shoulder dislocation. J Bone Joint Surg Am 2010；92：2924-33.
13) Whelan DB. Immobilization in external rotation versus internal rotation after primary anterior shoulder dislocation. Am J Sports Med 2016；44：521-32.
14) Liu A. The external rotation immobilization does not reduce recurrence rates or improve quality of life after anterior shoulder dislocation. Injury 2014；45：1842-7.

4章 脱臼

反復性肩関節脱臼

概略

　肩関節は，人体で脱臼の発生頻度が最も高い関節として知られている．肩関節脱臼はスポーツ活動の盛んな若年世代に多く発生し，前方脱臼が多くを占める．若年者ほど高頻度で反復性に移行するとされており，再脱臼率は12〜22歳で66.6％，23〜29歳で58.3％，30〜40歳で26.3％と報告されている[1]．若年者においては，関節窩前下方の関節唇-関節上腕靱帯複合体の剥離や断裂（Bankart〈バンカート〉損傷）が反復性前方脱臼の essential lesion とされるが，ほとんどの場合，骨頭後上方にも骨欠損（Hill-Sachs〈ヒル-サックス〉損傷）を伴っている．そのため，整復後に受診した場合であっても，画像診断でこれらの損傷が認められれば，脱臼の方向が前方であったことが証明されたことになる．一方，高齢者の反復性肩関節脱臼においては，腱板断裂が易脱臼性に寄与していることもある．さらに，認知症やParkinson（パーキンソン）病，歩行不安定などのある患者では，患肢の安静が保てないことや，転倒しやすいことも，肩関節の脱臼を繰り返す要因になる．

診断

　若年者では，典型的な前方脱臼の病歴や身体所見を念頭におきつつ診察を進める．高齢者については，腱板断裂の合併にも留意しつつ診断を進めていく．

1. 病歴の聴取

　典型的には転倒や転落，スポーツ活動中の接触などで肩関節の外転・外旋を強制されて初回の前方脱臼を起こし，以後，同様の肢位で脱臼を繰り返すようになる．そのため，病歴を聴取する際には，これまでの脱臼がどのような受傷機転で発生したか，肢位も含めて確認しておくとよい．また，スポーツ活動の継続を希望する患者については，目標にしている大会の日程を尋ねておくことも，治療方針を決めるうえで重要な情報になる．

2. 身体所見

　若年者では，脱臼を起こさない限り日常生活上の支障はほとんどなく，筋萎縮や可動域制限，筋力低下などもみられないことが多い．外傷性の反復性前方脱臼では，通常，片側の肩関節のみに前方および下方の不安定性を認めるため，身体診察においては両肩を診察するようにして，左右の所見を比較することが大切である[*1]．

　徒手検査法については，sulcus sign と load and shift test，anterior appre-

*1
両側に不安定性がみられる場合は，多方向性不安定症の可能性についても考慮しておく必要がある．

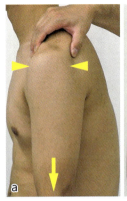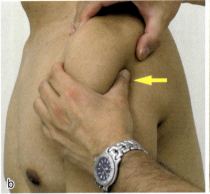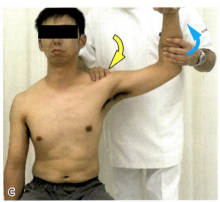

図1 肩関節不安定性の徒手検査法
a：sulcus sign. 下方不安定の評価方法として用いられる．検者が患側上肢を下方に牽引し（矢印），肩峰の下方（矢頭）に皮膚の陥凹が生じれば陽性と判定する．
b：load and shift test. 前後方向の不安定性の評価に用いられる．検者は片手で肩甲骨を固定し，もう片方の手で骨頭をしっかり保持して前後方向に動かすようにして（矢印），どの程度移動するかを評価する．
c：anterior apprehension test. 患側肩を外転外旋位として（青矢印），骨頭を後方から押し（黄矢印），脱臼不安が誘発されれば陽性と判定する．

hension test が有用である（図1）．ただし，高齢者で腱板断裂を合併している場合は，不安定性だけでなく，動作時痛や挙上困難などを伴う可能性があることに留意する．

■ 検査

若年者では，Bankart 損傷と Hill-Sachs 損傷の評価に主眼をおくが，高齢者ではそれらに加えて腱板断裂の合併に注意する．

1. 単純X線検査

患側の肩関節正面とY-viewの2方向撮影が基本となる．ただし，整復後に受診した場合は，整復状態や大きな骨欠損がないことは確認できるものの，これらの画像から Bankart 損傷や Hill-Sachs 損傷に関する情報を得ることは困難である．患側肩の挙上が可能であれば，ストライカー撮影を追加すると Hill-Sachs 損傷をとらえることができる（図2）．

2. CT

関節窩前縁の骨欠損（骨性 Bankart 損傷），Hill-Sachs 損傷の評価に有用である（図3，4）．とくに関節窩前縁については単純X線写真で明らかな欠損がみられなくとも，三次元再構築像ではしばしば erosion や骨片の存在が明瞭に描出される（図4）．

3. MR関節造影[*2]

関節唇-関節上腕靱帯複合体の状態は，関節液貯留がない状態では評価困難

[*2] 筆者は，関節内に生理食塩水20 mLを注入した後にMRIを撮像している．背側から22Gカテラン針を刺入し，先端が骨頭に接触したところで生理食塩水を注入する．たとえ関節外に漏れたとしても，前方の関節唇-関節上腕靱帯複合体の描出には影響を与えない．

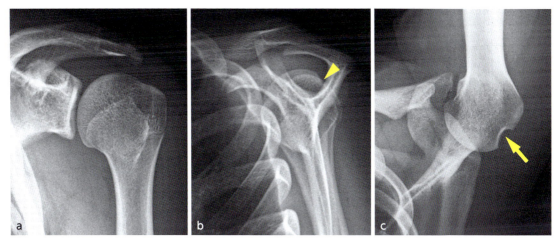

図2 単純X線像（16歳男性）
a：正面．明らかな骨傷はみられない．
b：Y-view．骨頭は整復されており，後上方に骨欠損の存在が疑われる（矢頭）．
c：ストライカー撮影．骨頭の後上方に，Hill-Sachs 損傷が明瞭に描出されている（矢印）．

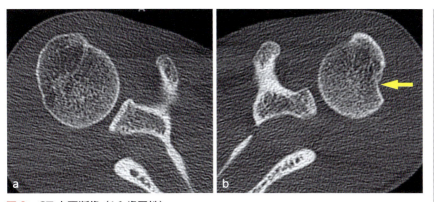

図3 CT 水平断像（16歳男性）
健側（a）では骨頭に骨欠損はみられないが，患側（b）では後上方に Hill-Sachs 損傷が認められる（矢印）．

である．そのため，通常は関節内に生理食塩水を注入して撮像を行う[*3]．T2強調画像やプロトン密度強調画像で，関節窩前縁からの関節唇-関節上腕靱帯複合体の剥離・断裂の有無や範囲について評価する（図5）．

治療

一般に保存治療で脱臼を防止することは困難とされており，確実な制動効果を得るためには手術が推奨される．手術術式については，現在では関節鏡視下Bankart 修復術（図6）が最も広く行われており，低侵襲で 85％以上の再脱臼防止率が得られるとする報告が多い[2][*4]．

一方，若年者，とくに中・高校生では，スポーツ活動の期間も3年間に限定

*3
反復性脱臼の患者であっても，脱臼時に関節内に出血が起こることが多い．そのため，直近の脱臼から1週間以内であれば，まずは造影せずに MRI を撮像してみるようにしている．

*4
大きな骨性 Bankart 損傷を有する症例やコンタクトスポーツ選手については，Latarjet 法や Bristow 変法など，烏口突起の移行を行う術式を推奨する意見が多い．

■ 4章　脱臼

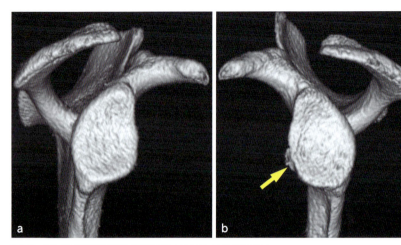

図4　肩甲骨関節窩三次元再構築CT像（16歳男性）
健側（a）に比べて，患側（b）では関節窩前下縁のerosionにより，前方へのふくらみが小さくなっている．さらに，小骨片の付着（矢印）も認める．

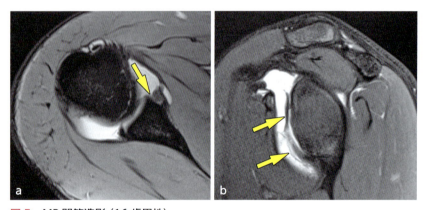

図5　MR関節造影（16歳男性）
a：T2強調・水平断像．関節窩前下方で，関節唇-関節上腕靱帯複合体が関節窩前縁から剥離している（矢印）．
b：プロトン密度強調・斜位矢状断像．関節窩前縁から関節唇が広範に剥離しているのがわかる（矢印）．

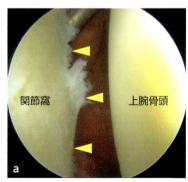
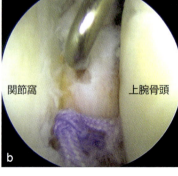

図6　関節鏡視下Bankart修復術（16歳男性，後方鏡視）
a：関節窩前縁から広範に関節唇が剥離し，欠損している（矢頭）．
b：関節唇-関節上腕靱帯複合体を引き上げて縫着したことにより，良好なバンパーが形成されている．

されていることから，できる限り早くスポーツ活動を再開しようと保存治療を希望するケースも少なくない．そうした患者に対しては，脱臼発生のメカニズムを正しく理解させることが重要である．また，過度の外転外旋を避けるために，患側の手はできるだけ体幹より後方にもっていかないようアドバイスする．コンタクトスポーツの選手については，市販の脱臼防止用装具を使用することも選択肢の一つとなる．

高齢者においても，手術治療が最も確実性の高い治療法であることに変わりはないが，肩関節内の損傷だけでなく，全身状態や歩行能力を十分評価したうえで，それぞれの患者に最も適した治療法を選択する必要がある．手術を希望しない，あるいは合併症などのために手術実施が困難であれば，肩内旋位での体幹固定や脱臼防止用装具の使用を提案する．しかし，いずれも日常生活で継続できるかどうかが問題になるため，家族や介護者の十分な理解と協力が必須である．

■ 診療のポイント

反復性肩関節脱臼の診断は，Bankart 損傷と Hill-Sachs 損傷の評価を主眼において進めるが，高齢者では腱板の状態にも注意を払うようにする．治療については，確実な脱臼防止効果が期待できるという点では手術療法が推奨されるが，手術を希望しない場合や手術実施が困難な場合は，過度の外転外旋位を取らないように注意するとともに，肩内旋位での体幹固定や脱臼防止用装具の使用を検討する．

（佐野博高）

■文献

1) Hovelius L, et al. Primary anterior dislocation of the shoulder in young patients. A ten-year prospective study. J Bone Joint Surg Am 1996；78：1677-84.
2) 日山鐘浩ほか．鏡視下バンカート修復術の術後 5 年以上の長期成績．肩関節 2021；45：23-6.

4章 脱臼

外傷性肘関節脱臼

■ 概略

　一般的に，外傷性肘関節脱臼は転倒・転落などの外傷によって腕尺関節適合性の破綻を生じたものと定義される．ここではその大半を占める後方脱臼について述べる．損傷メカニズムとしては"外反過伸展"メカニズム[1]*1 と"後外側回旋"メカニズム[2]*2 が存在する．脱臼と診断されればすみやかに徒手整復を行うべきである．ただし脱臼によって生じる軟部組織損傷の部位や程度は，損傷メカニズムや外力の強さなどによって異なり，その重症度評価が治療方針において重要である．

■ 診察

1. 問診

　受傷時の状況を前腕・肘などの肢位，外力の方向や強さ，脱臼感の有無などを含めて詳細に聴取する．過去の外傷歴（小児期の肘周辺骨折など），職業，ポジションや競技レベルを含めたスポーツ歴，利き手などを聴取する．

2. 身体所見

　肘関節脱臼では変形・腫脹・圧痛・運動制限などを認める．さらに開放創や神経血管損傷の有無について評価する．具体的には橈骨動脈触知および毛細血管再充満時間（capillary refill time）に左右差がないかどうか，正中・尺骨・橈骨神経それぞれについて神経脱落所見がないかどうかの評価を行う．また手関節や肩関節周囲の骨折，頭・頚部，体幹などの合併損傷の有無を評価する．

　脱臼整復後は同様に再評価を行い，さらに肘関節の円滑な運動が可能であるか，その際に礫音がないかなどを確認する．また内側および外側それぞれにおいて腫脹・皮下出血斑・圧痛の有無や程度を評価する．その所見は軟部組織損傷の程度を示唆する．

■ 画像検査

1. X線検査

　疼痛や変形のために正確な撮影が困難な場合が多く，医師立ち会いのもとで管球の位置を変えるなどの工夫をして撮影する．腕尺関節適合性の破綻を認めれば肘関節脱臼と診断でき，まずは後述する方法で徒手整復を行う．整復後はX線検査の再検を行い，関節適合性が良好かどうかを評価する．関節裂隙の不整像は不安定性を示唆する所見である．また骨折の有無について評価するが，両斜位像や健側との比較も有用である．

---

*1 "外反過伸展"メカニズム

肘関節伸展位で肘外反および軸圧によって生じる損傷で，前方関節包から損傷が始まり，内側側副靱帯，外側側副靱帯の順序で損傷が生じる．

*2 "後外側回旋"メカニズム

肘関節の外反・回外・軸圧外力によって生じる損傷で，外側側副靱帯から損傷が始まり，最後に内側側副靱帯損傷が生じる．

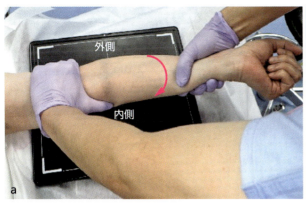 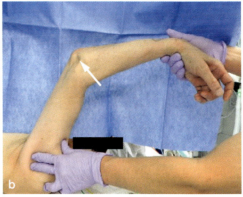

図1 ストレス検査
a：内反ストレス検査．肘関節軽度屈曲位にて行う．
b：PLRIテスト．軸圧下にて前腕回外位で外反ストレスをかけながら屈曲する．軽度屈曲位で脱臼を誘発できる（矢印：dimple sign）．

2. CT

関節適合性や骨折の有無についてより詳細な評価が可能である．靱帯付着部剥離骨折，小頭後方の骨軟骨損傷（Osborne-Cotterill〈オズボーン-コッテリル〉病変）の有無について評価する．

3. 超音波検査

診察室で簡便に使用でき，靱帯損傷などについて動的な評価が可能であるという利点がある．正確な評価を行うためには超音波検査機を使いこなす技術と機能解剖の熟知が必要である．

4. MRI

靱帯や筋・筋膜構造損傷部はT2*強調画像で高信号の所見を認める．ただし急性期では血腫や腫脹のために偽陽性となることもあり注意を要し，筆者らは必須の検査とはしていない．

5. 関節造影および肘関節ストレス検査[3,4]

筆者らは両検査を脱臼整復後の関節不安定性を定量的に評価する目的としてルーティンで行っている．受傷後数日以内に腕神経叢ブロックまたは全身麻酔下に肘関節後外側穿刺法でイオトロラン（イソビスト®）注240を成人2mL，小児1mL注入する．内側から漏出した造影剤の縦径×横径をM値として計測，同様に外側から漏出したものをL値として計測する．さらに内反・外反ストレス検査，PLRIテストを行う（図1）．内反ストレス検査による関節裂隙の傾斜をα角，外反ストレス検査による傾斜をβ角として計測する（図2）．

▶PLRI：肘関節後外側回旋不安定性（posterolateral rotatory instability）．

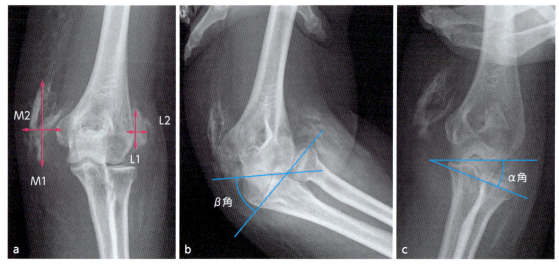

図2　肘関節造影検査およびストレス検査
a：肘関節造影検査．造影剤漏出部分の縦径（mm）×横径（mm）を算出する（M値＝M1×M2, L値＝L1×L2）．
b：外反ストレス（外反関節角をβ角とする）．
c：内反ストレス（内反関節角をα角とする）．

徒手整復

　強引な徒手整復は患者の疼痛を伴うことや骨・軟骨損傷の危険性もあるので，原則として腕神経叢ブロック下に行う．患者を仰臥位にして，肘関節屈曲約70°・前腕回外位とし前腕を長軸方向に愛護的に牽引する．この際，対抗牽引として助手が上腕を把持しておく[*3]．皮下に触知可能である肘頭をコントロールしながら操作することがコツである（DePalma〈デパルマ〉法）[5]．

保存療法か手術療法か

　脱臼整復後は，損傷している軟部組織損傷の程度を評価し，それに応じた治療を行う必要がある．狭義の靱帯損傷のみであれば保存療法は可能であるが，その表層に存在する筋・筋膜組織に至る損傷（靱帯複合体損傷）がある場合には著明な不安定性を生じるために修復術の適応となる．肘伸展約30°で脱臼傾向にある場合に手術適応とする報告もあるが，筆者らは前述した関節造影および肘関節ストレス検査による定量評価を行い，その重症度評価を行ったうえで治療方針を決定している（表1）[6,7]．M1群（M値＜100，β角＜10°），L1群（L値＜100，α角＜10°）では狭義の靱帯損傷であり，その表層の筋・筋膜構造には損傷は及んでいないと考え保存療法の方針としている（図3）．スポーツ愛好家・重労働者・内反肘の症例のM2群，L2群では多くの場合で手術適応とし，M3群は手術の絶対適応としている．

保存療法の実際

　脱臼整復後に，肘関節屈曲90°で手～上腕までの外固定を受傷から約10日

[*3]
対抗牽引をかける助手がいない場合には，患者に椅子に座ってもらい上腕を背もたれにのせて前腕の牽引を行うLavine（ラヴィーン）法や腹臥位で上腕をベッドにのせて牽引を行うMeyn & Quigley（ミーンアンドキグリー）法などもある．以上の操作で整復困難な場合は軟部組織介在の可能性があるので観血的脱臼整復を必要とする．

表1 肘関節靱帯損傷の grade 分類および治療方針

MCL・屈筋群	LCL・伸筋群
MCL 損傷のみ：M1 群 (M 値＜100　β角＜10°) →保存療法	LCL 損傷のみ：L1 群 (L 値＜100　α角＜10°) →保存療法
MCL＋屈筋群部分損傷：M2 群 (β角：10〜25°　end point＋) →多くは靱帯修復 (重労働者・スポーツ愛好家など)	
MCL＋屈筋群完全損傷：M3 群 (M 値≧600　end point－) →靱帯修復の絶対適応	LCL＋伸筋群完全損傷：L2 群 (L 値≧100　α角≧10°　PLRI テスト陽性) →多くは靱帯修復 (内反肘，重労働者など)

MCL：medial collateral ligament（内側側副靱帯），LCL：lateral collateral ligament（外側側副靱帯）．

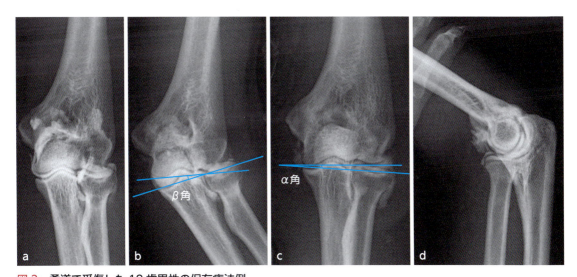

図3　柔道で受傷した 19 歳男性の保存療法例
(最終調査時　JOA-JES score 100 点)
a：造影剤の漏出はわずか．b：β角 9°（内側 M1）．c：α角 4°（外側 L1）．d：PLRI テスト陰性．

〜2 週間行う．後外側回旋メカニズムによる外側側副靱帯単独損傷では前腕回内 80°での固定とし，それ以外は中間位とする．受傷後 10 日〜2 週間から前者の場合は回内 80°で，後者の場合は中間位として，伸展－20°制限で自動〜介助下自動屈曲・伸展訓練を約 2〜3 週間行う．その後，伸展制限の解除および回外訓練を追加する．受傷後 5〜6 週ごろから軽い他動可動域訓練や等尺性筋力訓練を次第に開始し，受傷後 8 週ごろから等張性筋力訓練や日常生活動作レベルをさらに向上させる．スポーツ選手や重労働者では受傷 12 週ごろからテーピングやサポーターなど使用しながらスポーツおよび就労復帰を目指す．またリハビリテーションは内・外側側副靱帯に外反・内反ストレスがかからな

いように上腕下垂位または仰臥位・肩挙上位での overhead position[8] で行う.

（楢﨑慎二，今谷潤也）

■文献

1) 今谷潤也ほか. 外傷性肘関節後方脱臼の発生病態. 日整会誌 2001；75：S504.

2) O'Driscoll SW, et al. Elbow subluxation and dislocation：A spectrum of instability. Clin Orthop Relat Res 1992；280：186-97.

3) Palma AF. The Management of Fractures and Dislocation. WB Saunders；1959.

4) 今谷潤也. 肘関節造影. 高岸憲二ほか編. 最新整形外科学大系　14　上腕・肘関節・前腕. 中山書店；2008.　p.63-9.

5) 今谷潤也. 外傷性肘関節靱帯損傷. 今谷潤也編. 肘関節のすべて. メジカルビュー社；2015.　p.88-98.

6) 今谷潤也. 肘関節後外側回旋不安定性の病態および診断・治療. 別冊整形外科 2004；46：28-37.

7) 今谷潤也. 外傷性肘関節脱臼・靱帯損傷. 今谷潤也編. レジデントのための整形外科診療　上肢. 日本医事新報社；2023.　p.203-13.

8) Schreiber JJ, et al. Conservative management of elbow dislocations with an overhead motion protocol. J Hand Surg Am 2015；40：515-9.

4章　脱臼

肘内障

■ 概略

　肘内障（pulled elbow）[*1] は日常頻繁に発生する微細な外傷である．決して，大騒ぎする必要のない外傷であるが，小さい子どもに発生する障害であるがゆえに，救急外来を受診する例が多い[*2]．ネット検索すると多数の回答が表示されるが，正しい知見が広まっているとは思えない．その第一が「引っ張られて発生する」と書かれていることである．さらに，専門医が「肘を外側にねじって整復する」と回答をする書き込みが多数みられる．

　本項では，1998年（平成10年）3月から2023年（令和5年）12月のおよそ25年間に当クリニックに来院した肘内障患者について，年齢，性別，体重，罹患側，発生の状況，肢位のほか，本人の肘内障既往，兄弟の肘内障既往，整復方法とその結果の症例ごとの記録をもとに，肘内障の診療の実際を解説する．

■ 診断

　就学前の小児が，急に肘が，あるいは手関節が痛いといって動かさないから診て欲しいといって来院したら，誰しも肘内障を念頭におくと思う．患側の肩の挙上（いわゆる「バンザイ」）が痛くてできない，患側の前腕の回外（いわゆる「チョウダイ」）が痛くてできない，との訴えがあれば，ほぼ間違いない．

　鑑別診断として，鎖骨骨折，上腕骨顆上骨折，橈骨末端骨折が重要である．子どもは親がみていないところで行動するもので，転落したり，強い外力を受けていても自分で訴えることができない子どもがいる．そのため，骨折を見逃すことは慎まなければならない．最初から肘内障だと決めてかからずに，冷静な目をもって診断したい．患部に腫脹，発赤，叩打痛があれば，肘内障ではない．

　X線撮影は必要である．これら骨折を見逃さないために，そして診断を性急に進めず，診察に一呼吸をおく時間をとるためにも，X線像を1，2枚撮影することを推奨する．

　診断する場合，明らかな牽引力がなかったことを理由に，肘内障を除外してはいけない[*3]．具体的には，「転倒して自分で起き上がってから」「祖父と並んで座っていて急に痛みが出た」「手をついて立ち上がった後に」「布団の上でごろごろ転がった後に」「一人で腕を振ってダンスをしてから」「一人遊びをしていて痛みが出た」「母のひざの上で遊んでいて」「昼寝から起きるとき手をついて，それから痛みが出た」「寝転んだ父親の上で遊んでいて」などである．とくに，転倒した後に痛みが出たという例が多く，「母のみている前で手をつい

[*1]

「肘内障」の病名については，超音波検査ではっきり輪状靭帯脱臼と病態がわかった以上，「脱臼」名に変更することに賛成である[1]．英訳についても "pulled elbow" は誤解を生むので，"dislocation of radial annular ligament" に変更が好ましい．

[*2]

当院症例241のうち，54%が救急診．

[*3]

肘内障の力学的原因として，牽引力のみならず，軸性の圧縮力やひねりの力も大きな要素であることがわかった．詳細に発生時の様子を家族から聞いた結果，肘をついたとき，体の下に腕が入った場合，あるいは肘を踏まれた場合でも発生したことがわかった．筆者の経験では241例中37%が牽引を受けない肘内障であった（表2参照）．

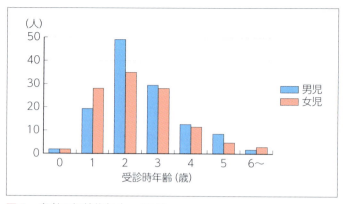

図1 患者の年齢分布 (*n*=241)

表1 患者の年齢分布

年齢	0歳	1歳	2歳	3歳	4歳	5歳	6歳〜	計
人数	4	49	86	58	25	14	5	241

て転んだ．その直後から痛いといって動かさない」という例もあった．

病態・臨床像

　1998年3月から2023年12月のおよそ25年間の241症例について，知見を述べる（図1，表1）．母集団の大きさからいえば，サンプル数241例は十分な数とはいえないが，ランダムに選択された抽出サンプルと考えていただきたい．自院は人口40万人の地方都市の比較的若い世代が住む住宅街にある．幼稚園が近くにあり，肘内障患者が駆け込みやすい環境にある．年齢は2歳にピークがあり，最年少は0歳4か月（男児），最年長は8歳（男児）であった．症例の多い年齢層（1〜4歳）で，左肘の罹患が多かった．

　非牽引率（表2，図2）は，症例の多い1〜4歳を取ってみると，男女合計で，1歳29％，2歳40％，3歳38％，4歳44％である．すべての症例合計で37％が非牽引症例であった．これには，はっきりした非牽引の証言のあるもののみを算定した．男女別では男児にやや高い傾向があった．その理由として，2歳以上になると男児のほうが女児よりも運動量が多くなり，ころんだり，自分でひねったりする頻度が多いためと思われる．

整復治療

1. 整復の実際

　整復操作の基本は，①肘関節の軽度屈曲（20〜30°），②橈骨骨頭の軽度圧迫固定，③前腕の回内操作，である．軽度屈曲させ，橈骨骨頭を抑えるのは，橈骨骨頭を橈骨切痕に固定して，輪状靱帯をできるだけ弛緩させるためである．整復回旋操作については，この調査初期には回外方向と回内方向の2つを試み

表2　牽引外力の有無

	0歳	1歳	2歳	3歳	4歳	5歳	6歳〜	計（％）
あり	3	33	51	31	13	6	5	142（59％）
なし	1	14	34	22	11	6	0	88（37％）
不明	0	2	1	5	1	2	0	11（ 5％）
なし/年齢合計％	25％	29％	40％	38％	44％	43％	0％	
合計	4	49	86	58	25	14	5	241

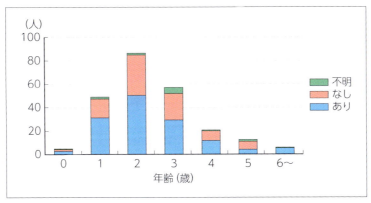

図2　牽引外力の有無

たが，後半ではもっぱら回内だけを行った（図3）．その理由は，回外位を強制させると肘周辺に痛みを覚える患者が多かったことと，回内だけで十分整復に成功することがわかったからである．表3，図4では整復結果を示した．

　整復したかどうかの判定は，患者に肩挙上ができるか（いわゆる「バンザイ」），手掌を上に向けられるか（いわゆる「チョウダイ」）の2点が大切である．整復容易例にクリックなしの症例が多い．整復操作で明らかなクリックを感知しなくても整復成功例が多数あった（8人）．逆に整復困難例は整復動作最終段階にて大きな整復音を発することが多い．整復時には，なかなか整復音がしなくても，あきらめないで，最終段階（母指が地面を向くほどの肢位）までねばり強く回内操作を続けることである．最後にクリックが発生して，整復成功の感触を得ることが多い．逆に，バンザイとチョウダイができる子どもはすでに整復していると判定してかまわない．整復操作直後には，恐怖で，バンザイやチョウダイをしてくれない患児がいるので，確認するには待合室で5分ほど待機させるのがよい．クリックを感知しなかったうえに，動きが不自然なままの患者は15人で，そのままの状態あるいは三角巾固定をして帰宅させた．いずれも再診はしなかった．

　腕を動かさないからと連れてきた患児がX線像を撮って画像仕上がり待ちをしているあいだに自然整復した例が39人（16％）あった．

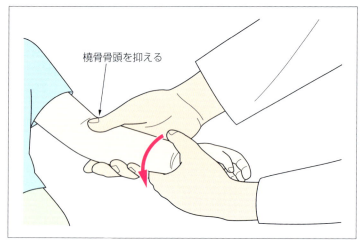

図3 主となる整復方法

表3 整復の結果

	0歳	1歳	2歳	3歳	4歳	5歳	6歳〜	計(%)
成功	3	38	63	45	23	11	4	187 (78%)
失敗	1	4	4	1	2	3	0	15 (6%)
自然整復	0	7	19	12	0	0	1	39 (16%)
合計	4	49	86	58	25	14	5	241

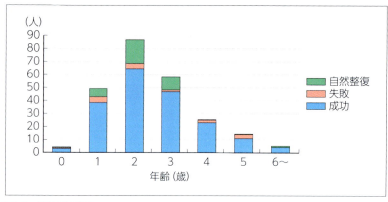

図4 整復の結果

2. 回内法か回外法かの考え方

　回内整復か回外整復かは諸説[2-5]あるところであるが，筆者は回内法を実施している[6]．患児の多くは手掌を自分の腹部に向けた肢位（回内）で来院したが，1人のみ手掌を手前に向けた肢位（回外）がいた．術者が前腕を回外するように指示すると回内回外中間位で痛そうな表情をする場合がしばしばあった．声をあげて泣く患児もいる．それゆえ術者が最初にトライするのは回内がよいと判断し，それでもだめなときは回外を行う方式にした[*4].

*4
輪状靱帯の逸脱は，肘の回内回外どちらの肢位で発生するのか不明である．整復には，経験的に回内法が有効である．

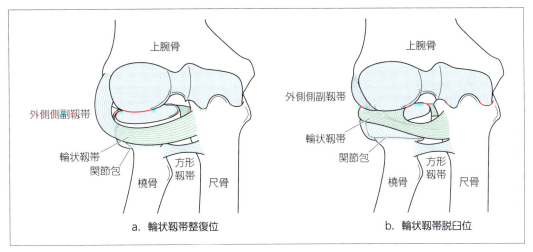

図5 輪状靱帯とその周辺構造
（吉岡裕樹ほか．整形外科 2013；64：1053-7[6]）より）

3．整復難渋例への対応

　整復が容易であるか，難渋であるかについて言及すれば，何回も脱臼を繰り返している患者は整復が容易であるとの印象を受けた．年齢，性別に関しては，整復の容易さに差はないと感じた．整復難渋例は，むやみに操作を繰り返さないで，三角巾などで固定して帰宅させるのがよいと考える[4]．いたずらに整復操作を繰り返し，保護者との信頼関係を壊すより，難渋例であること，固定して一日待っても病態が悪くなることはないこと，などを丁寧に説明して，帰宅させ，翌日再来してもらうのがよいと考える．筆者は，保護者に対して，骨折はないこと，年齢が上がれば再発しないこと，今度発生したら，夜間救急を使わず，翌日まで待っても心配がないこと，などを説明して帰宅させている．

■ 輪状靱帯の構造と脱臼の病態

　輪状靱帯は，橈骨の頭部から頸部を，鉢巻のように包む組織である．本靱帯は尺骨切痕と外側側副靱帯とに付着しているが，橈骨との付着部は輪状靱帯の端，関節包の部分だけで，薄い組織である（図5）．輪状靱帯は，外側上顆側に牽引され，橈骨の骨頭から頸部にかけての形態が低形成であるがゆえに，幼少時に脱臼を起こしやすい．

　輪状靱帯が脱臼を起こす病態は，次の3つが考えられる．
①橈骨の骨頭から頸部の形状の異常（頸部が抜けやすい形をしている）[7]．
②輪状靱帯が弛緩している．
③外側側副靱帯に異常な牽引力が働く．
　①または②の形態異常があって，③の力が働く結果，脱臼は生じる．
　肘内障は，これまでの知見[1]からも，輪状靱帯の脱臼（骨頭部からの逸脱）と判断できる．いったん生じた脱臼を整復する方法は，局所解剖から，次のよ

うに考えられる．輪状靱帯では，橈骨の頚部へ引き下げる構造物は薄い関節包のみである．輪状靱帯の緊張を取り，橈骨とのあいだに隙間をつくることで，頚部側へ滑りやすい環境をつくることができる．整復操作で，肘を屈曲させるのは，上腕二頭筋，上腕筋，外側側副靱帯，腕橈筋の緊張を取る目的で行う．回内を行って橈骨頭を回転させることにより，スクリュー効果で輪状靱帯を元の位置に戻してやることができると推定する．

脱臼の再発

脱臼を2回以上経験した症例を検討した結果，片側のみの再発が圧倒的に多かった．このことは，いったん脱臼を起こした肘は，反対側よりも抜けやすい構造になっていると考えられる．脱臼を起こす肘は，もともと脱臼しやすい構造であったといえる．文献[7]では，患側の小頭橈骨間距離が健側より広いとの記載がみられるのは興味深い．

診療のポイント

肘内障は外的牽引力がなくても発生し，整復には回内法がよい．一度抜けた肘は再発をしやすいが，おおむね4歳で発生頻度は半減し，骨の成長著しい6歳にはほとんど再発の危険は去る．

（吉岡裕樹）

■文献
1) 皆川洋至．整形外科超音波の基礎と臨床応用．日整会誌 2012；86：1057-64.
2) 杉岡洋一，岩本幸英監修．神中整形外科下巻．改訂22版．南山堂；2004．p.433-4.
3) 出月康夫，桜井健司監修．小外科マニュアル．日本医師会；1988．p.64-5.
4) 横村伸夫，田山信敬．肘内障の臨床経験．日臨整会誌 2009；94：234-7.
5) Krul M, et al. Manipulative interventions for reducing pulled elbow in young children. Cochrane Database Syst Rev 2012；1：CD007759.
6) 吉岡裕樹，吉岡淳思．肘内障170例の検証．整形外科 2013；64：1053-7.
7) Kosuwon W, et al. Ultrasonography of pulled elbow. J Bone Joint Surg Br 1933；75：421-2.

4章 脱臼

手根骨脱臼

概略

　手根骨脱臼は，比較的まれであるが，そのほとんどは月状骨周囲脱臼または月状骨脱臼である[*1]．高所からの転落，オートバイ事故，コンタクトスポーツなどの高エネルギー外傷により発生するため，多発骨折を合併することが多く，強い手関節痛と腫脹を生じる．しかし，橈骨遠位端骨折のような明らかな外観上の変形は呈さないため，視診のみで診断することは困難であり，合併するほかの骨折に目を奪われ，見逃されて陳旧化する例も少なくない．しかし，陳旧例では観血的操作でも整復が困難となり，近位手根列切除術などのサルベージ手術が必要となることが多いため，初診時に本外傷を正しく診断し，適切な治療を行う必要がある．

病態

　Mayfield ら[1]は，月状骨周囲脱臼と月状骨脱臼は，手関節伸展，尺屈，手根骨回外により，一定の損傷形式に従って，特定の靱帯が順次損傷されて生じることを報告し，この損傷形式を「progressive perilunar instability」として次の4段階に分類した[*2]．

　Stage 1：舟状月状骨間靱帯損傷による舟状月状骨間解離または舟状骨骨折．
　Stage 2：遠位手根列が背側に転位して有頭骨が月状骨に対して背側脱臼．
　Stage 3：月状三角骨間靱帯損傷または三角骨骨折．
　Stage 4：脱臼した有頭骨が月状骨を掌側に押して月状骨が橈骨月状骨窩から掌側に脱臼．

　月状骨（周囲）脱臼は，靱帯の断裂のみで発生する lesser arc injury と損傷経路に骨折を含む greater arc injury に大別できる．greater arc injury で経由する骨折には，橈骨茎状突起骨折，舟状骨骨折，有頭骨骨折，三角骨骨折，尺骨茎状突起骨折があり，経橈骨茎状突起月状骨（周囲）脱臼，経舟状骨月状骨（周囲）脱臼などとよばれる．

理学所見

　月状骨（周囲）脱臼では手関節の強い疼痛と腫脹を生じ，手指自動運動も疼痛のために制限されることが多い．手関節の運動時痛は高度で圧痛部位は広範で特定できないことが多い．正中神経麻痺を合併することが多いため，知覚の評価も重要である．

[*1]
月状骨周囲脱臼は，月状骨と橈骨の関係は保たれたままその他の手根骨が背側に転位する脱臼であり，月状骨脱臼は，月状骨周囲脱臼の状態から月状骨と橈骨の連続が断たれて月状骨が掌側に転位し，背側に脱臼していた手根骨がもとの位置に戻った状態である．

[*2]
受傷時に Stage 4 の月状骨脱臼であっても自然整復されて初診時には Stage 3 の月状骨周囲脱臼となっていることも多く，初診時の画像所見だけで重症度を判断することはできないことに注意が必要である．

149

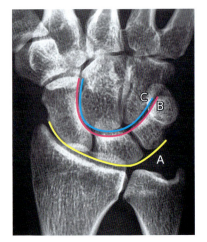

図1　Gilula line
近位手根列の近位を結ぶ線（A），近位手根列の遠位を結ぶ線（B），遠位手根列の近位を結ぶ線（C）はいずれも正常な手関節では滑らかである．

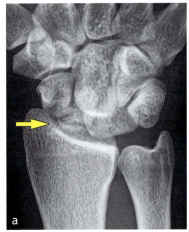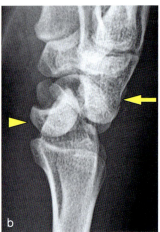

図2　経舟状骨月状骨周囲脱臼の受傷時単純X線像
a：正面像．舟状骨骨折（矢印）が明らかであり，Gilula lineの断裂，段差を認める．
b：側面像．有頭骨（矢印）が月状骨（矢頭）に対して背側に脱臼している．橈骨月状骨間の脱臼はない．

画像所見

正確な手関節の単純X線正面像と側面像により診断できる．正面像で，近位手根列の近位を結ぶ線，近位手根列の遠位を結ぶ線，遠位手根列の近位を結ぶ線はいずれも正常な手関節では滑らかである（図1）．これらの線はGilula lineとよばれ，不整なときは，手根骨骨折や脱臼が疑われる（図2a）[2]．側面像で有頭骨と月状骨の位置関係を観察し，有頭骨が月状骨に対して背側に脱臼していることを確認した後，橈骨と月状骨の位置関係を観察し，橈骨と月状骨の関係が保たれていれば月状骨周囲脱臼であり，月状骨が橈骨に対して掌側に脱臼していれば月状骨脱臼と診断される（図2b）[*3]．

CT撮影も有用であり，矢状断像や3D-CT像により，脱臼や骨折の詳細が明らかとなる（図3）．

徒手整復

新鮮例の月状骨（周囲）脱臼は，可及的すみやかに徒手整復する必要がある．しかし，局所麻酔での整復は困難であり，腋窩神経ブロックや全身麻酔による筋弛緩が必要である．

徒手整復の方法は，牽引下に手関節伸展位で月状骨を押さえ，手関節を屈曲させながら背側から有頭骨を押し込んで月状骨遠位の本来の位置に戻す．しかし，橈骨茎状突起骨折や舟状骨骨折を伴う症例（greater arc injury）では徒手整復できても容易に再脱臼してしまうことも多い．徒手整復後はギプスシーネ固定を行うが，保存的治療で良好な治療成績を得ることは難しく，徒手整復は応急処置であり，手術療法までの待機的処置と考えたほうがよい[*4]．

*3
正確な側面像を撮影することが重要であり，疼痛のため正確な側面像が撮影できないことも多いが，その場合は以降の処置に備え，腋窩神経ブロックを行ってから撮影するとよい．

*4
観血的手術は手関節の正確な解剖学的な知識と経験が必要なため，経験豊富なスタッフにより行われるべきである．徒手整復で脱臼が整復されていれば観血的手術まで数日間の待機は可能であるが，徒手整復が保てず観血的手術まで時間がかかるようであれば脱臼を整復してKirschner鋼線で手根骨間を仮固定しておいたほうがよい．

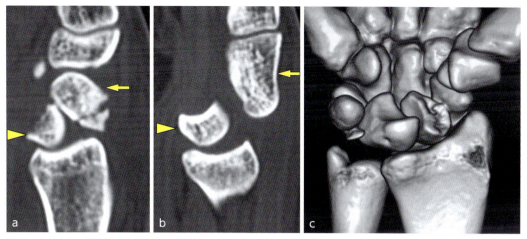

図3 経舟状骨月状骨周囲脱臼の単純 CT 像
a：矢状断像．舟状骨遠位骨片（矢印）は近位骨片（矢頭）に対して背側に大きく転位している．
b：矢状断像．有頭骨（矢印）は月状骨（矢頭）に対して背側に脱臼している．橈骨月状骨間は背側が開大しているが，脱臼はない．
c：3D-CT 像．舟状骨骨折および月状骨周囲脱臼が明らかである．

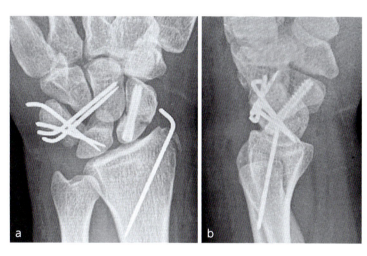

図4 経橈骨茎状突起経舟状骨月状骨周囲脱臼の術後単純 X 線像
a：正面像．b：側面像．
舟状骨骨折はヘッドレススクリュー，橈骨茎状突起骨折は Kirschner 鋼線で固定され，月状三角骨間，三角有鉤有頭骨間は Kirschner 鋼線で仮固定されている．

■ 手術療法

　lesser arc injury では，舟状月状骨間，月状三角骨間を整復して Kirschner 鋼線で仮固定し，舟状月状骨間靱帯，月状三角骨間靱帯を縫合する．経舟状骨月状骨周囲脱臼では，舟状骨骨折を整復してヘッドレススクリュー固定を行う（図4）．

（西脇正夫）

■文献

1) Mayfield JK, et al. Carpal dislocations：pathomechanics and progressive perilunar instability. J Hand Surg Am 1980；5：226-41.
2) Gilula LA. Carpal injuries：analytic approach and case exercises. AJR Am J Roentgenol 1979；133：503-17.

4章 脱臼

手指の脱臼

■ 概略

手指の脱臼は頻度が高く，日常診療でもよく経験する．しかし，手指は繊細で複雑な構造をもつため，受傷後時間がたってからの治療では変形や関節拘縮などの後遺症を残す可能性が高く，適切な診断と治療を受傷後すみやかに行う必要がある．

■ 発生機序

1. 手指 PIP 関節

脱臼方向により，背側脱臼，側方脱臼，掌側脱臼に分類されるが，背側脱臼が大部分を占める．

a. 背側脱臼

ボールが指尖部に当たることなどにより受傷し，過伸展損傷と軸圧損傷に分けられる．

骨折を伴わない場合は，通常，過伸展損傷であり，掌側板が中節骨付着部から断裂し，側副靱帯が縦に裂けて中節骨が基節骨頭の背側に騎乗する．過伸展損傷では，中節骨基部掌側の関節面に掌側板の裂離骨片を伴うことも多いが，裂離骨片は小さく，中節骨本体に正常に残された関節面は大きいことがほとんどである（図1a）．

一方，基節骨頭からの軸圧により中節骨基部関節面の掌側に陥没骨片を生じることも多く，その場合は中節骨関節面の正常に残された部分は小さいことが多い（図2）．

b. 側方脱臼

片側の側副靱帯が断裂し，掌側板も部分断裂して生じる．

c. 掌側脱臼

PIP 関節以遠に強い回旋力が加わることにより片側の側副靱帯が断裂して中節骨が掌側に回旋脱臼し，基節骨骨頭が中央索と側索のあいだを突き破って突出することがある（図3）．回旋を伴わない掌側脱臼では中央索が断裂している．

2. 手指 DIP 関節・母指 IP 関節

靱帯構造は手指 PIP 関節と同様であるが，レバーアームが小さく，屈筋腱と伸筋腱の停止部によって補強されているため，脱臼の頻度は低い．背側脱臼が大部分を占め，開放創を伴うことが多い（図4）．軸圧により生じ，末節骨基部背側に大きな骨片を伴う骨性槌指（mallet finger）では，掌側亜脱臼する

▶ PIP 関節：近位指節間（proximal interphalangeal）関節.

▶ DIP 関節：遠位指節間（distal interphalangeal）関節.

▶ IP 関節：指節間（interphalangeal）関節.

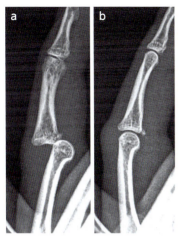

図1 過伸展損傷による左環指PIP関節背側脱臼骨折の単純X線側面像
a：受傷時，b：徒手整復後．

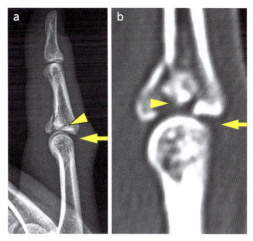

図2 軸圧損傷による右示指PIP関節背側脱臼骨折
a：単純X線側面像，b：CT矢状断像．
中節骨基部に掌側骨片，陥没骨片（矢頭）を伴ってPIP関節は背側亜脱臼している．背側の関節裂隙が開大する"V"signが確認できる（矢印）．

ことが多い（図5）[*1]．

3. 手指MP関節

外傷により発生するものは，ほとんどが示指か小指の背側脱臼である．過伸展により掌側板が近位側から断裂して基節骨と中手骨頭のあいだに入り込み，また，Kaplan[2)]が示したように掌側板，A1 pulley，屈筋腱，虫様筋，小指外転筋のあいだに中手骨頭が挟まり，徒手整復困難となることが多い（complex dislocation）．

4. 母指MP関節

ほとんどが背側脱臼であり，過伸展により掌側板の断裂を伴って生じる（図6）．掌側板は近位側で断裂することが多いが，種子骨やその遠位で断裂することもある．

診断

正確な正面と側面の単純X線像が必須であり，斜位像では脱臼，亜脱臼や骨折の評価は困難で見逃されることがある．とくに側面像が重要であり，基節骨両顆部が重なり，関節裂隙が確認できるように撮影する必要がある．DIP関節やPIP関節の軽度の背側亜脱臼は見逃されることが多く，正確な側面像で背側の関節裂隙が開大する"V"signに注意する必要がある（図2a）．

関節面の亜脱臼の程度の正確な診断や陥没骨片の診断にはCT像が有用である（図2b）．

[*1]
背側骨片が大きい骨性槌指は，DIP関節を過伸展するように軸圧が加わることにより発生し，新鮮屍体を用いた生体工学的研究では，背側骨片の大きさが関節面の52％以上を占める場合には全例が掌側亜脱臼したことが報告されている[1)]．背側骨片が小さい骨性槌指は，DIP関節伸展位で屈曲強制されて生じる裂離骨折であることが多く，関節の安定性は良好で脱臼は生じない．

▶MP関節：中手指節（metacarpophalangeal）関節．

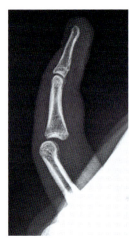
図3 回旋を伴う右小指PIP関節掌側脱臼の単純X線側面像

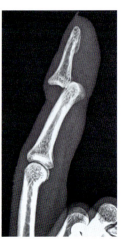
図4 左中指DIP関節背側脱臼の単純X線側面像

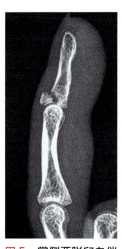
図5 掌側亜脱臼を伴う左中指骨性槌指（mallet finger）の単純X線側面像

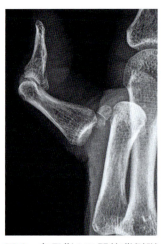
図6 右母指MP関節背側脱臼の単純X線側面像

治療

1. 手指PIP関節

a. 背側脱臼

骨片を伴わない場合には，指ブロック下に牽引することにより容易に整復され，整復後も安定していることが多い（図1b）．徒手整復後に自動運動が問題なく行えて側方不安定性がなく，単純X線像で整復位が良好なことが確認できれば，疼痛が軽減するまで約1週間PIP関節伸展位で外固定を行った後，隣接指とbuddy tapingして自動運動を開始する*2．

骨片を伴う場合でも，過伸展損傷では，掌側骨片は小さく，残された正常な関節面が大きいため，牽引操作により脱臼は容易に整復され，徒手整復後の安定性は良好なことが多く，骨片を伴わない場合と同様の治療方針となる*3．

軸圧損傷であっても陥没骨片を伴わず中節骨基部の関節面が2/3以上保たれていれば，徒手整復後も安定するため保存療法が可能であるが，多くの例では中央に陥没骨片を伴って残された関節面は小さく，徒手整復しても不安定で亜脱臼が残存するため，手術療法が必要となる*4．

b. 側方脱臼

側方脱臼も牽引操作により容易に整復されることが多い．側副靱帯損傷を合併しているため，徒手整復後は側方不安定性と単純X線像での整復位を確認する．側副靱帯損傷に対してbuddy tapingを中心とした保存療法を行うか，靱帯縫合術を行うかは側方不安定性の程度と患者の活動度により決定する．

c. 掌側脱臼

回旋を伴って掌側脱臼している例では，伸展位で牽引すると中央索と側索に

*2
隣接指とbuddy tapingを行うと，可動域を保ったまま側方への負荷を避けることができる．日常生活では橈側よりも尺側に負荷が加わりやすいため，buddy tapingは尺側指よりも橈側指と行うほうが有効であり，中指の損傷では示指，環指では中指，小指では環指とtapingを行うが，示指では橈側指とtapingできないため中指と行う．短い指よりも長い指と行うほうが有効である．

*3
保存療法では掌側骨片の回転転位が残存することが多く，回転転位を整復するために手術療法を勧める報告もあるが，回転転位が残存して骨癒合が得られなくても疼痛や可動域制限を残すことはほとんどなく，骨癒合を目指す必要はない[3]．逆に骨癒合を得るためにPIP関節屈曲位で外固定を行うと屈曲拘縮が残存するので避けるべきである．

よる基節骨骨頭の締め付けがかえって強くなるため，MP 関節と PIP 関節を屈曲位にして掌側に偏位した側索を弛緩させた状態で牽引して整復する．徒手整復できない場合は，観血的治療が必要となる．回旋を伴わない掌側脱臼の場合は，通常，容易に徒手整復できるが，中央索が断裂しているため，徒手整復後は PIP 関節を伸展位で約 6 週間固定する必要がある．

2. 手指 DIP 関節・母指 IP 関節

指ブロック下に牽引することにより，通常，容易に整復される．開放創がある場合には関節内を十分に洗浄する必要がある．徒手整復後の安定性は良好なことが多いが，側方不安定性を評価し，自動運動が問題なく行えることと単純 X 線像での整復位を確認する．安定性が良好であれば DIP 関節を伸展位で約 3 週間固定してから自動可動域訓練を開始する．徒手整復が困難な場合には，断裂した掌側板が嵌入している可能性があり，観血的治療が必要となる．

掌側亜脱臼のある骨性槌指では，通常，背側骨片が大きく，残された関節面が小さく不安定であり，手術療法が必要である．

3. 手指 MP 関節

徒手整復可能な simple subluxation と徒手整復不能な complete（complex）dislocation を区別する必要がある．simple subluxation では，掌側板が中手骨頭を覆っているが，挟まってはいないため，基節骨基部背側を遠位掌側に押し込むことにより整復される．過伸展させて牽引すると掌側板が背側に転位して中手骨頭と基節骨基部のあいだに挟まって complete（complex）dislocation に移行してしまうので注意が必要である．complete（complex）dislocation では観血的治療が必要である．

4. 母指 MP 関節

母指基節骨基部背側を掌側に押し込むことにより容易に整復されることが多いが，掌側板や長母指屈筋腱が嵌頓して整復障害となることもあり，徒手整復できなければ観血的操作でこれらの嵌頓を除去する必要がある．

（西脇正夫）

---

*4
新鮮屍体を用いた生体工学的研究では，中節骨基部掌側骨片の大きさが関節面の 20％では PIP 関節は全例で安定しており，40％では症例により背側亜脱臼し，60％と 80％では全例が背側亜脱臼している[4]．

■文献

1) Husain SN, et al. A biomechanical study of distal interphalangeal joint subluxation after mallet fracture injury. J Hand Surg Am 2008；33：26-30.
2) Kaplan EB. Dorsal dislocation of the metacarpophalangeal joint of the index finger. J Bone Joint Surg Am 1957；39：1081-6.
3) 佐々木孝ほか．PIP 関節過伸展損傷の治療成績．日手会誌 1992；9：173-5.
4) Tyser AR, et al. Stability of acute dorsal fracture dislocations of the proximal interphalangeal joint：a biomechanical study. J Hand Surg Am 2014；39：13-8.

4章 脱臼

股関節脱臼

■ 概略

　股関節脱臼は比較的まれな外傷であるが，緊急処置を要する点から，整形外科外傷として重要な位置を占める[1-5]．とくに後方脱臼は骨折を伴うことが多いのが特徴である[6]．一般的には若年者から壮年者の高エネルギーにより生じる外傷であり，脱臼骨折の場合の臨床成績は必ずしも良好とはいえない[7-9]．一方，非コンタクトスポーツ[*1]などの比較的軽微な外力によって脱臼が生じる場合もあり[2,9]，クリニックを直接受診する可能性もあるため注意が必要である．

■ 分類

　股関節脱臼は後方脱臼と前方脱臼に大きく分けられ，さらに前方脱臼は前上方脱臼（腸骨上または恥骨上脱臼）と前下方脱臼（閉鎖孔脱臼）に分けられる[1,2,4]．日常臨床で遭遇するのは圧倒的に後方脱臼が多い[5]．前方脱臼は全股関節脱臼の約10%と報告されており，前下方脱臼の頻度が高い[10]．

　純粋な脱臼と骨折を伴う脱臼骨折がある[*2]．骨頭の円靱帯付着部の裂離骨折のみが合併する場合は，純粋な脱臼と同等と考えてよい．股関節脱臼骨折では，寛骨臼や大腿骨頭の骨折がしばしば合併する[6,8][*3]．

　以前は寛骨臼骨折に伴って大腿骨頭が内方化したものを中心性脱臼とよんでいた[2]．しかし，定義が曖昧であり，そもそも関節面との接触が残存していて脱臼とはいえないことから，世界的にこの用語は誤称として用いられなくなってきている[2][*4]．

■ 診察と診断

　股関節脱臼では他部位の損傷を合併していることが少なくないため，全身を診察する必要がある[1,5,6][*5]．患側股関節の痛みと変形から股関節外傷を疑い，股関節正面単純X線写真を撮影する．疼痛と全身状態が許せば骨盤の両斜位単純X線写真を加えるのが望ましい．脱臼の場合には股関節は通常バネ様固定されていて，Lauenstein（ラウエンシュタイン）像は撮影不可能である．大腿骨頚部の軸位像（cross-lateral像）が撮影できれば診断の参考になる[5]．

　骨折を伴わない脱臼では特徴的な下肢肢位を呈するため，外表所見からある程度診断可能である[6]．後方脱臼では，股関節は内旋・内転・軽度屈曲する．前下方脱臼では股関節は大きく外旋・外転・屈曲する．前上方脱臼は外表所見上診断が難しいが，皮下に骨頭を触れ，股関節は外旋・外転・伸展する．

　後方脱臼に後壁骨折を合併した場合，大腿骨頭がストレスなく後方に移動し

＊1

スポーツ外傷としてはフットボール，ラグビーなどのコンタクトスポーツ以外に，野球，バトミントン，サッカー，バスケットボール，サーフィンなどで生じることが報告されている[9]．

＊2

脱臼は多くの場合，重度の関節包の破綻を伴って生じる．ただし，大きな寛骨臼後壁骨折を伴っている場合は，大腿骨頭は骨折部を通して脱臼するため，関節包の一部は損傷しているが，大部分は後壁骨片に付着したままである．

＊3

合併する骨折は寛骨臼後壁成分，次いで大腿骨頭の頻度が高い[7,8]．寛骨臼後壁は粉砕していることがあり，後柱成分まで広く骨折線が及ぶこともある．大腿骨頭骨折は脱臼時に寛骨臼辺縁に骨頭が衝突して生じるため，剪断外力によりさまざまな大きさの骨片を生じうる．さらに，骨盤輪の骨折や大腿骨頚部・骨幹部の骨折を合併している場合がある[8]．

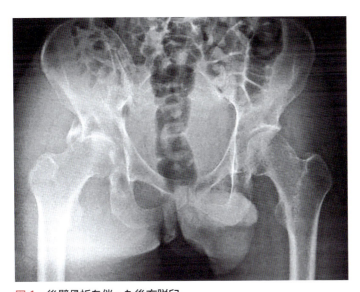

図1　後壁骨折を伴った後方脱臼
一見，脱臼していないようにみえる点に注意する．関節裂隙が全周性に追えない場合は脱臼を疑う（右股関節）．

うる．このため特徴的な脱臼肢位を取らないことがあり，とくに後壁骨片が大きい場合にみられやすい．この大きな後壁骨片を伴った後方脱臼と，前上方脱臼は寛骨臼とほぼ同じ高さに脱臼した大腿骨頭が位置することがあるため，股関節正面単純X線写真1枚のみでは，注意して読影しないと脱臼を見逃す可能性がある[1,2]．左右の股関節を比べると，わずかな求心位の異常（関節裂隙の一部消失）や左右の大腿骨頭の大きさの違い（後方脱臼では患側骨頭が健側より小さくなり，前上方脱臼では患側骨頭が健側より大きくなる）で異常所見に気づくことができる[2]（図1）．Shenton（シェントン）lineが崩れているのも外傷性脱臼を示唆する所見である[2]．疑った場合には，さらなる評価のためCT撮影を考慮する[5]．

■ 治療の考え方

1. 基本方針

股関節脱臼は骨折の有無によらず緊急処置の対象となる．脱臼位のままだと大腿骨頭荷重部を栄養している内側大腿回旋動脈が引き延ばされ，圧迫やよじれが生じる．整復までの時間が長くなるほど，将来的な大腿骨頭壊死の発生確率が増加すると報告されている[3]．受傷時に血管が断裂してしまう症例もあるため，明確な整復までの許容時間は明らかになっていない．文献上では受傷6時間以内に整復した場合の大腿骨頭壊死発症率が4.8%であるのに対し，6時間以降が52.9%という報告や，12時間以内整復と比較して，12時間以降に整復は大腿骨頭壊死発生のオッズ比が5.6倍になるという報告がある[1,3]．

*4
高齢者の脆弱性寛骨臼骨折が増加してきており，通常の分類に当てはまらない骨折型を目にすることがある．寛骨臼内側壁部分のquadrilateral surfaceに丸く孔が開くように骨折が生じ，そこから大腿骨頭が「中心性脱臼」としか表現できない転位を示すことがある．強直性痙攣発作後などにみられ，両側同時受傷のこともある．

*5
股関節後方脱臼の約20%に坐骨神経損傷が合併する[1,5]．感覚障害のみのほか，脛骨神経領域はまったく異常のない，腓骨神経麻痺の症状を呈することが少なくない[1,2,9]．また，後方脱臼の場合には膝関節周囲の損傷が3割程度に，MRIまで撮像すると最大9割程度の症例に合併していると報告されている[1,2,9]．

■ 4章　脱臼

2. 脱臼整復法

　緊急処置として鎮痛・鎮静下，場合により筋弛緩下に徒手整復を行う[*6]．さまざまな整復法が考案されているが，後方脱臼で最も一般的なのは Allis 法か修正 Allis 法である[1,5,6]．この手技はできれば 2 人以上で行い，一人が健側に立ち骨盤（両側の腸骨稜）を押さえて安定化させる．もう一人が膝関節と股関節を大腿骨長軸方向に軽度牽引する．その後，膝・股関節の屈曲角度を 90°に近づけ，膝関節を支えにしつつ，大腿骨遠位長軸方向に股関節を引き上げ，わずかに内外旋を許容する操作で整復する[1,6]．

　前下方脱臼の整復法は，外旋・外転・屈曲している大腿骨軸に沿った牽引を加えるとよい（Allis 法と同じような手技となる）．前上方脱臼の整復は，股関節を軽度伸展させながら長軸方向に牽引する[10]．

3. 脱臼整復不成功の場合

　1 回目の徒手的な脱臼整復が不能であった場合の理由としては，十分な鎮痛や筋弛緩が図れなかった可能性のほか，合併した骨折が障害因子となり整復不能となることが考えられる[1]．そのほか，骨頭骨折部の後壁への陥入，軟部組織の介在などから，徒手整復困難症例は脱臼全体の 15% 程度に生じるといわれている[11,12][*7]．徒手整復操作は多くても数回以内にとどめ，整復困難な場合はさらなる関節軟骨損傷や医原性骨折を起こさないよう，観血的整復にすみやかに移行することが望ましい[1,11]．繰り返した強引な徒手整復による医原性大腿骨頚部骨折は股関節脱臼の最も深刻な合併症といわれている[8,11,12][*8]．2 回目以降の整復は薬剤の変更や，人員の交替・補充，さらには観血的整復の可能性まで考慮して手術室の全身麻酔下で行うなど，環境を整える必要がある．

■ 整復後の評価

　合併した後壁骨折の内固定の必要性判断においては，骨片の大きさのほか，動的不安定性の有無が重要であり，判断に迷う症例では整復後に透視下に股関節を 90°まで屈曲して再脱臼しないか確認するストレス・テスト実施が推奨されている[1,5,6]．

　整復後は必ず CT 撮影を行い，求心位に整復されているか，小骨片が関節内に迷入していないかを確認する[1,2,6]．円靱帯付着部骨頭の裂離骨折が，陥凹した寛骨臼窩に安定して存在している場合は保存的治療が可能である[8]．一方，荷重面に移動しうる小骨片は，変形性股関節症の原因となるためできる限り摘出が望ましい．

■ 手術適応の判断

1. 徒手整復不能例

　整復不能例の観血的整復については，脱臼方向からアプローチするのを原則とするため，後方脱臼では後側方アプローチを選択することが多い[1,12]．後壁骨折がない場合は前方からのアプローチを推奨する意見もある[11]．前方脱臼で

*6
整復前に撮影した単純 X 線写真や CT で大腿骨頚部骨折が発見される場合がある．頚部骨折合併例では骨折転位を増悪させる可能性が高いため，徒手整復は禁忌となっている[1,2,8]．緊急手術での頚部骨折観血的内固定術と脱臼観血的整復術を要する[12]．

*7
股関節脱臼の徒手整復不能例はほとんどが後方脱臼である．前方脱臼は整復が容易であることが多いが，関節包や大腿直筋や腸腰筋腱が嵌頓して観血的整復を要する症例が報告されている[10]．

*8
整復前に患者には「避けられない合併症」として頚部骨折が生じる可能性があることを説明する．万が一頚部骨折が生じた場合には，すみやかに緊急観血的整復内固定術に移行する[11,12]．

は前方から進入し，関節包を切開後に頸部を絞扼している軟部組織を切離して脱臼を整復する．

2. 整復後に求心位が得られない症例

脱臼整復後の画像検査で求心位が得られていない場合，小骨片や関節唇などが関節内に嵌頓していないか慎重に検討する．血腫が縮小した数日後に再撮影した画像でも求心位が得られていない場合は，将来，高率に変形性股関節症に移行するため観血的（関節鏡視下を含む）手術による異物除去や修復術が必要となる．

3. 合併した骨折の整復内固定が必要な例

股関節の易脱臼性を伴う寛骨臼後壁骨折では，正確な骨折部の整復とバットレスプレートによる強固な内固定が必須となる[*9]．高齢者の後壁粉砕症例では一期的な急性期の人工股関節置換術を考慮してもよい．骨頭骨折合併例の手術適応については，骨頭骨片が小さく転位も少ない場合には，保存療法か骨片摘出が一般には推奨されている[8]．しかし，骨片の大きさの評価は単純X線写真では限界があり，最近では三次元構造を加味して関節適合性を考慮した治療方針を決定すべきとの報告もある[8,13][*10]．

■ 脱臼整復後の安静とリハビリテーション

以前は整復後には軟部組織の治癒促進目的で患肢の介達牽引を3週間程度行うことが広く行われていた[1]．しかし，関節包の破綻はあっても，立位など股関節中間位の垂直荷重のみであれば脱臼は生じることはない．このため，現在は股関節の装具装着や牽引は一般的ではなく，股関節屈曲90°までの制限を行い，車いす移乗や軽度の股関節可動域訓練を許可する方針を支持する意見が多い[1,5]．

ただし，脱臼に伴って骨頭荷重部の骨挫傷を生じている症例があることには注意が必要である[*11]．早期に荷重を許可するのであれば，MRIのSTIR像で骨挫傷の部位や範囲を評価することが望ましい[6]．関節包などの軟部組織の修復を待つため，通常は全荷重歩行を控え，数週間は松葉杖使用下のtoe-touch歩行が推奨される[1,5]．

受傷時から坐骨神経麻痺を生じている場合は，下垂足による歩行障害対策として短下肢装具を作製する．麻痺の改善率は70%程度（30%程度の患者では回復しない）とされるが，脱臼していた時間にも関連があるとされる[2]．坐骨神経麻痺は受傷後2年程度までは回復傾向を示すため，早期に回復しない場合でも粘り強くリハビリテーションを行うべきである[1,2]．

■ 遅発性の合併症

大腿骨頭壊死症と変形性股関節症が2大合併症である[1,2,9,16]．

[*9]
後壁骨折に限らず，股関節後方脱臼を合併した寛骨臼骨折後の機能予後に最も関連する因子は，脱臼整復までの時間ではなく関節面の整復度合いであると報告されており[14]，質の高い手術手技が要求される．

[*10]
骨頭骨折と転位型頸部骨折が合併した後方脱臼例は，高率に大腿骨頭壊死を合併する．基本戦略は緊急整復内固定の適応だが，若年者を除くと一期的人工股関節全置換術を勧める意見が多い[8,15]．

[*11]
前下方脱臼（閉鎖孔脱臼）では，骨頭が寛骨臼下縁と衝突するため，しばしば骨頭上前外側部の骨軟骨損傷を生じる．単純X線写真で骨頭外側の陥没が確認できる症例もある．

1. 大腿骨頭壊死症

受傷早期に将来の大腿骨頭壊死発生を予想するのは困難である。従来，2年間は単純X線写真での経過観察が必要とされてきた[1, 10, 17]。現在は大腿骨頚部骨折での報告に準じて，受傷6か月経過時点のMRIで大腿骨頭壊死の所見がなければ，将来的な大腿骨頭壊死はほぼ否定できると考えられている[17]。大腿骨頭壊死の所見が確認されたら，特発性大腿骨頭壊死症診療ガイドラインに準じて経過観察や治療を行う[18]。

2. 変形性股関節症

脱臼時には骨頭骨挫傷のほか，肉眼的・画像的に骨頭の曲率の変形や陥没がみられる場合がある[1]。また，脱臼骨折では骨折の整復手術後でも，関節面のgapやstep-offが残存してしまう症例もある。数年～数十年の経過で変形性股関節症変化を生じてくる場合があるため，患者への丁寧な説明が重要である[1, 9]。

■ 診療のポイント

股関節後方脱臼骨折例は早期の鎮静・鎮痛，可能であれば筋弛緩下の徒手整復が必要である。ただし，徒手整復が困難なことがあり，緊急観血的整復術を常に念頭において治療にあたる。脱臼整復後はCTを撮影し，合併した骨折の状態や転位の状況により，観血的手術が必要か判断する。将来の大腿骨頭壊死症や変形性股関節症の発症の可能性を念頭に長期的な経過観察を行う。

(鈴木　卓)

■文献

1) Foulk DM, Mullis BH. Hip dislocation：evaluation and management. J Am Acad Orthop Surg 2010；18：199-209.
2) Mandell JC, et al. Traumatic hip dislocation：What the orthopedic surgeon wants to know. Radiographics 2017；37：2181-201.
3) Ahmed G, et al. Late versus early reduction in traumatic hip dislocations：a meta-analysis. Eur J Orthop Surg Traumatol 2017；27：1109-16.
4) Dawson-Amoah K, et al. Dislocation of the hip：A review of types, causes, and treatment. Ochsner J 2018；18：242-52.
5) Gottlieb M. Managing posterior hip dislocations. Ann Emerg Med 2022；79：554-9.
6) 新藤正輝. 股関節脱臼・脱臼骨折. 関節外科 2012；31：250-3.
7) Nicholson JA, et al. Native hip dislocation at acetabular fracture predicts poor long-term outcome. Injury 2018；49：1841-7.
8) Menger MM, et al. Fractures of the femoral head：a narrative review. EFORT Open Rev 2021；6：1122-31.
9) Jaecker V, et al. Intermediate to long-term results following traumatic hip dislocation：Characteristics, CT-based analysis, and patient-reported outcome measures. J Bone Joint Surg Am 2024；106：346-52.
10) Tarchichi J, et al. Anterior hip dislocation：A current concepts review and proposal of management algorithm. Injury 2024；55：111252.
11) Mehta S, Routt ML Jr. Irreducible fracture-dislocations of the femoral head without posterior wall acetabular fractures. J Orthop Trauma 2008；22：686-92.

12）永野賢一ほか．股関節後方脱臼骨折の徒手整復不能例の検討．骨折 2020；42：123-7.

13）Chiron P, et al. Fracture-dislocations of the femoral head. Orthop Traumatol Surg Res 2013；99：S53-66.

14）Bhandari M, et al. Predictors of clinical and radiological outcome in patients with fractures of the acetabulum and concomitant posterior dislocation of the hip. J Bone Joint Surg 2006；88B：1618-24.

15）Scolaro JA, et al. Management and radiographic outcomes of femoral head fractures. J Orthop Traumatol 2017；18：235-41.

16）Kellam P, Ostrum RF. Systematic review and meta-analysis of avascular necrosis and posttraumatic arthritis after traumatic hip dislocation. J Orthop Trauma 2016；30：10-6.

17）日本整形外科学会診療ガイドライン委員会/大腿骨頚部/転子部骨折診療ガイドライン策定委員会．骨頭壊死．late segmental collapse の発生率．大腿骨頚部/転子部骨折診療ガイドライン．改訂第 3 版．南江堂；2021．p.73.

18）日本整形外科学会/厚生労働省指定難病特発性大腿骨頭壊死症研究班．治療．特発性大腿骨頭壊死症診療ガイドライン．南江堂；2019．p.53.

4章 脱臼

小児の膝蓋骨脱臼・亜脱臼

概略

膝蓋骨の正中稜が大腿骨顆部の外側縁を乗り越えた状態を脱臼と呼称し，乗り越えるには至らないものの外側に偏位している状態を亜脱臼とよぶ（図1）．膝蓋骨脱臼・亜脱臼は思春期以降の女性に好発し，肩関節脱臼と同様に再発率が高いことで知られている[1]．脱臼の原因には，外傷エネルギーの大きさよりも解剖学的な脱臼素因のほうが関与が強いとされ，その素因によって再発率も高いと考えられている．諸家の報告では保存療法後の約1/3に再脱臼を生じ，再脱臼しないまでも亜脱臼位の状態が続いたり，不安定感や疼痛が残存したりするものも含めればその数はさらに多くなる[2]．Magnussenらによれば3年間の保存療法後に完全に運動復帰できたのはわずか26.4％であった[3]．

膝蓋骨脱臼は大きく，急性，反復性，習慣性，恒久性に分類されるが[*1]，本項では急性を中心に論述する．

病態

人体で最大の種子骨である膝蓋骨は，大腿四頭筋による膝関節伸展力を膝蓋靭帯を介して脛骨に伝達しており，効果的に筋力を伝達するためには大腿骨膝蓋溝（patellar groove）内をぶれずに安定して滑走する必要がある．しかし，冠状断面でみると，大腿四頭筋の長軸に対して，膝蓋靭帯の長軸が軽度外反に位置しており（Q-angle），大腿四頭筋の緊張は膝蓋骨を外側に偏位させる分力を生じさせてしまう（図2）．このため，たいていの場合で膝蓋骨は外側に脱臼し，内側に外れることはきわめてまれである．X脚などでQ-angleが大きくなると，外側への分力が大きくなり脱臼のリスクが高まる[*2]．

膝蓋骨の安定には，①膝蓋骨と大腿骨膝蓋溝の骨性制動と②膝蓋骨周囲の軟部組織による制動，の2つの支持機構が関与しており[4]，とくに膝蓋骨形成不全や大腿骨膝蓋溝の形成不全は古くから膝蓋骨脱臼との関係が指摘されている．1990年代以降，内側膝蓋大腿靭帯（medial patellofemoral ligament：MPFL）に関する研究が進み，内側の軟部組織支持機構も骨性制動と同等に膝蓋骨の安定に重要であることが証明された[5]．

再脱臼のリスクは症例により異なるため，初回脱臼時には，各症例の解剖学的素因を勘案して再発のリスクに応じた治療法を選定することが望まれる（表1）．

骨形態上の再脱臼リスク因子は，大きくQ-angleの増大と膝蓋大腿関節の適合不良とに分けられる．Q-angleの増大は大腿骨遠位もしくは脛骨近位での外反変形だけでなく，脛骨結節が大腿骨膝蓋溝に対して外方に位置することで

*1
外傷による初回脱臼を急性，普段は脱臼することなく屈伸可能だがわずかな外力で繰り返し脱臼するものを反復性，一定の可動範囲で必ず脱臼するものを習慣性，常に脱臼位にあるものを恒久性と分類する．

*2
Q-angleの平均は15°で，20°以上で再脱臼のリスクが高くなると考えられている[4]．

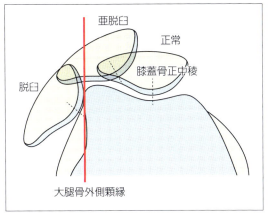

図1 膝蓋骨脱臼・亜脱臼

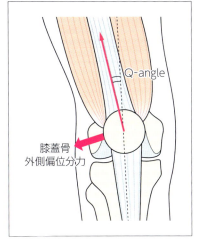

図2 Q-angleと膝蓋骨外側偏位分力の関係
Q-angle＝180－外反角．

表1 膝蓋骨再脱臼のリスク因子と手術方法

	大分類	細分類	手術法
骨形態	Q-angleの増大（＞20°）	外反膝 脛骨結節の外側偏位	guided growth，内反矯正骨切り 脛骨粗面内側移動，膝蓋腱形成
	膝蓋大腿関節の適合不良	大腿骨膝蓋溝の形態異常 膝蓋骨の形態異常 膝蓋骨高位	大腿骨膝蓋溝形成 膝蓋腱形成，脛骨粗面遠位移動
軟部組織	内側支持機構の機能不全	膝蓋骨内側靱帯・支帯の弛緩 内側広筋の機能不全 全身的関節弛緩	靱帯再建，内側膝蓋支帯の縫縮 四頭筋腱移行
	外側支持機構の過緊張	膝蓋骨外側支持機構の拘縮 腸脛靱帯の短縮	外側膝蓋支帯の解離 腸脛靱帯の切離・延長

も生じる．

　膝蓋大腿関節での骨性制動が不十分となる原因には，膝蓋骨自体の低形成，大腿骨膝蓋溝の低形成に加えて膝蓋骨の位置が高位であることもあげられる．

　内外側の軟部支持機構のバランスも膝蓋骨の安定性にきわめて重要で，内側支持機構が機能不全をきたす原因としてMPFLを主とした静的な支持機構の弛緩に加えて，内側広筋の筋力低下による動的支持機構の機能不全があげられる．

■ 診断

　膝蓋骨脱臼・亜脱臼はスポーツ活動中や階段昇降中に膝崩れを起こしたり，膝蓋骨に不安定感を自覚して受診することが多い．一方で，受診時にはすでに整復位に戻っていることが多いため，その半数が見逃されているのではないかともいわれている[6]．

　膝関節内血腫に伴う膝蓋跳動が認められ，用手的に膝蓋骨を外側に偏位させ

■ 4章　脱臼

表2　膝蓋骨脱臼を合併する症候群

多発関節弛緩	Down（ダウン）症候群
	Ehlers-Danlos（エーラス-ダンロス）症候群
	Larsen（ラーセン）症候群
	Marfan（マルファン）症候群
膝蓋骨低形成	nail-patella 症候群
	small patella 症候群
	genitopatellar 症候群
	Meier-Gorlin（マイヤー-ゴーリン）症候群
その他	Kabuki 症候群
	Ellis-Van Creveld（エリス-ファンクレフェルト）症候群
	Rubinstein-Taybi（ルビンシュタイン-ティビ）症候群
	Turner（ターナー）症候群

ると疼痛が再現される（patellar apprehension test）ことで診断に至る．関節内血腫が大量である場合には，骨軟骨骨折やその他の損傷を伴っている可能性も考慮すべきである[*3, 4]．

　腫れや疼痛が軽症である場合は，受傷のきっかけもつまずいただけなどと軽微であることが多く，潜在的な膝蓋骨の不安定性が示唆されるため，慎重に前述の再脱臼リスク因子を評価する必要がある．また，膝蓋骨脱臼を合併しやすい症候群は多数存在しているが（表2），小児期ではあらかじめ診断がついておらず脱臼が初発症状となる場合もあるため注意が必要である．

■ 検査

　単純X線，CT，MRIなどの画像検査は，脱臼の診断や骨軟骨骨折の有無を確認するためだけでなく，不安定性の評価や再発リスクのプロファイリングを行うために重要である．単純X線は正面像，側面像に軸写像を加えた3方向撮影を実施し，下記の項目を評価する[4, 9]．

1.　膝蓋骨不安定性の評価
a.　膝蓋骨の傾斜
　単純X線軸写像において tilting angle を計測し，20°以上は膝蓋骨が亜脱臼位にあり不安定であると判定する（図3a）．
b.　膝蓋骨の外側偏位
　単純X線軸写像において lateral shift ratio を計測し，正常値は10%以下とされている（図3b）．

2.　再発リスクの評価
a.　膝蓋骨の形態異常
　単純X線軸写像において Wiberg-Baumgartl（ウィバーグ-バウムガルトル）の分類[*5]を用いて評価を行う．Wiberg II型，III型の膝蓋骨低形成は易脱臼性に強く関与していると考えられている．

*3
初回脱臼の90%以上にMPFL損傷を伴うとされ[4, 7]，MPFL靱帯に圧痛がないかを確認することはきわめて重要である．

*4
急性膝蓋骨脱臼の25%に骨軟骨骨折が合併するといわれている[8]．

*5　膝蓋骨の Wiberg-Baumgartl 分類[10, 11]
膝蓋骨の内外側関節面の形状に基づいて分類する方法．
Wiberg I型：内側と外側の関節面がほぼ同じ大きさで，膝蓋骨の形態が対称的．
Wiberg II型：内側の関節面が外側よりも小さく，非対称的．
Wiberg III型：内側の関節面が明らかに小さく，凸面となっている．
Wiberg IV型：内側の関節面がほとんど存在しない．

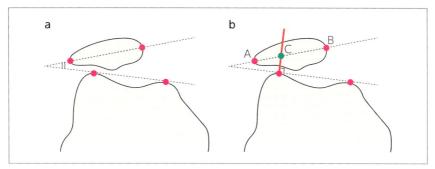

図3 膝蓋骨亜脱臼の評価法
a：tilting angle. 単純X線軸写像において膝蓋骨の内側縁と外側縁を結んだ線と大腿骨内外顆の最上点を結んだ線がなす角度を計測する.
b：lateral shift ratio. 単純X線軸写像において大腿骨外顆の最上点から，大腿骨内顆の最上点を結んだ線に対する垂線を引き，膝蓋骨外側縁（A）と内側縁（B）を結んだ線と交差する点をCとして，AC/AB×100を計測する.

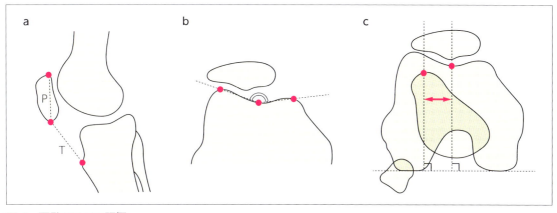

図4 再発リスクの評価
a：Insall-Salvati 比. 単純X線側面像において膝蓋骨長（P）と膝蓋腱長（T）の比で膝蓋骨の高さを評価する. T/P＞1.2 で膝蓋骨高位と判定する.
b：sulcus angle. 単純X線軸写像において大腿骨内外顆の最上点と大腿骨膝蓋溝の最下点を結んだ線がなす角で大腿骨膝蓋溝の形態を評価する. 150°以上で低形成と判定する.
c：TT-TG distance. CTまたはMRI横断像において脛骨粗面の最上点と大腿骨膝蓋溝の最下点の距離を，大腿骨の内外側後顆の接線を基準として計測する.

b．膝蓋骨の高位

　単純X線側面像では膝蓋骨の高位をInsall-Salvati（インサール-サルヴァティ）比を用いて評価する．1.2以上で膝蓋骨高位と判定する（図4a）．

c．大腿骨膝蓋溝の形態異常

　単純X線軸写像において大腿骨顆間溝角 sulcus angle を計測し，150°以上で大腿骨膝蓋溝の低形成と判定する（図4b）．

d．脛骨結節の外側偏位

　CTもしくはMRI横断像を用いてTT-TG distance（tibial tuberosity-trochlear groove distance）を計測して評価する（図4c）．20 mm以上（MRIは17 mm

■ 4章　脱臼

以上）を超えると膝蓋骨の不安定性が高い状態と判定する[12].

■ 治療

　従来から急性膝蓋骨脱臼は保存的に治療され，早期の手術介入の適応は骨軟骨骨折または関節内遊離骨片を伴い，内部固定または骨片除去を必要とする場合に限られてきた．しかし，膝蓋骨が不安定な状態で成長期を過ごすと，リモデリングにより大腿骨膝蓋溝が低形成となって予後をいっそう厳しくする可能性がある．そのためとくに小児において，再脱臼リスクが高い場合は時期を逸することなく外科的介入を検討すべきと考えられる[*6].

1. 徒手整復

　多くの場合，膝蓋骨は外側に外れ，膝関節が屈曲位で固定された状態で搬送されてくる．大腿四頭筋の緊張を和らげるために股関節を軽度屈曲位に保ち，愛護的に膝を伸展しながら膝蓋骨を内側に滑らせるように押し戻すことで整復する．整復の際に異常な抵抗を触れたり，整復後に膝蓋大腿関節内に介在物を感じる場合には，骨軟骨骨折の合併を疑ってCT検査またはMRI検査を実施すべきである．

2. 保存療法

　2〜3週間の膝伸展位ギプス固定後，腫脹が軽減したところで膝蓋骨外方偏位防止サポーターに移行する．荷重は疼痛に応じて早期から開始可能である．
　リハビリテーションは疼痛の消失を待って内側広筋の筋力トレーニングと腸脛靱帯のストレッチを主体に開始し，受傷後2か月から装具を外した関節可動域獲得訓練を開始する．

3. 手術療法

　保存的治療を3か月継続後も不安定感が残存し，前述のリスク因子が多数該当する場合や，対側の脱臼歴がある場合，症候性脱臼である場合には手術的治療への移行を検討する．
　これまで何十通りもの手術方法が報告されているが，最も大切なことは各患者が保有するリスク因子を判定し，それぞれのリスク因子に応じた手術法（表1）を単独または組み合わせて実施することである．

■ 診療のポイント

　膝蓋骨脱臼にはさまざまな解剖学的脱臼素因が関与している可能性が高く，その場合は軽い衝撃で脱臼を繰り返すようになったり，脱臼しないまでも膝蓋骨周辺の違和感や疼痛が続くようになること（膝蓋骨不安定症）が懸念される．素因の関与が疑われる場合には，安易に装具などの外固定を外すことを許可せず，慎重な経過観察が求められる．

（太田憲和）

*6
膝蓋骨再脱臼例を検証した報告の多くが骨軟骨の未成熟を再脱臼のリスク因子にあげている[13-15].

■文献

1) Fithian DC, et al. Epidemiology and natural history of acute patellar dislocation. Am J Sports Med 2004；32：1114-21.

2) Joseph MR, et al. Acute patellofemoral dislocation. Curr Rev Musculoskelet Med 2021；14：82-7.

3) Magnussen RA, et al. Primary patellar dislocations without surgical stabilization or recurrence：how well are these patients really doing? Knee Surg Sports Traumatol Arthrosc 2017；25：2352-6.

4) 野村栄貴ほか. 小児膝蓋骨脱臼・亜脱臼障害. 関節外科 2007；26：63-72.

5) Nomura E, et al. Medial patellofemoral ligament restraint lateral patellar translation and reconstruction. Knee 2000；7：121-7.

6) Stanitski CL, Paletta GA Jr. Articular cartilage injury with acute patellar dislocation in adolescents. Arthroscopic and radiographic correlation. Am J Sports Med 1998；26：52-5.

7) Askenberger M, et al. Medial patellofemoral ligament injuries in children with first-time lateral patellar dislocations：a magnetic resonance imaging and arthroscopic study. Am J Sports Med 2016；44：152-8.

8) Sillanpaa P, et al. Incidence and risk factors of acute trau-matic primary patellar dislocation. Med Sci Sports Exerc 2008；40：606-11.

9) Dejour H, et al. Factors of patellar instability：an anatomic radiographic study. Knee Surg Sports Traumatol Arthrosc 1994；2：19-26.

10) Wiberg G. Roentgenographic and anatomic studies on the femoropatellar joint. With special reference to chondromalacia patellae. Acta Orthop Scand 1941；12：319-410.

11) Andersen D, et al. Die Röntgendiagnostik des Femoropatellargelenkes und ihre klinische Bedeutung. Radiologe 1961；1：216-22.

12) Schoettle PB, et al. The tibial tuberosity-trochlear groove distance；a comparative study between CT and MRI scanning. Knee 2006；13：26-31.

13) Balcarek P, et al. Which patellae are likely to redislocate? Knee Surg Sports Traumatol Arthrosc 2014；22：2308-14.

14) Jaquith BP, Parikh SN. Predictors of recurrent patellar instability in children and adolescents after first-time dislocation. J Pediatr Orthop 2017；37：484-90.

15) Hevesi M, et al. The recurrent instability of the patella score：a statistically based model for prediction of long-term recurrence risk after first-time dislocation. Arthroscopy 2019；35：537-43.

4章 脱臼

足根骨脱臼（Lisfranc関節・Chopart関節の損傷）

■ 概略

足部は28個の骨から構成され，Chopart（ショパール）関節（横足根関節），Lisfranc（リスフラン）関節（足根中足関節）によって前足部，中足部，後足部に分かれる[1]（図1）.

Chopart関節は足部内側が舟状骨と距骨，外側が立方骨と踵骨から構成され，それぞれ距舟関節は前方凸，踵立方関節は後方凸の構造となり安定性を保持している[2].

Lisfranc関節は中足骨基部と内側・中間・外側楔状骨・立方骨によって構成され，解剖学的に同関節は第2中足骨基部が内側・中間・外側の3つの楔状骨にはまり込む構造[3]によって骨性の安定性が保持されている．さらに，内側楔状骨と第2中足骨間には背側靱帯，Lisfranc靱帯，底側靱帯の3つの靱帯による強靱な靱帯線維複合体（図2）[4,5]が存在し，これらが足部アーチの保持に重要な役割を担っている．

いずれの関節もヒトが正常な歩行を行ううえで重要な役割を担っており，同

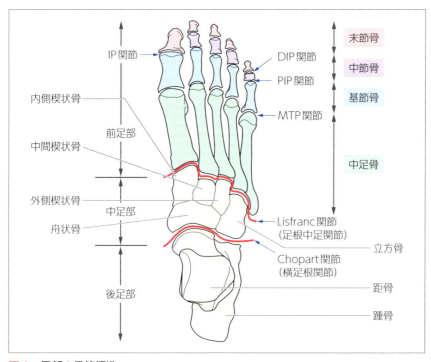

図1 足部の骨格構造

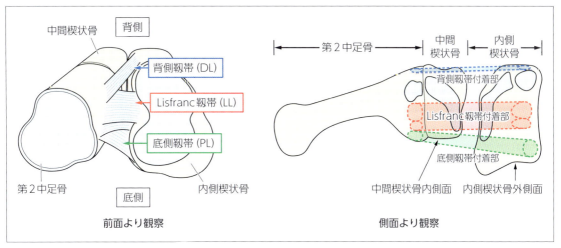

図2 Lisfranc 靱帯の走行

関節が損傷をきたした場合，距腿関節などの隣接関節にも影響を与え，歩容に大きな障害をきたしうる．このため同部位の損傷は確実な整復のみならず，骨折の有無，さらに靱帯の損傷様式によって解剖学的見地からの靱帯組織再建も重要となる．他方で足根骨周辺は，転位が少ない場合X線診断の際に撮影肢位などの条件の違いで損傷を見逃すケースも少なくない．

本項では上記をふまえ，Lisfranc 関節と Chopart 関節の損傷に対する診断と治療について解説する．

Lisfranc 関節脱臼骨折

1. 受傷機転

交通事故や高所転落などによる高エネルギー損傷から，捻挫など比較的軽微な外傷によって生じる低エネルギー損傷まで成因は多岐にわたる．一般に足部を底屈位にした状態で足の長軸方向に圧力がかかって発症し[6]，スポーツにおいてはサッカーやラグビーなどのグランド競技，柔道や相撲などの格闘技でも発生する．日常生活では，ヒールの高い靴を履いていて捻った，階段を踏み外したなどのエピソードがよく聞かれる．

2. 診断

高エネルギー損傷の場合は，明確な受傷機転や病歴が聴取可能であるが，低エネルギー損傷の場合は，急性期は足背部を中心とした比較的強い疼痛はあるものの，数日の経過で軽減し，本人は捻挫と認識しているケースもしばしば散見される．このため，初療時に本症が疑われる場合は，第2中足骨基部の圧痛や Lisfranc 関節部を両側から圧迫した際の介達痛の有無などを注意深く確認し，所見の見落としがないように留意する必要がある．

さらに受傷から数日経過すると，損傷部位からの出血が足底に皮下血腫となって体表から観察される plantar ecchymosis sign がみられるようになる[7]．

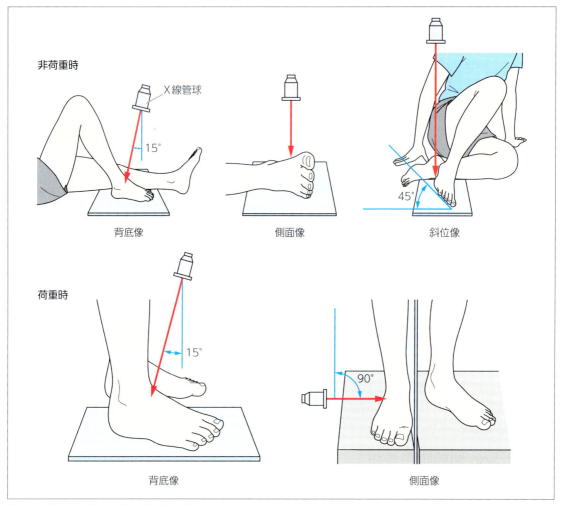

図3　足部荷重時・非荷重時 X 線撮影

ことから，足背のみならず足底の視診も行うとよい[6,8]．

3. 検査

X線診断は損傷部位を正確に評価するため，足部背底像，側面像，斜位像の3方向による評価が広く用いられている．背底像は管球を約15°傾けて，Lisfranc関節に対し正面からX線を照射するとよい[9]*1 (図3)．

Lisfranc関節の場合は，骨折がなく靱帯損傷のみの subtle injury の存在に留意が必要である．この場合は，第1-2中足骨間の離開やアーチ高の低下のみが認められる[4]．脱臼骨折の場合は骨折の形態から分類する Myerson 分類が広く診断に用いられている (図4)[10]．

足部背底像にて内側楔状骨と中足骨基部間に小骨片が存在する所見を fleck sign とよび[10]，本疾患の存在が示唆される所見である．また，足部斜位像で第4中足骨内側の皮質骨と立方骨の内側縁が転位して描出された場合は，受傷時

*1
同撮影方法は Chopart 関節の評価においても有用である．

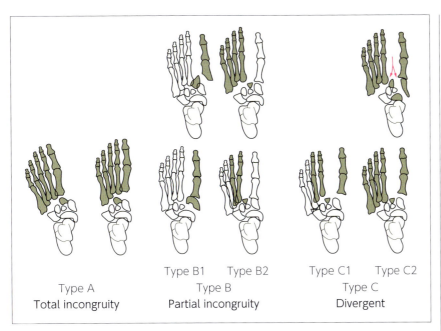

図4 Myerson 分類
(Myerson MS, et al. Foot Ankle 1986；6：225-42[10] より)

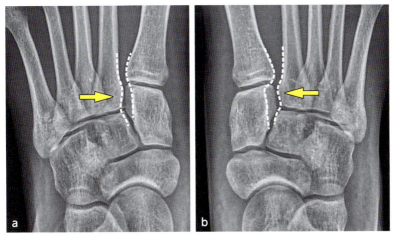

図5 Lisfranc 関節損傷の足部荷重時 X 線像
患側では第1-2中足骨間基部の離開が認められる.
a：健側，b：患側.

の脱臼が示唆される所見であり，注意が必要である[11]．急性期で臨床症状が強く荷重時撮影が難しい場合は，この足部斜位像が診断には有用であり[6]，fleck sign を含め同所見が確認された場合，筆者らは躊躇せず CT や MRI による追加精査を行うようにしている．

合わせて，臨床症状が落ち着いていれば荷重時撮影による足部背底像（図3）を撮影し，第1-2中足骨間基部の離開がみられないか健側と比較することも重要である（図5）．

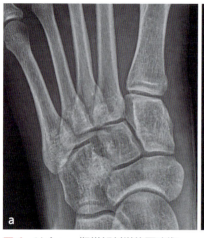
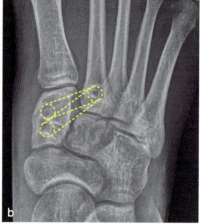

図6 Lisfranc靱帯解剖学的再建術
本例は損傷形態から，内側楔状骨と第2中足骨基部に骨孔を作製し，薄筋腱を骨孔に通し固定する方法を用いた．なお，筆者らは腱の固定に，生体吸収性を有するスレッドタイト®インターフェランススクリューを使用している．
a：健側，b：患側．再建ルートを破線で示す．

4. 治療

　基本的に保存療法の適応は転位や離開のない症例のみに限られており，それ以外の症例では手術療法が推奨されている．保存療法の場合はギプス固定と免荷を5〜6週，以後，足底板を使用して徐々に荷重を開始する[4]．

　手術療法では，足部インプラントが発達していない時代は裸子による整復固定が広く行われてきたが，足部インプラントの開発が進んだ近年では，足部ロッキングプレートによる整復固定の報告が散見される[12]．この方法は解剖学的整復を行った後，ロッキングプレートによる創内創外固定によって骨折部の癒合と損傷靱帯の瘢痕治癒を期待する方法であるが，初回手術から3か月程度経過した後に抜釘を要する．このため，スポーツ選手やアクティビティーが高い青壮年期の患者においては早期社会復帰の点で課題が残る．

　筆者らは上記の点から，症例を選んでLisfranc靱帯解剖学的再建術（Lisfranc ligament anatomical reconstruction：LARS）[5]を行っている．薄筋腱を採取し，内側-中間楔状骨と第2中足骨基部に骨孔を作製して，再建ルートに通す方法である．再建ルートに骨折がない症例によい適応があり，抜釘が不要であることから早期荷重・社会復帰が可能である（図6）．

■ Chopart関節脱臼骨折

1. 受傷機転

　足部の外傷のなかではまれな損傷であり，国内外いずれにおいても報告は限られている．多くは交通事故や転落外傷など大きな外力に伴って生じる高エネルギー損傷であり，低エネルギー損傷は比較的まれとされている[13]．

　骨折を伴わない純粋な脱臼損傷もあれば，骨折を伴う脱臼，また脱臼はして

足根骨脱臼（Lisfranc 関節・Chopart 関節の損傷）

いないが骨折や靱帯が損傷されているものなどさまざまな損傷形態が存在する[14]．受傷の際の力の加わり方が，足部に対して内側方向（medial strain injuries）・外側方向（lateral strain injuries）・長軸方向（longitudinal forces）・底側方向（planter strain injuries）・ないしは複合的な力（crush injuries）の5型に分類され[13-15]，距舟関節や踵立方関節の損傷形態から受傷時の力の加わり方がある程度予想できる．受傷機転からの同分類は治療計画立案の際の重要な手がかりとなるため，本症の治療にあたる際にはあらかじめよく理解しておくとよい．

2. 診断

Lisfranc 関節損傷と同じく，高エネルギー損傷の場合は見過ごされるケースは比較的少ないが，一般外来にウォークインで受診する脱臼が明らかでない低エネルギー損傷には注意が必要である．とくに日本では，近年の高齢者人口の増加によって，軽微な外力でも本症が生じるケースもあるため，X線検査で本症を疑った場合は，CTによる追加精査を行うべきである．身体所見では，損傷部位の圧痛，plantar ecchymosis sign の有無，また脱臼を伴う例では神経血管損傷の有無やコンパートメント症候群へ進展する兆候がみられないかを確認する必要がある．

3. 検査

X線検査とCT検査が広く用いられている．X線検査では Lisfranc 関節損傷と同じく，足部背底像，側面像，斜位像の3方向による評価が基本となる[*2]．

X線検査で脱臼が明らかでない場合でも，軽微な損傷を見逃すケースがあるため，本例を疑った場合はCT検査を躊躇なく行うことが重要である．

*2
撮影方法は Lisfranc 関節脱臼骨折の検査の項を参照．

4. 治療

初療時に脱臼が明らかな場合は早期に整復を行う必要がある．ただし，非観血的整復や一時的な経皮的鋼線固定では，整復が不十分であったり，関節の不安定性が残存するケースもあり，とくに骨折を併存している症例においては初回から観血的手術を行うことを推奨する報告もある[16,17]．

このため，筆者らは，初療時に応急的に非観血的整復が行われた症例では，整復が適切に行われているか，十分な安定性が得られているか，また骨折の併存を確認するために，必要に応じ，改めてCT検査を行うようにしている．整復不良や不安定性が残る損傷や骨折を伴う場合は，躊躇せず二期的な手術を行う．

骨折の治療は，ロッキングプレートを用いた内固定を原則としている（図7）．ただし，安定性の確保が内固定のみでは困難なケースでは，創外固定を併用する．

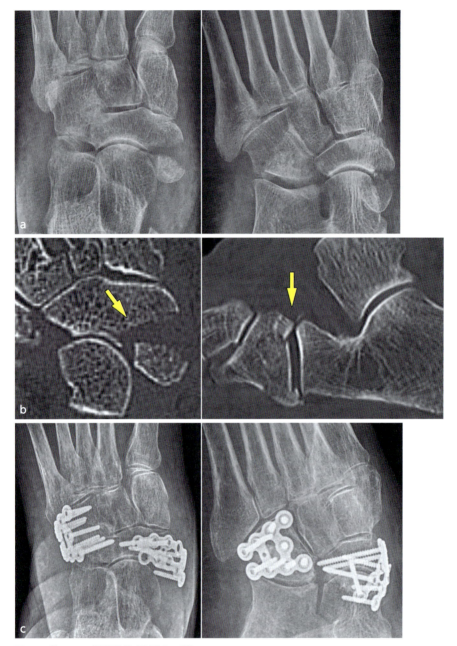

図7　Chopart 関節脱臼骨折の一例
術前の単純 X 線像 (a)，足部 CT 像 (b) にて，舟状骨骨折と立方骨骨折が認められた．舟状骨側は骨片を整復し，踵立方関節は関節面の陥没がみられたため，立方骨を一部開窓して内部から関節面を整復した後に人工骨を充填した．ロッキングプレートを用いて固定を行い術後良好な整復位が得られた (c)．
a：術前足部単純 X 線像の背底像 (左) と斜位像 (右)．
b：術前足部 CT 像の水平断 (左) と矢状断 (右)．
c：術後足部単純 X 線像の背底像 (左) と斜位像 (右)

足根骨脱臼（Lisfranc 関節・Chopart 関節の損傷）

■ 診療のポイント

　Lisfranc 関節と Chopart 関節の損傷について解説した．同部位の損傷は基本的に手術的な治療を要する場合が多く，初療時には脱臼，骨折，靱帯損傷の有無を確認し，X 線検査のみならず必要に応じて CT や MRI による精査を躊躇しないことが必要である．また，これらの検査によって損傷形態を明らかとしたうえで，適切な治療戦略を立てることが重要である．

（三井寛之，仁木久照）

■文献

1) 三井寛之，仁木久照．足関節および足部．池田　浩，高平尚伸編．PT・OT の整形外科学．文光堂；2022．p.281-305.
2) 熊井　司．運動学．越智隆弘ほか編．最新整形外科学大系　下腿・足関節・足部．中山書店；2007．p.2-6.
3) 高倉義典．足の解剖．高倉義典ほか編．図説足の臨床．第 3 版．メジカルビュー社；2012．p.16-25.
4) 平野貴章，仁木久照．リスフラン関節損傷．整形・災害外科 2013；56：719-29.
5) Hirano T, et al. Amatomical considerrations for reconstruction of the Lisfranc ligament. J Orthop Sci 2013；18：720-6.
6) 三井寛之，仁木久照．足部のスポーツ外傷・障害．関節外科 2019；38：1212-9.
7) Ross G, et al. Plantar ecchymosis sign：a clinical aid to diagnosis of occult Lisfranc tarsometatarsal injuries. J Orthop Trauma 1996；10：119-22.
8) 奥田龍三ほか．リスフラン関節損傷の診断と治療—Review を中心に—．整形・災害外科 2010；53：677-84.
9) 熊井　司．足の解剖．高倉義典ほか編．図説足の臨床．第 3 版．メジカルビュー社；2012．p.40-52.
10) Myerson MS, et al. Fracture dislocations of the tarsometatarsal joints：end results correlated with pathology and treatment. Foot Ankle 1986；6：225-42.
11) Stein RE. Radiological aspects of the tarsometatarsal joints. Foot Ankle 1983；3：286-9.
12) Haraguchi N, et al. Anatomical pathology of subtle Lisfranc injury. Sci Rep 2019；9：14831.
13) 井ノ上裕彬ほか．バスケットボール中に受傷した陳旧性 Chopart 関節脱臼骨折の 1 例．日足外会誌 2019；40：349-52.
14) Metcalfe TSN, et al. Chopart dislocations：a review of diagnosis, treatment and outcomes. Arch Orthop Trauma Surg 2024；144：131-47.
15) Main BJ, Jowett RL. Injuries of the midtarsal joint. J Bone Joint Surg Br 1975；57：89-97.
16) Richter M, et al. Chopart joint fracture-dislocation：initial open reduction provides better outcome than closed reduction. Foot Ankle Int 2004；25：340-8.
17) Honeycutt MW, Perry MD. The Chopart variant dislocation：plantar dislocation of the cuboid and navicular. Foot Ankle Orthop 2019；4：247301141987626.

4章 脱臼

足指の脱臼

■ 概略

臨床において遭遇する足趾の脱臼の多くは徒手整復とテーピングなどによる保存加療で経過が良好である．一方，中足趾節関節（MTP関節）の脱臼は，徒手整復が不可能な症例や，保存療法では改善しない症例がある．そこで本項では，非常にまれな外傷ではあるが，MTP関節脱臼につき述べる．

▶中足趾節関節：metatarsophalangeal joint（MTP関節）．

■ 診察と診断の方法

MTP関節の腫脹や圧痛を認め，足趾に運動時痛を伴う[1]．足趾が短縮してみえることもある．背側脱臼例では中足骨頭の背側に転位した基節骨を触知する[2]．背側脱臼のほかに外側脱臼，背外側脱臼，底側脱臼の報告や複数のMTP関節が一度に脱臼する報告もある[1,3,4]．

■ 検査

単純X線足部正面像は，非荷重時では脱臼がわからないこともあるため荷重時も撮影する（図1a，b）．側面像，斜位像も有用である．徒手整復が困難な症例は，蹠側板や横中足骨間靱帯，伸筋腱や屈筋腱などが嵌頓している可能性があるため何度も整復を試みる前にCTやMRIを施行する[2]．

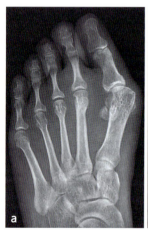 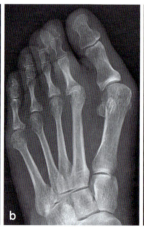 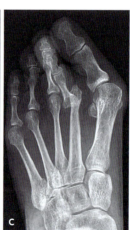 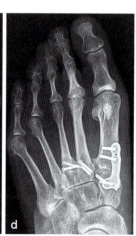

図1 MTP関節脱臼
75歳女性．ロッカーに足をぶつけて受傷．2趾の痛みが残存し受診．
a：足部単純X線（非荷重時）では脱臼は明確ではない．
b：足部単純X線（荷重時）では第2 MTP関節の脱臼を認める．
c：受傷後4年．第2中足骨頭の変形と脱臼の進行を認める．
d：外反母趾手術と第2・3中足骨近位短縮骨切り術を施行後4年．脱臼の再発は認めない．

治療方法

MTP関節脱臼はなるべく早期に整復すべきであり，通常は外来にて局所麻酔などを施行し，まずは非観血的整復術を試みる．しかし筋弛緩が不十分な状態では整復が困難な場合もあるため，整復が困難であれば全身麻酔下での整復を試みる．それでも困難な場合は観血的整復術を要する[*1]．

母趾の非観血的整復術の方法として，Garciaらは整復阻害因子となる組織の嵌頓を防ぐためには軸方向の牽引は行わず足趾を過伸展して直接圧迫して整復を行うべきであると報告している[5]．観血的整復術のアプローチとして背側と底側があるが，どちらが優れているかは明確ではない．底側アプローチは術後の荷重時痛やしびれのような神経障害の原因となる可能性があるが，蹠側板や横中足骨間靱帯などの整復阻害因子が底側にあるため，底側からのアプローチがよいという報告もある[6]．整復後のK-wire固定については，蹠側板や側副靱帯を修復することで関節が安定し整復後に不安定性がなければK-wire固定は行わないという報告もある[3,4,6,7][*2]．

いずれにせよ早期に診断して適切に整復し，関節が安定したところで早期のリハビリテーションを行うことが将来的に合併症のリスクを軽減させると考える．通常は予後良好であるが，筆者らは外反母趾患者が軽微な外傷により第2MTP関節を脱臼し，徐々に第2中足骨頭の変形や外反母趾変形が増悪した症例を経験しており，このような症例では徒手整復を行っても再脱臼を生じる可能性が高いため，専門施設への紹介が必要である（図1c, d）．

診療のポイント

触診や外観所見で足指の脱臼を疑った際は，できる限り荷重位での単純X線を確認する．まずは非観血的整復術を試みるが，困難であれば何度も試みずにCTやMRIを施行し，全身麻酔下での整復や観血的整復術を要する．観血的整復術の方法に一定の見解はないため，脱臼方向や整復阻害因子により検討する．

(軽辺朋子，仁木久照)

*1
非観血的整復が困難な症例は何度も整復を施行するのではなく，専門の施設に紹介することが望ましい．

*2
脱臼整復後に安定しない場合は趾先部からK-wireを刺入するが，その際は片手で足趾をつまむようにして把持しK-wireが骨の中を通過していく感覚を意識して刺入する．

文献

1) Raj S, et al. Rare case report of closed traumatic dislocation of second to fifth metatarsophalangeal joints. Cureus 2020；12：e11745.
2) Zrig M, et al. Dislocation of the first metatarsophalangeal joint：a case report and suggested classification system. J Foot Ankle Surg 2017；56：643-47.
3) Bassil GF, et al. Dorsal dislocation of the first and second metatarsophalangeal joint：A case report and literature review. Cureus 2023；15：e45407.
4) Sharma A, et al. First and second metatarsophalangeal joint open dislocations：A case report. Malays Orthop J 2017；11：71-3.
5) Garcia MS, et al. Dorsal dislocation of the first metatarsophalangeal joint. Int Orthop 1994；18：236-9.
6) Nakano Y, et al. Irreducible dorsal MTP joint dislocation in the second and third toes. Injury 2003；34：870-3.
7) Hey HW, et al. Irreducible dislocation of the fourth metatarsophalangeal joint：a case report. Am J Emerg Med 2013；31：265. e1-3.

5章

骨折

5章 骨折

頚椎損傷

■ 概略

　脊椎損傷は脊椎の骨折であり，受傷の仕方により頚椎から仙椎までのすべての脊椎に発生する可能性がある．交通事故や高所からの転落などの高エネルギー外傷で受傷することが多いとされてきた．しかしながら，近年の超高齢社会への変遷もあり，その受傷原因も変化してきており，現在は骨粗鬆症を背景とした軽微な外傷による高齢者の脊椎損傷が増加している．頚椎損傷は脊椎損傷のなかでも重傷になることが多く，機能予後だけでなく生命予後にも影響しうる．そのため，損傷の状態を適切に判断し，治療する必要がある．

■ 診察と診断の方法

　脊椎は脊柱管内に，脊髄や馬尾神経が存在するため，頚椎損傷は神経損傷もきたす可能性がある．そのため，頚椎損傷だけでなく，頚髄損傷も見落とさないことが重要である．

　まずは頚部痛の有無を確認する．頚椎損傷がある場合，とくに不安定性がある場合には頚部痛を有することが多い．その次に，頚髄損傷の確認が必要であり，受傷直後からの四肢の麻痺やしびれの有無などを確認する．下肢に比べて上肢の麻痺が強い場合，いわゆる中心性頚髄損傷であれば，受傷直後が最も重傷で，時間とともに軽快していくことが多いとされている．一方で，びまん性特発性骨増殖症（diffuse idiopathic skeletal hyperostosis：DISH）に伴うものなどでは，遅発性に起きることもあるため，注意が必要である[*1]．

　頚髄損傷と診断するためには，MRIを行うことが望ましい．さらには，除外するためにも所見をとる必要がある．所見としては，
①頚部痛の有無と部位，頚部痛が誘発される動きや向き
②歩行や立位が可能かどうか
③四肢体幹のしびれの有無と範囲
④四肢の筋力（肘の屈曲・伸展，手指の屈曲・伸展，膝の伸展，足関節の背屈など）
⑤四肢の筋伸張反射（上腕二頭筋腱反射，上腕三頭筋腱反射，膝蓋腱反射など）
⑥握力（数値として確認できるため，経時的な評価にも有用である）
などを確認し，記載することが重要である．

■ 画像診断

　頚椎損傷の正確な病態把握には，各種画像評価が重要である．頚椎損傷においては骨折の診断のみならず，靱帯や椎間板などの軟部組織損傷も評価が必要

[*1]
外傷がなく，急性発症の場合には，脊髄梗塞など，血管系の疾患を疑う．とくに片側の感覚障害やしびれを伴わない麻痺の場合，脳梗塞の鑑別が必要になる．

頚椎損傷 ■

になることもある．骨傷の評価には単純 X 線検査や CT が適しており，軟部組織の評価には MRI が優れている．

1. 単純 X 線検査

頚椎損傷における単純 X 線検査では，正面像・側面像を撮影する．さらに上位頚椎損傷が疑われる場合には，開口位正面像も併せて撮影する．前後屈機能撮影も不安定性を評価するために有用な方法であるが，頚椎損傷が明らかな場合には行わない[*2]．評価すべき主な所見としては，椎体圧壊の有無と程度，脱臼の有無，spino-laminar line の不整，椎間板間隙の狭小化，靱帯骨化の有無，脊柱管狭窄の有無，後咽頭の腫脹などである[*3]．

2. CT

単純 X 線検査に比べより詳細に骨傷について評価することができ，微細な骨折線や骨片の同定，複雑な骨折も評価が可能になる．単純 X 線検査では鎖骨や肩関節で評価困難な頚胸椎移行部の評価にも優れている．椎骨動脈損傷が合併することもあり，造影 CT はその評価にも有用である[*4]．

3. MRI

頚椎損傷に頚髄損傷を合併した際には，脊髄の評価に MRI は必須の検査となるため，頚髄損傷を疑う場合には，すみやかに撮像することが望ましい．脊髄症状が重い場合には，T2 強調画像で髄内輝度変化がみられる．また，軟部組織損傷の抽出に優れており，椎間板や後方靱帯組織，椎体前方や硬膜外の血腫の評価に有用である．とくに short tau inversion recovery（STIR）法で撮影することで，軟部組織損傷がより評価しやすくなる．

■ 治療

頚部痛に対しては，非ステロイド性抗炎症薬を中心とした鎮痛薬が用いられることが多い．四肢や体幹のしびれや神経障害性疼痛に対しては，ミロガバリン，プレガバリン，ワクシニアウイルス接種家兎炎症皮膚抽出液などが用いられる．効果はさまざまであるため，効果がない場合には漫然と使用しないように注意が必要である．頚髄損傷における受傷後急性期のステロイド投与については，ガイドラインで推奨されなくなっており，使用されないことが多くなってきている[1]．

頚椎損傷が疑われる場合には，ソフトカラーでの固定を行う．歯突起骨折など見逃されることもある骨折を有していることもあるため，CT や MRI での詳細な評価が行われていない場合には，さらに慎重に治療にあたる必要がある．頚椎損傷がある場合には，不安定性の有無に応じて，ソフトカラーからフィラデルフィアカラーやアドフィットブレースなどへの変更を検討する．ソフトカラーの装着を終了にする前には，必ず頚椎の不安定性がないことを確認することが望ましい．

[*2]
非骨傷性頚髄損傷のように，頚椎損傷が明らかではない場合に，受傷時に脱臼していたにもかかわらず，自然整復される例などがあるため，頚椎の不安定性を評価する目的で前後屈動態撮影を行うことがある．これにより不安定性の有無が評価できるため有用であるが，意識のある患者に対して，必ず医師の介助のもと行う．

[*3]
後咽頭腔や気管後腔の幅は，外傷後の血腫や浮腫で拡大することがある．下記は単純 X 線撮影での正常値であるが，CT や MRI でも確認することができる．
- 後咽頭腔幅（軸椎椎体前下縁と咽頭後壁の距離）：7 mm 以下
- 気管後腔幅（C6 椎体前下縁と気管後壁の距離）：22 mm 以下

[*4]
椎骨動脈損傷の危険性の高い損傷をあげる．
①上位頚椎（C1〜C3）損傷
②頚椎脱臼骨折（亜脱臼や靱帯損傷がある場合も含む）
③横突起骨折（横突孔に骨折が及ぶ損傷）

■ 代表的な骨折と治療

1. 上位頸椎損傷

a. 環椎骨折

環椎骨折は転倒や転落などにより，頭部からの圧迫外力がかかることによって受傷する骨折である．受傷時の頸部の向きにより，前弓または後弓骨折，外側塊骨折，破裂骨折（Jefferson〈ジェファソン〉骨折）など異なる骨折型がみられる．環椎骨折のなかでは，後弓単独骨折が最も頻度が高い．前弓または後弓単独の骨折であれば安定型であり，フィラデルフィアカラーによる保存療法が4週程度行われることが多い．

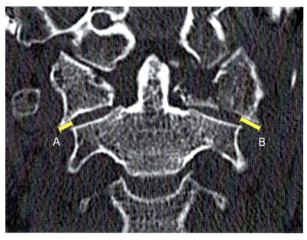

図1　Jefferson 骨折
A+B>6.9 mm であれば，横靱帯の断裂が示唆される（Spenceの法則）．

Jefferson 骨折は，環椎の前弓と後弓の両方が骨折することで，環椎が2～4つの骨片に分かれる特徴的な骨折パターンを呈する．それに伴って，外側塊が外側に転位することもあり，その際には不安定性を有することとなる．治療方針を考えるうえでは，横靱帯損傷の有無が重要となる．横靱帯損傷の診断は，冠状面では外側塊の転位が6.9 mm より大きければ横靱帯の断裂があるとの報告がある[2]（図1）．また，矢状面では環椎歯突起間距離が3.5 mm より大きければ横靱帯の損傷による不安定性があるとされている[3-5]．さらには，MRI で横靱帯の断裂を確認することもできるため，MRI 撮影の際に横靱帯高位の水平断のオーダーを追加する．治療については，横靱帯の損傷がない場合には，フィラデルフィアカラーを用いての12週程度の保存療法を考慮するが，横靱帯損傷がある場合には，アドフィットブレースでの12週程度の保存療法，または手術が検討される．

b. 軸椎骨折

軸椎骨折は，主に歯突起骨折，Hangman（ハングマン）骨折，軸椎椎体骨折の3種類に大別される．本項では，歯突起骨折と Hangman 骨折について述べる．

◆歯突起骨折

上位頸椎損傷のなかでは最も頻度の高い骨折である．若年者では交通事故や転落外傷などの高エネルギー外傷により起きることが多いが，近年の高齢化に伴い軽微な転倒を契機とした高齢者の歯突起骨折が増加している．診断，さらにはその治療方針の決定においても，Anderson & D'Alonzo 分類（図2）が用いられる[6,7]．Type I は歯突起先端の骨折であり，Type II は歯突起の基部での骨折，Type III は軸椎椎体にかかる骨折である．治療については，Type I に対してはソフトカラーを8週程度装着することで予後良好であることが多い．Type II は海綿骨の接触面積が小さいため，骨癒合が不良であるとされている．転位の小さい症例に対しては，12週程度のアドフィットブレース固定

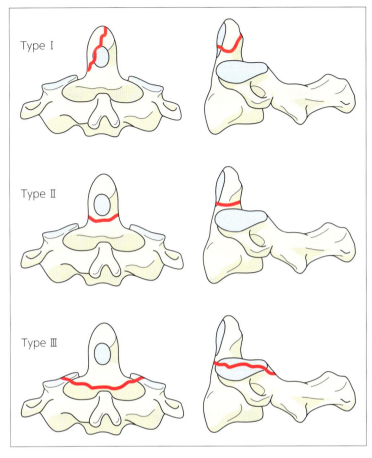

図2 Anderson & D'Alonzo 分類
Type I：歯突起先端の骨折.
Type II：歯突起の基部での骨折.
Type III：軸椎椎体にかかる骨折.
（Goz V. et al. JBJS Rev 2019；7：e1[7] より）

での保存加療で良好な結果が得られることも多いが，5mm あるいは 10° よりも大きい転位があると偽関節になりやすくなるとの報告もあり[8]，転位を有する症例では環軸椎固定術が検討されるが，高齢者に対しては保存療法が行われることもある[*5]．Type III の治療については，保存療法が選択される場合が多く，転位の有無によって装具の種類を検討する．

Hangman 骨折

Schneider らが命名した骨折であり，軸椎の両側関節突起間部骨折である[9][*6]．外傷性の分離であり，脊柱管は拡大するため，脊髄損傷を伴うことはまれである．分類には Levine の分類（図3）が用いられる[10]．Type I は軸椎の転位が 3mm より小さい場合であり，ソフトカラーまたはフィラデルフィアカラーの 8〜12 週の装着での保存療法が検討される．Type II は C2 椎体の 3mm 以上の前方転位と 10° 未満の屈曲変形が起きている状態である．Type IIa は前方転位は小さいが，屈曲変形が 10° 以上である．また，Type III は Type II に加えて両側椎間関節が脱臼している状態である．これら 3 つの Type については不安定性を有している場合が多く，後方固定術が行われることも多い．

*5
高齢者ではハローベスト固定による合併症が危惧される．さらには手術侵襲も考慮し，高齢者の歯突起骨折に対しては，フィラデルフィア装着＋骨形成促進薬での保存加療も行っている．

*6
軸椎は脊柱管の前方で関節を形成する上位頚椎と後方で形成する中下位頚椎のあいだに位置している．それらのあいだにある関節突起間部には負荷がかかりやすく，同部位に頚椎伸展位で軸圧がかかることによって生じるのが本骨折である．

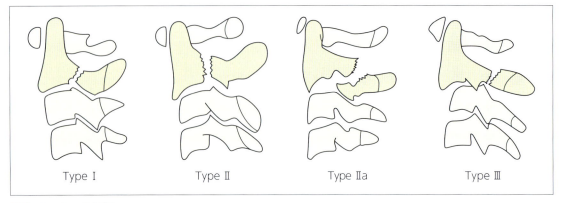

図3 Levine の分類
Type I：軸椎の転位が3mmより小さい．
Type II：C2椎体の3mm以上の前方転位と10°未満の屈曲変形．
Type IIa：前方転位は小さいが，屈曲変形が10°以上．
Type III：Type II に加えて両側椎間関節が脱臼している．
(Levine AM, et al. J Bone Joint Surg Am 1985；67：217-26[10] より)

2. 中下位頸椎損傷

中下位頸椎損傷は，患者背景，損傷形態，重症度などを包括的に評価し，治療方針が決定される．そのなかでも，損傷形態を評価するためには，AO分類がある[11]．重症度の評価には，2007年にVaccaroらが提唱した，Subaxial Injury Classification (SLIC) が有用である（**表1**）[12]．SLICは，椎体損傷の形態（morphology），椎間板-靱帯複合体（disco-ligamentous complex：DLC）損傷，神経学的所見（neurological status）の3項目について，損傷の程度を点数化することでSLICスコアとして算出し，合計点で治療方針の判定を行う方法である[*7]．AO分類やSLICを用いての包括的な評価により，治療方針を決めていくことがよい．治療については，保存療法であればソフトカラーまたはフィラデルフィアカラーを8〜12週程度装着し，手術であれば後方固定術が行われることが多い．

表1 Subaxial Injury Classification (SLIC)

	Points
椎体損傷の形態 (morphology)	
骨傷なし	0
圧迫骨折	1
破裂骨折	+1＝2
伸展損傷	3
回旋損傷/転位の著しい損傷	4
椎間板-靱帯複合体 (DLC) 損傷	
損傷なし	0
不明確	1
破断	2
神経学的所見 (neurological status)	
異常なし	0
神経根損傷	1
脊髄完全損傷	2
脊髄不全損傷	3
脊髄圧迫因子の存在	+1

椎体損傷の形態，椎間板-靱帯複合体損傷，神経学的所見それぞれの点数を合計してスコアを出す．
(Vaccaro AR, et al. Spine (Phila Pa 1976) 2007；32：2365-74[12] より)

3. 中心性頸髄損傷

中心性脊髄損傷とは，1954年にSchneiderらによって提唱された，頸髄損傷により起きた症状の表現型の呼称である[13]．下肢の障害に対して，上肢の障害が重篤であることが特徴である．自然軽快する例も多いが，症状が残存することもある．骨傷を伴わないことが多く，その場合には，装具治療は必ずしも必要ではない．中心性頸髄損傷に対する早期の除圧については，非骨傷の場合には日本で実施されたランダム化試験（OSCIS試験）をもとに行わないことが多い[14]．治療経過のなかで，残存する症状があり，圧

迫病変がある場合には，待機的な除圧術が考慮される．骨傷を伴う場合には，それぞれの骨傷に対する装具治療や手術治療を必要とする．薬物治療は，それぞれの症状に対しての対症療法が行われる．

■ 診療のポイント

　頚椎損傷は骨折のみならず，頚髄損傷もきたしうる疾患である．そのため，画像評価のみでなく，神経学的な評価も必要である．頚椎損傷を疑った場合には，画像評価は単純 X 線検査のみでなく，CT や MRI などマルチモダリティで評価をすることで，正確な評価をし，適切な治療を行うことが望ましい．

（三枝德栄，筑田博隆）

> *7
> SLIC スコアは点数が高いほど重症度が高く，3 点以下は保存的治療，4 点は状況に応じて保存的治療か手術治療かを選択，5 点以上は手術治療といった，治療方針を選択する目安として用いることができる．

■文献

1) Hurlbert RJ, et al. Pharmacological therapy for acute spinal cord injury. Neurosurgery 2013 ; 72 (Suppl 2) : 93-105.
2) Spence KF Jr, et al. Bursting atlantal fracture associated with rupture of the transverse ligament. J Bone Joint Surg Am 1970 ; 52 : 543-9.
3) Dickman CA, et al. Injuries involving the transverse atlantal ligament : classification and treatment guidelines based upon experience with 39 injuries. Neurosurgery 1996 ; 38 : 44-50.
4) Jackson RS, et al. Upper cervical spine injuries. J Am Acad Orthop Surg 2002 ; 10 : 271-80.
5) Joaquim AF, et al. Upper cervical injuries : A rational approach to guide surgical management. J Spinal Cord Med 2014 ; 37 : 139-51.
6) Anderson LD, et al. Fractures of the odontoid process of the axis. J Bone Joint Surg Am 1974 ; 56 : 1663-74.
7) Goz V, et al. Odontoid fractures : A critical analysis review. JBJS Rev 2019 ; 7 : e1.
8) Hardley MN, et al. Acute axis fractures : a review of 229 cases. J Neurosurg 1989 ; 71 (5 Pt 1) : 642-7.
9) Schneider RC, et al. "Hangman's fracture" od the cervical spine. J Neurosurg 1965 ; 22 : 141-54.
10) Levine AM, et al. The management of traumatic spondylolisthesis of the axis. J Bone Joint Surg Am 1985 ; 67 : 217-26.
11) Vaccaro AR, et al. AOSpine subaxial cervical spine injury classification system. Eur Spine J 2016 ; 25 : 2173-84.
12) Vaccaro AR, et al. The subaxial cervical spine injury classification system : a novel approach to recognize the importance of morphology, neurology, and integrity of the disco-ligamentous complex. Spine (Phila Pa 1976) 2007 ; 32 : 2365-74.
13) Schneider RC, et al. The syndrome of acute central cervical spinal cord injury ; with special reference to the mechanisms involved in hyperextension injuries of cervical spine. J Neurosurg 1954 ; 11 : 546-77.
14) Chikuda H, et al. Effect of early vs delayed surgical treatment on motor recovery in incomplete cervical spinal cord injury with preexisting cervical stenosis : A randomized clinical trial. JAMA Netw Open 2021 ; 4 : e2133604.

5章 骨折

鎖骨骨折

■ 概略

鎖骨骨折は日常診療で比較的よく遭遇する外傷であり，小児から高齢者まで，また軽微な受傷機転から高エネルギー外傷に至るまでさまざまな受傷機転で発生する．骨癒合は得られやすいとされ保存治療が選択されることが多い印象であったが，近年は手術治療により早期に社会復帰を目指すことが増えつつある．

■ 診断

鎖骨は体幹と上肢を関節経由でつなぐ唯一の骨で，体表から最も近い骨でもある．頭側から見下ろすとS字状の形態であり，前下方から見上げるとほぼ一直線上にみえる（図1）．中央より近位には胸鎖乳突筋などが停止し，遠位には大胸筋や三角筋が付着している．そのため骨幹部で骨折した場合，近位骨片は上方に，遠位は下方に引っ張られ，骨折部の転位は大きくなる傾向にある．したがって転位のある骨幹部骨折は外観上でも診断は容易なことが多い（図2）．一方で鎖骨遠位端骨折では頭尾側方向にほとんど転位しない場合もあり，単純X線撮影だけでは骨折を見逃してしまう可能性があり，丁寧に所見をとることが重要になってくる．また鎖骨遠位端骨折と肩鎖関節脱臼は疼痛部位や身体所見が類似しており注意を要する．同様に鎖骨近位端の痛みを訴える際に「胸鎖関節脱臼」の存在を忘れてはならない（図3）．

■ 検査

単純X線検査では正面，打ち上げ，打ち下げの3方向を撮像する（図4）．小児では若木骨折を呈していることもあるため，健側を含めて撮像するのも有用である．CT撮像を行うことで骨折部の詳細な情報が得やすい．若年者ではsleeve fractureがあり，MRIが有効な場合もある．交通事故などによる高エネルギー外傷の場合，仮性動脈瘤が生じていることがあり，破裂し致死的出血

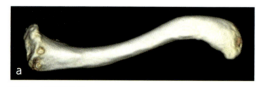 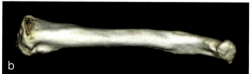

a　　　　　　　　　　　　　　　　b

図1　鎖骨形状
a：頭側からのぞむ左鎖骨，b：前下方からのぞむ左鎖骨．
S字状の弯曲中心・程度は個人差がある．

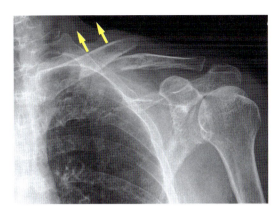

図2 左鎖骨骨幹部骨折時の転位方向
近位骨片は胸鎖乳突筋などにより頭側に引かれるため（矢印），骨折に転位が生じやすい．

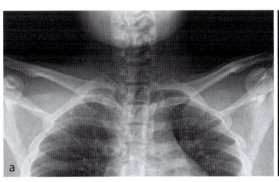
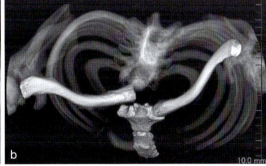

図3 右胸鎖関節脱臼症例
高校ラグビー選手．右肩から転倒し受傷．単純X線像（a）でははっきりしないが，3D-CT像（b）により鎖骨近位端が背側（胸腔側）に脱臼している．

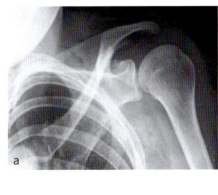
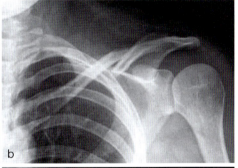
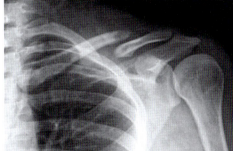

図4 鎖骨単純X線撮影
a：打ち下げ像，b：正面像，c：打ち上げ像．

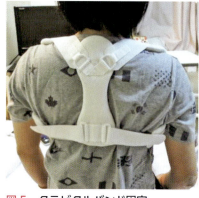
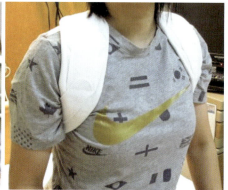

図5　クラビクルバンド固定

を呈する可能性があり，造影検査が有用な場合もある．

なお鎖骨骨折を生じるような外傷では他部位のチェックも怠ってはならない．肋骨骨折や肩甲骨骨折，まれではあるが脊椎骨折を併発している場合もあり，しっかり所見をとる必要がある．また交通事故など高エネルギー外傷によって骨盤や下肢，また頭部外傷を合併しているような場合は正確な身体所見がとりにくいこともあり，全身のCT撮像などを含め，くまなくチェックを行う．

治療

1. 保存治療

基本的には鎖骨骨折は骨癒合が良好とされており，かねてより保存治療が行われることが多い．胸を張った状態でたすき掛け固定するクラビクルバンドを装着し，骨癒合が出現し始める1〜2か月間の安静が必要である（図5）．身体的拘束や，当面少しの体動によっても痛みが出ることなどを説明しておく必要がある．鎖骨は露出部でもあり，手術創が気になる患者には保存治療はよい適応と考えられる[1]．

2. 手術治療

上記のように保存治療がゴールドスタンダードであったが，2007年の報告[2]によりわれわれ整形外科医が思っていたほど保存治療の成績が高くないことが判明した．すなわち偽関節や変形癒合，身体拘束による患者満足度が低いことが明らかになり，近年では手術治療が選択される機会が増えてきている．

手術は髄内固定とプレート固定に大別され，近年ではロッキングプレートを用いたMIPO（minimally invasive plate osteosynthesis）法も開発され[3]，骨折型や患者，もしくは術者に応じて使い分けられることが多い．いずれの手術法を選択するかは患者側のニーズならびに医師側の趣向にも影響されるが，それぞれの特徴を述べる．

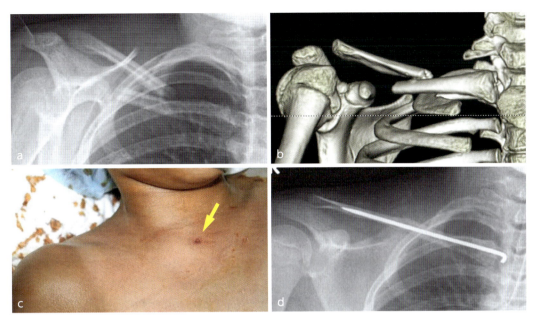

図6　髄内固定法
10歳女児．ブランコから墜落受傷．転位の大きい鎖骨骨幹部骨折を認めた．非観血的に整復し，近位（cの矢印）から直径2.0 mmの髄内ワイヤー固定を行った．
a, b：受傷時，c, d：術後．

a．髄内固定法（図6）

　鎖骨骨幹部の髄腔内にピンもしくはスクリューを挿入固定する．スクリュー挿入部のみ小切開を加えることで手術可能であるため，手術創も小さく，また骨折部の展開も最小限ですむため骨癒合には有利とされる．一方で鎖骨が弯曲していることもあり，髄腔を完全に占拠するほど大きい径のインプラント挿入は難しく，初期固定性に関しては以下に述べるプレート固定に比較して少し劣るため，やや慎重な後療法が求められる．

b．プレート固定法（図7）

　ロッキングプレートの登場により初期固定性も向上し，早期社会復帰を希望する患者にはよい適応となる．骨折部を正確に整復した後に，十分な長さのプレートを設置し，ロッキングスクリューなどを用いて強固に内固定する．力学的には最も強い初期固定性を有するため，術後早期から日常生活レベルであれば復帰可能である．一方で十分な固定性を得るため比較的長いプレートを設置する必要があること，小骨片を含む正確な整復操作を要するため，露出部に大きな皮膚切開ならびに骨折部に過度の侵襲を加えることとなり，手術瘢痕と骨癒合不全や感染といった合併症のリスクが懸念される．

c．MIPO法（図8）

　上記の髄内固定法とプレート固定法の中間的な位置づけ，すなわちロッキングプレートの使用によりある程度の初期固定性を確保し，かつ骨折部の展開を最小限におさえることで髄内固定法と同等の低侵襲性を合わせもった新しい手

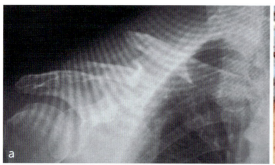
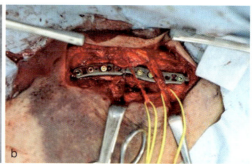
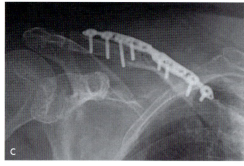

図7 プレート固定法
71歳男性．階段を転落受傷．第3骨片を伴う転位の大きい鎖骨骨幹部骨折を認めたため，鎖骨上神経を保護しつつ上方プレート設置によるORIFを施行．
a：受傷時，b：術中写真，c：術後．

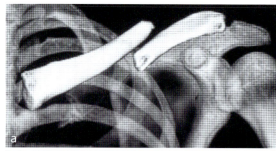
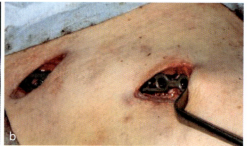
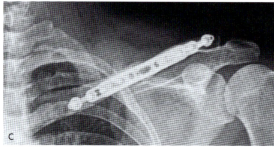

図8 MIPO法
31歳男性．自転車で転倒受傷．受傷後12日目で初診．転位が大きかったため手術施行．整復可能であったためMIPO法施行．
a：受傷時，b：術中写真，c：術後．

術方法である（表1）．健側鎖骨のCTデータをもとにあらかじめロッキングプレートを患者の鎖骨に沿うように曲げておき（プレベンディング），小皮切からそのプレートを滑り込ませてロッキングスクリュー固定を行う．骨折部は直接的な整復は最小限とし，アライメントを整える程度とする[4]．術後1か月程度は肩挙上を90°程度に制限するが日常生活レベルには早期に復帰可能である．

表 1　各種治療法のメリット・デメリット

	保存治療	MIPO	ORIF
解剖学的	×	○	◎
固定性	×	○	○
手術手技	−	◎	△
生物学的	◎	○	×
骨癒合	△	◎	○
早期モビライゼーション	×	○	○
手術瘢痕	◎	○	×
患者満足度	△	○	○

ORIF：観血的整復固定術.

3. 後療法

　保存治療を行う場合は骨折部の安定性が得られるまではクラビクルバンドなどで外固定のうえ，普段は上肢挙上することなく安静保持が重要である．肩関節周囲が拘縮しないように痛みが許す範囲での振り子運動を行う．画像検査により仮骨が出現してきたことを確認し，次第に肩挙上を許可していく．一方で手術治療後は使用するインプラントなどで多少の差はあるが，おおむね1か月程度は挙上を90°までに制限し，以降，次第に可動域をあげていく．患肢への体重負荷など重労作に関しては骨癒合が得られてから許可する．

（島村安則）

■文献

1) 蜂谷　將. 鎖骨骨幹部骨折に対する保存療法. Orthopaedics 2007；20：1-7.
2) Canadian Orthopaedic Trauma Society. Nonoperative treatment compared with plate fixation of displaced midshaft clavicular fractures. A multicenter, randomized clinical trial. J Bone Joint Surg Am 2007；89：1-10.
3) 島村安則. 鎖骨骨幹部骨折　プレート固定（MIPO 法）. 渡部欣忍編. スタンダード骨折手術治療　上肢. メジカルビュー社：2022. p.2-12.
4) 島村安則. 鎖骨骨折に対する観血的整復固定術（ORIF）. 長尾聡哉編. 新 執刀医のためのサージカルテクニック　上肢. メジカルビュー社：2019. p.4-15.

5章 骨折

肩甲骨骨折

■ 概略

　肩甲骨骨折はまれな外傷で，高エネルギー外傷に伴い発症し，鎖骨骨折やフレイルチェスト，血気胸や大動脈損傷などの致死的な合併症を併発することを常に念頭におかなければならない．解剖学的な特徴から従来は保存的治療が選択されることが多かったが，近年は変形癒合に伴う機能障害やGoss[1]*1によって肩上方懸垂複合体（superior shoulder suspensory complex：SSSC）の概念が提唱されて，観血的な治療も視野に入れながら治療方針を決定しなければならない．

■ 診断

　高エネルギー外傷に伴って搬送されることが多いため，まず必要なのは外傷初期診療ガイドラインに従った初期診療である．胸部X線所見により転位の大きな肩甲骨骨折は診断がつく場合もあるが，まずは同時に多発肋骨骨折や血気胸，そして鎖骨骨折を伴っていないか大まかな診断を行う（図1）*2．肩関節の正面（true A-P view）およびスカプラY像で診断するが，肩甲骨骨折を含む肩甲帯の外傷の診断にはCT撮影と3D-CTの再合成は必須である．

*1
Gossの提唱したSSSCの概念は肩周囲の外傷の理解には必須の概念なので，ぜひ理解してほしい．関節窩，烏口突起，烏口鎖骨靱帯（CCL），鎖骨遠位端，肩鎖関節，肩峰で構成される輪の2か所以上の破綻（骨折もしくは靱帯損傷）で判定する．

*2
肩甲骨骨折に胸壁外傷を伴う可能性は高く，フレイルチェストや鎖骨骨折の治療が呼吸の安定化のためにはまず優先され，その後，肩甲骨の治療となる場合が多い．多発外傷の治療の際には治療の優先順位を明確にするとよい．

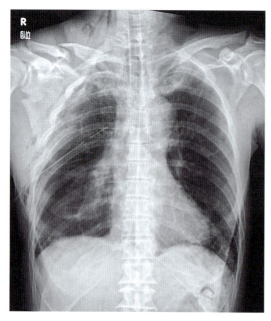

図1　典型的な肩甲骨骨折の胸部X線所見
烏口鎖骨靱帯（CCL）より内側での鎖骨骨幹部骨折，肩甲窩の骨折と烏口突起骨折を認める．多発肋骨骨折にフレイルチェストを合併し挿管ならび右胸腔にドレーンが挿入されている．

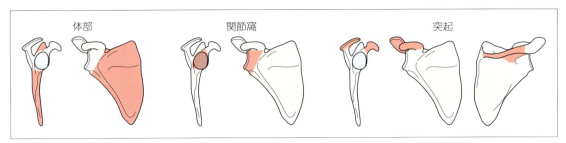

図2　AO/OTA分類に基づく肩甲骨骨折の分類
体部，関節窩，突起に分けてそれぞれに骨折が及んでいるかを読影する．

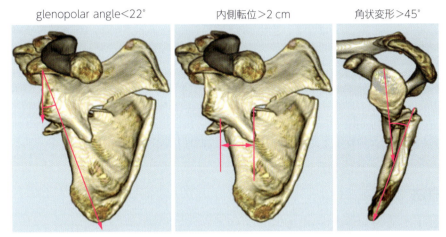

図3　肩甲骨骨折に対する手術適応を示す指標としての各種パラメーター

■ CTの読影法

　AO/OTA分類[2]に従って読影すると客観的な評価が容易となる．肩甲骨は大きく3つの部位に分けることができる．体部，関節窩，そして突起（烏口突起，肩峰）である（図2）．読影はまず体部の骨折が関節窩に及んでいるかどうか読影する．次に関節窩に注目し，関節内骨折の有無を読影する．そして突起の骨折が烏口突起単独，肩峰単独もしくは両方とも骨折しているかを読影する．最後にSSSCの破綻があるかどうか読影する．SSSCの破綻は烏口鎖骨靱帯（coracoclavicular ligament：CCL）より内側の鎖骨骨折，完全な肩鎖関節脱臼，烏口突起骨折に肩峰骨折もしくは肩甲棘骨折を合併したものをさす．

■ 手術適応

　手術の適応はいまだ議論の余地があるが，全身状態が安定した患者に対しての手術適応[3]はglenopolar angle<22°，頚部骨折の内側転位>2 cm，肩甲骨体部の100％の転位，または>45°の角状変形（図3），関節窩の骨折で関節面の25％以上を含む5 mm以上の転位があるものも適応となる[3]．一方，高齢者

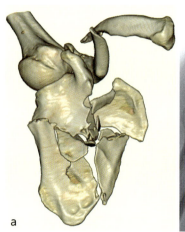
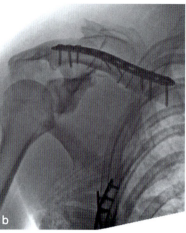
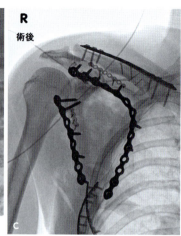

図4　症例1の画像所見
a：受傷時のtrauma-scan CT．SSSCに2か所の損傷を認めた．
b：鎖骨骨折の骨接合術でも関節窩の内側転位は20 mmを超えていた．
c：肩甲骨の骨接合術後．良好な肩甲帯の解剖学的整復が得られている．

で活動性の低い者や上記の転位を認めない症例は保存加療の適応となる．しかし，これらも絶対的ではない．

保存療法

保存療法は4つのステージに分かれる[4]．

第1期：炎症期（受傷〜3週間程度）

軟部組織の修復を促すために常に三角巾固定を行う．肩峰や烏口突起骨折の場合には緊張を緩和するために外転装具（腱板術後同様）も考慮する．手指や肘の自動運動は積極的に許可し，上肢を弛緩させた状態で肩甲骨を寄せる運動を愛護的に行う．また痛みに応じて肩関節のアイソメトリックトレーニングを行う．

第2期：早期修復期（4〜6週）

外固定は夜間と重力の負荷がかかる状況下では装着するが，食事の際に手をテーブルに乗せて無理のない範囲で動かす際には不要である．健側で患側肘を保持して他動挙上を開始する．この時期にX線撮影を行い骨癒合が確認できれば第3期に移行する．

第3期：晩期修復期（7〜12週）

外固定は夜間および外出する際のみに使用する．肩関節の他動および自動運動を進め，骨折が完全に治癒したことを確認して筋力訓練も徐々に追加する．疼痛に応じて自動挙上を許可する．

第4期：回復期（13週以降）

とくに制限を設けずに，職場復帰や運動を許可．

上記はあくまでも目安で，症例と疼痛に応じて進めていくことが重要である[*3]．

*3
保存療法の際には外来リハビリテーションでは不十分なので，プロトコールの事前説明を行い自己訓練を積極的に推奨して，可動域を痛みが増悪しない範囲で拡大していく必要がある．

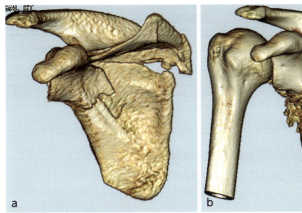

図5 症例2のCT所見
a：受傷時．肩甲窩の関節外骨折と体部の骨折を認めるが，転位は許容範囲である．
b：受傷4週．良好な仮骨形成を認める．

■ 症例供覧

【症例1】70歳代男性．バイク走行中の事故にて受傷．受傷時3D-CT（図4a）にて鎖骨のCCLより内側の骨折，関節窩の関節外骨折を認めた．SSSCの骨性の2か所損傷である．フレイルチェストおよび鎖骨骨折に対してダメージコントロール目的で受傷同日に内固定を行い（図4b），その後のX線所見で関節窩の内側転位が改善していなかったため受傷後7日目に肩甲骨の骨接合術を行った（図4c）．

【症例2】20歳代男性．バイク事故にて受傷．肩甲骨骨折を認めたが（図5a），転位の程度が許容範囲として保存療法を行った．受傷後4週のCTにて良好な仮骨形成を認め（図5b），受傷後12週で肩関節の可動域は改善し，職場復帰した．

■ 診療のポイント

外来にて肩甲骨骨折を疑った際には迷わずCT撮影を行うと同時に3D再構築も依頼するのが望ましく，複雑な形状をした肩甲骨の外傷が明確となる．胸部外傷などが合併した際には迷わずに三次医療施設に搬送する勇気も同時に持ち合わせる必要がある．
　　　　　　　　　　　　　　　　　　　　　　　　　　　　　（宮本俊之）

■文献

1) Gross TP. Double disruptions of the superior shoulder suspensory complex. J Orthop Trauma 1993；7：99-106.
2) Kellam JF, et al. Fracture and dislocation classification compendium-2018. J Orthop Trauma 2018；32（1S）：s101-4.
3) 田中　正．肩甲骨．田中　正編．AO法骨折治療．第3版．医学書院；2020．p.538-45.
4) AO Surgery reference. https://surgeryreference.aofoundation.org/orthopedic-trauma/adult-trauma/scapula/glenoid-fossa-extraarticular-simple/nonoperative-treatment（参照2024-3-20）

5章 骨折

上腕骨近位部骨折

概略

上腕骨近位部骨折に対する治療として，1950年Charnley[1]は，徒手的に近位骨片の整復を得る方法はないが，観血的整復を試みることの問題点として，①上腕骨近位部骨折は高齢者に多く，②観血的に整復できても整復位を保持することが困難であること，③肩関節の線維性強直に至る例があること，をあげている．転位があっても，早期に運動療法を行うことで肩関節レベルまでの挙上は獲得でき，神経血管損傷を合併した場合のみ手術的治療を行うと述べている．1970年Neer[2,3]は，自らの分類を基に1-part骨折，2-part骨折は保存治療が可能であるが，3-part骨折，4-part骨折では成績不良で骨接合術，人工骨頭置換術などの手術的治療を推奨している．

上腕骨近位部骨折は，高齢者においては橈骨遠位端，脊椎，大腿骨近位部と並んで骨粗鬆症を原因とした脆弱性骨折の好発部位である．確実な外固定法がないこと，肩関節がほかの関節以上に関節拘縮に至りやすいこと，また近年は手術インプラントの進歩により，従来と比較して手術的治療による早期可動域訓練が許容されてきている．しかし不必要な手術適応は避けなければならず，初診時に保存治療の適応も十分に検討されるべきである．

日本では，石黒が，受傷後1週からの下垂位振り子運動による早期運動療法を報告している[4]．立位や前屈位の保持が可能で，認知症がなく，治療法を理解できること，上腕骨骨頭の骨折面と骨幹端の骨折面との適合性が得られる症例が対象で，1日1,000〜3,000回の振り子運動を行う．治療成績として79例中1例を除き全例に骨癒合が得られ，3-part骨折，4-part骨折においても良好な成績が得られたと述べている．

本項では，筆者の経験をもとに上腕骨近位部骨折の治療法選択とそのポイントについて述べる．

骨折型分類

骨折型分類の目的は，第1に骨折型の客観的な記録である．そのためには，生じる可能性があるすべての骨折型が網羅されるべきである．第2に治療方針決定や予後予測であり，そのためには分類が簡単明瞭で，骨折型を明確に区別し，骨折型の判断が治療法の選択や予後予測に直結することが必要である．現在，骨折型分類は，Neer（ニア）分類[2,3]とAO分類が一般的に使用される．しかし，どちらの分類もこの条件を完全に満たしているわけではなく，分類から逸脱する症例が存在すること，判定者間での一致率と再現率が悪いことが従来から指摘されている．本項では，Neer分類を用いて述べる．

■ 画像診断

　初診時は，全例単純X線像（可能であれば正面像内旋位と外旋位）を撮影する．保存治療か手術的治療か迷う場合には，3D画像も含めたCT検査を行う．当院のCT画像は0.5mmスライスで撮像し，3D画像を再構成しており，骨折線が確認できるか否かも参考となる．また透視撮影は，①骨折部の安定性を評価できること，②徒手整復を行うことと，③保存治療選択時の固定肢位の確認に有用である．

■ 手術治療か保存治療か

1. 手術適応

a. 2-part骨折

◆解剖頚骨折

　骨頭壊死の危険性が高いため，年齢に応じて人工物置換術の適応となる．

◆外科頚骨折

①横径の1/3以上の側方転位がある．

②横径転位は1/3以下であっても骨折部の長軸方向のgapがある（保存治療では骨癒合遷延が危惧される）．

③青壮年期では，30°以上の内反転位または前方凸変形がある（可動域損失の原因になる）．

◆大結節骨折

　上腕骨骨幹軸を基準に上腕骨骨頭頂点より上方に転位している．上方転位は肩峰下のインピンジメントを生じる場合がある．後方転位は，骨片が大きく棘下筋の作用によって生じ，インピンジメントが起こりにくいため，保存治療の適応もある．

◆小結節骨折

　小結節単独骨折はまれであり，骨折部が完全に離開した状態では，前方の関節包，肩甲下筋のバランスが崩れ，不安定性の原因となる場合があるので，観血的整復固定を行う（図1）．

b. 3-part（頚部＋大結節，頚部＋小結節）骨折

　前述した頚部，大結節，小結節の転位に従う．

c. 4-part骨折

　筆者は，図2に示したように治療法を決定している．4-part骨折では，外反嵌入型か否かで治療方針が異なる．Jacobは，1991年4-part valgus impacted fractureについて報告した[5]．骨頭外反型骨折後の骨頭壊死については，多くの画像評価の報告がある[6-8]．しかし，これらの画像的指標は，肢位による再現性の問題がある．筆者は，骨頭骨片が外反した症例に対する骨接合術の経験から，単純X線像で骨幹軸と骨頭骨片の角度を計測し，90°以下であれば，骨接合術を選択している（図3）．

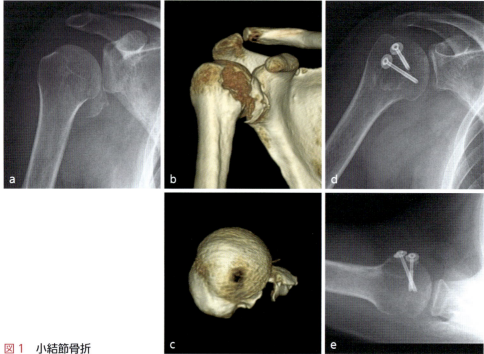

図1 小結節骨折
a：単純X線像．小結節骨折を認める．
b，c：3D-CT画像．骨片が上腕骨から完全に離開している．前方の関節包，肩甲下筋のバランスが崩れ，不安定性が危惧される．
d，e：cannulated cancellous screwによる観血的整復固定．

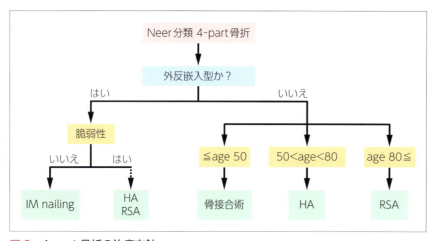

図2 4-part骨折の治療方針
IM nailing：髄内釘法，HA：人工骨頭置換術，RSA：リバース人工肩関節置換術．

2. 保存治療

原則として上記適応を除いた症例や合併症のため麻酔下手術が不可能な症例である．

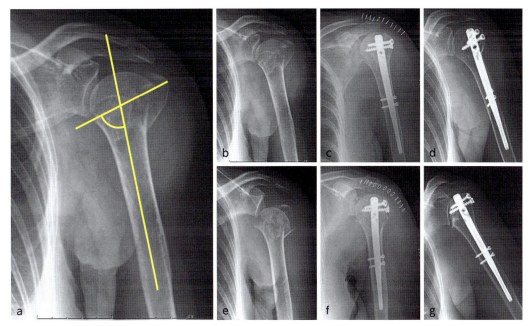

図3 骨頭骨片外反転位の評価
a：骨頭骨片外反転位の症例では，上腕骨骨幹軸に対して骨頭骨片の角度を計測し，90°以下を外反嵌入型として骨接合術を行う．
【67歳，女性】（b〜d）
b：受傷時単純X線像．c：術後単純X線像．d：術後3年単純X線像．
【57歳，女性】（e〜g）
e：受傷時単純X線像．f：術後単純X線像．
g：術後1年単純X線像．骨癒合は得られたが，上腕骨頭壊死による骨頭変形を認める．

保存治療

1. 実際[9,10]

　簡易肩関節装具（図4）を装着する．装具装着のポイントは，①骨折部（外科頸）に上肢重の負荷がかからないように肩ベルトの高さを調整すること，②多くの骨折型では骨幹部近位端が内側に転位しているので腋窩にタオルなどを挟み，体幹ベルトを肘頭部に当てて骨折部の整復方向に働くように固定することである．また，夜間など臥床時には上肢の後方に枕などを置き，外科頸骨折部に伸展外力が加わらないようにすることが重要である．

　装具装着後は，1週時に必ず単純X線像を撮影して転位の増大の有無と整復位を確認する．鎮痛薬内服による除痛と筋緊張の低下で長軸方向の転位が増大する危険性もある．装具固定後，骨折型により1〜3週で臥位での健側上肢で患肢を支持した他動的挙上運動を開始する（図5）．他動運動開始後，1週で単純X線像を撮影し，転位の増大がないことを確認する．自動運動は，単純X線像で仮骨形成を確認後，開始する．

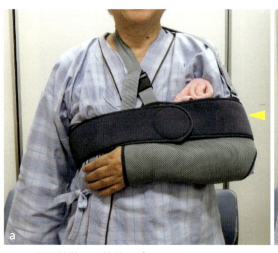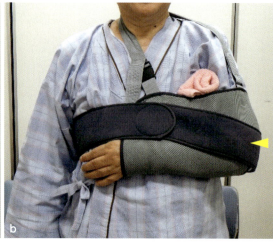

図 4　肩関節装具の装着のポイント
a：骨折部（外科頸）に上肢重の負荷がかからないように肩ベルトの高さを調整する．
b：多くの骨折型では骨幹部近位端が内側に転位しているので腋窩にタオルなどを挟み，体幹ベルトを肘頭部に当てて骨折部の整復方向に働くように固定する．

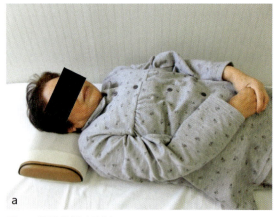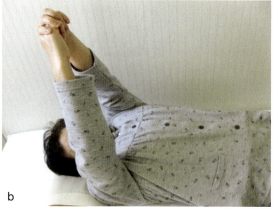

図 5　他動的挙上訓練
a，b：仰臥位で，健側上肢で患肢（右上肢）を保持して行う．

2. 骨折型別のポイント

a. 1-part 骨折（minimal displacement fracture）

　骨折線に関係なく，転位のない骨折である．基本的に保存治療で良好な結果が得られる．肩関節装具装着後1週時の単純X線像を確認後，他動的可動域訓練を開始し，拘縮予防に努める．自動挙上訓練は，受傷後2週で画像を確認後に開始する．

b. 2-part 骨折

　基本的には，転位のある 2-part 骨折は手術の適応であるが，前述した転位の評価をもとに診断した症例を対象とする．

◆外科頚骨折

　骨折部での長軸方向の gap がなく，陥入している症例では安定しているので保存治療の適応となる．骨折部の長軸方向の gap がある症例では，装具装着時に長軸方向に持ち上げて固定し，単純 X 線像で gap の減少を確認する．原則的には 2 週間の外固定後，透視下に骨折部の異常可動性がないことを確認して，他動的訓練を開始する．自動挙上訓練は，単純 X 線像で仮骨を確認後に開始する．

◆大結節骨折

　肩関節装具装着時に体幹と肘のあいだに枕を挿入して，肩関節の内旋を減じ外転位に固定する．腱板縫合術後の外転装具を用いてもよい．肩関節脱臼に伴う大結節骨折は，脱臼が整復されると大結節骨折も整復される場合が多く，保存治療の適応である．後療法は，外科頚骨折と同様である．

◆小結節骨折

　小結節骨折部の一部に連続性があれば，保存治療の適応となる．患肢を装具装着時に内旋位を保持するように固定する．受傷後 2 週で外旋運動を除く他動的訓練を開始し，自動運動は，単純 X 線像で仮骨を確認後に開始する．

3. 症例提示

【症例 1】42 歳女性，2-part 骨折（小結節骨折）（図 6）

　スノーボードで転倒し受傷した．単純 X 線像，CT で大結節骨折，小結節骨折，外科頚骨折を認めるが，転位の程度から 2-part 骨折と診断した．肩関節を軽度屈曲内旋とした肩関節装具による固定を行い，3 週時に透視下に移動可動性がないことを確認して，他動的可動域訓練を開始した．6 週時の単純 X 線像を確認後，自動挙上訓練を開始した．受傷後 3 か月時，単純 X 線像で骨癒合も認められ，挙上 160°，外旋 60°，内旋 L4[*1] であった．

【症例 2】56 歳男性，2-part 骨折（図 7）

　凍った路面で滑って転倒し受傷した．初診時単純 X 線像で 20° の内反転位を認めた．手術適応と判断したが，2 週間後に出張があり，内反変形治癒の説明を行い，外固定とした．受傷後 2 週間で透視下に不安定性を確認し，他動的可動域訓練を開始した．受傷後 6 週間の単純 X 線像で仮骨形成を認めた．受傷後 2 か月で可動域訓練時に肩峰下の痛みを自覚，受傷後 3 か月で骨折部の内反転位は 41° であった．受傷後 1 年の最終調査時，内反位の遺残は 56°，自動運動は，挙上 150°，外旋 50°，内旋 L1[*1] であった．

4. 保存治療の注意点

　保存治療は，適応を明確にして，骨折型に応じて肩関節装具装着に工夫を加えることで良好な結果が得られた．高齢者では，肩関節の可動域制限が遺残する傾向があるが，疼痛もなく骨癒合も得られ，満足のいく結果であった．保存治療を行う際の注意点として，頻回に画像による確認を行い，経過中の転位の増大を見逃さないことがあげられる．転位の増大が認められれば，手術的治療

＊1　内旋 L4

背中で手が届く位置から，第 12 胸椎レベル：T12，第 1 腰椎レベル：L1，第 2 腰椎レベル：L2，第 3 腰椎レベル：L3，第 4 腰椎レベル：L4，第 5 腰椎レベル：L5，殿部：B，などと表記する．

■ 5章 骨折

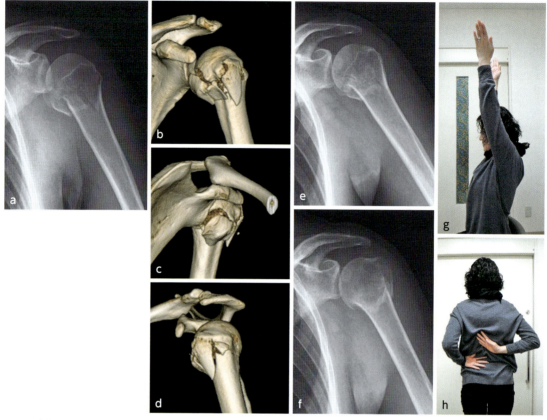

図6 症例1：42歳女性，2-part骨折（小結節骨折）
a：単純X線像．大・小結節骨折，外科頚骨折を認める．小結節骨折のみ転位ありとし，2-part骨折と診断した．
b，c，d：3D-CT画像．小結節骨折は遠位端に連続性がある．
e，f：受傷後3か月単純X線像．骨癒合を認めた．
g，h：挙上160°，外旋60°，内旋L4．

も考慮する．外固定の延長は，可動域制限などの機能的障害が遺残する．保存治療の不良性成績例を提示する．

【症例3】89歳女性，1-part骨折（図8）

自宅で転倒し受傷した．単純X線像で上腕骨近位部骨折の診断で転位を認めなかった．認知症があったが，家族と同居しており，日中も一人になることはなく，保存治療とした．受傷後3週間時の単純X線像で骨折部の転位を認め，骨接合術を施行した．術後6か月の調査時，単純X線像で骨癒合を認め，自動運動は，挙上150°，外旋60°，内旋T12であった．

【症例4】48歳女性，2-part骨折（図9）

階段で足を踏み外して転落して受傷した．初診医で上腕骨近位部骨折を認め，外固定による保存治療を受けた．経過中，骨折部の内反転位を認めたため，固定期間を延長し，保存治療を継続した．受傷後3か月時に骨癒合遷延と肩関節拘縮のために当科を紹介初診した．初診時可動域挙上20°，外旋0°，内旋B（殿部）と著明な可動域制限を認めた．単純X線像，CTで頚部内側に仮

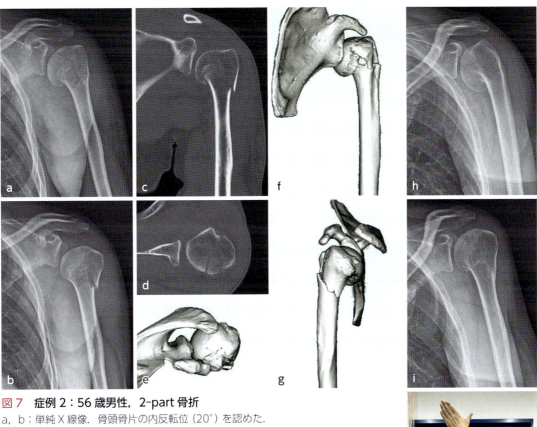
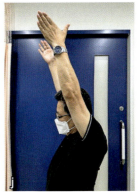

図7 症例2:56歳男性,2-part骨折
a,b:単純X線像.骨頭骨片の内反転位(20°)を認めた.
c,d:CT画像.骨頭骨片の内反転位と骨頭に骨折線を認める.
e,f,g:3D-CT画像.
h,i:受傷後1年単純X線像.骨癒合を認め,内反変形癒合を認めた.
j:挙上150°,外旋50°,内旋L1.

骨形成を認めるが,骨癒合遷延と診断し,骨折部で約38°の内反変形を認めた.骨折部の新鮮化を行い,観血的整復固定術を行った.術翌日から他動的可動域訓練を開始し,術後12か月時,自動運動は,挙上150°,外旋40°,内旋L3と改善し,骨癒合を認めた.

手術治療の実際

　手術治療は,骨接合術と人工物置換術(人工骨頭置換術〈hemiarthroplasty:HA〉,リバース人工肩関節置換術〈reverse total shoulder arthroplasty:RSA〉)が適用される.関節近傍骨折治療の治療目標は,除痛と関節機能の再獲得である.治療法は,骨折型,年齢,受傷前日常生活動作(ADL),骨脆弱性などの

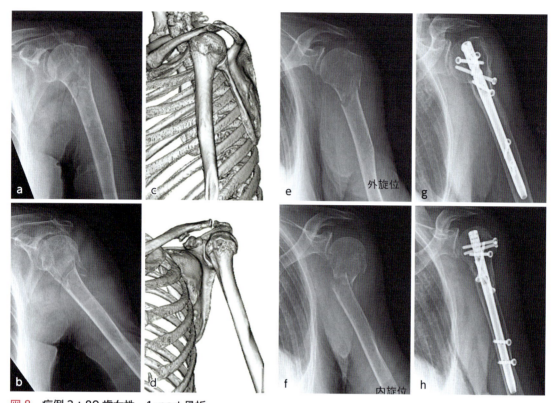

図8 症例3：89歳女性，1-part骨折
a, b：受傷時単純X線像．c, d：受傷時3D-CT画像．
e, f：受傷後3週単純X線像．g, h：術後6か月単純X線像．

因子を考慮して決めること，後療法も重要である[*2]．

筆者は，骨接合術では髄内釘骨接合術（髄内釘法）を行い，その手術手技のポイントと臨床成績を報告してきた[11-17]．

2019年4月から2024年3月の5年間に上腕骨近位端骨折の手術的治療を当院で行った症例数は，髄内釘法121骨折，HA 13骨折，RSA 4骨折であった．

1. 髄内釘骨接合術（髄内釘法）

ANN Proximal Humeral System（ANN）を使用している．ANNは，straight nailで，medial support screw，posterior support screwを有し，これらを含む近位5本の横止めスクリューはCoreLock™で固定されることが利点である．手術のポイントは，治療の計画，術前整復，髄内釘挿入点決定と挿入深度がとくに重要である．また3-part骨折や4-part外反嵌入型骨折は，ネイル挿入前に2-part骨折にする．大結節骨片の固定には，脆弱性を認める症例では，人工靭帯を使用している．

後療法は，術翌日から内外旋運動を含めすべての方向の他動運動を開始し，関節拘縮を予防する．2-part骨折では，術後2週から自動運動を開始し，大結節骨片を伴う症例（3-part骨折，4-part外反嵌入型骨折）では，術後4週以

[*2] 上腕骨近位部骨折に対する観血的整復固定術（ORIF），閉鎖整復経皮鋼線固定術，HA，RSAの結果を比較したsystematic reviewがある[19]．ORIFは，HAおよびRSAよりも臨床結果が有意に良好（$p<0.05$）であり，ORIFの再手術率は，HAおよびRSAよりも有意に（両方とも$p<0.001$）高かった．大結節癒合不全率は，HA群で15.4%であり，ORIF，HA，RSAと比較して，鋼線固定術の合併症が多くみられた（$p<0.05$）と報告されている．

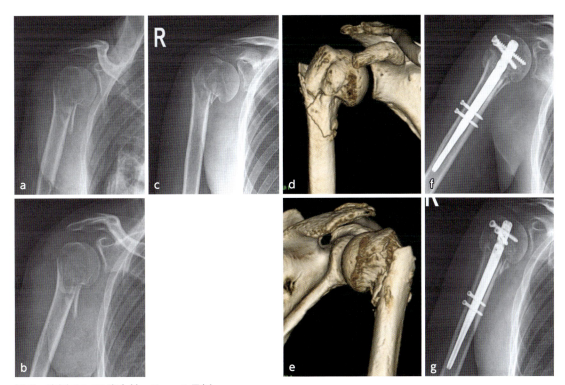

図9 症例4：48歳女性，2-part骨折
a, b：初診医での受傷時単純X線像．転位のない1-part骨折である．
c：当科紹介受診時単純X線像．頚部内側に仮骨形成を認める．
d, e：3D-CT画像．骨折部で38°の内反変形を認める．
f, g：骨折部の新鮮化を行い，髄内釘で観血的整復固定術を施行．

降から自動運動を開始する．

【症例5】73歳女性，4-part外反嵌入型骨折（脱臼合併）（図10）

転倒して受傷し，当院救急外来を受診した．脱臼に対して徒手整復を行い，整復後の画像検査で，4-part外反嵌入型骨折と診断した．大結節骨片を整復し，小結節骨片と縫合固定をし，骨頭骨片を整復し，2-part骨折としてから髄内釘法を行った．術翌日から他動的可動域訓練を開始し，術後3か月の調査時，疼痛なく，可動域は，屈曲120°，外旋40°，内旋L3，整復位の損失は認められなかった．

2. HA, RSA[18]

HAまたはRSAには，Comprehensive Shoulder System (CSS) を使用している．骨折治療に特化したフラクチャーPPSステムがあることが特徴である．

HAは，人工物置換術と骨接合術の要素を有しており，手術の要点は，①ステム挿入深度，②ステム後捻角度，③ヘッドサイズの選択と④大結節骨片と小結節骨片の整復固定である．骨接合術後のHAは難易度が高い手術であり，初回骨折時に治療方法の十分な検討が必要と考えている．

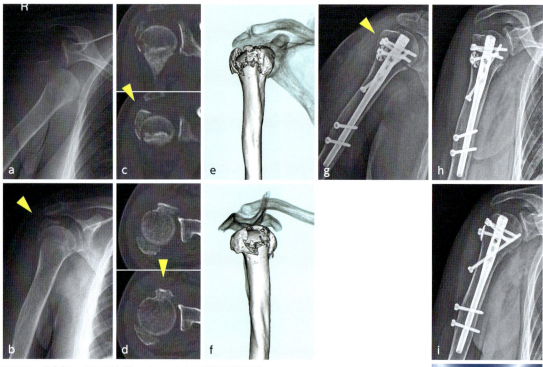
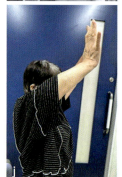

図10 症例5：73歳女性，4-part 外反嵌入型骨折
a：受傷時単純 X 線像．肩関節前方脱臼骨折を認める． b：徒手整復後単純 X 線像．
c，d：CT 画像．骨頭骨片の外反転位，大結節の上方転位と小結節骨折を認め，4-part 外反嵌入型骨折と診断した．e，f：3D-CT 画像．
g：術後単純 X 線像．
h，i：術後3か月単純 X 線像．
j：屈曲120°，外旋40°，内旋 L3．

　HA 成績不良の要因は，①大小結節の骨癒合不全，②骨頭の関節窩に対する求心性の不良，③腋窩神経麻痺を伴う脱臼骨折，④陳旧性骨折があげられる．

　HA においても大結節骨片，小結節骨片の整復は，縫合固定を行い，大結節骨片の固定には人工靱帯を用いる．

　RSA の適応は，①腱板断裂症例，②大結節骨片が粉砕または菲薄化著明な症例，③高齢者（80歳以上）としている．70～80歳の症例では，骨質に応じて HA か RSA を検討する．

　RSA では，回旋制限やスカプラーノッチングの問題があること，HA と比較して，回旋制限が遺残することが欠点である．

　後療法は，術翌日から内外旋運動を含めすべての方向の他動運動を開始し，関節拘縮を予防する．髄内釘法と同様に術後4週以降から自動運動を開始する．

上腕骨近位部骨折

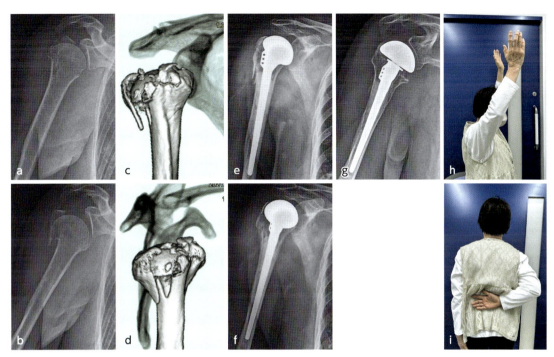

図11 症例6：64歳女性，4-part骨折
a, b：受傷時単純X線像．c, d：3D-CT画像．
e, f：術後単純X線像．
g：術後3年時単純X線像．
h, i：屈曲160°，外旋60°，内旋L1．

【症例6】64歳女性，4-part骨折（脱臼合併）（図11）

転倒して受傷し，当院救急外来を受診した．単純X線像で上腕骨骨幹軸に対する骨頭骨片の外反角度が90°を超えており，4-part骨折と診断した．人工靱帯を用いて大結節骨片を整復し，小結節骨片を縫合固定し，HAを施行した．術翌日から他動的可動域訓練を開始した．術後3年の調査時，疼痛なく，可動域は，屈曲160°，外旋60°，内旋L1であり，大結節骨片も転位なく骨癒合が得られた．

■ 診療のポイント

筆者が行っている上腕骨近位部骨折の治療法について述べた．

保存治療では，経過中の転位の増大を見逃さないことが重要であり，定期的な画像による確認が重要である．転位の増大が認められれば，手術的治療も考慮する．

手術治療の選択は，骨折型，年齢，受傷前ADL，骨脆弱性を考慮する．骨接合術（髄内釘法）においては，術前整復が重要であり，HAでは，大結節骨片の整復固定が重要である．

（井上尚美）

■文献

1) Charnley J. The Closed Treatment of Common Fractures. Cambridge University Press；1999. p.71-3.

2) Neer CS. Displaced proximal humeral fractures, part I Classification and evaluation. J Bone Joint Surg 1970；52-A：1077-89.

3) Neer CS. Displaced proximal humeral fractures, part II Treatment of three-part and four-part displacement. J Bone Joint Surg 1970；52-A：1090-103.

4) 石黒　隆．高齢者の上腕骨近位部骨折①保存療法―上腕骨近位端骨折に対する下垂位での早期運動療法について―．糸満盛憲ほか編．達人が教える外傷骨折治療．全日本病院出版会；2012．p.70-7.

5) Jacob RP, et al. Four-part valgus impacted fractures of the proximal humerus. J Bone Joint Surg Br 1991；73：295-8.

6) Brooks CH, et al. Vascularity of the humeral head after proximal humeral fracture. An anatomical cadaver study. J Bone Joint Surg 1993；75：132-6.

7) Resch H, et al. Reconstruction of the valgus-impacted humeral head fracture. J Shoulder Elbow Surg 1995；4：73-80.

8) Hertel R, et al. Predictors of humeral head ischemia after intracapsular fracture of the proximal humerus. J Shoulder Elbow Surg 2004；13：427-33.

9) 井上尚美．上腕骨近位部骨折．MB Orthop 2015；28：179-88.

10) 井上尚美．上腕骨近位部骨折の保存療法の限界と髄内釘手術．整形外科 Surgical technique 2021；11：21-31.

11) 井上尚美．高齢者の上腕骨近位部骨折②手術療法．糸満盛憲ほか編．達人が教える外傷骨折治療．全日本病院出版会；2012．p.78-88.

12) 井上尚美．上腕骨近位部骨折．澤口　毅編．髄内固定治療マイスター．メジカルビュー社；2016．p.10-23.

13) 井上尚美．上腕骨近位端骨折．渡部欣忍ほか編．髄内釘による骨接合術―全テクニック公開，初心者からエキスパートまで―．全日本病院出版会；2017．p.132-49.

14) 井上尚美．上腕骨近位端骨折②髄内釘固定．渡部欣忍編．スタンダード骨折手術治療．メジカルビュー社；2022．p.69-84.

15) 井上尚美．上腕骨近位部骨折に対する髄内釘手術．新 OS NEXUS 2 肩外傷の治療とリバース型人工肩関節置換術．メジカルビュー社；2022．p.12-27.

16) 井上尚美．上腕骨近位部骨折の髄内釘骨接合術―インプラント選択のポイントとその手術手技―．整形外科 2022；73：1183-92.

17) 井上尚美．上腕骨近位端骨折③髄内釘固定．渡部欣忍編．手術アプローチがよくわかる骨折の髄内釘・プレート固定．羊土社；2024．p.47-55.

18) 井上尚美．上腕骨近位端骨折③人工骨頭置換術，人工関節置換術．渡部欣忍編．スタンダード骨折手術治療．メジカルビュー社；2022．p.85-105.

19) Gupta AK, et al. Surgical management of complex proximal humerus fractures：a systematic review of 92 studies including 4500 patients. J Orthop Trauma 2015；29：54-9.

5章 骨折

上腕骨遠位端骨折

■ 概略

　上腕骨遠位端骨折は肘周辺骨折のなかで最も発生頻度が高く，かつ難治性の骨折とされる．その治療成績を左右する重要な要因は，早期リハビリテーションに耐えうるだけの十分な初期固定性を得ることであるため，本骨折で保存療法の適応となることはまれである．さまざまな手術療法のなかで，2000年前後から国内外で開発・導入されたアナトミカルロッキングプレート（anatomical locking plate：ALP）固定法[1,2]は初期固定性に優れ，その後，急速に普及し本骨折治療の第一選択となっている．

　本項では上腕骨遠位端骨折の病態・骨折型分類，診断，保存療法および手術療法の適応と概要，それぞれの後療法について述べる．

■ 病態と骨折型分類

　本骨折には骨質の良好な青壮年者にスノーボード外傷のような高エネルギー外傷として起こり関節内外に高度の粉砕を伴う症例群（図1：AO/OTA分類13C2.3）と，骨粗鬆症を有する高齢者に転倒などの軽微な外傷により起こる症例群がある．前者では，骨折型としては伸展型であることが多く，軟部組織損傷を伴い開放骨折や高度粉砕例となり治療に難渋する．後者では骨折部が屈曲変形し上腕骨通顆骨折（図2：AO/OTA分類13A2.3）となることが多い．上腕骨通顆骨折の特徴としては，①骨脆弱性，②関節包内骨折，③骨折面での接触面積が小さく，凹凸が少ない，④遠位骨片に回旋力がかかりやすい，⑤骨周

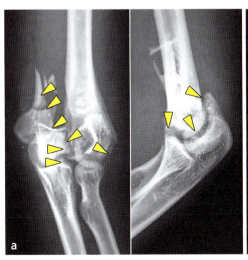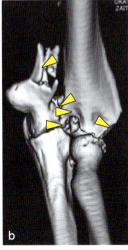

図1　スノーボード外傷（26歳女性）

AO/OTA分類13C2.3．青壮年者の高エネルギー外傷．関節内外に高度の粉砕を伴う（矢頭）も骨質は良好である．
a：X線像，b：3D-CT．

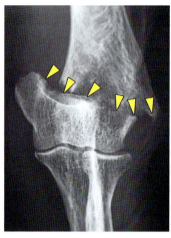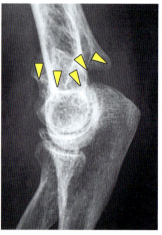

図2　転倒による受傷（80歳女性）
AO/OTA 分類 13A2.3．転倒受傷．屈曲転位を呈し，骨折線は関節面に近く，典型的な上腕骨通顆骨折（矢頭）で骨癒合が遷延しやすい．

囲の軟部組織が乏しい，などがあげられ，骨癒合が遷延しやすい[1]．本骨折の分類法として最もよく用いられている，2018年に改変されたAO/OTA分類[3]を示す（図3）．

■ 診断

主訴や受傷機転および身体所見の診察により，上腕骨遠位端骨折をはじめとする肘関節部外傷などを疑う．患側肘関節4方向，健側2方向の単純X線を撮影する．転位や短縮が大きい症例では，可能であれば愛護的に牽引した状態で撮影することにより，骨折型や合併骨折の有無などを把握できることもある．骨折部の粉砕の部位，転位の方向・程度などの評価を目的としたcomputed tomography（CT）撮影は術前プランニングに有用である（図1b）．肘周辺の開放創の有無や皮膚状態の良否，合併損傷の有無，神経・血管障害の有無などを確認する．高エネルギー外傷の場合には肩関節や手関節など他部位の損傷を含めた合併損傷に注意する．

■ 保存療法および手術療法の適応と概要

1. 保存療法

安定した非転位型で6週以上の外固定が容認される場合などに限って保存療法が適応となる．受傷後1週ほどは長上肢シーネで固定し，患肢挙上，冷あん法，手指の屈伸運動などで腫脹が軽快したら，長上肢ギプスに変更する．X線所見上で骨癒合が進行し，リハビリテーションが可能と判断できれば，6〜8週で外固定を除去し，肘関節の自動可動域訓練からリハビリテーションを開始する[*1,2]．

*1
Pidhorz ら[4]の上腕骨遠位端骨折に対する保存療法の報告によれば，保存治療で偽関節は3例のみで，MEPS（Mayo elbow performance score）83点と良好であり，保存治療も一つの治療選択肢として残しておくべきとしている．また Aitkin ら[5]は，low demand な患者であればそれほど成績は悪くなく，外科的治療による重大合併症を回避できると報告している．

*2
Nauth ら[6]の current concepts review では，保存治療では成績不良例が手術治療より約3倍多い（RR=2.8, 95% CI=1.78 to 4.4）としている（推奨 Grade-B）．さらに保存治療では手術治療よりも約6倍偽関節となり（RR=5.8, 95% CI=2.3 to 14.7），保存治療では手術治療よりも約4倍遷延癒合となる（RR=4.4, 95% CI=1.6 to 12.0）と報告している．

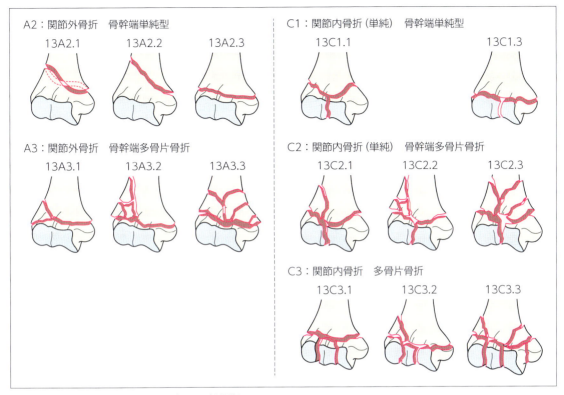

図3 2018年に改変されたAO/OTA新分類
(Kellam JF, et al. J Orthop Trauma 2018；32（S1）：S11-20[3]より)

2. 手術療法

　転位のある成人上腕骨遠位端骨折は，原則的に手術適応となる．手術法には経皮的スクリュー固定法，tension band wiring法，プレート固定法などはあるが，現在，手術療法の第一選択となっているのがALP固定法[1,2]である．図4に主要なALP固定法を示す．通常，上腕骨外側骨柱の固定には原則的にALPを用いる．骨質や骨折型に応じて後方設置プレート（図4のA，B，C），側方設置プレート（図4のD）を使い分ける．一方，上腕骨内側骨柱の固定では，骨質が良好で粉砕の軽度な関節外骨折などでは中空海綿骨スクリュー（図4のA）を用いるが，骨質不良の症例や粉砕例では，その程度に応じて，後方設置プレート（図4のB），側方設置プレート（図4のC，D）を適宜用いる[*3]．一方，これらの骨接合では十分な初期固定性が獲得できない可能性のある症例，すなわち高度粉砕例のうち，内固定困難なcoronal shear fracture合併例や骨欠損例，関節リウマチ，透析患者，ステロイド内服に伴う高度骨粗鬆症例，偽関節例，腫瘍性病変に伴う病的骨折例などでは一期的な人工肘関節置換術（total elbow arthroplasty：TEA）も準備して手術に臨む．本骨折に対する当科の治療アルゴリズムを図5に示す[*4]．

[*3] Papaioannouら[7]は，Type Cに対してK-wireやscrewを用いた内固定法は，内側および外側のダブルプレート固定法より成績不良となるリスクが3倍高いと報告している．

[*4] 前述のNauthら[6]のcurrent concepts reviewで，TEAにおける成績良好例の割合は89％であったのに対して観血的整復固定術（ORIF）では76％（$p=0.036$），合併症率は2群間で差はなかったと報告されている（推奨Grade-B）．彼らはTEAの適応について，高齢者（>65）で内固定不能な高度粉砕例としている．

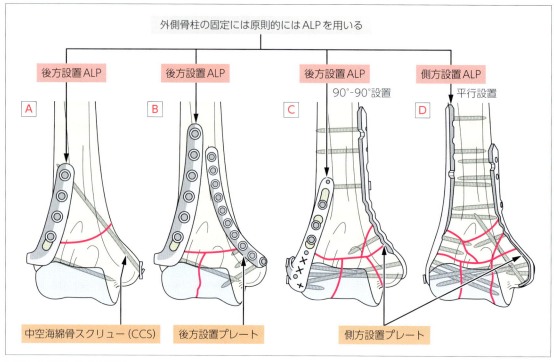

図4 主要なALP固定法
上腕骨外側骨柱の固定：原則的にALPを用いる．骨質や骨折型に応じて上図のような後方設置プレート（A，B，C），側方設置プレート（D）を使い分ける．
上腕骨内側骨柱の固定：骨質が良好で粉砕の軽度な関節外骨折などでは上図のような中空海綿骨スクリュー（A）を用いるが，骨質不良の症例や粉砕例では，その程度に応じて，後方設置プレート（B），側方設置プレート（C，D）を適宜用いる．

■ 術前および術後のリハビリテーション

初期治療として長上肢シーネ固定の後，投薬による十分な疼痛コントロールおよび可及的な患肢挙上，骨折部の冷あん法を行う．術前のリハビリテーションとしては患肢の疼痛や腫脹の軽減，手指の拘縮予防や浮腫軽減などを目的として，手指および肩甲帯の可動域訓練を開始する．

術後のリハビリテーションとしては，十分な初期固定性が得られたと判断できる場合には術後数日から肘関節の自動および介助下自動運動訓練を開始する．強引な他動訓練は禁忌となる．肩関節外転位は肘関節に対して内反ストレスとなるので，上腕下垂位もしくはoverhead位[8]での肘関節の屈曲・伸展や前腕の回内・回外運動を積極的に行う[*5]．術後8週前後からはごく軽い他動運動訓練，アイソメトリックな筋力強化訓練や軽い作業療法を追加する．拘縮傾向の強い症例ではターンバックル付き肘関節装具を使用する．術後3か月ほどで骨癒合が得られるのでプッシュアップ動作など負荷の大きな動作も許可する．

（今谷潤也）

*5
肩関節外転位（脇を開ける肢位）は肘関節に対して内反ストレスとなる可能性が高い．術後のリハビリテーションにおいてはこれを避けるべく，上腕下垂位もしくはoverhead位での肘関節の屈曲・伸展や前腕の回内・回外運動がより安全である[8]．

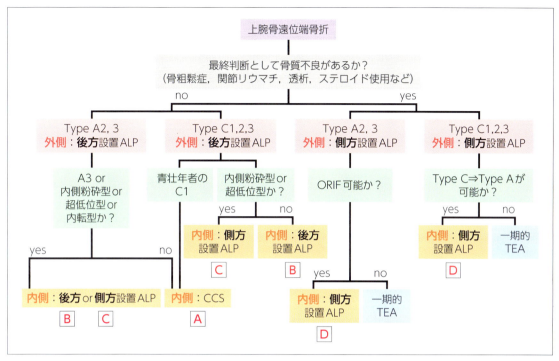

図5 上腕骨遠位端骨折に対する当科の治療アルゴリズム
TEA：人工肘関節置換術，ALP：anatomical locking plate，CCS：中空海綿骨スクリュー，ORIF：観血的整復固定術．

■文献

1) 今谷潤也, 橋詰博行. 上腕骨遠位. MB Orthop 四肢関節部骨折治療実践マニュアル 2001；14：35-53.
2) 今谷潤也. 成人上腕骨遠位端関節内骨折. 岩崎倫政編. 肩・肘の骨折・外傷の手術. OS NEXUS 7. メジカルビュー社；2016. p.162-73.
3) Kellam JF, et al. Fracture and dislocation classification compendium -2018 Humerus. J Orthop Trauma 2018；32（S1）：S11-20.
4) Pidhorz L, et al. Distal humerus fracture in the elderly：does conservative treatment still have a role? Orthop Traumatol Surg Res 2013；99：903-7.
5) Aitkin SA, et al. Revisiting the 'bag of bones'：functional outcome after the conservative management of a fracture of the distal radius. Bone Joint J 2015；97-B：1132-8.
6) Nauth A, et al. Distal humeral fractures in adults. J Bone Joint Surg Am 2011；93：686-700.
7) Papaioannou N, et al. Operative treatment of type C intra-articular fractures of the distal humerus：the role of stability achieved at surgery on final outcome. Injury 1995；26：169-73.
8) Schreiber JJ, et al. Conservative management of elbow dislocation with an overhead motion protcol. J Hand Surg 2015；40：515-9.

5章 骨折

尺骨肘頭骨折

■ 概略

　本項では，成人の尺骨肘頭骨折について記述する．尺骨肘頭骨折は多くの場合，転倒・転落などによる直達外力で生じることが多く，上腕三頭筋の牽引力によって骨折部が転位しやすい．尺骨肘頭骨折は肘関節内骨折であることから，骨折部の転位が $2\,mm$ 未満で肘関節を $90°$ 以上屈曲しても骨折部に離開が生じない場合は保存療法を選択し，骨折部の転位が $2\,mm$ 以上ある場合は手術適応となる．一方，高齢者では，尺骨肘頭骨折は骨粗鬆症による脆弱性骨折の1つとして考えられ，骨脆弱性による固定性不良や可動域制限，術後感染，創部の遷延治癒といった術後合併症の危険性が高いことにも注意を払う必要がある．

■ 疫学

　尺骨肘頭骨折は肘関節周辺骨折のなかで 10% と最も多く，近位前腕骨折のなかでは 18% であり[1]，その頻度は1万人あたり12人と報告されている[1]．近年のスウェーデンからの尺骨肘頭骨折 2,462 例を対象とした疫学調査によると，男女比では女性のほうが 65% と多く，男性では $50\sim60$ 歳代，女性では70歳代に多いと報告されている[2]．

　受傷機転は転倒が 70% と最も多く，次いで高所転落が 11% と報告されている[1]．また，高齢者や女性は転倒が多く，若い年代や男性では高所転落での受傷が多い[3]．季節での違いでは，夏は若い年代に多く，冬は高齢者に多い[3]．

■ 診断

　まず，身体所見として，皮下出血斑の有無や腫脹の程度を確認する．肘関節の自動伸展が困難な場合が多い．肘関節の圧痛として肘頭のみならず各部位の圧痛の有無，合併する神経血管障害の有無，その他の複合損傷の有無を確認した後，画像検査を行う．

　単純 X 線では患側だけでなく比較のため健側の肘関節2方向も撮影し確認する．尺骨肘頭骨折のほか，複合損傷として，橈骨頭・頸部骨折，鈎状突起骨折，上腕骨遠位端骨折の有無にも注意を払う．脱臼骨折の場合は Monteggia（モンテジア）骨折なども念頭におき，必要時，前腕や手関節の単純 X 線も撮影する．CT は粉砕骨折の骨片の評価に有用であり，3D-CT は術前計画に必須である．内側・外側側副靱帯損傷など複合損傷を疑う場合は MRI を撮像する．

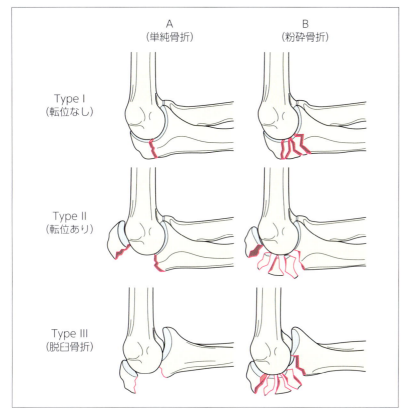

図1 Mayo 分類
転位の程度，安定性，および粉砕の有無で分類され，Type I は転位なし（3 mm 未満），Type II は転位あり（3 mm 以上），そして Type III は脱臼骨折であり，各 Type とも A：単純骨折と B：粉砕骨折に分けられる．
(Cabanella ME, et al. The Elbow and Its Disorders. WB Saunders；2000. p.365-9[5]より）

■ 単純 X 線による分類

　単純 X 線による分類には Mayo（メイヨー）分類[4,5]（図1）が広く用いられている．Mayo 分類は転位の程度，安定性，および粉砕の有無で分類される．Type I は転位なし（3 mm 未満），Type II は転位あり（3 mm 以上），そして Type III は脱臼骨折であり，各 Type とも A：単純骨折と B：粉砕骨折に分けられる．その他，Colton（コルトン）分類や OA 分類，Schatzker（シャツカー）分類などがあるが，いずれの分類方法でも，とくに粉砕骨折では粉砕や転位の程度がさまざまで分類が困難な症例があり，妥当性が乏しくすべての症例を包括することはできない[6]．

■ 病態

　尺骨肘頭骨折は転倒などによる直達外力で生じることがほとんどである．肘関節骨折の受傷機序に関する死体肢を用いた実験的研究によると，尺骨肘頭骨折は肘関節屈曲 90°くらいで直達外力を受けた際に生じ，また，橈骨頭骨折および鉤状突起骨折では肘屈曲位 80°未満，そして上腕骨遠位端骨折では肘関節屈曲 110°以上のときに直達外力を受けた際に生じていた[7]．まれに介達外力として上腕三頭筋の牽引力による裂離骨折を生じる場合もある．

■ 5章　骨折

■ 治療

　尺骨肘頭骨折の治療原則として，関節内骨折であることから骨折部の解剖学的整復，肘関節の屈伸動作に伴う上腕三頭筋の牽引力に抵抗するための強固な内固定，肘関節拘縮を防ぐための術後早期からのリハビリテーションが求められる．

1. 保存療法

　保存療法の適応は，一般に転位がない Mayo 分類 Type I に対して行う[8]．なお，近年の報告[3]によると肘頭骨折の約90％は転位していることから，保存療法の適応となる症例は少ない．保存療法に関する報告は少ないが，肘関節45〜90°屈曲位での上肢ギプス固定を行い，単純 X 線で骨癒合の状態を確認しながら3〜4週間固定する[8]．筆者は骨折部の転位が2 mm 以下で肘関節90°屈曲で上肢ギプス固定しても骨折部に離開が生じない場合は保存療法を選択している．上肢ギプス固定期間は約4週としているが，画像上，架橋仮骨が出現したらギプス固定を終了し，肘関節の自動可動域訓練を開始する．

2. 手術療法

　手術適応は転位がある（転位2 mm 以上）症例である．術式は tension band wiring（TBW）やプレート固定が広く行われているが，その他，スクリュー固定，髄内釘などさまざまな術式がある[9]．本項では TBW とプレート固定について術式選択と合わせて後述する．なお，活動性の低い高齢者や合併症を有する症例では骨粗鬆症による脆弱性骨折と考えられ，骨脆弱性による固定性不良や可動域制限，術後感染，創部の遷延治癒といった術後合併症の危険性が高くなる[10]．また，近年の保存療法と手術を比較した前向き無作為研究によると，活動性の低い高齢者（75歳以上）では，短期成績には差がないことが報告されている[11]．したがって，活動性の低い高齢者（75歳以上）や合併症を有する症例では，尺骨肘頭骨折が転位していたとしても骨粗鬆症や術後合併症のリスクにも十分注意を払い，保存療法を1つの選択肢として考慮する．

a. tension band wiring（TBW）

　TBW は Pauwels[12]，Weber[13] が Zuggurtungsosteosynthese として報告した方法であり，上腕三頭筋の牽引力を肘関節屈曲により骨折部関節面への圧迫力に変換するという概念に基づいている．TBW は単純骨折である Mayo 分類 Type IIA がよい適応である．

　TBW の方法として，筆者は体位を仰臥位とし，肘を図2のように上肢台に置き，X 線透視装置を前方から挿入して行っている．後方侵入路で肘頭から尺骨稜上の直線状の縦皮切を加える．尺骨神経の展開の是非はあるが，高齢者，尺骨神経が前方亜脱臼する場合，骨片が尺骨神経の走行にかかる場合，および鋼線による尺骨神経の損傷が危惧される場合などは，尺骨神経の皮下前方移動術を行っている．骨折部遠位部に骨孔を作製し，直径0.8〜1.0 mm 径の軟鋼線を通しておく[*1]．骨片を関節面を合わせるように整復・保持後，肘頭近位端

*1
骨孔は尺骨稜背側に寄りすぎるといわゆるチーズカットするため尺骨稜の骨皮質が厚い所で bicortical となるように骨孔を作製する．

から尺骨骨軸に沿って直径1.5〜2.0 mm径のKirschner鋼線を2本平行に刺入し，Kirschner鋼線のback outを防ぐため前方の骨皮質を貫くように挿入する[9]*2．軟鋼線は8の字に交差させKirschner鋼線の下や上腕三頭筋の深層部に通し牽引しながら圧迫力がかかるよう締結する（図3）．

後療法は骨質や安定性次第であるが，長くても1週間以内での上腕から前腕までのギプスシーネ外固定とし，肘関節可動域訓練を開始する．

TBWの成績は良好であるが，合併症としてKirschner鋼線のback outや皮膚への刺激などがあり，プレート固定よりも合併症の頻度が高く[14]，抜釘は27.1〜38％と高率であり[15-17]，単純骨折であるMayo分類Type IIAに対してもプレート固定を勧める報告もある[16]．近年，back outを防ぐ目的でKirschner鋼線の代わりに強度の強い縫合糸を用いるなど[18,19]の工夫がなされている．

b．プレート固定

プレート固定はバイオメカニクス研究ではTBWと比較し骨折部への圧迫力[20,21]や安定性[22]が高いという報告がされており，とくに粉砕骨折であるMayo分類Type IIBや脱臼骨折であるMayo分類Type IIIAやType IIIBがよい適応である．背側固定のプレートが主流であるが，近年，さまざまなプレートの形状が開発されている．粉砕が高度で関節面の保持が困難な場合には腸骨や人工骨移植の併用や小骨片をTBWで固定するなどの工夫も必要となる場合がある．後療法は基本的に外固定は不要とし，術後から肘関節可動域訓練を開始している．プレート固定はTBWと比較し合併症が少ないが[14]，重篤な深部感染[9,17]や費用[9]が高いことが問題である．

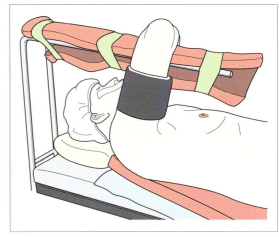

図2 TBW手術の体位
仰臥位とし，上肢を体の前に置いた台の上にのせて行う．

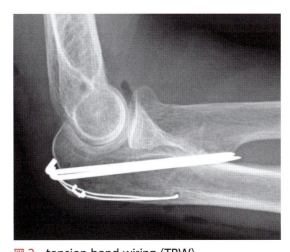

図3 tension band wiring（TBW）

*2
肘関節前方には神経・血管・腱が走行し損傷する危険があるため，Kirschner鋼線の先端が骨皮質前方から突出しすぎないように注意する．

診療のポイント

尺骨肘頭骨折の診断は比較的容易ではあるが，合併する複合損傷も念頭において診断し治療する必要がある．とくに高齢者では脆弱性骨折の可能性を考慮し，術後合併症への注意のほか，骨粗鬆症に対する対応も併せて行うことが大切である．

（丸山真博）

■文献

1) Duckworth AD, et al. The epidemiology of fractures of the proximal ulna, Injury 2012；43：343-6.

2) Bruggemann A, et al. Epidemiology, classification and treatment of olecranon fractures in adults：an observational study on 2462 fractures from the Swedish Fracture Register. Eur J Trauma Emerg Surg 2022；48：2255-63.

3) Cantore M, et al. Epidemiology of isolated olecranon fractures：a detailed survey on a large sample of patients in a suburban area. JSES Int 2022；6：309-14.

4) Morrey BF. Current concepts in the treatment of fractures of the radial head, the olecranon, and the coronoid. Instr Course Lect 1995；44：175-85.

5) Cabanella ME, Morrey BF. Fractures of the olecranon. Morrey BF ed. The Elbow and Its Disorders. 3rd ed. WB Saunders；2000. p.365-9.

6) Benetton CA, et al. Agreement of olecranon fractures before and after the exposure to four classification systems. J Shoulder Elbow Surg 2015；24：358-63.

7) Amis AA, Miller JH. The mechanisms of elbow fractures：an investigation using impact tests in vitro. Injury 1995；26：163-8.

8) Newman SD, et al. Olecranon fractures. Injury 2009；40：575-81.

9) Duckworth AD, et al. Olecranon fractures：current treatment concepts. Bone Joint J 2023；105-B：112-23.

10) Baertl S, et al. Surgical enhancement of fracture healing：operative vs. nonoperative treatment, Injury 2021；52 Suppl 2：S12-7.

11) Duckworth AD, et al. Prospective randomised trial of non-operative versus operative management of olecranon fractures in the elderly. Bone Joint J 2017；99-B：964-72.

12) Pauwels PF. Über die Bedeutung einer Zuggurtung für die Beanspruchung des Röhrenknochens und ihre Verwendung zur Druckosteosynthese. Verh Dtsch Ges Orthop, 52. Kongr Stuttgart. Z Orthop 1965；101：231-57.

13) Weber BG, Vasey H. Osteosynthese bei Olekranonfractur［Osteosynthesis in olecranon fractures］. Z Unfallmed Berufskr 1963；56：90-6［German］.

14) Ren YM, et al. Efficacy and safety of tension band wiring versus plate fixation in olecranon fractures：a systematic review and meta-analysis. J Orthop Surg Res 2016；11：137.

15) Tarallo L, et al. Simple and comminuted displaced olecranon fractures：a clinical comparison between tension band wiring and plate fixation techniques. Arch Orthop Trauma Surg 2014；134：1107-14.

16) Powell AJ, et al. Tension band wiring versus locking plate fixation for simple, two-part Mayo 2A olecranon fractures：a comparison of post-operative outcomes, complications, reoperations and economics. Musculoskelet Surg 2019；103：155-60.

17) Avisar E, et al. Is tension band wire fixation superior to plate fixation for simple displaced olecranon fractures? A randomized trial with median follow-up of 7.5 years. Clin Orthop Relat Res 2024；482：127-33.

18) Phadnis J, et al. Tension suture fixation of olecranon fractures. JBJS Essent Surg Tech 2021；11：e20.00042.

19) Dogramatzis K, et al. Novel suture/suture-anchor fixation versus tension band wiring for olecranon fractures：A systematic review. Shoulder Elbow 2023；15：424-35.

20) Hutchinson DT, et al. Cyclic loading of olecranon fracture fixation constructs. J Bone Joint Surg Am 2003；85：831-7.

21) Wilson J, et al. Biomechanical comparison of interfragmentary compression in transverse fractures of the olecranon. J Bone Joint Surg Br 2011；93：245-50.

22) Midtgaard KS, et al. Biomechanical comparison of tension band wiring and plate fixation with locking screws in transverse olecranon fractures. J Shoulder Elbow Surg 2020；29：1242-8.

5章 骨折

Monteggia 骨折，Galeazzi 骨折

■ Monteggia 骨折

尺骨近位 1/3 の骨折と橈骨頭の脱臼（腕橈関節脱臼）を合併する損傷を Monteggia（モンテジア）骨折とよぶ．1814 年 Monteggia が報告して以来，この呼称が用いられている[1-3]．この骨折の診療のポイントは，受傷初期の正確な診断である．診断がつけば治療は容易であるが，橈骨頭の脱臼が見逃されて陳旧化したものは治療が難しい[1,2]．

1. 病態・臨床像
a. 疫学

Bado は全前腕骨折中 1.7% と報告している[4]．上村の報告[5]では小児肘関節外傷 652 例中 16 例（2.5%），森久によれば九州大学整形外科 32 年間の入院加療を行った上肢骨折患者 776 例中 20 例（約 2.5%）であった[3]．

b. 分類
◆ Bado の分類

Bado は，古典的な尺骨近位 1/3 の骨折のみではなく，尺骨骨折がどの部位にあっても骨折と橈骨頭脱臼（あるいは橈骨頚部骨折）があれば，尺骨の骨折高位と同高位かあるいは遠位の橈骨骨折などを含めた損傷も受傷機転が同一であると考え，広義の Monteggia 骨折（Monteggia equivalent lesions）とし，尺骨の転位方向と橈骨頭の脱臼方向が同じであることから 4 型に分類した（図1）[4]．

Type I：前方凸変形の尺骨骨幹部骨折に橈骨頭前方脱臼を伴うもの．前方脱臼を示す Type IV を含めて小児の本骨折の 70〜85% を占め，最も高頻度である．前方へ突出した橈骨頭が，Frohse（フローゼ）のアーケードに進入する後骨間神経を後面から圧迫し，麻痺を生じることがある．

Type II：尺骨近位の後方凸変形に橈骨頭の後方脱臼を伴う型で，屈曲位損傷とされている．小児の Monteggia 骨折の 5% と比較的まれである．

Type III：外側凸変形の尺骨骨折に橈骨頭の外側あるいは前外側脱臼を伴う型である．尺骨骨折は近位，多くは肘頭直下の若木骨折（greenstick fracture）である場合が多い．近位橈尺関節が脱臼していないものは Monteggia 骨折とはよばない．小児の本骨折の 15〜25% が Type III であり，Type I に次いで多い．

Type IV：橈骨・尺骨の骨折に橈骨頭の前方脱臼を伴うもので，Type I を引き起こす回内力がさらに強く作用して発生すると考えられる．頻度は低く，とくに小児では少ない．骨折部は近位 1/3 であるが，通常，橈骨の骨折部位が

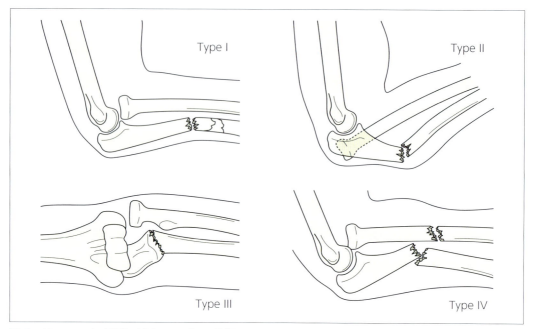

図1 Monteggia 骨折に対する Bado の分類
Monteggia 骨折に対する Bado の分類は4型に分けられる．
(Bado JL. Clin Orthop Relat Res 1967；50：71-86[4] より)

尺骨骨折部より遠位である．この損傷では，橈骨・尺骨骨折と診断されて橈骨頭の脱臼が見逃されることが多い．

　Monteggia 類縁損傷 (Monteggia equivalent lesions)：前述したように，Bado は回内強制の結果生じると考えられた一連の損傷をこの名称のもとにまとめた．すなわち橈骨頭単独脱臼，橈骨頭または頚部骨折を伴う尺骨骨折などである．しかしこれには議論があり，一般的ではないとする考えもある．橈骨頭単独脱臼と診断されているもののなかには，尺骨の急性塑性弯曲（acute plastic bowing）を見逃されたものが多く含まれていると考えられる[6,7]．

◆ Letts による小児 Monteggia 骨折の分類
　小児の弾力性のある骨傷の特徴「急性塑性弯曲[6]や若木骨折」から，小児のMonteggia 骨折の分類が Letts により提唱されている（図2）[8]．

2. 診断および検査

　受傷直後では尺骨の変形と脱臼した橈骨頭が触知できる．前腕骨骨折例では，必ず肘関節と手関節が含まれている単純X線像を撮影する必要がある（図3）．Altner は151 例の尺骨骨折を見直したところ5％に橈骨頭の脱臼が見逃されていたことを報告している[9]．尺骨の骨折に目を奪われて腕橈関節の脱臼が見落とされることがあるが，この原因として正確な側面X線像が撮影されていないことも多い．

　橈骨頭・頚部の中心を結ぶ線は，肘関節の屈曲角度にかかわらず上腕骨小頭

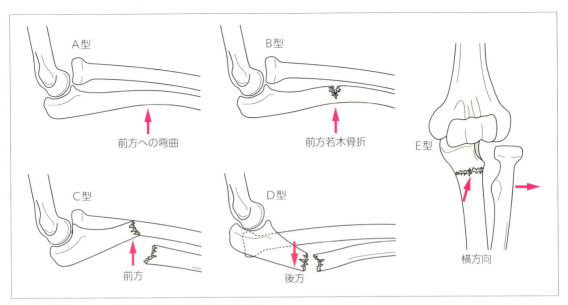

図2　小児 Monteggia 骨折に対する Letts の分類
小児ではB型とC型が多い．
A型：尺骨の前方への塑性弯曲に伴う橈骨頭前方脱臼．
B型：A型に尺骨の若木骨折が加わったもの．
C型：尺骨の横骨折と橈骨頭前方脱臼．
D型：尺骨の後方凸変形と橈骨頭後方脱臼．
E型：尺骨近位部骨折に伴う橈骨頭側方脱臼．
(Letts M, et al. J Bone Joint Surg Br 1985；67：724-7[8]）より）

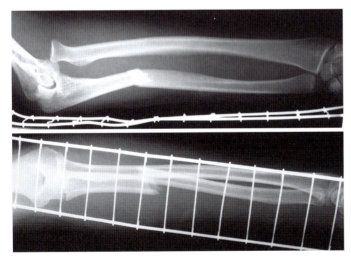

図3　Monteggia 骨折の単純X線像
前腕骨骨折例では，必ず肘関節と手関節が含まれている単純X線像を撮影する必要がある．

（外側顆骨端核）の中心を通るので，この関係が乱れていれば腕橈関節の脱臼である（図4）．側方脱臼を呈する Type III では正面像が決め手となる．後方脱臼の場合は，側面像では肘頭の陰影と重なり脱臼を見逃すことがある．

尺骨骨折の診断は容易なことが多いが，小児では肘頭骨折あるいは近位の若木骨折，急性塑性弯曲も念頭におき，反対側の単純X線像を参考にするとよ

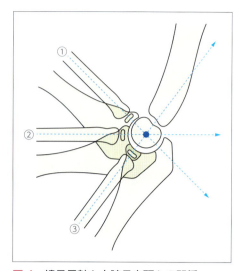

図4 橈骨長軸と上腕骨小頭との関係
肘関節の屈曲角度にかかわらず，橈骨長軸は上腕骨小頭の中心を通る（①から③）．

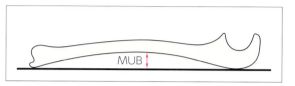

図5 Lincoln の maximum ulnar bow (MUB)
尺骨の近位・遠位両端を結ぶ直線から尺骨背側皮質までの最大距離が，MUB の定義．

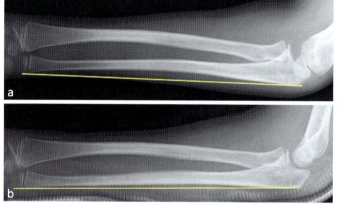

図6 尺骨の急性塑性弯曲に伴う橈骨頭前方脱臼
10歳男児，受傷当日に全身麻酔下で徒手整復を行った．
a：受傷時単純 X 線像．橈骨頭は脱臼している．
b：全身麻酔下で徒手整復後の単純 X 線像．橈骨頭は整復されている．

い[7]．とくに急性塑性弯曲の場合は健側と比較しても，正確な側面像を撮影しないと橈骨頭単独脱臼として見逃されやすい[6,7]．尺骨の近位・遠位両端を結ぶ直線から尺骨背側皮質までの最大距離（maximum ulnar bow：MUB, Lincoln）（図5）を測定すると明瞭である[7]．急性塑性弯曲は受傷直後であれば徒手矯正が可能なこともあるが，多くの例では全身麻酔下に強力な力を要する（図6）．

また合併しうる後骨間神経麻痺も見逃してはならない．Spinner が報告した3例の後骨間神経麻痺例は9，10，11歳で，脱臼整復後自然回復している[10]．神経が腕橈関節間に陥入していることもあるので，麻痺がある場合には徒手整復は慎重を要する[11]．

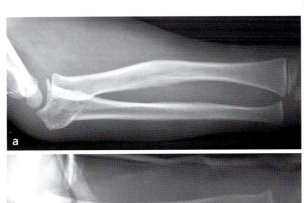
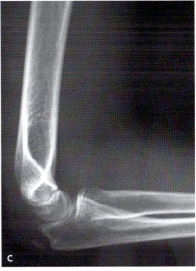

図7 Monteggia 骨折の保存療法例
7歳男児，受傷当日に局所麻酔下で徒手整復後キャストシーネ固定を行った．
a：受傷時単純X線像．
b：徒手整復後単純X線像．
c：受傷から3年後の単純X線像．

3. 治療

　第一選択肢は保存療法である（図7）．通常は尺骨を徒手整復すると，同時に橈骨頭も整復される．尺骨の整復位保持が良好な尺骨骨折の安定型がよい適応であり，前腕の回内，回外で橈骨頭の脱臼傾向がないことを確認する．

　尺骨の徒手整復ができずに橈骨頭の脱臼傾向が残る場合は，観血的治療の適応である．受傷後2週間以上の経過例，橈骨・尺骨骨折を伴う Bado Type IV などが適応となりやすい．尺骨の徒手整復ができても橈骨頭が整復されない場合や尺骨の整復位保持が不良な斜骨折・粉砕骨折なども，観血的治療の適応である．

　小児においては多くの場合，尺骨の徒手整復に続く橈骨頭の徒手整復，キャスト固定で良好な結果が得られる．しかし，年長児例では，時に観血的整復・固定を要することがある．年齢にかかわらず最も重要なことは橈骨頭脱臼の整復と安定性である．

　徒手整復に成功しても，指頭で圧迫し回外位を保持しなければ橈骨頭の整復位を保持できない場合には要注意である[1]．多くの例で，小頭・橈骨頭間に何か介在物が存在するか，尺骨の整復が不完全だからである．尺骨の整復が良好な場合には，橈骨頭の整復障害因子を観血的に取り除かなければならない．整復障害因子には，脱転した輪状靱帯あるいは橈骨神経（とくに後骨間神経）の嵌頓などがあげられる．

　陳旧性 Monteggia 骨折では，術後成績を左右するものは，脱臼から手術までの期間，手術時年齢，脱臼方向（とくに後方脱臼で橈骨頭・頸部が変形して

■ 5章　骨折

いるものは成績が悪い），それに最も重要な因子である手術手技である．8歳
以下，受傷後1年以内の症例であれば，比較的良好な成績を上げることができ
るが，その治療は容易ではない．

4. Monteggia 骨折の診療のポイント

- 受傷初期の正確な診断が必須である．
- 診断がつけば治療は容易であるが，橈骨頭の脱臼が見逃されて陳旧化したも
  のは治療が難しい．
- 前腕骨骨折（尺骨骨折）では肘関節と手関節が含まれている単純X線撮影を
  行う．
- 健側も単純X線撮影を行って両者を比較して評価を行う．
- 急性塑性弯曲の場合は健側と比較しても，正確な側面像を撮影しないと見逃
  されやすいので注意を要する．
- 橈骨長軸が上腕骨小頭の中心を通っていなければ橈骨頭は脱臼している．
- 徒手整復操作は麻酔下でX線透視装置を用いて行うほうがよい．
- Bado Type III と Type IV は徒手整復できないことが多い．
- 新鮮例は尺骨の整復固定術のみで橈骨頭も整復されることが多いが，橈骨頭
  の整復状態が不十分であれば，整復障害因子が陥入していることがあるの
  で，観血的に整復術を行う．

■ Galeazzi 骨折

　Galeazzi（ガレアッツィ）骨折は，橈骨の骨折に遠位橈尺関節（distal radio-ul-
nar joint：DRUJ）の脱臼を伴う骨折である（図8）．小児で橈骨の骨折に遠位
尺骨骨端離開を伴うがDRUJの脱臼を伴わないものや，成人で橈骨の骨折に
尺骨遠位の骨折とDRUJの脱臼を伴うものが含まれる[12,13]．この骨折様式は
1822年にCooperによって初めて記述[14,15]されたが，1934年にこの損傷を受
けた18人の患者を発表し，その発生率，病態力学，および管理について詳し
く述べたのがGaleazzi[16,17]である．

1. 病態・臨床像
a. 疫学

　Galeazzi骨折は成人の前腕骨折の約7%を占める．橈骨骨幹部骨折の4件に
1件はGaleazzi骨折という報告もある．前腕骨遠位端骨折は，前腕骨骨幹部骨
折よりもはるかに多い．小児の発生率のピークは9～12歳である．前腕骨骨幹
部骨折の最も注目すべき危険因子は，スポーツ（ラグビー，柔道などのコンタ
クトスポーツ），骨粗鬆症，および閉経後なので，若年男性（10：10,000）およ
び高齢女性（5：10,000）の発生率が高くなるという二峰性の発生率と相関す
る．

b. 分類

　Galeazzi骨折を分類する際，2つの分類体系が提案されている．

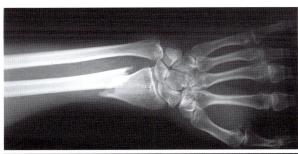
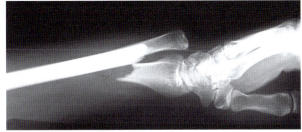

図8　Galeazzi骨折の単純X線像
橈骨の骨折に尺骨頭の脱臼（遠位橈尺関節〈DRUJ〉の脱臼）を伴っている．

- 遠位の橈骨骨片の転位方向に基づくもの（Walshらの分類[18]）

　末梢骨片が背側に転位して，尺骨頭は掌側脱臼する型．
　末梢骨片が掌側に転位して，尺骨頭は背側脱臼する型（図8）．

- 橈骨骨幹部骨折の場所と安定性に基づくもの（Rettigらの分類[19]）

　Type Ⅰ：橈骨骨折部が橈骨遠位部の関節面中央から7.5 cm以内の遠位側（手関節に近い側）に生じた型（図8）．
　Type Ⅱ：橈骨骨折部が関節面から7.5 cm以上近位側（すなわち手関節から遠い側）に生じた型．

　Type Ⅰは，50％以上の症例で有意なDRUJの不安定性を伴うと報告されている．Type Ⅱは，6％程度の症例でしか有意なDRUJの不安定性を伴わないと報告されている．

2. 診断および検査

　受傷直後では橈骨骨折の診断は比較的容易であるが，DRUJの脱臼が見逃されやすい．前述したように前腕骨折例では，必ず肘関節と手関節が含まれている単純X線像を撮影する必要がある．

　また合併しうる神経麻痺も見逃してはならない．神経損傷はそれほど多くないが正中神経と橈骨神経の支配領域の検査は，神経損傷を特定するために不可欠である．尺骨神経損傷は比較的まれである．

　初期評価には高度な画像診断は必要ないが，術前計画にはCT画像やMRIでTFCC断裂や骨間膜損傷を評価する．

▶TFCC：三角線維軟骨複合体（triangular fibrocartilage complex）．

3. 治療

　ほとんどの場合，小児では保存的治療が適応となるが，成人では手術的治療

が必要となることが多い．とくに，DRUJ の脱臼が見逃された陳旧例になると
その治療成績は悪くなる．

4. Galeazzi 骨折の診療のポイント

DRUJ の脱臼が疑われるのは以下のような例であり，注意を要する．

- 手関節正面像での DRUJ の拡大
- 尺骨茎状突起骨折
- 側面像での尺骨の背側への転位
- 5 mm 以上の橈骨短縮（非損傷肢との比較が必要）

（池上博泰）

■文献

1) 池上博泰．Monteggia 骨折．日本小児整形外科学会教育研修委員会編．改訂第 2 版 小児整形外科テキスト．メジカルビュー社；2016．p.92-7.
2) 伊藤惠康．Monteggia 骨折．改訂第 2 版 肘関節外科の実際．南江堂；2023．p.177-92.
3) 森久喜八郎．モンテジア損傷．整形外科 MOOK 1988；54：112-27.
4) Bado JL. The Monteggia lesion. Clin Orthop Relat Res 1967；50：71-86.
5) 上村正吉ほか．小児の骨折・肘関節部の外傷．整形外科 MOOK 1980；13：110-31.
6) Borden S. Traumatic bowing of the forearm in children. J Bone Joint Surg Am 1974；56：611-6.
7) Lincoln TL, et al. "Isolated" traumatic radial-head dislocation. J Pediatr Orthop 1994；14：454-7.
8) Letts M, et al. Monteggia fracture-dislocations in children. J Bone Joint Surg Br 1985；67：724-7.
9) Altner PC. Monteggia fractures. Orthop Review 1981；10：115-20.
10) Spinner M, et al. Posterior interosseous nerve palsy as a complication of Monttegia fractures in children. Clin Orthop Relat Res 1968；58：141-5.
11) 藤本哲也ほか．腕橈関節に陥入していた後骨間神経を術中に確認した Monteggia 骨折の 1 例．日肘会誌 2007；14：S62.
12) Mikić ZD. Galeazzi fracture-dislocations. J Bone Joint Surg 1975；57A：1071-80.
13) Giannoulis FS, Sotereanos DG. Galeazzi fractures and dislocations. Hand Clin 2007；23：153-63.
14) Cooper A. A Treatise on Dislocations and on Fractures of the Joints. London：1822.
15) Cooper A. Simple fracture of the radius and dislocation of the ulna. Cooper A, ed. A Treatise on Dislocations, and on Fractures of the Joints. Longman；1825. p.470-6.
16) Galeazzi R. Di una particolare sindrome traumatica dello scheletro dell' avambraccio. Atti e memorie della Società lombarda di chirurgia 1934；2：663-6.
17) Galeazzi R. Uber ein besonderes Syndrom bei Verletzungen im Bereich der Unterarmknochen. Archiv fur orthopadische und Unfall Chirurgie 1935；35：557-62.
18) Walsh HP, et al. Galeazzi fractures in children. J Bone Joint Surg Br 1987；69：730-3.
19) Rettig ME, et al. Galeazzi fracture-dislocation：a new treatment-oriented classification. J Hand Surg Am 2001；26：28-35.

5章 骨折

前腕骨骨幹部骨折

■ 概略

　前腕骨骨幹部骨折は，比較的若年者に多く発生する骨折である．受傷原因としてはスポーツや交通外傷などの比較的高エネルギーによるものが多い．骨折自体の診断は容易で，プレート固定を中心とした骨折観血的手術は非常に成績がよいが，前腕骨の機能解剖学的特徴から，遠位橈尺関節・近位橈尺関節の脱臼，骨間膜損傷に伴う不安定性・変形治癒による回内外制限など，注意を要する合併損傷も多い．本項では，前腕骨骨幹部骨折の診断，治療，復帰に向けた対応について述べる．

■ 前腕の解剖

　前腕の解剖を理解することは，前腕骨骨幹部骨折の受傷機転を推察するのみならず，合併損傷による機能障害を避けるうえで非常に重要である．前腕骨は単純な直線の長管骨ではなく，橈骨は弯曲しており，この弯曲によって尺骨の周りを橈骨が回旋する運動，つまり前腕の回内外を可能としている．回旋軸は尺骨頭の小窩と橈骨頭中心を結ぶ直線である．橈骨と尺骨は遠位橈尺関節ではTFCCによって，近位を輪状靱帯によって，そして骨幹部中央は骨間膜によって連結され，両骨間を安定化している．つまり，前腕は広義の関節としての機能を有しており，骨間膜や靱帯構造の破綻は前腕の不安定性を惹起し，生理的弯曲の破綻を生じる変形治癒は回内外制限をきたす．

▶ TFCC：三角線維軟骨複合体 (triangular fibrocartilage complex).

■ 受傷機転

　受傷機転としては，前腕への直接的な衝撃よりも介達外力によって発生することが多く，骨折の転位方向は衝撃時の前腕の肢位によって異なる．前腕回内位で屈曲損傷をきたすと遠位骨片は掌側に転位して後方凸変形し，前腕回外位で伸展損傷をきたすと遠位骨片は背側に転位し前方凸変形をきたす．これらの介達外力による骨折は両骨骨折となることが多く，介達外力による単独骨折の場合は Galeazzi（ガレアッジ）骨折や Monteggia（モンテジア）骨折を常に疑う必要がある．一方で直接外力の場合には外力の大きさにもよるが尺骨や橈骨の単独骨折の場合が多い．非常にまれではあるが，過度に回内外させるようなアスリートに生じる尺骨の疲労骨折や高齢者の尺骨の非定型骨折など，特殊な病態もあるため患者背景を十分に考慮した診察が必要である．

5章　骨折

■ 診断，術前評価

1．患者の身体所見

a．外観

　擦過傷・出血創・水疱形成などがないか必ず確認する．前医や救急隊によって固定されて来院することも多く，直接診察できないことも多い．必ず固定を一度外して状況を確認する．

b．血流障害

　広範な軟部組織損傷を伴うような開放骨折をきたしているときはとくに血流障害に注意する．橈骨動脈と尺骨動脈の拍動が触知できることを確認する．疑わしいときはSpO_2モニターで波形を確認するのもよい．

c．神経麻痺

　正中神経，尺骨神経，橈骨神経，前骨間神経，後骨間神経の神経麻痺がないか慎重に確認する．感覚はほかの神経の共同支配を受けることがあり，過信してはならない．

d．コンパートメント症候群

　軟部組織損傷が小さい骨折は，とくに前腕の腫脹や疼痛に十分配慮する．コンパートメント症候群を疑うときは，内圧測定を行う．

2．骨折の画像的評価

a．単純X線像

　まずは正しい単純X線2方向を撮影する．骨折をきたし，疼痛が強い場合は1方向になりがちであるが，適切な2方向を撮影する．若年者では完全骨折に塑性変形を合併することがあるため，十分に注意する．比較するために健側の撮影も行っておく．また，Galeazzi骨折やMonteggia骨折を疑う際は手関節・肘関節の撮影を考慮する．

b．単純CT像

　術前計画としてCT像は必須である．粉砕骨折はもちろんであるが単純骨折が疑われる骨折であっても，CT像で細かな骨折線を確認しておく．また，塑性変形など三次元的な変形を伴う骨折の場合は両側のCTを撮影し，回旋変形を含む複雑な変形について評価する．

3．治療計画

　前腕は回内外運動を司る関節の機能を有し，基本的には変形は許容されない．たとえば橈骨の短縮は尺骨突き上げ症候群の誘因となり，角状変形は回内外制限を引き起こす．したがって転位した成人の前腕骨骨幹部骨折に対する標準的な手術はプレートを用いた観血的整復固定術である．解剖学的な整復と強固な内固定により，術後早期から可動域訓練を行うことができる．

a．保存治療

　変形を伴わない亀裂骨折の場合，保存治療を検討する．保存治療はlong arm

前腕骨骨幹部骨折

cast による外固定で肘関節 90° 屈曲位，回内外中間位での固定とする．

b. 手術治療

◆ 手術のタイミング

通常の閉鎖骨折であれば，ほかの骨折の手術どおり待機可能である．しかしながら，高度に粉砕し前腕の長さを保持できないような骨折であれば，軟部組織の血流障害なども考慮し創外固定装着や緊急手術を行う．

◆ 開放骨折への対応

Gustilo（ガスティロ）type 1 では，来院時に可能な限り早期にセフェム系抗菌薬を投与した後に救急室にて十分に洗浄し閉創する[1]*1．土壌汚染が強い場合はアミノグリコシド系抗菌薬の追加を検討する．Gustilo type 2 および type 3 の開放骨折では感染を防ぐ目的で手術室で洗浄デブリドマンと骨折の安定化を行う．汚染の強い骨折であれば一期的に創外固定にて待機することを考慮するが，一期的なプレート固定も良好な成績が報告されている[2]．

*1
Gustilo type 1 の前腕骨開放骨折では抗菌薬の早期投与が感染リスクを軽減するための最も重要な唯一の因子であったと報告されており，必ずしも手術室での洗浄デブリドマンを行わなくても良好に管理できる．

■ 手術治療

1. 手術のセッティング

麻酔は単独骨折であれば腋窩伝達麻酔などの区域麻酔で手術が可能であるが，橈尺骨骨折で手術時間が長時間に及ぶ際はタニケットペインも考慮し全身麻酔を検討する．

手術体位は仰臥位で，放射線透過性の手台を用いて手術を行う．上腕部でタニケットを装着し駆血下に手術を行う．

2. 手術アプローチ

両骨骨折の場合は骨折が単純で整復が容易なほうを先に行う．通常は尺骨が先になることが多い．尺骨は外側（Boyd）アプローチを用いて展開する．この皮切は尺骨骨幹部全長を展開できる．プレートは尺骨縁を避けて掌側か背側に設置する．

橈骨のアプローチとして，前方（Henry）アプローチと後方（Thompson）アプローチがあり，術者の好みもあるが，主に前方アプローチが選択される．前方アプローチは橈骨骨幹部全長を展開でき，広い術野が確保できる．その一方で，橈骨に到達するためには遠位から方形回内筋，長母指屈筋，円回内筋，浅指屈筋，回外筋の付着部を剥離する必要がある．後方（Thompson）アプローチは橈骨近位 1/3 から中央 1/3 の展開に限られる．また，回外筋内を走行する後骨間神経の損傷に注意を要する．

3. プレート固定

a. 固定方法

単純骨折では完璧に整復し，骨片間に確実な圧着をかけて absolute stability を目指したプレート固定を行う．斜骨折（AO type A1 or 2）では lag screw を用いて骨片間圧着を行うが，横骨折（AO type A3）では lag screw を用いて直

229

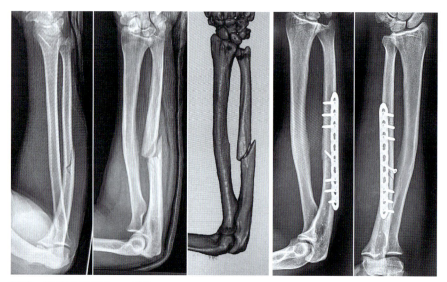

図 1 斜骨折（AO type B2）
38歳男性，バスケットボール試合中に受傷．受傷当日に観血的整復固定術．
lag screw にて骨片間を圧着した後に保護プレートを追加した．

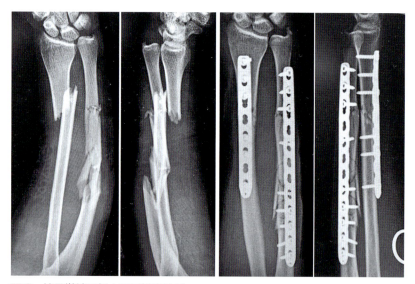

図 2 橈骨単純骨折＋尺骨粉砕骨折
21歳男性，バイク事故により受傷．尺骨は架橋プレートにて固定．

接圧迫することが難しく，dynamic compression 法を駆使して骨片間を圧迫し残りの screw を挿入し保護（中和）プレートを完成させる．第3骨片を伴う骨折（AO type B）では第3骨片を lag screw などで一方の骨片に圧着させ単純骨折として固定を行う（図1）．粉砕を伴うような骨折（AO type C）で，それぞれの骨片を直接保持することができない場合は，locking plate を用いて架橋プレートとし，骨癒合を期待する（図2）．

前腕骨骨幹部骨折

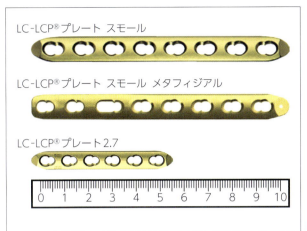

図3 プレート（DePuy Synthes社製）

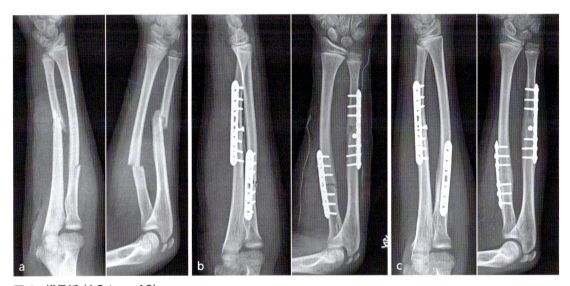

図4 横骨折（AO type A3）
12歳男性．体育の授業で肩車から転落受傷．
a：橈骨横骨折（AO22R A3），尺骨斜骨折（AO22L A1）．
b：橈骨，尺骨ともにSynthes社製LC-LCP® 2.7 7穴を用いて固定．
c：術後3か月．骨癒合．

b．インプラントの選択（図3）

　成人前腕骨骨幹部骨折に対しては通常はスモール（3.5 mm）規格のプレートを選択するが，尺骨遠位1/3部の骨折や小児の骨幹部骨折ではプレートの剛性が過度にならないよう2.7 mm規格のプレートを選択することを考慮する（図4）．locking plateは骨粗鬆症の著明な症例や高エネルギー外傷に伴う高度に粉砕した骨折であっても良好な臨床成績を収めることができる．一方で，とくに小児や若年者における単純骨幹部骨折におけるlocking plateの優位性はなく，適切な骨片間圧迫こそが重要であると報告されており[3]，安易にlocking plateを選択するのではなく，その必要性を十分に検討すべきである[*2]．

*2
locking plateによる5年以上の長期固定はnon locking plateで固定した場合よりプレート中央部の骨萎縮がより強く生じることが報告されている[4]．

■ 5章 骨折

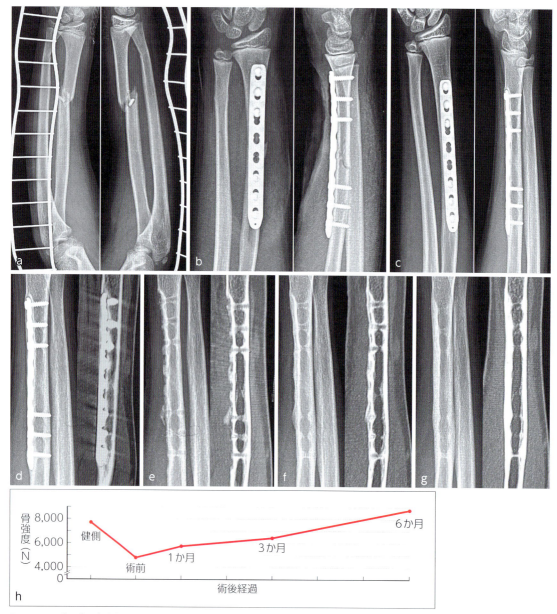

図5　11歳男児（受傷時）の治療経過
a：橈骨骨幹部斜骨折＋尺骨遠位部不全骨折.
b：橈骨骨幹部骨折に対してSynthes社のMetaphysial Plateを用いてすべてcortical screwにて固定した.
c：術後1年10か月経過時. 骨癒合, 骨成熟した.
d：抜去直前の単純X線側面像, CT像.
e：抜去後1か月の単純X線側面像, CT像.
f：抜去後3か月の単純X線側面像, CT像.
g：抜去後6か月の単純X線側面像, CT像.
h：抜去後骨強度推移（CT有限要素解析による計測結果）.

前腕骨骨幹部骨折

■ 後療法

1. 社会復帰

　単純骨折で絶対的固定が可能であったプレート固定患者に関しては強固な固定が得られていることから術後早期より回内外可動域訓練を開始し，日常生活動作を積極的に進めていく．その一方で，粉砕骨折で相対的固定が行われた場合の荷重を含めた積極的なリハビリテーションには注意を要する．筆者らは偽関節の兆候を見逃さず3か月程度から徐々に復帰するようにしている．骨癒合した状態であれば積極的な運動を許可している．

2. プレート抜去

　プレート抜去については議論の余地がある．プレート抜去には神経損傷や再骨折などの合併症を伴い，とくに欧米を中心に問題がなければ抜去しないことを推奨している[5]．その一方でプレートが挿入されていることによる違和感を訴える症例も多く，日本では抜去することが多い．抜去を行う場合はプレート挿入術後18〜24か月に行うことが推奨されている[5]．

　前腕骨のプレート固定後2年程度経過すると骨強度の低下は免れない（図5）[6] *3．よって，抜去直後は1か月程度castやsplintの装着を推奨している．full grip動作のみによっても前腕部に非常に強い力が伝わることを念頭におき，抜去後1か月間は上肢を用いたスポーツ動作は完全に禁止している．抜去後3か月までは上肢に過度な負荷がかからないスポーツ復帰を許可している．3か月以降は徐々に競技復帰を許可している．

■ 診療のポイント

　前腕骨骨幹部骨折は，スポーツ活動に伴う受傷も少なくない．前腕の機能解剖を理解し，適切な診断と治療方針の決定によって，機能障害を残さずに早期に社会復帰させることが重要である．

（松浦佑介）

*3
個人差があるが，骨折部の骨強度は平均で健側の45％程度まで低下する．その一方で，抜去後1か月で60％，3か月で80％程度まで回復し，抜去後6か月で健側と同等まで回復する[6]．

■ 文献

1) Patzakis MJ, Wilkins J. Factors influencing infection rate in open fracture wounds. Clin Orthop Relat Res 1989 ; 243 ; 36e40.

2) Ugurlar M, et al. The plate fixation in the treatment of complex forearm open fractures. Hand Microsurg 2017 ; 6 ; 1-8

3) Stevens CT, ten Duis HJ. Plate osteosynthesis of simple forearm fractures : LCP versus DC plate. Acta Orthop Belg 2008 ; 74 ; 180-3.

4) Matsuura Y, et al. Evaluation of bone atrophy after treatment of forearm fracture using nonlinear finite element analysis : A comparative study of locking plates and conventional plates. J Hand Surg Am 2017 ; 42 ; 659.e1-659.e9.

5) Langkamer VG, Ackroyd CE. Removal of forearm plates. A review of the complications. J Bone Joint Surg Br 1990 ; 72 ; 601-4.

6) Matsuura Y, et al. Recovery of forearm bone strength after plate removal : A finite element analysis study. J Hand Surg Am 2022 ; S0363-5023（22）00460-9.

5章 骨折

橈骨遠位端骨折

■ 概略

橈骨遠位端骨折は，日常診療で頻回に経験する代表的な外傷の一つである．したがって，整形外科医師にとっては，その診断と治療に関し，一定の知識をもっておくことは必須である．その観点から，日本手外科学会と日本整形外科学会によって，2012年に「橈骨遠位端骨折診療ガイドライン」が作成され，2017年に改訂第2版[1]が出版され，その診断と治療に関し一定の指針が示されている．したがって，本項ではガイドラインに沿った形で解説することとする[*1]．

■ 疫学

日本における橈骨遠位端骨折の発生率は，人口1万人あたり10.9〜14人，男性：女性＝1：3.2とされている[2,3]．受傷機転は，立位からの転倒（低エネルギー外傷）が最多で，骨折形態は背側転位型が圧倒的に多い．治療法としては，保存療法が選択される場合が多いが，手術的治療が経年的に増加傾向であり，とくにロッキングプレートによる固定が増加している．

■ 診断

受傷機転（転倒し，手を地面につくなど），手関節部の変形，腫脹，圧痛などから橈骨遠位端骨折を疑った場合，正確かつ詳細な画像診断が治療の第一歩となる．治療方法を考えるうえで，骨折型分類，解剖学的指標の計測法，およびその正常値を知っておくことが必要となる．

1. 画像検査

a. 単純X線検査

診断には，正しい手関節正面，側面像の2方向撮影を行うことが基本となる．手関節正面像は，肩関節を90°外転し，肘関節を台と同じ高さで90°屈曲位にして，カセッテを手掌下において背掌側方向に撮影する．側面像は，体幹に上腕をつけて肘関節を90°屈曲位にして橈尺側方向に撮影する．2方向撮影に加えて，斜位像や，管球を遠位に15〜20°傾斜した側面像（管球はそのままで，側面撮影肢位で，前腕をカセッテから挙上でも可能）は，関節面を描出することができ，整復後，あるいは手術後の評価にも有用である（図1）[*2]．

b. その他の画像検査

CTは関節内骨折に対する診断や治療法の選択に有用で，3D再構成像を加えることで正確で詳細な評価が行える．骨折部の粉砕の程度や，転位に関して

[*1]
なお，ガイドラインの診療上の取り扱いについては，「診療ガイドラインの法的側面として，『実際に行った治療がガイドラインと齟齬があっても注意義務違反は問われないが，説明義務違反は問われる』という現状がある．したがって，医師は最新版の診療ガイドラインの存在と内容をしっておき，必要に応じて患者に説明する必要がある．そして，奨励に則らない治療を行うときは，その理由をカルテに記載しておくことが強く勧められている」[1]とされている．

[*2]
疼痛のため至適な肢位をとることが難しい場合も多い．放射線技師と日ごろから撮像方法に関して密に情報を共有し，必要時には，可能な限り立ち会って撮影することが望ましい．

橈骨遠位端骨折

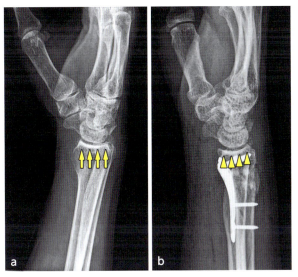

図1 橈骨遠位端骨折の管球傾斜側面像
a：関節面が明瞭に描出されている（矢印）．
b：術後（プレート固定後）の関節面整復の評価にも有用である（矢頭）．

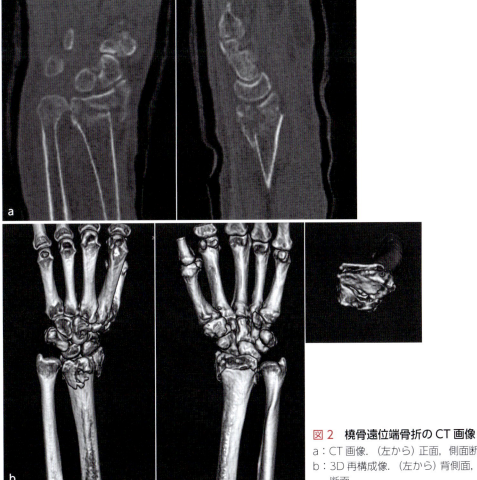

図2 橈骨遠位端骨折のCT画像
a：CT画像．（左から）正面，側面断層像．
b：3D再構成像．（左から）背側面，掌側面，関節横断面．

235

■ 5章　骨折

も有用な情報が得られ，ガイドラインでも強く推奨されている．関節面に及ぶ骨折の有無，転位の程度は単純 X 線検査では判別できないことも多く，関節内骨折を疑った場合や治療方法の判断に迷ったときは，迷わず 3D-CT を撮影することが望ましい．正面，側面の断層像，手関節〜手部の 3D 再構成像を作成することで診断の精度は格段に向上する（図 2）．

　また MRI は，臨床的に骨折が疑われるが，単純 X 線像で明らかな骨折線を認めない不顕性骨折の診断に有用である．

2. 骨折型分類

　骨折型として，背側転位型の Colles（コレス）骨折，掌側転位型の Smith（スミス）骨折，関節内骨折である掌側，背側 Barton（バートン）骨折などが使われてきたが，治療を考えるうえで，あまり実践的ではない．多数報告されている骨折型分類のなかで，文献中での使用頻度は AO 分類が最も多く使用されており，比較的簡便で使いやすい[4]（図 3）．日本でよく使用されている斎藤分類は，やや煩雑だが骨折型を詳細に分析するのに適している[5]．

3. 単純 X 線検査における計測値

　骨折治療において転位の評価基準として，解剖学上の計測値を知っておくことが必要である．代表的な計測値として，橈骨遠位端掌側傾斜（palmar tilt：PT），橈骨遠位端尺側傾斜（radial inclination：RI），尺骨変異（ulnar variance：UV）がある（図 4）．平均計測値は，PT が 8〜15°，RI が 23〜27°，UV が +1〜2 mm であるが，個人差があり健側値を参考にすることが望ましい．

4. 橈骨遠位端骨折に伴う合併損傷

　橈骨遠位端骨折の診断において，以下の 3 つの合併損傷の可能性に留意する必要がある[*3]．

a. 三角線維軟骨複合体（TFCC）損傷

　診断には，手関節鏡，MRI，手関節造影などが用いられるが，各検査法により合併率は異なる．また，三角線維軟骨複合体（triangular fibrocartilage complex：TFCC）損傷に伴う遠位橈尺関節（distal radioulnar joint：DRUJ）不安定性の客観的評価は困難という問題点がある．

b. 舟状骨−月状骨（SL）靱帯損傷

　単純 X 線正面像による舟状骨−月状骨（scapholunate：SL）靱帯損傷の診断には，SL 間距離 3 mm 以上とすることが多いが，個人差があり健側との比較が必要である．その他の検査として，手関節鏡，MRI，手関節造影などが用いられる．

c. 尺骨茎状突起骨折

　骨折部が重要であり，基部〜骨幹部に及ぶ骨折は，骨片に TFCC が付着している可能性がある．遠位橈尺関節不安定性の原因となることがあり注意が必要である．

*3
これらの合併損傷の診断，治療には高度な経験と技術を要する．状況によっては，手外科専門医へのコンサルトを検討するべきである．

A 関節外骨折

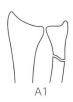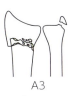

A1　尺骨関節外骨折で橈骨骨折はない
A2　橈骨関節外骨折で骨折線は単純
A3　橈骨関節外骨折で骨折線は粉砕

B 関節内部分骨折：骨折線は関節面にかかっているが骨幹端部や骨端部の
　　　　　　　　　連続性は保たれている

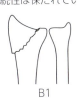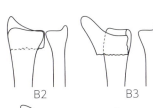

B1　橈骨関節内部分骨折 (sagittal)
B2　橈骨関節内部分骨折 (背側Barton)
B3　橈骨関節内部分骨折
　　(掌側Barton, Smith 骨折 Thomas 分類II型)

C 関節内完全骨折：骨折は関節面と骨幹端部にあり骨幹部と連続性が断たれている

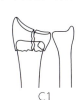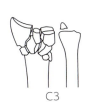

C1　橈骨関節内完全骨折で関節面および骨幹端部の骨折線は単純である
C2　橈骨関節内完全骨折で関節面の骨折線は単純だが骨幹端部の骨折線は
　　粉砕している
C3　橈骨関節内完全骨折で関節面および骨幹端部の骨折線は粉砕している

図3　AO分類
（堀内行雄. MB Orthop 2000；13：1-12[4]）より）

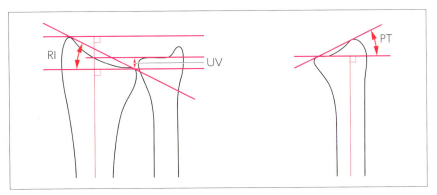

図4　手関節単純X線の計測値
PT：橈骨遠位端掌側傾斜 (palmar tilt), RI：橈骨遠位端尺側傾斜 (radial inclination),
UV：尺骨変異 (ulnar variance).

5章 骨折

■ 治療

1. 治療法の選択：保存療法か手術療法か

受傷時，徒手整復後の画像所見で，変形，転位が許容範囲内であれば，保存療法が可能である．その指標としてガイドラインでは，

[関節外要素] PT：−10°未満，UV：健側と比較して2 mm以下の差異

[関節内要素] 関節面のgap, step offが2 mm未満

とされている．許容範囲を逸脱している，あるいは整復位保持が困難で，外固定開始後早期に再転位する症例は，手術療法の適応となる．ただし，この基準は青壮年者には厳密に適応されるが，高齢者における残存変形の許容範囲は大きい[7]．実際，高齢者においては，保存療法，手術療法のいずれでも，長期的には機能的有意差はないとされている[8,9]．したがって，保存療法か手術療法かは，患者の年齢，活動性，健康状態なども考慮して，まず医療者が推奨する治療法を選択する．そのうえで，患者本人，家族に十分説明・相談のうえ，最終的に決定するべきである[*4]．

2. 保存療法

a. 整復手技

転位が小さい場合は，そのまま外固定を行うが，許容範囲を超えた転位がある場合は，整復操作が必要となる．整復操作時の麻酔法は，血腫内局所麻酔，伝達麻酔，静脈内区域麻酔がある．各麻酔法で整復の成否や安全性に差がないとされており[10,11]，どの方法を用いるべきかに関しては，明確な結論は出ていない[*5]．

整復操作を行う際は，まず前腕回内位，片手で母指を，もう一方の手で他指を把持して牽引し短縮をとる．この操作は緩徐に，十分に時間をかけて行うことが望ましい．透視下に短縮がとれたことを確認した後（図5），転位と逆方向に手関節を屈曲または伸展し，遠位骨折部を押し込んで整復する．関節内骨片は直接指で押し込んで整復するが，実際には困難な場合が多い．

b. 外固定法，期間

固定方法として，ギプス固定が基本であるが，それ以外にsugar tang splint，掌側（掌背側）副子などもある．固定肢位は，かつてのCotton-Loder肢位（手関節最大掌屈，尺屈位，前腕回内位）のような固定は避け，できる限り掌背屈中間位，またはそれに近い肢位で行う．手関節を30°以上掌屈位で固定すると中手指節（MP）関節の拘縮が生じやすい[12]．固定期間は，3〜6週間

> COLUMN — **不安定型橈骨遠位端骨折**

ガイドラインでは，不安定型橈骨遠位端骨折に関しての記載がある．不安定型骨折とは，許容できる変形，転位を保存的治療では保持困難な骨折であり，最初から手術療法を検討すべき症例である．国内でよく用いられる佐々木の定義によると以下のような骨折である[6]．

1) 粉砕型で転位があり，本来不安定な骨折
  - 整復時に整復位を保つ十分な安定性がない．
  - 関節面に及ぶ高度な粉砕がある．
  - 高度の転位（dorsal tilt≧20°，またはradial shortening≧10 mm）があり，ギプス固定では整復位の保持困難が予想される．

2) 粉砕型でギプス固定後dorsal tilt≧5°，またはradial shortening≧5 mmの再転位を（早期に）生じたもの

---

*4
この際，活動性と暦年齢は一致しないことには注意するべきである．高齢者でも，活動性が高い，下肢機能低下のため上肢の支持が求められる，独居や介護者で早期に患肢の使用を要する，などの身体的，社会的背景から手術療法を選択するべき場合もある．

*5
静脈内区域麻酔の使用適応が認可されているのは，0.5%リドカイン（キシロカイン®）のみで，極量は40 mLであることは知っておかなければならない．

▶中手指節関節：metacarpophalangeal（MP）joint.

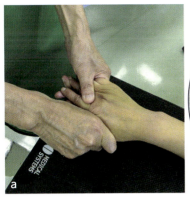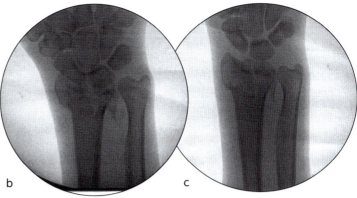

図5　牽引による短縮矯正
a：一方の手で母指，もう一方の手で他指を把持し緩徐に牽引する．
b：牽引前の透視画像．
c：牽引後の透視画像．

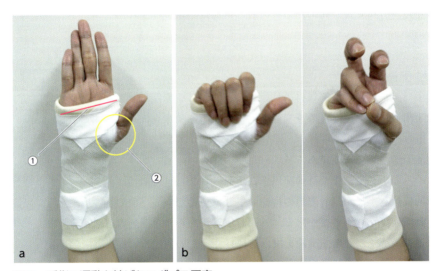

図6　手指の運動を妨げないギプス固定
a：①近位掌側皮線からわずかに遠位．②母指の基部を大きく開放する．
b：手指の完全屈曲，つまみ動作も可能である．

であるが，骨折型，不安定性，年齢や活動性に応じて決定する．固定範囲に関して，筆者は転位がないか小さく，整復操作を要しない安定型の骨折は前腕のみの固定，整復を要する骨折は，最初の2週間は上腕〜手関節，その後は前腕のみの固定としている．固定の際，母指，手指MP関節が十分に動かせるようモデリングすることが重要である（図6）[*6]．

3. 手術療法

近年，掌側ロッキングプレートによる固定が主流となっている．ロッキングプレートには，遠位ロッキングスクリューの挿入方向が定方向性である角度固

*6
腫脹，浮腫，拘縮を防止するために，手術までの待機や他院へ紹介する場合の一時的固定においても，この点は必ず留意しなければならない．治療は受傷直後から始まっているのである．

定型と挿入方向に自由度がある角度可変型の2種類がある．超高齢者や合併疾患による全身状態不良など，症例に応じて経皮的鋼線固定も選択される．創外固定法は減少しており，その適応が限定的である．手術の手技に関しては多くの書籍，文献に詳細に記述されており，他書を参考にしていただきたい．

後療法，リハビリテーション

骨折により低下した，手関節を含む上肢機能の回復を図り，よりよい日常生活動作（ADL）・生活の質（QOL）を獲得することは，骨癒合を得ることと同様に重要である．適切な後療法，リハビリテーション治療を行う必要がある．

1. 早期の後療法における注意点

保存療法，手術療法にかかわらず，後療法として直後から局所の腫脹，浮腫を予防するため，患肢の挙上を徹底させる．通院による保存的治療の場合は，上肢を下垂する時間を極力少なくすること，就寝時には枕などで挙上することを指導する．また，骨折転位予防のため，患肢への荷重や重量物を持つことは避けるよう指導する．

2. リハビリテーション

外固定期間中は，早期に手関節以外のリハビリテーションを開始する[13]．まず受傷または手術直後から，疼痛の許容範囲内で手指の可動域訓練を励行する（動画1）．手指の運動を早期から行い，浮腫の軽減を図り，拘縮を予防することは，手の機能上きわめて重要である[*7]．

固定が前腕のみの場合や，または前腕以下に変更されたら肘関節の屈曲・伸展運動も積極的に行う．また，肩関節の拘縮も生じやすいため，疼痛の範囲内で肩関節の可動域訓練も行う必要がある．外固定が外れたら，手関節の可動域訓練，巧緻性運動訓練，筋力増強訓練を段階的に行う．この間，X線撮影とともに，関節可動域，拘縮の有無，握力などを頻回にチェックし，適切な指導を行うことが重要である[*8]．

橈骨遠位端骨折の合併症

橈骨遠位端骨折に起こりうる合併症として，頻度の多いものでは手根管症候群（正中神経障害），変形性関節症（橈骨手根骨関節，遠位橈尺関節），腱皮下断裂などがある．このなかでとくに，保存療法，手術療法いずれにおいても長母指伸筋腱皮下断裂，手術療法（掌側ロッキングプレート固定）における屈筋腱皮下断裂の可能性については必ず説明しておくべきである．また，頻度は低いが，コンパートメント症候群，複合性局所疼痛症候群（complex regional pain syndrome：CRPS）も報告例がある．

診療のポイント

橈骨遠位端骨折において，ロッキングプレートの出現以来，強固な固定と早

動画1

[*7]
筆者の経験上，手指の拘縮が残存し，完全屈曲と対立，つまみ動作が制限されると，物の把持や，食事，整容動作などが困難となり，日常生活上の制限が大きくなる．

[*8]
作業療法士（OT）指導下でのリハビリテーションが望ましいが，諸事情により困難な場合は，リハビリテーションホームプログラムの指導，教育を行うことが必要である．適切なホームプログラム指導で，OT介入に劣らない成績が得られることが報告されている[14,15]．リハビリテーションのテキストや自主訓練に関する投稿動画などを参考にして，各自でホームプログラムを作成し，患者に指導していただきたい．

期運動療法が可能となった．その利点は多大なものがあるが，近年は手術適応
基準がやや拡大しているように筆者は感じている．正確な評価に基づけば，保
存治療でも良好な成績が得られる症例は少なくないことは念頭においておくべ
きと考える．また，高齢者においては受傷の背景に骨粗鬆症があり，橈骨遠位
端骨折受傷後に，ほかの脆弱性骨折の危険性が高まることが報告されてい
る[16]．したがって，高齢者では，骨折治療のみで終わるのではなく，骨量を評
価したうえで，必要時には骨粗鬆症に対する治療を継続して行うことが求めら
れる．

（麻田義之）

■文献

1) 日本整形外科学会診療ガイドライン委員会，橈骨遠位端骨折診療ガイドライン策定委員
会．橈骨遠位端骨折診療ガイドライン．南江堂；2017.

2) 佐久間真由美ほか．2010年佐渡市における骨粗鬆症関連骨折発生調査．Osteoporo Jpn
2012；20：27-9.

3) 菅原長弘ほか．当院における過去12年間の橈骨遠位端骨折の疫学的傾向．山形県立病
院医学雑誌 2009；43：19-21.

4) 堀内行雄．橈骨遠位端骨折の分類と治療方針．MB Orthop 2000；13：1-12.

5) 斎藤英彦．橈骨遠位端骨折—解剖学的特徴と分類，治療法．整・災外 1989；32：237-
48.

6) 佐々木孝．橈骨遠位端骨折の保存的治療法とその限界 特に不安定型骨折に対する保存
的治療の限界症例について．臨整外 2002；37：1029-39.

7) Kodama N, et al. Acceptable parameters for alignment of distal radius fracture with
conservative treatment in elderly patients. J Orthop Sci 2014；19：292-7.

8) Diaz-Garcia RJ, et al. A systematic review of outcomes and complications of treating
unstable distal radius fracture in the elderly. J Hand Surg Am 2011；36：824-35.

9) 児玉成人ほか．後期高齢者の橈骨遠位端骨折に対するロッキングプレートの功罪（保存
療法と比較して）．日手会誌 2013；30：5-8.

10) duKamp A. The advantage and disadvantage of Bier's blocks and haematoma blocks
for Colles' fracture in A & E. Accid Emerg Nurs 2000；8：233-40.

11) 高畑智嗣ほか．局所静脈内麻酔 橈骨遠位端骨折徒手整復への適用．日手会誌 2001；18
（Suppl）：287.

12) 瀧川宗一郎ほか．Colles骨折の保存療法におけるギプス固定角度と関節可動域について．
東日整災外会誌 1998；10：374-9.

13) 大野英子ほか．橈骨遠位端骨折のリハビリテーション成績 早期リハビリテーションの
効果と経過について．総合リハ 2006；34：981-8.

14) Souer JS, et al. A prospective randomized controlled trial comparing occupational ther-
apy with independent exercise after volar plate fixation of a fracture of the distal part
of the radius. J Bone Joint Surg Am 2011；93：1761-6.

15) 後藤真一．橈骨遠位端骨折術後早期の作業療法士によるリハビリテーション．日手会誌
2010；26：132-3.

16) Chen CW, et al. Incidence of subsequent hip fracture is significantly increased within
the first month after distal radius fracture in patients older than 60 years. J Trauma
Acute Care Surg 2013；74：317-21.

5章 骨折

舟状骨骨折

■ 概略

　舟状骨は，近位手根列の最も橈側に位置する手根骨であり，その骨折は外傷後の手関節橈側部痛の原因として最も多い[1]．若年男性に発生しやすく，転倒などで手関節を背屈した状態で軸圧がかかることで骨折する．受傷時に単純X線画像で見逃されやすく，患者自身が捻挫と判断し医療機関への受診が遅れることも多く，治療開始が遅延しやすい．また，舟状骨中枢側の血行動態は不良であり，骨癒合に難渋することが多い．安定型である結節部や不全骨折は保存療法の適応となるが，頻度的には少ない．腰部，中枢部骨折は不安定でありスクリュー固定が必要となる．偽関節例は遊離腸骨移植や血管柄付き骨移植が必要となることがある．

■ 診察と診断の方法

　若年成人が転倒後の手関節腫脹と疼痛を訴え，解剖学的かぎタバコ窩（anatomical snuffbox）での圧痛を認める症例は舟状骨骨折を強く疑う[*1]．単純X線撮影で診断をつけるが，転位がない場合は単純X線のみでは診断が困難なことも少なくない．わずかでも舟状骨骨折の存在が疑われる場合は，CTやMRI撮影を追加するか，とりあえず外固定を施行し，1～2週後に再診させて単純X線撮影を再検する必要がある．

　母指を強く伸展・外転すると橈骨茎状突起背側のすぐ末梢にできる陥凹部（解剖学的かぎタバコ窩）に圧痛を認める．掌側の舟状骨結節部の圧痛や母指に軸圧をかけることで誘発される疼痛も舟状骨骨折を強く疑う所見である[2]（動画1）．

　舟状骨骨折の偽関節を放置した場合，SNAC（scaphoid nonunion advanced collapse）wristとよばれる変形性手関節症に進行する[3]．疼痛，握力低下や可動域制限などの訴えを認めるが，症状が軽度であれば必ずしも治療の対象とはならない[4]．

■ 外来でオーダーすべき画像診断

1．単純X線写真

　手関節正面，側面像に加え，手関節45°回内位，手関節最大尺屈位での正面像の単純X線撮影を行う．舟状骨遠位部は手関節尺屈で背側に押し上げられるため，手関節正面像の舟状骨長軸は尺屈で長くみえることとなり，骨折部が判明しやすい．骨折が舟状骨の結節部，腰部，中枢部のいずれの位置に存在するか確認する．さらに，転位の程度，骨吸収像の有無，骨硬化像の有無など骨

[*1]
体操，バドミントンなど手関節を酷使する選手では，疲労骨折することもまれにある．

動画1

折部の詳細な形態について評価し，DISI（dorsal intercalated segmental instability）変形の有無やほかの手根骨の損傷がないか確認する．

2. CT

単純X線画像では，骨折部の詳細な形態が把握しにくい場合はCT撮影が有用である．CTは舟状骨の長軸に対して，矢状断，冠状断を撮影するとよい[*2]．

3. MRI

単純X線画像で骨折を認めないが，舟状骨骨折を臨床的に強く疑う場合で，早期診断を要する際はMRI撮影が有効である．

4. 超音波検査

超音波検査による舟状骨骨折の診断は，感度71.4〜100％と報告されており[6]，スポーツ検診や帯同医師による現場でのメディカルチェックも早期発見に有用と思われる（動画2）．

■ 治療

1. 舟状骨骨折の分類と治療方針

骨折型の分類は，治療方針の決定と予後を予測するうえで有用である．最も汎用されているのはHerbert（ハーバート）分類[7]であり，結節部骨折（A1）と腰部不全骨折（A2）を含む新鮮安定型骨折がA型，遠位部斜骨折（B1），腰部骨折（B2），近位部骨折（B3），経舟状骨月状骨周囲脱臼（B4）を含む新鮮不安定型骨折がB型，6週以上の遷延治癒骨折がC型，偽関節がD型となっている（図1）[*3]．筆者は，Herbert分類と治療方針に直結する池田分類[10]を参考にし，臨床経過も加味して最終的な治療方針を決定している．池田分類は，骨折部が線状であり，2mm以上の転位や硬化帯がないものを線状型，骨折部が嚢胞状に抜けており，2mm以上の転位や硬化帯がないものを嚢胞型，骨折部に2mm以上の転位があり，1mm以上の硬化帯がないものを転位型，1mm以上の硬化帯を認めるものを硬化型と定義している（図2）[*4]．

安定型のHerbert分類A型は保存的に加療する．それ以外の不安定型は，たとえ初診時に転位がなくても偽関節になる可能性が高く，手術療法を選択すべきである．Herbert分類A型以外の線状型と嚢胞型は，経皮的スクリュー固定術を行う[*5]．転位型は整復操作を行いスクリュー固定するが，humpback変形整復後に掌側の骨欠損部が大きくなる場合は遊離腸骨ブロック移植を追加する．硬化型は，基本的に遊離腸骨ブロック移植にスクリュー固定を行うが，近位部骨折，骨壊死を伴う症例，5年以上経過している長期放置例，術後偽関節例などは血管柄付き骨移植を考慮する．

[*2] 治療方針決定の際には，骨折部の形態を正確に評価することが重要である．単純X線画像での評価は信頼性が低いため，CT撮影まで行うことが望ましい[5]．

動画2

[*3] 舟状骨背側に存在する舟状骨突起には背側舟月状骨間靱帯が付着している．この突起より遠位で骨折するB2型は骨片間の不安定性が強く，骨折部で背側凸の転位をきたすhumpback変形が生じやすい．逆に舟状骨突起より近位で骨折するB1型，B3型は，骨片間は比較的安定でありhumpback変形は生じにくい[9]．

[*4] 池田分類は受傷からの経過期間は考慮されていないが，線状型は受傷1か月以内，嚢胞型，転位型は半年以内，硬化型は半年以降で認めることが多く，極端にこの期間から外れている場合は，適切に分類されたか再度確認する必要がある．

[*5] 嚢胞型に骨移植が必要かは議論が分かれるところではあるが，安定した嚢胞型であれば骨移植なしでも骨癒合は得られる[11]．一方，関節鏡視下の海綿骨移植の併用も良好な成績が報告されており，より早期の競技復帰を目指すスポーツ選手にとっては有用と思われる[12]．

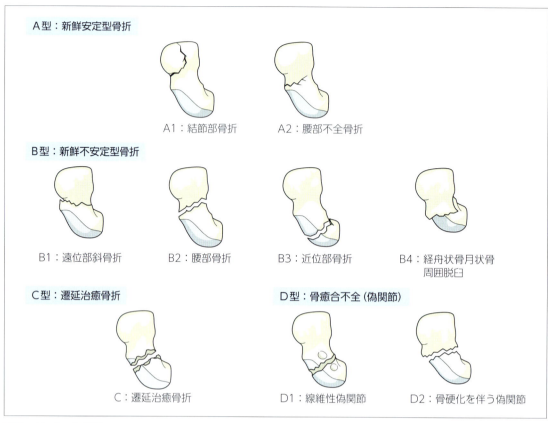

図 1 Herbert 分類
(Amadio PC, et al. Green's Operative Hand Surgery. 4th ed. Churchill Livingstone：1999. p.815[8] より)

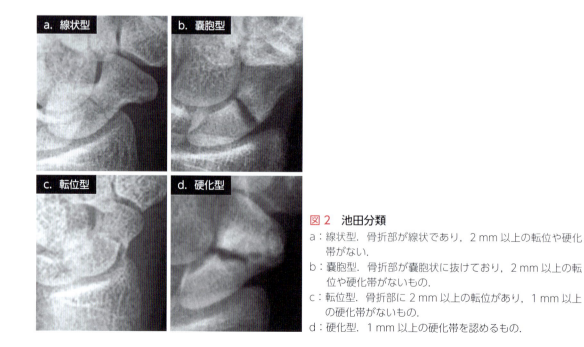

図 2 池田分類
a：線状型．骨折部が線状であり，2 mm 以上の転位や硬化帯がない．
b：嚢胞型．骨折部が嚢胞状に抜けており，2 mm 以上の転位や硬化帯がないもの．
c：転位型．骨折部に 2 mm 以上の転位があり，1 mm 以上の硬化帯がないもの．
d：硬化型．1 mm 以上の硬化帯を認めるもの．

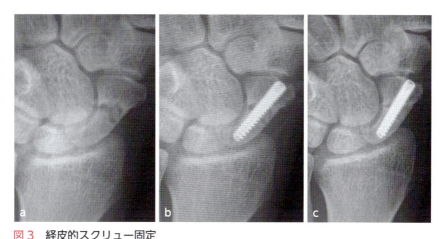

図3 経皮的スクリュー固定
a：受傷2か月．池田分類嚢胞型．b：経皮的スクリュー固定のみ施行．c：術後2か月で骨癒合．

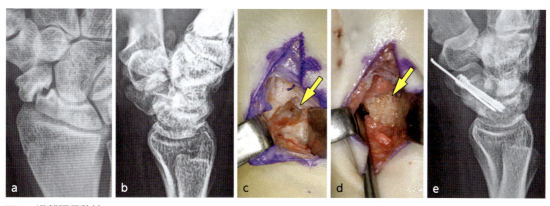

図4 遊離腸骨移植
a：受傷1年．池田分類硬化型．b：DISI変形を認める．
c：偽関節部掻爬後（矢印）．d：楔状に採型した腸骨を移植（矢印）．e：DISI変形は矯正されている．

2. 保存療法

　肘下からのサムスパイカギプスで外固定を行う．ギプスを巻く際は，母指IP関節および母指以外のMP関節が十分に屈曲できるように成形することが手指の拘縮予防に重要である．最近では母指の外固定は不要とする報告もある[13]．保存的加療の適応となるHerbert分類A型は，通常6週間ほどで骨癒合が得られるため[14]，6週前後の外固定が必要となる*6．

3. 手術療法
a. 経皮的スクリュー固定術

　線状型および嚢胞型は，キャニュレイテッドヘッドレスコンプレッションスクリューを経皮的に挿入する（図3）．スクリューの挿入方向は，骨折線の位置で決定する．中枢骨片が小さいB1型，B3型は背側から，中枢骨片が大きいB2型は掌側から挿入すると固定性がよい*7．スクリューは舟状骨の長軸方

▶IP関節：指節間（interphalangeal）関節．

▶MP関節：中手指節（metacarpophalangeal）関節．

*6
遠位部骨折は，約6週間で骨癒合するが，腰部骨折は8～12週間，中枢部骨折は12～24週間と骨癒合に長期を要する[14]．

■ 5章　骨折

向に沿って，中心部にできる限り長いスクリューを挿入する[*8]．

b．遊離腸骨ブロック移植術

掌側から zig-zag 切開で舟状骨を展開する．骨折部を新鮮化し，humpback 変形が矯正されるように腸骨から採取した楔状ブロック骨を移植してスクリュー固定する（図 4）．

c．後療法

術後は着脱可能なサムスパイカ装具を装着させる．骨癒合の状況を正確に判断するには CT 撮影が望ましい．部分的でも骨癒合していれば外固定は除去して可動域訓練を行う．スポーツ選手については，CT で 50% 以上の骨癒合が得られていれば競技復帰を考慮してもよいと考える[15]．

■ 診療のポイント

外傷後に解剖学的かぎタバコ窩に圧痛を認める場合は，とにかく舟状骨骨折を疑い詳細な画像検査を行うことで新鮮例の見逃しを回避することが重要である．保存療法が適応となる症例は限定的であり，ほとんどの症例が手術適応となる．適切な内固定と術後の外固定を行い，偽関節を生じさせないことが大事である．

（納村直希）

■**文献**

1) Hove LM. Epidemiology of scaphoid fractures in Bergen, Norway. Scand J Plast Reconstr Surg Hand Surg 1999；33：423-6.
2) Parvizi J, et al. Combining the clinical signs improves diagnosis of scaphoid fractures：a prospective study with follow-up. J Hand Surg Br 1998；23：324-7.
3) Watson HK, Brenner LH. Degenerative disorders of the wrist. J Hand Surg Am 1985；10：1002-6.
4) J Terrence Jose Jerome. Revisiting the natural history of chronic scaphoid nonunions：a retrospective study of 20 cases. J Wrist Surg 2021；10：368-76.
5) 納村直希，池田和夫．舟状骨骨折における池田分類の単純 X 線と CT 間での再現性について．日手会誌 2018；35：355-8.
6) Robert MK, Thomas CK. Ultrasound for diagnosing radiographically occult scaphoid fracture. Skeletal Radiol 2018；47：1205-12.
7) Herbert TJ, Fisher WE. Management of the fractured scaphoid using a new bone screw. J Bone Joint Surg Br 1984；66：114-23.
8) Amadio PC, Taleisnik J. Fractures of the carpal bones. Green DP, ed. Green's Operative Hand Surgery. 4th ed. Churchill Livingstone；1999. p.809-64.
9) 森友寿夫．舟状骨骨折偽関節のバイオメカニクス．関節外科 2012；31：16-24.
10) 納村直希．舟状骨骨折．MB Med Reha 2020；244：35-40.
11) Ikeda K, et al. Percutaneous screw fixation without bone graft for cystic-type scaphoid fracture. J Trauma 2008；65：1453-8.
12) 坪川直人ほか．舟状骨偽関節に対する手関節鏡視下腸骨移植．日手会誌 2009；25：903-6.
13) Buijze GA, et al. Cast immobilization with and without immobilization of the thumb for nondisplaced and minimally displaced scaphoid waist fractures：a multicenter, randomized controlled trial. J Hand Surg Am 2014；39：621-7.
14) Cooney WP, et al. Nonunion of the scaphoid：analysis of the results from bone grafting. J Hand Surg Am 1980；5：343-54.
15) Sabbagh MD, et al. Diagnosis and management of acute scaphoid fractures. Hand Clin 2019；35：259-69.

[*7]

掌側からのスクリュー挿入時に，大菱形骨が邪魔になって適切な位置からガイドピンを刺入できない場合は，ガイドピンを大菱形骨から舟状骨に刺入して，大菱形骨を経由してスクリューを挿入するか，もしくは近位部から挿入するとよい．

[*8]

長すぎるスクリューを選択すると，スクリュー先端が大菱形骨との関節面や橈骨との関節面に干渉するため，スクリュー先端に不要なストレスがかかることで偽関節となる危険性がある．スクリュー長の選択で悩んだ場合は，短めを選んでおいたほうが安全である．

5章 骨折

手根骨骨折

■ 概略

手根骨（舟状骨，月状骨，三角骨，有鉤骨，有頭骨，大菱形骨，小菱形骨，豆状骨）は前腕骨（橈骨と尺骨）と手部の骨（中手骨）とそれらを連結する靱帯構造とともに手関節を構成している[1]．手根骨骨折の頻度として多いのは舟状骨骨折（約70%）であり，残りの手根骨の骨折は比較的まれとされ，2番目に三角骨骨折（約15%）が多いとされている[2]．Garcia-Elias は，舟状骨以外の手根骨骨折に共通する特徴を**表1**のように述べている[3]．

■ 診断

手根骨骨折に限らず，手関節痛を呈する患者はすべて同様に，病歴（受傷機転，外傷歴）の確認，既往歴，スポーツ歴，利き手，現在の活動レベルなどを確認する．外傷においてはとくに，どのような状況で受傷したのかその詳細を確認する．診察においては疼痛・腫脹・圧痛の部位を確認する．手関節のランドマークを熟知すれば，ある程度，損傷部位を特定することが可能である．合併する腱・神経・血管損傷の有無を確認する．

■ 画像診断 [4]

単純X線写真は通常の正面，側面像と斜位像（回内位，回外位）に加え，手根管撮影などを組み合わせて行う．手根骨骨折の単純X線撮影についてはそれぞれに適した撮影方法が知られている（**表2**）．前述したように診察（問診，触診）で損傷を疑った部位を考慮して撮影を行う．手根管撮影などが有用ではあるが外傷時には肢位を取ることが困難であり，CTでの確認が望ましい．CTは手根骨が重なって単純X線写真では判断困難な骨折の描出に有用であり，単純X線像に対するCTの優越性はAndresen らによって証明されてい

表1　舟状骨以外の手根骨骨折の特徴

① 一般に，活動性の高い若年者に発生する
② 受傷時・初診時に見逃されやすい
③ 手根骨は小さく，解剖学的整復が困難で血流が不安定になる可能性がある
④ 転位した手根骨骨折は手関節の関節面のアライメント不良から外傷性変化を引き起こす可能性がある
⑤ 不安定な手根骨骨折は隣接する靱帯損傷と関連する
⑥ 手根骨と腱および神経血管との密接な関係により，二次的な神経障害または腱断裂が発生する可能性がある

(Garcia-Elias M. The Wrist. Lippincott Williams & Wilkins；2001. p.174-81[3] より)

5章　骨折

表2　各手根骨と単純X線撮影方法

	正面	側面	斜位 45°回内位	斜位 45°回外位	手根管	備考
三角骨 (図1)	○	○	○			側面像と斜位像では，背側の皮質片を確認できる
大菱形骨 (図2)	○	○	○ 関節面		○ 結節部	結節の骨折は，標準的な撮影では確認できず，手根管撮影が最も適しているが，CTで骨折を明確にできる
有頭骨 (図3)	○	○	○	○		冠状面と矢状面を再構成したCTが有用．経舟状骨月状骨周囲脱臼の際には注意を要する
有鈎骨 (図4，5)				○	○	標準的な単純X線画像では判別困難で，鈎部や皮質縁が不鮮明，鈎部の硬化像などが手がかりとなる
豆状骨 (図6)				○ 手関節 軽度伸展位	○	標準的な手関節正面・側面X線像では描出が困難．CTが有用
小菱形骨	○	○	○	○		CT検査は有用で，MRI検査は転位のない骨折の検出に有用
月状骨						標準的なX線撮影では描出が困難 背側または手掌側に小さな月状骨片を認める場合には手根靱帯損傷の可能性がある Kienböck病との鑑別を要する (図7)

る[5]．MRIは不全骨折や合併する靱帯損傷の診断に有用である．

■ 病態・臨床像[4]

　手根骨骨折の多くは，手を伸ばした状態での転倒によるperilunate-patternまたは"lesser arc"損傷とで生じるもので，手根骨骨折や靱帯損傷は，月状骨の周囲で弧を描くように起こる．なお，舟状骨，有頭骨，三角骨，橈骨茎状突起，またはこれら4つすべての骨折は，月状骨周囲の不安定性と関連して，"greater arc"損傷として知られる．一方，掌背側方向からの強い圧迫により，手根骨の長軸方向の損傷を生じる．手根骨は有頭骨の両側で多くの場合，軟部組織の損傷を伴う開放骨折となる．また，局所的な力の集中によって靱帯付着部の剥離骨折が生じることがある．

a. 三角骨 (図1)
　背側の皮質の骨折は靱帯損傷と関連があり，手根不安定症と考えて治療にあたる必要がある．体部の骨折は月状骨周囲脱臼と関連があり，高エネルギー損傷で手関節全体の損傷としてとらえ，靱帯の修復も視野に入れての加療が必要となる．

b. 大菱形骨 (図2)
　第1中手骨からの長軸方向の剪断力によって骨折を生じる．その外力の方向によってBennett（ベネット）骨折（第1CM関節脱臼骨折）が生じる．掌側の骨折は横手根靱帯の付着部の骨折であり掌背側方向の圧迫によって生じる．

▶ CM関節：手根中手 (carpometacarpal) 関節．

c. 有頭骨
　多くは経舟状骨月状骨周囲脱臼の一部として生じる (図3)．有頭骨骨折が

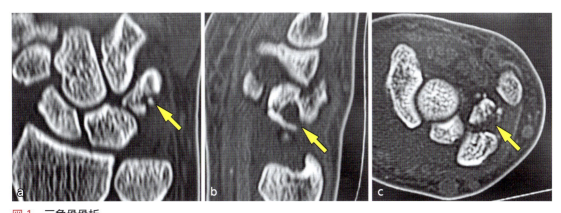

図1 三角骨骨折
a：CT 冠状断，b：CT 矢状断，c：CT 水平断．矢印：骨折部．

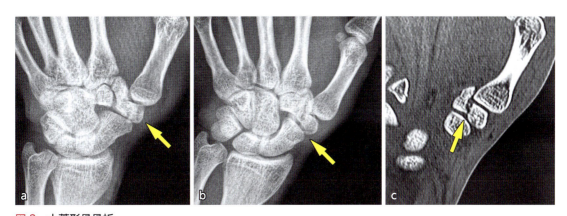

図2 大菱形骨骨折
a：斜位．b：正面．c：CT．矢印：骨折部．

見落とされることがあり，外傷後に疼痛が続く場合は，一時的な固定が必要となる．骨折した有頭骨の近位が180°回転することで知られている．有頭骨近位の血流は逆行性であり骨壊死のリスクがある．

d．有鈎骨

有鈎骨の骨折は，有鈎骨鈎と体部の骨折に分けられる（図4, 5）．その独特な解剖学的構造（有鈎骨鈎は有鈎骨基部から突出する形状で，小指球筋，小指対立筋，短小指屈筋，豆状有鈎骨靱帯，および横手根靱帯遠位端付着部の起始部位）から骨折のリスクがある．有鈎骨鈎の骨折はスポーツ選手ではよくみられ，ラケット，クラブ，バットを使用するすべてのスポーツでリスクがある．突出した鈎部に対する直接圧迫が骨折の主な原因となる．屈筋腱断裂を生じる可能性もあり注意が必要である．体部の骨折は，尺骨動脈や神経の損傷，第4・5 CM関節脱臼骨折などを合併することがあり注意を要する．

e．豆状骨（図6）

尺側手根屈筋（flexor carpi ulnaris：FCU）腱の種子骨であり，三角骨と関

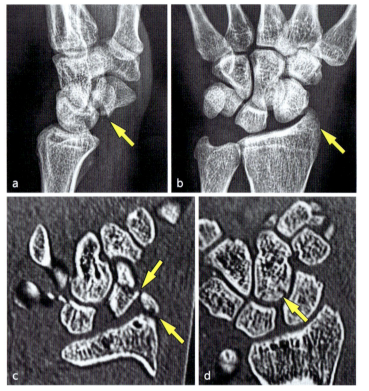

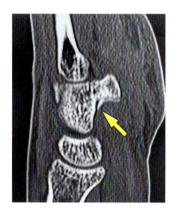

図3 経舟状骨月状骨周囲脱臼（greater arc injury）
有頭骨・橈骨茎状突起の骨折を認める（矢印）．
a：側面，b：正面，c，d：CT 冠状断．

図4 有鉤骨鉤骨折
CT，矢状断．矢印：骨折部．

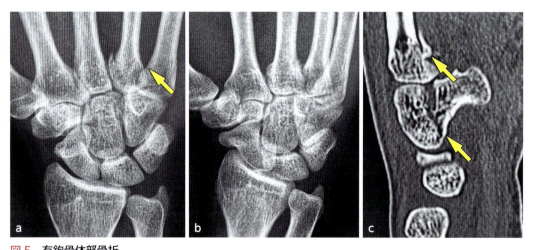

図5 有鉤骨体部骨折
第4中手骨骨折の合併を認める．単純 X 線では有鉤骨の骨折は判別困難．
a：正面，b：斜位（回内位），c：CT 矢状断．矢印：骨折部．

手根骨骨折

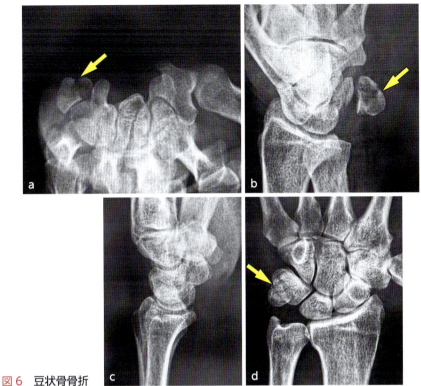

図6 豆状骨骨折
a：手根管撮影，b：斜位（45°回外位），c：側面．d：正面．矢印：骨折部．

節を形成する．豆状骨は，豆状有鉤骨靱帯，豆状三角骨靱帯，および小指外転筋の起始部の付着部となっている．骨折は有鉤骨骨折と同様に直達外力により生じ，尺骨神経障害が合併することが知られている．なお，豆状骨骨折は手または手関節の損傷を合併している可能性が高く注意が必要となる．

f．小菱形骨

大菱形骨，舟状骨，有頭骨，および示指中手骨のあいだに保護された位置にあるため，手根骨のなかで最も骨折が少なく，小菱形骨の単独骨折は非常にまれとされる．

g．月状骨

月状骨単独骨折はまれである．掌背側の小骨片は手根靱帯損傷の可能性があり，手根不安定症についての評価が必要となる．月状骨本体から近位関節面の剥離を伴う骨折は，通常 Kienböck（キーンベック）病によるものであり（図7），月状骨近位部の外形に平行な三日月状の線が認められる．正常な月状骨の骨折と Kienböck 病を伴う病的な骨折を区別する必要がある．

■ 治療[4]

経舟状骨月状骨周囲脱臼など，手関節全体に損傷が生じていることが多く，手関節全体としての解剖学的な知識をもって適切に加療していく必要がある．

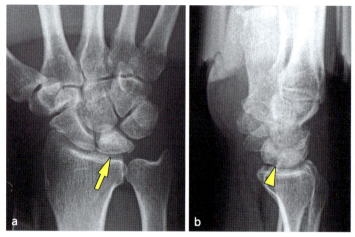

図7 Kienböck 病
近位関節面の剥離を伴う骨折（矢印）と掌側での分節化（矢頭）．
a：正面，b：側面．

a．三角骨
ほとんどの骨折は背側皮質骨折であり，約4～6週間の装具またはギプスで保存療法を行う．一般に良好な成績が得られ，偽関節は非常にまれである．

b．大菱形骨
通常ほかの骨の骨折と合併し単独骨折はまれである．転位のない骨折は4～6週間の short-arm thumb spica cast による保存療法で治癒する．転位のある骨折は通常は掌側アプローチで骨接合を行う．手根管症候群，橈側手根屈筋腱の断裂などを引き起こす可能性がある．陳旧化した有症状の骨折では骨片や骨棘の切除が推奨される．

c．有頭骨
近位は軟骨で覆われており，血液供給が逆行性であるため，治癒が長引き，転帰が悪くなる可能性がある．これらの骨折は本質的に不安定であり，保存療法はしばしば癒合の遅れや偽関節につながることを考慮する必要がある．転位のある骨折では headless screw 2本での内固定による手術加療が推奨されている．

d．有鉤骨
尺骨神経の保護に注意を要するが，有鉤骨鉤の切除は良好な成績が報告されている．創部の瘢痕による症状には留意する必要があるが，鉤状骨除去後は比較的早くスポーツに復帰できる．有鉤骨体部の骨折は第4・5 CM関節を構成するものとして対処する必要がある．

e．豆状骨
転位のない骨折は，4～6週間の外固定で対応できる．粉砕骨折や転位のある横骨折および症候性の偽関節では，尺側手根屈筋腱を保護して豆状骨を切除する．豆状骨切除による機能障害はほぼ生じない．

f. 小菱形骨

単独の骨折は，通常，非手術的治療が行われる．転位のある骨折の場合は観血治療が行われる．

g. 月状骨

転位のない月状骨骨折は，手根不安定症の合併がなければ外固定を行い，転位がないか注意深く経過観察する．転位のある月状骨骨折は観血治療が必要で，手根アライメントを整復し，月状骨片は固定する（ないしは靱帯損傷として修復する）．

■ 診療のポイント

頻度は比較的まれであるが，受傷時のエネルギーなどを考慮し治療にあたっては手根骨骨折を疑った場合には，各手根骨に対して必要な撮影方法を選択して単純X線検査を行う．臨床上，骨折・靱帯損傷が疑わしい場合はCT/MRI検査を組み合わせて精査を進める．治療は骨折の転位の大きさや靱帯の付着部などと手根骨の解剖学的構造を考慮して保存療法・手術療法を選択する．

（建部将広）

■文献

1) 上羽康夫. 手　その機能と解剖. 第6版. 金芳堂；2017.
2) Suh N, et al. Carpal fractures. J Hand Surg Am 2014；39：785-91.
3) Garcia-Elias M. Carpal bone fractures（excluding scaphoid fractures）. Watson H, Weinberg J, eds. The Wrist. Lippincott Williams & Wilkins；2001. p.174-81.
4) Wolfe SW, et al. eds. Green's Operative Hand Surgery. 8th ed. Elsevier Churchill；2021.
5) Andresen R, et al. Imaging of hamate bone fractures in conventional X-rays and high-resolution computed tomography：an in vitro study. Invest Radiol 1999；34：46-50.

5章 骨折

中手骨・手指骨折

■ 概略

手指骨折の治療で重要なことは，骨癒合を得るだけでなく，変形による機能障害を残さず，かつ腱癒着・関節拘縮による可動域制限を残さないようにすることである．多くの手指骨折が保存治療で治癒が得られるとされるが，損傷した手指の長期の安静は関節拘縮や腱癒着を生じ，過度な変形は機能障害を残すことになる．保存治療においては各骨折における変形の許容程度を理解することが重要である．一方で，手術治療による過度な侵襲も関節拘縮や腱癒着を生じる．機能障害や合併症を防ぐために，患者背景および骨折の状況を把握したうえで，最善の治療方針を選択する．

■ 診察と診断の方法

手指の回旋変形は隣接指との指交差を生じ，手指機能が著しく障害される．X線上の変形が軽度であっても，必ず手指の運動により回旋変形がないことを確認する必要がある．

画像診断は指節骨骨折では正確なX線2方向を撮影し，骨折の部位と転位を確認する．中手骨骨折では側面での評価が困難なことが多く，正側面に斜位を加えた3方向を撮影する．骨折型が複雑な場合には，CT検査を追加する．

■ 保存療法の実際

中手骨骨折・基節骨骨折に対する保存治療の基本はBurkhalterら[1]の提唱したMP関節屈曲位での積極的な手指運動である．石黒[2]は手関節を固定しないナックルキャスト法の有用性を報告している．この肢位で保存治療を行うことは，下記の点で有用である．MP関節の側副靱帯は伸展位で弛緩し屈曲位で緊張するため，MP関節を屈曲位で保持することで伸展拘縮を回避できる．また，MP関節を屈曲位としてPIP/DIP関節の可動域訓練を行うことで，基節骨と周囲を取り巻く指背腱膜腱帽の癒着を回避し，骨折部にtension-band固定様の安定性が得られる．

ギプスを巻いた後に，MP関節の屈曲が70°以上であること，指の自動屈曲がギプスにより制限されていないこと，手指の回旋変形のないことを確認し，問題のある場合にはギプスの部分的な切除やバディテーピングによる回旋の矯正などを行う．ギプス固定は4~5週継続するが，ゆるみのある場合には2週程度で巻き直しを行う．早期に患肢の使用を希望する症例に対して，筆者は橈側指を外してナックルキャスト固定を行っている（図1）．

▶MP関節：中手指節(metacarpophalangeal)関節.

▶PIP関節：近位指節間(proximal interphalangeal)関節.

▶DIP関節：遠位指節間(distal interphalangeal)関節.

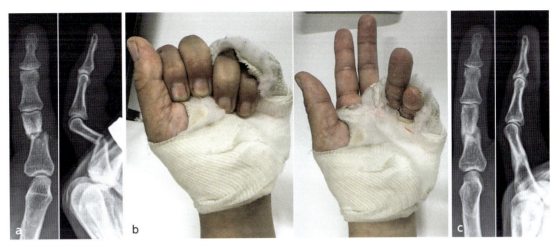

図1　小指基節骨骨幹部骨折に対する保存加療
a：基節骨骨折では掌側凸の変形を呈することが多い．b，c：尺側のみのナックルキャストで良好な骨癒合を得た．

■ 手術療法

1. 手術適応の判断

手指骨折において，以下の骨折型の場合に手術療法を考慮するが，外固定の困難な症例や早期の復職希望症例など患者背景も考慮して治療方針を決定する．

- 整復困難な骨折
- 整復位の保持の困難な骨折
- 転位のある関節内骨折
- 開放性損傷
- 複数指損傷・手指部多発外傷

2. 手術方法

手術療法を選択する場合，局所への侵襲・インプラントの固定力・インプラントと軟部組織の干渉を考慮する．多くの骨折は侵襲の小さな鋼線固定のみで治療が可能であるが，術後の外固定やリハビリテーションの状況を予測して手術方法を選択する．一般的に固定強度は，プレート固定＞髄内スクリュー固定＞鋼線固定とされているが，プレートは局所への侵襲が大きく腱癒着に注意が必要である．

X線写真では回旋変形の確認が難しいため，中手骨や基節骨骨折の手術時にX線を指標に骨固定を行うと回旋変形の遺残する危険性がある．筆者は回旋変形を生じないよう，全指を屈曲位にそろえた状態で鋼線固定やプレート固定を行っている．

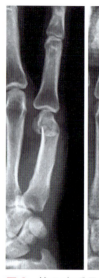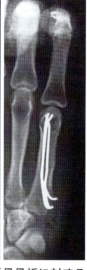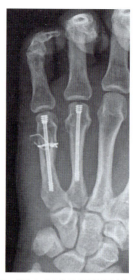

図2　第5中手骨骨折に対するFoucher法による髄内鋼線固定

図3　第4中手骨頚部骨折・第5中手骨遠位骨幹部骨折に対する髄内スクリュー固定

中手骨骨折

　一般的に中手骨骨折では末梢骨片が掌屈転位し背側凸の変形を呈することが多い．

　中手骨頚部骨折における屈曲変形に関して，第5中手骨ではCM関節での代償機能が働くため70°までの屈曲変形は許容される．一方で，第2・3中手骨ではCM関節に可動性がないため，許容範囲は10～15°と小さい．また，骨短縮が大きくなると伸展力の低下を生じるが，手指のpseudoclawing変形[*1]を認めなければ10 mmまでは許容される．手術療法に関して，さまざまな固定法がありどれも良好な成績が報告されている．通常のKirschner鋼線による交差固定のほかに，Foucherら[3]の報告した髄内鋼線固定も行われる（図2）．近年注目されている方法として，低侵襲で良好な固定性の得られる髄内スクリュー固定がある（図3）[4,5]．

　代表的な母指の中手骨骨折にBennett（ベネット）骨折とよばれるCM関節脱臼骨折がある．この骨折では，第1中手骨基部の掌尺側の小骨片を残して，大部分の骨片が橈背側に偏位する．第1中手骨基部に付着する長母指外転筋腱の牽引力のため，保存的な外固定のみで骨折部を安定化させることが難しく，手術的な固定が必要なことが多い（図4）．

　中手骨骨幹部骨折では，環指は20°，小指は30°まで角状変形が許容されるが回旋変形にはとくに注意が必要である．遠位1/3の骨折では頚部骨折と同様に髄内スクリュー固定が可能である．重度外傷に伴う骨幹部の粉砕骨折では，プレートによる強固な固定が有用である（図5）．

▶CM関節：手根中手（carpometacarpal）関節

[*1]
中手骨の短縮・背側凸変形に伴う中手指節（MP）関節の過伸展と近位指節間（PIP）関節の伸展制限を生じた状態をpseudoclawingとよぶ．

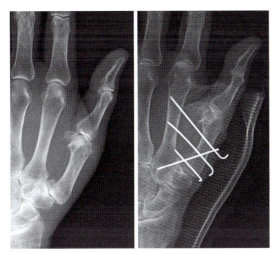

図4　Bennett 骨折に対する鋼線固定

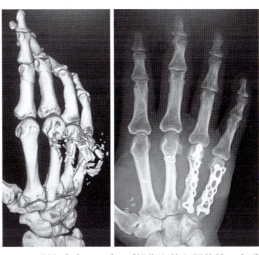

図5　手部デグロービング損傷を伴う開放性の中手骨骨幹部骨折に対するプレート固定

　第2〜5中手骨基部のCM関節脱臼骨折では，保存的な整復位の保持が困難なため，手術治療が推奨される．閉鎖的または骨折部を展開して整復した後に，中手骨基部と手根骨を複数の鋼線で6週間程度固定する．

■ 基節骨骨折

　基節骨骨折では末梢骨片が背屈転位し掌側凸の変形を呈することが多い（図1）．過度な伸展変形が遺残すると，伸筋腱のゆるみを生じるため，PIP関節の伸展不全を生じる．

　筆者は鋼線固定の際には，鋼線が指背腱膜腱帽と干渉しPIP関節の可動域制限とならないよう，MP関節の両側より近位からの鋼線固定を行っている（中節骨の鋼線固定では，DIP関節の両側より遠位からの鋼線固定を行っている）（図6）．筆者らは開放性損傷では開放創から軟鋼線とKirschner鋼線を組み合わせた内固定を行っている．プレートよりも固定力は低いが，軟部組織との干渉は少なく，三次元的な固定性が得られ有用な方法である（図7）[6]．

　基節骨および中節骨の頚部骨折では，骨頭骨片の背側への回転転位を認めることが多いため，手術治療での鋼線固定が必要となる．とくに小児の基節骨頚部骨折は正面X線写真で骨頭骨片の背側転位がわかりにくく，見逃しに注意が必要である．

■ 中節骨骨折

　浅指屈筋腱の停止位置よりも近位の骨折では，近位骨片は中央索の牽引により背側への転位を認め，一方，浅指屈筋腱の停止位置よりも遠位の骨折では，近位骨片は浅指屈筋腱に牽引され掌屈変形を呈することが多い．

　関節外骨折に対しては，アルミ副子で安定性が得られない場合には，側索-終枝伸筋腱の滑走を障害しないよう，鋼線固定・スクリュー固定・プレート固

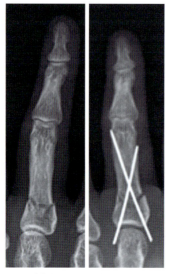

図6 基節骨骨折に対する近位からの鋼線固定

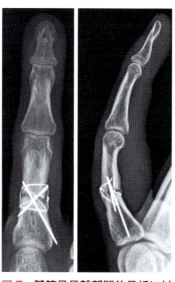

図7 基節骨骨幹部開放骨折に対する鋼線固定・軟鋼線固定

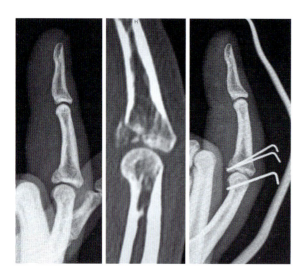

図8 PIP関節内骨折に対する鋼線固定
受傷時のX線では関節内骨折の評価が困難であり，CTによる詳細な評価が必要である．基節骨にextension blockピンを刺入することで，中節骨の背側亜脱臼を制動している．

定を検討する．

中節骨基部のPIP関節内骨折では，関節面掌側の粉砕と背側（亜）脱臼をしばしば伴い，治療に難渋する．Kirschner鋼線固定や観血的な内固定などを駆使して，関節面の整復と求心位の保持を図る（図8）[7]．固定性が不良な症例では軸圧を回避しながら早期運動を行うため，牽引型の創外固定器の併用も有用である（図9）[8]．

■ 診療のポイント

指骨骨折の治療は保存治療が原則であるが，許容される変形を理解し，適切

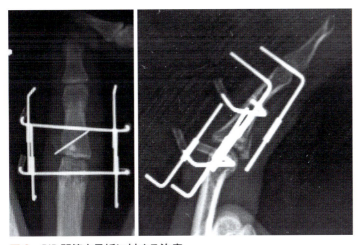

図9 PIP関節内骨折に対する治療
観血的整復固定を行った後に牽引型創外固定器を併用した．

にギプス固定を行うことは簡単ではない[*2]．小骨用の優れたインプラントが開発され，他部位の骨折同様に観血的な骨接合に傾倒しがちな社会的な背景がある．大部分の指骨骨折は閉鎖的な鋼線固定で十分な固定力が得られ，受傷後2～3週で鋼線除去の可能な安定性が得られるとされている[9]．また，プレートの使用は腱癒着を生じ，早期の運動を行ったとしても拘縮を生じる可能性が高い．手指骨折の基本を常に念頭において治療にあたる必要がある．

（本宮　真）

[*2] 骨癒合までの期間に関して，X線で骨癒合が確認できるまでの期間と，臨床的な骨折部の安定が得られるまでの期間には大きな乖離がある．X線上の骨癒合が確認できないからとして長期の安静期間を設けることは，手指の癒着・拘縮を生じる可能性が高く注意が必要である．

■文献

1) Burkhalter WE, Reyes FA. Closed treatment of fractures of the hand. Bull Hosp Jt Dis Orthop Inst 1984；44：145-62.
2) 石黒　隆．骨片を伴った mallet finger に対する closed reduction の新法．日本手の外科学会雑誌 1988；5：444-7.
3) Foucher G. "Bouquet" osteosynthesis in metacarpal neck fractures：a series of 66 patients. J Hand Surg Am 1995；20（3 Pt 2）：S86-90.
4) Beck CM, et al. Intramedullary screw fixation of metacarpal fractures results in excellent functional outcomes：A literature review. Plast Reconstr Surg 2019；143：1111-8.
5) Boulton CL, et al. Intramedullary cannulated headless screw fixation of a comminuted subcapital metacarpal fracture：case report. J Hand Surg Am 2010；35：1260-3.
6) 森谷浩治．指節骨・中手骨への簡単で強い骨固定法の開発．整形外科 2011；62：159-64.
7) Vitale MA, et al. A percutaneous technique to treat unstable dorsal fracture-dislocations of the proximal interphalangeal joint. J Hand Surg Am 2011；36：1453-9.
8) 大野博史．指関節損傷に対する新しい創外固定器　Dynamic Distraction Apparatus．骨・関節・靱帯 1995；8：727-36.
9) Lalonde D, et al. Important updates of finger fractures, entrapment neuropathies and wide-awake surgery of the upper extremity. J Hand Surg Eur Vol 2022；47：24-30.

5章 骨折

マレット変形

■ 概略

マレット変形（槌指〈つちゆび〉変形）とは，指先に物が衝突する，いわゆる「つき指」を生じた後に，遠位指節間関節（DIP関節）が完全伸展できずに屈曲位となる変形をいう．

一般的には球技などのスポーツ活動における受傷が多いものの日常生活でも指尖部より硬いものに衝突すれば生じうることから，日常診療において経験することが多い外傷の一つである．手指の損傷における問題点として「つき指」という一言に代表されるように，しばしば軽視されて，損傷を自己判断で過小評価してしまい治療が遅れることが多い．治療介入が必要な「つき指」のなかで最も頻度が高いものがマレット変形である．マレット変形をきたした指を「マレット指（mallet finger）」と表記するのが一般的である．

一般的には野球などの球技などの捕球の際に「つき指」をして発症する末節骨の基部背側における伸筋腱停止部の損傷の総称であり，マレット指は，腱断裂を呈する損傷（腱性マレット指）と腱停止部の裂離骨折（骨性マレット指）に大別される（図1）．

▶遠位指節間関節：distal interphalangeal（DIP）関節．

■ 病態・臨床症状

マレット変形には開放性と非開放性があるが，一般外傷ではほとんどが後者である．病態としては，末節骨の基部背側における終止伸筋腱の断裂である腱性マレット指と末節骨基部背側の裂離骨折による骨性マレット指に大別される（図1）．そのほかに伸筋腱停止部の極小の剥離骨片を伴うマレット指もあるが，臨床的には腱性と同様の病態と考えられる．

臨床症状の多くは受傷指DIP関節の自動伸展が不能となるが，腱停止部の不全断裂や骨折部の離開がない症例では同関節背側の圧痛のみで伸展障害を生じない症例もあるので注意を要する．また時間が経過すると伸展機構のバランスの崩れから「swan neck変形」（図2）を呈することもある．

■ 診断（画像診断を含め）

「つき指」を生じた後にDIP関節の伸展障害を認めた場合には本外傷を疑う．概略で述べたとおりDIP関節の自動伸展不能なことから診断は容易であ

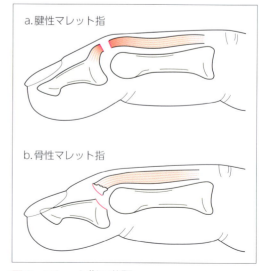

図1　マレット指の分類

る．しかし前述のように骨性マレット指を生じていても骨片の転位がわずかだと当初は伸展障害を生じない場合もあるため，DIP 関節背側の圧痛などがあれば必ず単純 X 線を撮影する．ただし施設によっては手指の 2 方向撮影のルーチンが「正面，斜位」の設定となっている場合があり，斜位像では骨折を見逃すおそれがあるため，必ず側面の撮影をすることが肝要である．

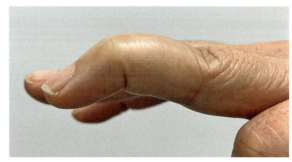

図 2　swan neck 変形

DIP 関節の伸展障害を生じている場合，骨折がなければ「腱性マレット指」，骨折を生じていれば「骨性マレット指」の診断となる．

単純 X 線写真にて骨折の有無，骨折を認める場合は骨片の大きさ（関節面を占める比率），DIP 関節の亜脱臼の有無と程度を評価する．

追加すべき検査

単純 X 線検査以外では超音波検査を用いても診断は可能であるが，臨床症状，単純 X 線撮影により診断は容易である．

X 線写真で骨片の偏位や粉砕の程度，関節面の陥没骨折の合併など詳細が不明瞭な場合は CT での評価も考慮する．

治療

1. 保存療法か手術療法か：選択の考え方

腱性マレット指や末節骨の極小の剥離骨片を伴うマレット指は原則的に保存的治療を行う．また近年は骨性マレット指でも亜脱臼が大きくなければ保存療法を選択する報告も散見される．筆者は一般的な治療方針を説明したうえで，受傷時の伸展障害が軽微な場合は骨性マレット指であっても保存療法でも治療可能なことを説明し，患者の背景をふまえて相談し治療方針を決定している．

2. 保存療法の実際

外固定の基本的な肢位としては，PIP 関節 30〜60°屈曲，DIP 関節 10°伸展位で固定する．この肢位で固定する意義は PIP 関節を屈曲位に保持することにより，中央索が末梢方向に前進し側索が弛緩するため，断裂した終止伸筋腱近位断端の中枢への退縮を予防し，かつ深指屈筋腱が弛緩し DIP 関節が伸展しやすくなり，断端の修復に有利に働くというものである[1]．しかし長期にわたる PIP 関節屈曲位の外固定はスポーツのみならず日常生活においても不便であることから患者にとって受け入れられにくく，とくにスポーツ選手は「つき指」を過少評価していることが多く，治療期間中に固定具を外してしまうことが多い．また損傷指の PIP 関節にとっては intrinsic minus 肢位となり長期間の固定による関節拘縮も危惧されるため単に DIP 関節のみ過伸展位に固定する方法も用いられている．筆者は受傷初期は PIP 関節軽度屈曲位とし受傷

▶ PIP 関節：近位指節間 (proximal interphalangeal) 関節．

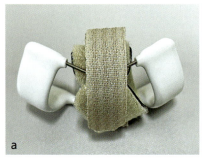 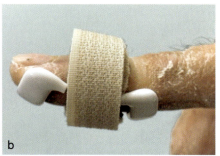

図3 マレット装具
a：マジックテープでの固定となり，患者自身で脱着可能である．
b：実際の装着状態．

後1〜2週でDIP関節軽度伸展位固定に変更している．固定材料は熱可塑性素材・アルフェンス®シーネや専用装具（図3）などがあるが，どれも良好な成績である．

装具による保存療法の成功のポイントはいかに装具を長時間正しい肢位で装着してもらうかであり，そのためには厳格に常時装着を義務づけるより，日常生活における支障，不快感をなるべく少なくすることが重要である．筆者は具体的には手指の衛生面に配慮し水洗いや入浴時のみ除去を許可し，上記の装具を装着指導している．その際に注意することは，装着初期は極力装着するよう指示し，装着後1週間で必ず再診してもらい，伸展障害の評価をする．その際に伸展不全角が悪化しているようなら，保存療法では限界があると予想され，手術療法への変更も考慮することが肝要である．

外固定期間は約8週間として，その後も2か月間は夜間のみの装着を指示している．腱性マレット指における終止伸筋腱の直接縫合は保存的療法と結果に大差がない[2]ことから，外固定により保存的治療が選択されることが一般的である．確実な伸展位固定を維持するためにKirschner鋼線を用いて一時的にDIP関節を固定する保存療法と手術療法の中間的な方法もある[*1]．

3. 手術療法を勧める場合

骨性マレット指において近位骨片が末節骨関節面の1/3以上を含む症例，DIP関節の掌側亜脱臼を呈する症例，骨片が2mm以上離開した症例は手術が望ましい．骨性マレット指は関節内骨折であり，治療には正確な整復および確実な固定による骨癒合の完成が必要となる．

手術は一般的に伸展ブロックピンを利用した経皮ピンニング法（石黒法）[3]（図4）が行われ，良好な成績が報告されている[4]．DIP関節を軽度屈曲位として末節骨近位骨片の背側直上[*2]に透視下で中節骨骨頭背側から掌側に向けて鋼線を伸展ブロックとして刺入し骨片の背側移動を防いだ後，末節骨を伸展し骨折部に圧着をかけつつ骨折部を整復し関節面の良好な適合性と掌側亜脱臼の消失を確認したうえで，末節骨側面からDIP関節面を通り対側の中節骨側面

*1 ただし診療報酬請求の際，一般的な経皮ピンニングの正式名称は「経皮的骨折鋼線固定術」であることから，骨折がないと請求できないので注意が必要である．

*2 骨折部への圧着をより強めるために筆者は伸展ブロック刺入の際に剥離骨片と鋼線のあいだに軟部組織が介在しないように刺入するよう留意している．

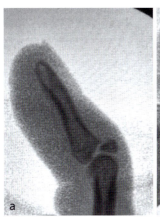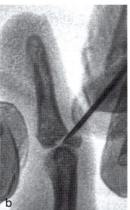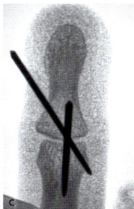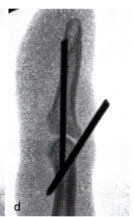

図4　経皮ピンニング法（石黒法）手術の単純X線像
a：受傷時．b：受傷時から時間経過例のため21G針にて経皮的に骨折部を新鮮化する．
c：術直後，正面像．d：術直後，側面像．

へ鋼線を刺入しDIP関節を固定する．受傷から時間の経過した症例は鋼線刺入の前に21G針を用いて骨折部の新鮮化を施しておく．筆者は1.0～1.2mmのKirschner鋼線を使用する場合が多く，DIP関節が屈曲位で固定されると骨癒合後も伸展不全を残しやすいことから，DIP関節がほぼ伸展位になるように伸展ブロックおよびDIP固定の鋼線刺入を行っている[*3]．またブロックピンの先端はベンディングを行うと骨片への圧着力が弱まることから断端は切離のみとしている．

術後外固定は理論的には不要であるが鋼線の断端の保護のためにアルフェンス®シーネをU字型としてDIP関節のみ固定し，術後5～6週の鋼線抜去時まで装用としている．

4. 伸展不全の可能性

いずれの治療において適切な治療がなされた場合でも，終止伸筋腱および骨折部の修復過程におけるわずかな緩みやgapが残存しDIP関節に多少の伸展不全が残ることは日常経験することであり，それを裏づける生体力学的研究[5]もある．伸展不全が残存すると機能的に問題がなくても整容的に不満を訴える患者もいるため，治療前にあらかじめ伸展不全の可能性について説明しておく必要がある[*4]．

■ リハビリテーション

腱性マレット指における保存療法においてはシーネなどの外固定除去後（約8週間後）に，骨性マレット指における手術療法では骨癒合してからピン抜去後（約6週間後）から，DIP関節中心の関節可動域訓練[*5]（図5）を開始する．可動域の改善度をみながら，必要に応じて他動訓練も追加する．

スポーツ選手の場合の競技復帰に向けてのポイントは，患指の局所安静を保

[*3] 伸展位固定のために伸展ブロックの側面における刺入位置は関節面のカーブの最背側部と背側皮質の直線部の交点（図4d）が望ましい．

[*4] 治療後のトラブル回避のためにも初療時には説明しておくことが望ましい．

[*5] 筆者は中節部を健側手指で固定したうえでのblocking訓練を行っている．

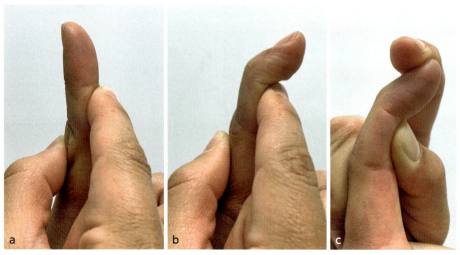

図5 装具除去・固定ピン抜去後のリハビリテーション
a：自動伸展．b：自動屈曲．c：他動屈曲．

つことが可能であれば，外固定装着のうえ，投球・捕球動作以外のトレーニングは可能と考える．装具・外固定を除去した後も修復部の脆弱性は残っているため，不慮の外力負荷による再発予防として，DIP関節のテーピング固定を考慮する．

診療のポイント

最後に腱性・骨性および保存的・外科的治療にかかわらず，治療の成功のポイントは一定期間の確実なDIP関節の伸展位固定の保持であり，どんなに治療が問題なく行われたとしても約10°程度のDIP関節伸展制限は残存することが多い[6]ことを治療開始時から患者によく説明し，理解を得たうえで脱落なく治療のモチベーションを継続できるよう管理していくことが重要である．

（森田晃造）

文献
1) 森谷浩治．槌指．臨床スポーツ医学 2012；29：577-83．
2) Wehbe MA, et al. Mallet fractures. J Bone Joint Surg 1984；66A：658-69.
3) 石黒　隆ほか．骨片を伴ったmallet fingerに対するclosed reductionの新法．日手会誌 1988；5：444-7．
4) 吉川泰弘ほか．石黒法による骨性mallet fingerの治療．別冊整形外科 2002；41：126-9．
5) Schweitzer TP, et al. The terminal tendon of the digital extensor mechanism. Part 2 kinematic study. J Hand Surg Am 2004；29：903-8.
6) 村田景一．槌指．臨床スポーツ医学 2018；35：280-5．

5章 骨折

脊椎骨折

■ 概略

　脊椎骨折には圧迫骨折，破裂骨折，脱臼骨折，分離，横突起・棘突起骨折など受傷形態に応じてさまざまな組み合わせの骨折が生じる．また，個々の骨密度の状態によって同様な受傷機転であっても骨折を起こしたり，起こさなかったりする．さらに，脊椎には脊柱管内に脊髄や馬尾神経が走行しており，骨折により神経が障害されると知覚・運動障害が出現するため適切な診断と治療が必要となる．また，脊椎は頸椎から尾骨までの側面アライメントは直線ではなく頸椎前弯，胸椎後弯，腰椎前弯とカーブを描いており椎体自体が体重のほとんどを支えてバランスをとっている．このうち，1つでも脊椎骨折が起こり，椎体が変形すると脊椎バランス不良が起こりやすくなる．他部位が代償し脊椎バランスが改善されればことなきを得ることが多いが，代償不良の場合は，疼痛や機能障害が残存し，負の連鎖がスタートする[1]．われわれは脊椎骨折における負の連鎖を断ち切るべく，早期に適切な治療を考えていかなければならない．

■ VCF の受傷機転と病態

　整形外科外来で診ることが多い代表的な脊椎骨折といえば，脊椎圧迫骨折（vertebral compression fracture：VCF）である．VCF の発生部位は胸腰移行部が最多で 60〜75％であると報告されている．胸腰移行部はその解剖学的特徴により，第 12 胸椎から第 2 腰椎まで機械的ストレスが集中しやすい．その理由として胸椎は肋骨に囲まれており比較的動きは少ないが，腰椎はよく動く部位であるために力学的なストレスがかかりやすいためである[2]．

　VCF の原因として，受傷機転により大きく 2 つに分けられる．交通事故，転落やスポーツなどの高エネルギー外傷や歩行時のつまずきや尻餅による転倒などの低エネルギー外傷がある．また，癌の脊椎転移や多発性骨髄腫，悪性リンパ腫などの病的骨折がある．

　高エネルギー外傷は若年者に多く，低エネルギー外傷は高齢者が多い．高エネルギー外傷は手術治療となることが多く，とくに神経症状を呈している場合は早期の対応が必要であり，もし自院で対応することができなければ，すぐに専門医のいる病院へ転送しなければならない．しかしながら，麻痺がなく骨折部が安定していると考えられる場合は，保存治療（外来）で診るべきなのか，紹介（入院）すべきなのか迷う場合もある．この場合，X 線像の骨評価のみならず，MRI にて軟部組織（椎間板，靱帯，関節包など）の評価により治療方針が変わることもあるので注意しなければならない．

低エネルギー外傷は超高齢社会である現在は，骨粗鬆症性椎体骨折がほとんどである．骨粗鬆症性椎体骨折の約 2/3 は無症状であると報告されている[3]．基本的には Jewett（ジュエット）型装具[*1]を装着し保存治療となるが，偽関節となった場合は注意が必要である．体動時の腰痛残存や遅発性下肢麻痺が出現する可能性があり，椎体形成術や除圧固定術が必要となる場合がある．近年では骨形成促進薬が進歩してきており，重症骨粗鬆症や脊椎骨折の危険性が高い場合は保険適応であるため保存治療と併用することが多い[4]．

病的骨折は，VCF ではじめて発見されることが多い．若〜中年で低エネルギー外傷にての発症は，病的骨折を念頭におかなければならない．病的骨折が初発であることも多く，最低でも胸部 X 線像の評価を行い，他科との連携を深めて治療していくことが重要である．原発不明であれば，経皮的に椎体骨生検を行うことも整形外科医にとって重要な任務である．また，多発性骨髄腫や悪性リンパ腫などによる病的骨折は，麻痺があっても化学療法で改善することも少なくないため，血液腫瘍内科との連携が必須である．原発不明の病的骨折が疑われれば採血・尿検査にて，蛋白分画，尿中 Bence Jones（ベンスジョーンズ）蛋白や sIL2-R（可溶性インターロイキン 2 受容体）をスクリーニングオーダーしておくことが望ましい．

[*1] 胸骨部と恥骨部に対して前方から，胸腰椎部に対して後方から力を加え，前屈を制限し，後屈を可能にする 3 点固定の装具で，胸腰椎の伸展位保持を目的とするため過伸展装具（hyperextension brace）ともよばれている．

診察と診断

疼痛や脊柱後弯変形を主訴に来院する．骨粗鬆症性椎体圧迫骨折の場合は，無症状のことも多いが，それ以外のほとんどは腰背部痛，腰痛，殿部痛などを訴え，患者によって疼痛部位はさまざまである．さらに疼痛の部位は必ずしも骨折椎体レベルとは限らない．胸腰移行部の圧迫骨折でも上殿部を関連痛として訴える患者もいるため注意が必要である（図 1）[*2]．

仰臥位もしくは座位から立位での痛みや座位・立位持続困難である場合，高齢であれば VCF を疑う所見の一つである．局所の叩打痛を診察する場合もあるが，偽陰性も多いので注意が必要である．

患者が自立歩行で診察室に入ってきた場合は粗大な麻痺はないと判断できるが，疼痛のため車椅子で来院した場合は下肢麻痺があるかどうかを必ず評価する．さらに，膀胱直腸障害に関しての問診も重要である．偽関節による遅発性麻痺，破裂骨折などによる脊髄・馬尾神経障害は手術適応となるためそれらを除外するための診察を常に心がけておく．

[*2] 上殿部痛のため腰椎 X 線像しか撮影しておらず，実は T11 レベルの VCF であったというケースもある．

外来でオーダーすべき画像診断

X 線撮影は基本である．正面，側面像の 2 方向のみでは得られる情報が不十分なことが多いので基本的には動態撮影が有効である．脊椎骨折の場合，前後屈像では疼

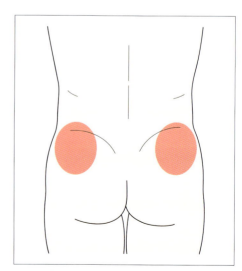

図 1　脊椎圧迫骨折の関連痛
胸腰移行部の圧迫骨折でも，損傷椎体レベルではなく，上殿部痛を主訴とする場合がある．

脊椎骨折

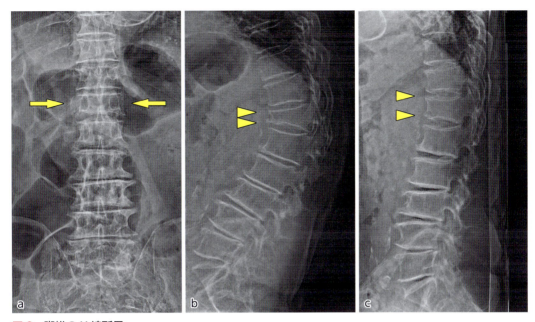

図2　脊椎のX線所見
a：正面，b：立位側面，c：仰臥位側面．
立位側面と仰臥位側面で椎体内不安定性を認める（矢頭）．aの矢印は損傷椎体を示す．

痛の影響で再現性が低いため，仰臥位側面像と座位もしくは立位側面像にて脊椎骨折部の椎体内不安定性を評価するほうが，再現性が高い[5]*3．撮影範囲は胸腰移行部から下位腰椎までなるべく含めて撮影する．先にも述べたが，上殿部痛は胸腰移行部のVCFで一番多い疼痛部位であり，腰椎のみのX線像だと下位胸椎の骨折を見逃す可能性がある．実際，筆者は胸腰移行部3R（正面，仰臥位側面，立位/座位側面）をオーダーしている（図2）．

■ 追加すべき検査

CT検査は骨折の形態評価に優れている．とくにMPR像*4や3D像を作成することにより，椎体前壁や後壁損傷，椎体終板損傷，椎間関節損傷，椎弓損傷，棘突起損傷などX線像ではわかりづらい損傷も評価することができる．

MRI検査は新規骨折，軟部組織損傷の評価に有用である．とくに，STIR像*5は鋭敏であり新規の脊椎骨折評価に用いられる．椎体がT1強調像で低輝度，STIR強調像で高輝度ならば新規椎体骨折であると考えてよい（図3）．軟部組織は椎間板，関節包，靱帯成分損傷の評価が可能である．とくに後外側支持機構（posterior ligament complex：PLC）injuryは重要であり，治療方針に大きな影響を及ぼす（図4）．

■ 分類

脊椎骨折の分類は1994年にMagerlら[6]が提案したAO分類がよく使用されている．TypeAからCまでの3グループに分けられる．TypeAは圧迫損

*3
近年，DISH（diffuse idiopathic skeletal hyperostosis：びまん性特発性骨増殖症）を伴った脊椎骨折を散見する．連続する後弯を伴った椎体部でのreverse chance型の骨折の場合，無理に仰臥位にさせて撮影すると骨折部が後方に転位し脊髄損傷をきたすことがあるため注意が必要である．したがって，撮影時は立ち会うか側臥位での撮影としたほうがよい．

*4
MPR（multi planar reconstruction）．日本語では「多断面再構成像（任意断面表示）」．

*5
STIR（short T inversion recovery）．脂肪抑制法で水分と炎症が白く写り，脂肪は黒く写る．

■ 5章 骨折

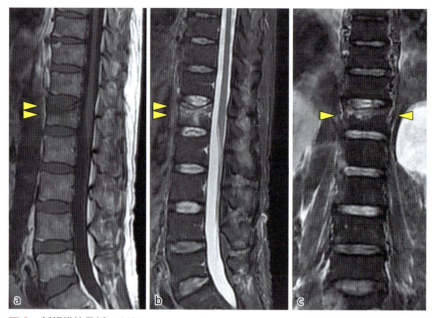

図3 新規椎体骨折のMRI
a：T1強調像矢状断，b：STIR法矢状断，c：STIR法冠状断．
L1椎体頭側にT1強調像で低輝度，STIR強調像で高輝度変化を認め（矢頭），L1新規椎体骨折の診断である．

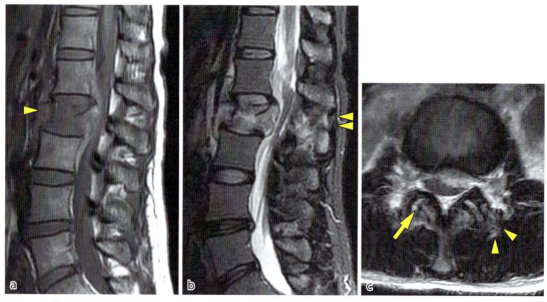

図4 L2椎体破裂骨折のMRI
a：T1強調像矢状断，b：STIR法矢状断，c：STIR法水平断．
aにてL2椎体破壊（矢頭）が強いことがわかり，bにてL1/2棘間靱帯がSTIRで高輝度に変化し靱帯損傷が疑われる（矢頭）．cにて椎間関節内の高輝度変化（矢印）および椎間関節包周囲も高輝度変化（矢頭）を認め，PLC損傷ありと診断した．

脊椎骨折

表1 TL AOSIS (Thoracolumbar AO Spine injury score)

classification	points	classification	points
Type A — compression injuries		neurologic status	
A0	0	N0：症状なし	0
A1	1	N1：一過性の神経麻痺	1
A2	2	N2：神経根障害	2
A3	3	N3：脊髄不全損傷，馬尾損傷	4
A4	5	N4：脊髄完全損傷	4
Type B — tension band injuries		NX：鎮静下のため不明	3
B1	5	patient-specific modifiers	
B2	6	M1：伸延損傷疑い	1
B3	7	M2：AS など併存症の影響あり	0
Type C — translational injuries			
C	8		

スコアリングの合計が 3 点以下ならば保存治療，6 点以上ならば手術治療，4〜5 点ならば保存・手術治療のどちらかとなる．
AS：ankylosing spondylitis（強直性脊椎炎）．
（Kepler CK, et al. Global Spine J 2016；6：329-34[8]）より）

傷，Type B は伸延損傷，Type C は回旋損傷で，A から C に上がるにつれ重症度も上がる仕組みである．さらにそれぞれサブグループに分類され，こちらも数字が大きくなるにつれて重症度が上がる．これらは 2018 年に AO Foundation と The Orthopaedic Trauma Association（OTA）の協力の下 AO/OTA 分類へと改訂されている[7]．主な変更点は，Type A0, A4 が追加され，Type C のサブグループはなくなったことであるが根本的な変更はないため，非常に使いやすい[*6]．

*6
AO Spine Thoracolumbar Injury Classification System．分類図の Type A から Type C にいくにつれて重症度が上がる．
www.aospine.org/classification

■ 手術適応の判断

手術適応を判断するためには，TL AOSIS（Thoracolumbar AO Spine injury score）（**表1**）が世界的に使用されている．TL AOSIS は損傷形態，神経学的損傷度，後方靱帯複合体損傷の 3 要素を評価し，保存治療なのか手術治療なのかを判定するシステムである[8]．スコアリングの合計が 3 点以下ならば保存治療，6 点以上ならば手術治療，4〜5 点ならば保存・手術治療のどちらかという判定となる[9]．骨折形態だけでみると，麻痺がなければ Type B2 以上ならば手術適応の判定となる．逆に Type A0〜B1 までは保存治療の可能性があるが，患者背景，疼痛の強度，早期社会復帰など含めて総合的に判断する．

■ 保存治療の実際

外来レベルでの保存治療はさまざまな制限があるが，コルセットは必須のアイテムである．胸腰移行部での骨折の場合，Jewett 装具が適応となるがすぐに入手できない場合が多い．Jewett 装具が到着するまでのあいだ，腰椎固定帯を胸腰移行部付近にあてがい，普段とは前後逆に装着し前屈位ができないよ

269

COLUMN 脊椎骨折（頚椎編）

交通事故後に頚部痛を呈して独歩にて外来来院した60歳代男性がいた．X線像上は明らかな骨折もなく，頚部痛のみで麻痺もないため頚椎捻挫と診断し帰宅させた．しかし，帰宅後に両下肢麻痺が出現し救急車で当院搬送され，PanScan CTにてC6/7頚椎脱臼による頚髄損傷と診断された（❶）．振り返ってみるとX線像側面では，下位頚椎の評価は困難であったが，正面像ではC6/7棘突起間の開大を認めていた．X線像に写りにくい下位頚椎脱臼が見逃されていたケースであり，頚部痛のみといえども注意が必要であると感じた症例であった．手術はC6にmodified PVFS，C7にPSを刺入し固定した（❷）．

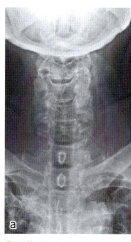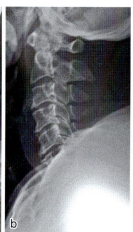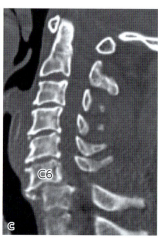

❶画像所見
a，b：単純X線像．c：CT．a，bではアライメントはよく，みえる範囲では問題なしと判断した．cにてC6前方脱臼を認めていた．aの正面をよくみるとC6/7棘突起間の拡大を認めており，flexion injuryを示唆する所見であった．

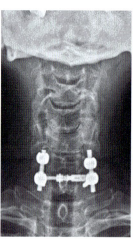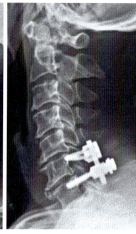

❷術後X線像
脱臼は観血的に整復しC6にmodified PVFS，C7にPSを刺入し強固に固定した．
PS：pedicle screw（椎弓根スクリュー），PVFS：paravertebral foramen screw（椎孔周囲スクリュー）．

脊椎骨折

うにする方法がある．マックスベルト®などの腰椎固定帯は通常，後屈制限を目的として後方に支持柱が縦に補強されている．どちらにせよ Jewett 装具が手元に来るまでの非常手段であるため無理な活動を許可してはならない．

急性期の疼痛コントロールは重要である．疼痛が続くと慢性疼痛となり，難治性となることもある．急性期の脊椎骨折は侵害受容性疼痛であり，非ステロイド性抗炎症薬（NSAIDs）やアセトアミノフェン内服，坐剤と外用剤が適応となる．新規骨折であるため，なるべく床上安静とし運動などは控えるよう指示する[10]．

定期的な外来フォローは必須であり，疼痛の程度にもよるが 2 週間以内には再来してもらい，麻痺の出現や疼痛の増悪有無を診察する[*7]．さらに骨折椎体部の X 線撮影を行い，初回 X 線像と比べて椎体変形の増悪がないかどうかを評価する．

装具装着期間は，脊椎骨折の原因，程度によることがほとんどであるが，疼痛がほぼなくなり，症状が安定していることが装具を外す目安となる．X 線像にて椎体内不安定性がなくなる 3 か月間くらいは必要となることが多い．重要なのは，脊椎アライメントであり，椎体圧壊が進むと脊椎アライメントが不良となり慢性疼痛となることが懸念される．さらに，骨密度によっては，骨折連鎖を引き起こす可能性があり，初期治療は重要である．

■ 診療のポイント

受傷機転により脊椎骨折の病態はさまざまであるが，神経症状を併発する脊椎骨折に関しては手術治療を選択する．しかしながら，神経症状がない場合は骨折部の安定性・不安定性を十分評価，理解することが重要である．胸腰移行部の脊椎骨折に関しては TL AOSIS が一つの判断基準となる．保存治療ならば，経時的に X 線評価を行い，骨癒合（骨硬化）するまでは装具装着を指示する．2 週間以上経過しても疼痛があまりにも強く，日常生活に支障がある場合は，椎体形成術などの手術も考慮する．

（藤由崇之）

*7
神経症状の出現や椎体骨折部の変形が増悪していれば追加画像評価をオーダーもしくは専門医がいる施設への紹介をするべきである．

■文献

1) Chau LTC, et al. Global sagittal alignment of the spine, pelvis, lower limb after vertebral compression fracture and its effect on quality of life. BMC Musculoskelet Disord 2021；22：476-88.

2) Madassery S. Vertebral compression fractures：Evaluation and management. Semin Intervent Radiol 2020；37：214-9.

3) Patel D, et al. Managements of osteoporotic vertebral compression fractures：A narrative review. World J Orthop 2022；13：564-73.

4) Iwata A, et al. Effect of teriparatide（rh-PTH 1-34）versus bisphosphonate on the healing of osteoporotic vertebral compression fracture：A retrospective comparative study. BMC Musculoskelet Disord 2017；18：148-56.

5) Toyone T, et al. Changes in vertebral wedging rate between supine and standing position and its association with back pain：a prospective study in patients with osteoporotic vertebral compression fractures. Spine 2006；31：2963-9.

■ 5章 骨折

6) Magerl F, et al. A comprehensive classification of thoracic and lumbar injuries. Eur Spine J 1994 : 3 : 184-201.

7) Schnake KJ, et al. AOSpine Classification Systems (Subaxial, Thoracolumbar). J Orthop Trauma 2017 : 31 Suppl 4 : S14-S23.

8) Kepler CK, et al. The Thoracolumbar AOSpine Injury Score. Global Spine J 2016 : 6 : 329-34.

9) Vaccaro AR, et al. The surgical algorithm for the AOSpine thoracolumbar spine injury classification system. Eur Spine J 2016 : 25 : 1087-94.

10) McCarth J, et al. Diagnosis and management of vertebral compression fractures. Am Fam Physician 2016 : 94 : 44-50.

5章 骨折

骨盤骨折

■ 概略

　骨盤は，恥骨，坐骨，腸骨から成る寛骨と仙骨で構成され，一つの輪（骨盤輪）を形成して安定化している．骨盤骨折は通常，高エネルギー外傷によって生じ，大量出血にて生命に危険が及ぶ可能性も少なからずある損傷である[1]．一方で，受傷機転のはっきりしない，もしくは，低エネルギー外傷で生じる高齢者の脆弱性骨盤骨折（fragility fracture of the pelvis：FFP）も近年増加してきている[2,3]．また広義では骨盤骨折の範疇に入る寛骨臼骨折は，関節内骨折であり，歩行困難を含めた股関節機能障害を生じる可能性がある（図1）[4]*1．

*1
骨盤骨折（骨盤輪損傷）はlife threateningな外傷で生命に危険が及ぶのに対して，寛骨臼骨折は患側下肢（股関節）機能の予後にかかわる損傷である．

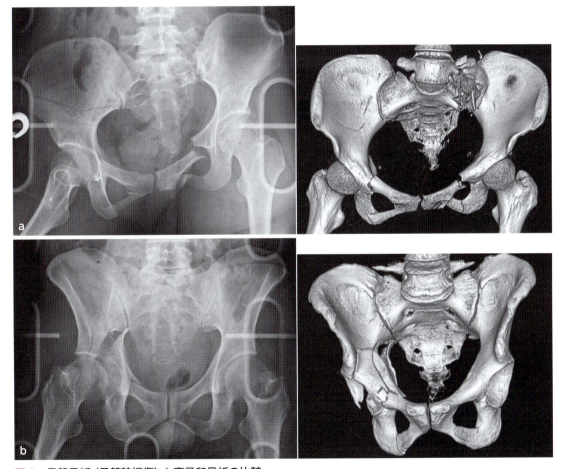

図1　骨盤骨折（骨盤輪損傷）と寛骨臼骨折の比較
a：骨盤骨折（骨盤輪損傷）．
b：寛骨臼骨折．

■ 5章 骨折

ほかの骨盤骨折に比べ，より正確な整復精度が要求され手術適応も異なるため，鑑別が重要となる．

■ 診察と診断の方法

骨盤骨折に対する初期診療においては，①骨盤輪の不安定性，②血行動態の不安定性，の双方に対する正確な評価が不可欠である．life threatening な外傷であることを認識し，救急科など各科の協力のもと正確な評価を行い，必要ならば集学的な治療を行う必要がある．多くは高エネルギー損傷で救命救急センターなど高次医療機関に搬入されることが多いと考えられるが，本項では一般病院や開業医院にも来る可能性のありそうな後方要素損傷のない安定型骨盤骨折や，FFP を中心に解説する．

安定型とはいえども，出血や他臓器損傷の合併の可能性もあるので，まず外傷診療プロトコルに沿った系統的アプローチで血液検査など含めた全身評価，X 線や CT による損傷評価に引き続き，輸液や輸血など必要な処置の必要性を見極める必要がある．

理学所見としては，腰，殿部，股関節周囲の腫脹，疼痛や圧痛の有無を診る[*2]．FFP の陳旧例では下肢への放散痛などを訴える例もあるが非特異的である．徒手ストレス検査にて骨盤動揺性を評価するのも選択肢ではあるが，不安定型骨折では転位や出血を助長する可能性もあり，1 回だけとするなど必要最小限の施行が望ましい．

■ 外来でオーダーすべき画像診断

単純 X 線像は骨盤骨折では骨盤正面，入口部，出口部撮影の 3 方向を撮影し，とくに寛骨臼骨折に対しては骨盤正面，両斜位撮影の 3 方向を撮影する[*3]．腸骨翼骨折，腸骨棘裂離骨折，恥骨・坐骨骨折など単純 X 線像で診断できる場合も多いが，仙骨を含めた骨盤後方要素の骨折や脱臼，あるいは不顕性骨折などでは判別困難な場合も少なからずある．単純 X 線写真で骨盤骨折が判明した場合や，疼痛を強く訴える場合などは，骨盤後方要素の損傷の有無やその程度など，治療方針決定のためにもより詳細な評価が可能な CT 撮影が必要である．FFP では恥骨骨折を認める症例の 80％に CT で後方要素の損傷（仙骨骨折など）を認めたとの報告がある[5][*4]．汎用される骨盤骨折の分類は AO/OTA 分類である（図 2）[7]．FFP 分類としては Rommens（ロメンス）分類が用いられる（図 3）[2]．寛骨臼骨折においては Judet & Letournel（ジュデー＆ルトーネル）分類が頻用される[4]．

■ 追加すべき検査

前述したように CT 検査は，骨折が判明した場合や疼痛が強い場合などにおいては必須と考えられる．同様に骨折が判明した場合には，貧血の有無の確認のための血液検査や，腹腔内液体貯留の有無の確認のための腹部超音波検査などを追加検査として検討すべきである．とくに高齢者は予備能が低い，血管が

*2
垂直方向に転位のある完全不安定型骨盤骨折では患側の頭側方向への転位により脚長差が出現し，坐骨神経や腰仙椎神経叢の損傷などが起こる可能性があるため，麻痺や感覚障害などの神経症状の有無に注意する．

*3
骨盤骨折（骨盤輪損傷）では骨盤輪の破綻の有無や腸骨や坐骨の高さの差異などを骨盤正面，入口部，出口部撮影の 3 方向撮影にて評価しているのに対し，寛骨臼骨折では骨盤正面，両斜位撮影の 3 方向にて臼蓋荷重面の適合性と前柱/後柱整復の評価を行う．

*4
これに関連し，一方で，骨盤後方要素破綻の FFP では 38％に前方要素の破綻がなかったとの報告もある[6]．

274

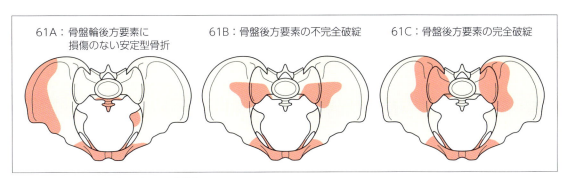

図2 骨盤骨折分類（AO/OTA分類）

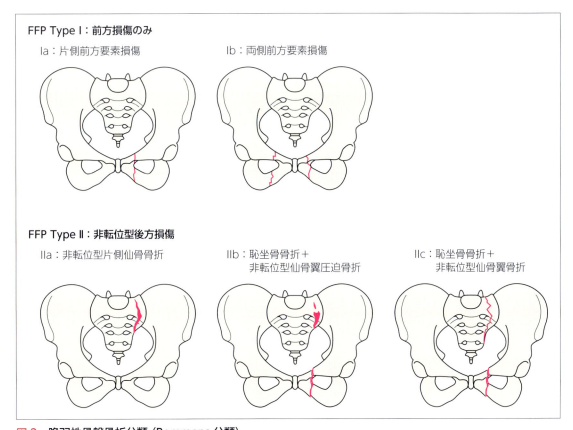

図3 脆弱性骨盤骨折分類（Rommens分類）

脆弱で損傷しやすい，組織が脆弱でタンポナーデ効果による止血が得られにくい，抗凝固薬や抗血小板薬の服用，などにより安定型骨折でも大量出血による出血性ショックのリスクがあることを銘記すべきである[8]．そのような兆候がみられた場合は輸液や輸血も考慮し，造影CTによる血管外漏出像の探索も選択肢となる．

また骨転移との鑑別や，CTでもはっきりしないFFPなどの診断においては，MRI検査で骨盤不全骨折，骨挫傷が明らかとなる場合もあり有用である．血尿が認められる場合には，尿道損傷や膀胱損傷を確認するため，泌尿器科へ

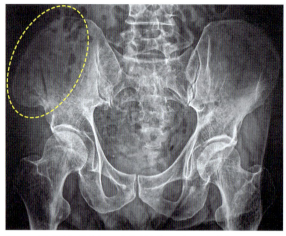
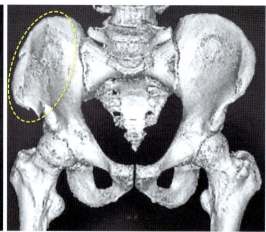

図4 腸骨翼骨折（64歳男性）（AO/OTA分類 61A2.1）

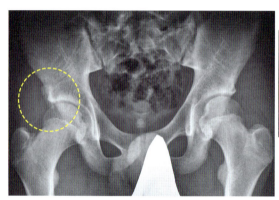
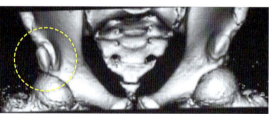

図5 下前腸骨棘裂離骨折（13歳男性）（AO/OTA分類 61A1.2）

のコンサルト，尿路造影や膀胱造影を考慮する[*5]．

保存療法か手術療法か：選択の考え方

　AO/OTA分類にて61Aの安定型骨折ならびに回旋不安定性のない骨盤後方要素の不完全破綻（61B1）は基本的に保存療法の適応であるが，先述した出血の危険性もあるため急性期においては基本的には入院での治療が望ましいと考える．腸骨翼骨折（図4）あるいは上前あるいは下前腸骨棘の裂離骨折（図5）においても骨片の転位が大きく疼痛の強い症例や，偽関節症例などでは手術適応となる．回旋不安定性のある骨盤後方要素の不完全破綻（61B2, B3），骨盤後方要素の完全破綻（61C）は手術適応であり，骨盤骨折手術の可能な高次医療機関，専門施設へ転送すべきである．

　FFPにおいて，Rommens分類 Type Iは保存療法の適応，Type IIはまず保存療法を試みて疼痛が持続すれば手術を検討，とされている[*6]．

　寛骨臼骨折においては，非転位型骨折（荷重関節面の転位が2mm以下），脱臼整復後に可動しても安定なもの，などが保存療法の適応である．

[*5]
自験例でFFPの陳旧例において，膀胱への直接の慢性刺激による切迫性損傷を経験している[9]．膀胱に近い部位に偽関節が存在する場合は本損傷に注意が必要である．

[*6]
FFPにおいて離床が進まない，疼痛が持続・遷延化するなどの理由で手術に踏み切るのは，具体的にはどのくらいの期間かということに関して意見の一致はみられていない．筆者は最低1週間，できれば2週間くらいの経過を診て判断すべきと考えている．

骨盤骨折

■ 保存療法の実際

骨盤輪後方要素に損傷のない安定型骨折（61A）ではとくに免荷期間は設ける必要がないが，貧血の進行がないことを確認してから疼痛に応じて離床を許可し，歩行訓練へと進めていく．恥骨骨折など前方要素のみの損傷もこれに属するため，疼痛に応じて歩行訓練を許可する．若年者の裂離骨折では受傷後すぐに歩行可能な症例も存在し，松葉杖など貸与して外来にて経過観察することもできなくはない．

回旋不安定性のない骨盤後方要素の不完全破綻（61B1）においては，転位の程度などに応じて免荷期間を設け，部分荷重から開始して全荷重歩行へと進めている[*7]．経過中は転位の進行の有無や癒合状態をチェックするため，2週間ごとのX線写真撮影を行う．

FFPにおいては，高齢者の寝たきりを防止するため，疼痛に応じて可及的に早期離床し，立位・歩行訓練へと進めていく．わが国では重度骨粗鬆症にしか適応がないが，副甲状腺ホルモンなどの骨形成促進薬が骨癒合にも有利であったと報告されている[10]．

寛骨臼骨折では，数日から1週間程度の臥床の後，疼痛に応じて可動域訓練を開始し，歩行訓練へと進めていく．

■ やはり手術療法を勧める・選ぶ場合[*8]

骨盤輪後方要素に損傷のない安定型骨折（61A）でも，転位が大きく疼痛が強い，スポーツなどで早期復帰を希望する，遷延癒合があり偽関節に進行しつつある，などの場合には手術療法の適応も選択肢となってくる．回旋不安定性のない骨盤後方要素の不完全破綻（61B1）で転位が進行する症例でも同様である．

FFPでは疼痛が遷延化し離床が進まない，X線評価による転位の進行や骨折型の進行も手術療法を考慮する要因である．

■ 安静期間とリハビリテーションの方法

医療サイドからの指示で安静期間を設けるのは，血行動態の不安定な症例の受傷直後の時期，回旋不安定性のない骨盤後方要素の不完全破綻（61B1）の治療初期のみである．後者の場合も2～3週の免荷期間の後に立位・歩行訓練へと進めていく．安静期間中は静脈血栓塞栓症（venous thromboembolism：VTE）など合併症の予防と廃用性萎縮など二次障害の予防が重要である．自動運動の励行，機械的予防を行う．具体的には，ベッドサイドで患肢以外の可動域訓練や筋力強化訓練，患肢の大腿四頭筋の等尺性筋力増強訓練，患肢の足関節・足部自動運動訓練，全身調整運動のほか，高齢者などに対しては呼吸訓練や排痰訓練も行う．

寛骨臼骨折は関節内骨折であり免荷期間を設ける．数日から1週間程度の臥床の後，疼痛に応じて可動域訓練を開始し，歩行器などによるつま先接地荷重

[*7]
回旋不安定性のない骨盤後方要素の不完全破綻（61B1）において，以前は6週間程度の免荷の後，部分荷重歩行を許可していたが，現在は転位の少ないものでは可及的早期，免荷期間を設けても1～3週間程度と早期荷重の方向へシフトしている．

[*8]
いずれの症例でも，経過中の転位の増大や疼痛の遷延化，遷延癒合は手術適応の判断基準となる．骨癒合までの注意深い経過観察が重要である．

歩行を許可（部分荷重10 kg以内），転位増悪の有無をX線写真にて確認しながら全荷重歩行へと進めていく．全荷重許可は通常，受傷後2〜3か月で，他動介助ならびに自動可動域訓練は一貫して行う[11]．

診療のポイント

FFPに代表されるように，以前に比べて外来や一般病院にて本損傷に遭遇する機会も増えてきている．以前からの知識に加え，これら近年の知見をアップデートすることが肝要であり，少なくとも病態や診断に精通する必要がある．また保存療法が適応できる症例は限られているうえに，保存療法中に手術療法の適応になる症例も少なからず存在するため，保存療法に固執することなく判断のタイミングを見誤らないようにすることが重要である．

（野田知之）

■文献

1) Wong JM-L, Bucknill A. Fractures of the pelvic ring. Injury 2017；48：795-802.
2) Rommens PM, Hofmann A. Comprehensive classification of fragility fractures of the pelvic ring：recommendations for surgical treatment. Injury 2013；44：1733-44.
3) Rommens PM, et al. Fragility fractures of the pelvis. JBJS Reviews 2017；5：e3.
4) Judet R, et al. Fractures of the acetabulum：Classification and surgical approaches for open reduction. J Bone Joint Surg 1964；46-A：1615-46.
5) Nüchtern JV, et al. Significance of clinical examination, CT and MRI scan in the diagnosis of posterior pelvic ring fractures. Injury 2015；46：315-9.
6) Mendel T, et al. Perioperative outcome of minimally invasive stabilisation of bilateral fragility fractures of the sacrum：a comparative study of bisegmental transsacral stabilisation versus spinopelvic fixation. Eur J Trauma Emerg Surg 2023；49：1001-10.
7) Pelvic ring. J Orthop Trauma 2018；32：S71-6.
8) 中江一朗ほか．当院における高齢者骨盤輪骨折症例の検討．整形外科と災害外科 2016；65：532-5.
9) Yamakawa Y, et al. Nonunion fragility fracture of the pelvis with complication from bladder rupture：A case report. Trauma Case Rep 2019；20：100169.
10) Peichl P, et al. Parathyroid hormone 1-84 accelerates fracture healing in pubic bones of elderly osteoporotic women. J Bone Joint Surge Am 2011；93：1583-7.
11) 野田知之．寛骨臼骨折．西良浩一，松本秀男編．講座スポーツ整形外科学 4 体幹のスポーツ外傷・障害．中山書店；2022．p.190-203.

5章 骨折

大腿骨近位部骨折

■ 概略

大腿骨近位部骨折は，高齢者に多い脆弱性骨折の代表例として，とくに超高齢社会である日本においては最も重要視すべき骨折といって過言ではない[1]．骨折している部位によって解剖学的に大腿骨頸部骨折，大腿骨転子部骨折と分類する．

骨粗鬆症を基盤として起こる脆弱性骨折はみな患者の日常生活動作を損ねるものであるが，そのなかでも患者に与えるインパクト，悪影響が最も大きい骨折として重要視されているのが大腿骨近位部骨折である[*1]．また，近年では高齢者のなかでもかなりの高齢者層（85歳以上など）に起こる比率が高くなってきており[3]，骨粗鬆症の最終形，最も重篤な骨粗鬆症患者ともとらえられている．

■ 診察と診断の方法

高齢者が転倒し身動きできなくなっている，股関節周囲を痛がっている場合，まず大腿骨近位部骨折を念頭において診療を開始する．患肢は外旋位をと

*1
大腿骨近位部骨折は機能予後だけでなく生命予後にもかかわる．大腿骨近位部骨折を起こすとその後の死亡率が上がることが知られており，さらに反対側の大腿骨近位部骨折を起こすと死亡率が跳ね上がるという報告がある[2]．

COLUMN 大腿骨近位部骨折への対策

大腿骨近位部骨折への対策として今，世界的に推奨されていることが2つある．1つは早期手術，2つ目は二次性骨折予防である．

早期手術は合併症が少なく，生存率が高く，入院期間が短いというエビデンスがあるからである[4-6]．日本でも遅ればせながら早期手術が推奨されるようになってきて，2021年版大腿骨頸部/転子部骨折診療ガイドライン[7]にも「できるだけ早期に手術を行うべきである」と明記されている．日本での早期手術実現の追い風として，2022年4月の診療報酬改定で，75歳以上の大腿骨近位部骨折患者に対して受傷後48時間以内に手術を行った場合の緊急整復固定加算・緊急挿入加算が新設された．

大腿骨近位部骨折患者では二次性骨折予防にも注力すべきである．「骨折の連鎖」という言葉があり，ひとたび脆弱性骨折を起こすと，次の骨折リスクが高くなることが知られている[8]．2022年4月の診療報酬改定で新設された大腿骨近位部骨折患者に対する診療報酬加算は早期手術と二次性骨折予防の二本立てとなっており，緊急整復固定加算・緊急挿入加算を算定するには，二次性骨折予防継続管理料1を算定することが条件となる．つまり，手術をするだけでなく二次性骨折予防，骨粗鬆症治療まで実施していることが求められている．

急性期病院で二次性骨折予防継続管理料1を算定すれば，回復期病院で二次性骨折予防継続管理料2が，その後の外来診療で二次性骨折予防継続管理料3が算定可能となる．多職種連携，地域における病病連携，病診連携というシームレスな二次性骨折予防へのアプローチが求められている．

り，自動挙上ができない，股関節部に圧痛があるというのが典型的な身体所見である．患側股関節の正面像，側面像（軸位）の単純X線撮影を行い，診断を確定する．

追加を考慮する検査

転倒後の痛みという症状，身体所見から大腿骨近位部骨折を疑うが単純X線撮影では骨折が判然としないという症例のなかに，不顕性骨折が隠れていることがある．不顕性骨折を疑い画像検査を追加する場合，MRI（magnetic resonance imaging）検査を行うことが推奨される．単純CT（computed tomography）では単純X線撮影以上の情報が得られないこともある．dual energy CT[*2]検査を行うと，MRIに近い不顕性骨折診断率が期待できる．

治療方針

大腿骨近位部骨折の治療方針は原則的に手術である．大腿骨近位部骨折は治療介入しないと寝たきりになってしまう．寝たきり防止を目的に，どんなに高齢であっても麻酔可能であれば手術を行うのが通例である．手術を行うことで骨折による激しい痛みが除去され，早期離床，早期リハビリテーション治療実施が可能になるからである．

手術療法

1. 大腿骨頚部骨折

骨折の転位の程度に応じて，術式を使い分ける．骨折を転位型と非転位型に分類する．

［転位型］人工骨頭置換術あるいは人工股関節全置換術（THA）
［非転位型］骨接合術

おおむね，転位型はGarden分類stage III，IVに，非転位型はGarden分類stage I，IIに相当する．

a. 転位型

転位型では骨癒合せず偽関節となるリスクが高く，また，骨癒合したとしても外傷性大腿骨頭壊死とそれに伴う骨頭圧壊をきたすリスクが高い．患者の多くは高齢者であるので，1回目の手術で骨接合術を選択した結果このような合併症をきたし2回目の手術を要することは避けたい．そのため，人工物置換が推奨される．

人工骨頭置換術とTHAの使い分けであるが，高齢者のなかでも比較的若年で活動性が高い患者ではTHAが推奨される．その理由は，このような患者に人工骨頭置換術を行うと股関節痛が問題になることが多く，また，二期的なTHAが必要になることも多いからである．

高齢者大腿骨頚部骨折に人工物置換を行う際，大腿骨ステムをセメント固定（図1a）とするかセメントレス固定とするかは，いまだに世界的コンセンサスが取れていない．欧米ではセメント固定ステムが推奨されている．その根拠は

*2 dual energy CT
2種類のX線エネルギーのデータを取得し，質量減弱係数が物質やX線エネルギーによって変化することを利用して画像化する技術．近年，骨挫傷・不顕性骨折の検出に応用されつつある[9, 10]．

▶ THA：total hip arthroplasty.

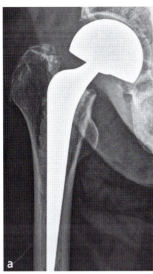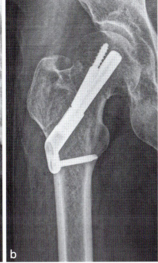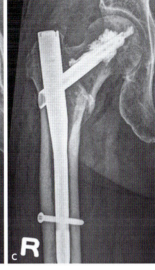

図1　手術手技
a：転位型大腿骨頸部骨折に対する，セメント固定人工骨頭置換術．
b：非転位型大腿骨頸部骨折に対する，サイドプレートと骨頭内スクリューを組み合わせたインプラントを用いた骨接合術．
c：大腿骨転子部骨折に対する，大腿骨頭～頸部にブレード内から骨セメントを注入し骨頭骨片の回旋安定性を高め固定力を増強できる cephalomedullary nail を用いた骨接合術．

セメント固定ステムのほうが，その後の大腿骨ステム周囲骨折の発生率が低いことである．一方で日本ではセメントレスが現在の主流である．その理由はいくつかあげられるが，日本では骨セメント使用時の肺塞栓症発生が過去に大きく報じられたのでセメント使用を避ける医師が多いこと，この手術を担当する医師の多くが若手医師であり手術手技がより簡便なセメントレスを選択しがちなこと，指導医にもセメントテクニックに精通している者が少ないことなどである．

　一方で，転位型大腿骨頸部骨折が若年者に生じた場合には，偽関節や大腿骨頭壊死のリスクがあってもまずは骨頭温存を図るべきである．そのため，転位を整復し骨接合術を行うことが推奨される．

b. 非転位型

　非転位型では骨接合術が行われる．現代においては多様なインプラントが使用可能であるが，主流はスクリュー3本で接合するか，サイドプレートと骨頭内スクリューを組み合わせたインプラント（図1b）を使用するかである．CHS（compression hip screw）タイプのインプラントも以前から用いられており，骨頭骨片の回旋安定性を高めるためにスクリュー固定を追加することもよく行われる．骨頭内スクリューを回旋抵抗性のあるものに改良したインプラントもある．

　非転位型といっても，外反や後捻といういくらかの変形を伴うことが多い．以前は外反や後捻があってもそのままの位置で接合することがよく行われてい

たが，近年では外反や後捻を非観血的に整復してから接合することが多くなってきている．このような整復を行ったほうが大腿骨頭への血流回復，中殿筋など股関節外転筋の機能回復に有利と考えられるからである．

2. 大腿骨転子部骨折

骨折の転位を整復し固定する骨接合術が行われる．使用インプラントはCHS と髄内釘の cephalomedullary nail（ガンマネイルなど）に大別される．骨折の形態，転位から安定型と不安定型に分類する．安定型では CHS が適用できる．cephalomedullary nail は安定型でも不安定型でも使用可能である．汎用性の高さから，cephalomedullary nail のほうが使用数が多くなっている．ただし CHS でも trochanteric plate の併用など工夫をこらすことで不安定型にも適用できることがあり，また骨折によっては股関節外転位でないと整復位保持が難しいものもある．cephalomedullary nail は股関節を内転しないと挿入しにくい．そのため，手術に携わる整形外科医は CHS の手術手技にも精通しておくべきである．

日本では 3D-CT を用いて骨折型を詳細に分類する中野分類[11]や Shoda 分類[12]が普及しており，骨折の適切な整復手術手技についての議論で世界をリードしている．高齢者の骨折であっても骨性支持が残存していることの多い前内側皮質を利用して，いわゆる髄外型に整復固定することが推奨されている[13]．近年では，大きな骨片があっても固定するためのよいデバイスがなかった後外側骨片を固定するためのインプラントも開発されており，臨床使用が始まっている．また，大腿骨頭〜頚部にブレード・ラグスクリュー内から骨セメントを注入し骨頭骨片の回旋安定性を高め固定力を増強できる cephalomedullary nail（図 1c）も実用されている．

■ 術後リハビリテーション治療

高齢者大腿骨近位部骨折では，術後の即時全荷重が原則である．逆にいえば，術者は術後即時全荷重できる手術をしなければならない．高齢者に免荷や部分荷重を要求してもうまく実行することはできず，リハビリテーション治療が順調に進まず，機能回復が遅延することにつながるからである．正しい手術コンセプト，手術手技で近代的インプラントを用いて手術していれば術後の即時全荷重は可能である．高齢者には荷重制限なくどんどん歩いてもらうことが，移動能力の維持につながる．

これに対し，若年者の大腿骨近位部骨折では，術後部分荷重から始めるなど慎重に経過をみながらリハビリテーション治療を進めることも多い．もし骨折部の転位をきたしてしまい，転子部骨折で骨頭の cut out，頚部骨折で偽関節などを生じてしまうと骨頭温存治療が容易ではない．若年者では高齢者に比べ，サルベージ手術として THA を安易には適用しにくい．若年者では最悪の術後経過を回避すべく，より慎重なリハビリテーションプログラム策定が望ましい．

大腿骨近位部骨折

保存療法

大腿骨近位部骨折の治療法としては手術療法が選択されることがほとんどである．手術療法のほうが機能回復に優れているのは明白である．ただし，頻度は少ないが保存療法が選択されることがある．高齢者で内科的併存症の存在[*3]，全身状態不良で麻酔実施の高リスクと判定された場合，リスクとベネフィットを天秤にかけて考え，手術をせず保存療法を行う場合がある．その場合，痛みに応じて可能な範囲でのリハビリテーション治療を行う．骨折後数週間すれば痛みはかなり軽減するので，以降は積極的に離床を進める．

[*3]
例：重度大動脈弁狭窄症や肺高血圧など．

診療のポイント

超高齢社会の日本において，高齢者の大腿骨近位部骨折は整形外科診療において非常に重要度の高い外傷である．よほど全身状態不良，麻酔リスクが高いという患者でなければ，どれだけ高齢であっても手術療法が第一選択である．欧米にならって，日本でも早期手術が実施されるようになってきている．術後は特段の理由がない限り，即時全荷重によるリハビリテーション治療を行い，移動能力の維持に努める．骨折を治療するだけでなく，高齢者の大腿骨近位部骨折患者は最重症の骨粗鬆症患者であるという認識も必要である．反対側大腿骨近位部骨折をはじめ脆弱性骨折が続発しないように二次性骨折予防，つまり骨粗鬆症治療も実施しなければならない．これには多職種連携活動というアプローチが推奨される．二次性骨折予防のすべてを急性期病院だけで完結することは困難なので，地域におけるシームレスな病病連携，病診連携が推奨される．

（新倉隆宏）

■文献

1) 新倉隆宏．骨粗鬆症と高齢者の脆弱性骨折―診療科の垣根を超えて取り組むべき喫緊の課題―．西宮市医師会医学雑誌 2024；29：1-6.
2) Berry SD, et al. Second hip fracture in older men and women：the Framingham Study. Arch Intern Med 2007；167：1971-6.
3) 日本整形外科学会　骨粗鬆症委員会．大腿骨近位部骨折 全国調査結果（2023 年 1 月 19 日）．https://www.joa.or.jp/member/committee/osteoporosis/index.html
4) Fu MC, et al. Surgery for a fracture of the hip within 24 hours of admission is independently associated with reduced short-term post-operative complications. Bone Joint J 2017；99-B：1216-22.
5) Nyholm AM, et al. Danish Fracture Database Collaborators. Time to surgery is associated with thirty-day and ninety-day mortality after proximal femoral fracture：A retrospective observational study on prospectively collected data from the Danish Fracture Database Collaborators. J Bone Joint Surg Am 2015；97：1333-9.
6) Cha YH, et al. Effect of causes of surgical delay on early and late mortality in patients with proximal hip fracture. Arch Orthop Trauma Surg 2017；137：625-30.
7) 日本整形外科学会診療ガイドライン委員会，大腿骨頚部/転子部骨折診療ガイドライン策定委員会（日本整形外科学会，日本骨折治療学会）編．2021 年版大腿骨頚部/転子部骨折診療ガイドライン．
8) Klotzbuecher CM, et al. Patients with prior fractures have an increased risk of future

fractures：a summary of the literature and statistical synthesis. J Bone Miner Res 2000：15：721-39.

9) Rogers NB, et al. Dual-energy CT to diagnose occult femoral neck fracture in MRI-contraindicated patient：A case report. JBJS Case Connect 2021：11.

10) Grunz JP, et al. Dual-energy CT in sacral fragility fractures：defining a cut-off Hounsfield unit value for the presence of traumatic bone marrow edema in patients with osteoporosis. BMC Musculoskelet Disord 2022：23：724.

11) 中野哲雄．高齢者大腿骨転子部骨折の理解と 3D-CT 分類の提案．Orthopaedics 2006：19：39-45.

12) Shoda E, et al. Proposal of new classification of femoral trochanteric fracture by three-dimensional computed tomography and relationship to usual plain X-ray classification. J Orthop Surg (Hong Kong) 2017：25：2309499017692700.

13) 福田文雄．大腿骨転子部骨折の整復のコツ．関節外科 2018：37：1024-32.

5章 骨折

大腿骨顆部骨折

■ 概略

大腿骨遠位端骨折は全骨折の1%未満，全大腿骨骨折の3〜6%を占める[1]．若年者から高齢者まで，幅広い年齢層に発生し，若い男性と高齢女性に好発する二峰性パターンの傾向が認められる[2]．高エネルギー外傷は若年男性に多く，開放骨折や関節内骨折となる場合が多い．一方，転倒などの軽微な外傷によって生じる低エネルギー外傷は高齢者に多く，骨粗鬆症による皮質骨の菲薄化，変形性膝関節症の合併，人工膝関節周囲骨折，同側大腿骨近位部にインプラント（人工骨頭，人工股関節，short femoral nail など）が設置されている場合があるため，治療方針の決定に難渋することが多い．

■ 診断

歩行が困難であることが多く，疼痛の部位，膝関節内血腫の有無などから大腿骨顆部骨折が疑われることが多い．単純X線は膝関節4方向を撮影する[*1]．CTは関節内骨折の有無の評価，転位の大きさの評価にきわめて有用である．大腿骨骨幹部骨折の1〜10%に，同側の大腿骨頚部骨折が合併し，初診時の見逃しが問題となることは広く知られているが[3]，大腿骨遠位端骨折にも合併することがあるため[4]，高エネルギー外傷や，ダッシュボード損傷の受傷機転が疑われる場合には，膝関節と股関節を含む大腿骨全長のCT撮影を行う．関節内血腫の存在が確認されたにもかかわらず，単純X線およびCT像で骨折が明らかでない場合には，骨挫傷などの確認のためにMRIが有用である．

■ 治療

1. 保存治療

治療方針は患者の背景，活動性，骨折型によって選択する．活動性が低く，寝たきりの症例に対しては原則として手術治療を行っていない．転位が軽度で，免荷を含めたリハビリテーションに協力的な患者には，保存治療を選択する場合もある．典型的な転位形態は，内反・短縮・反張であり，顆部骨片は回旋を伴う傾向がある．正面像では，大内転筋によって顆部骨片が内反する場合だけでなく，転位が軽度な場合や，骨折部外側の粉砕によって，外反する場合もある[5]．側面像では，大腿四頭筋とハムストリングによって骨折部は短縮し，腓腹筋によって顆部骨片は伸展（反張）する場合が多いが，高エネルギー外傷などでは，顆部骨片が骨折部で陥入，屈曲する場合もある[5]．外固定はシーネ，ギプスのいずれかで行うが，保存治療の適応となる症例は臥床時間が長く，おむつ交換時などに骨折部の遠位骨片に加わる回旋力によって，痛みを

*1
手術治療の術前には，大腿骨全長2方向から高度の前弯や外弯の有無を確認し，髄内釘やプレートとのフィッティングを確認する．同側股関節にすでにインプラントが留置されていないかどうかの確認も重要である．

■ 5章 骨折

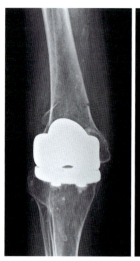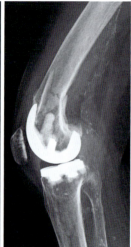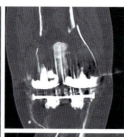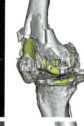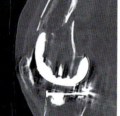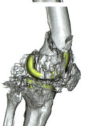

図1 大腿骨顆部骨折症例（85歳女性）
施設内で介助移乗中の転倒により受傷
（AO33A3.1）.

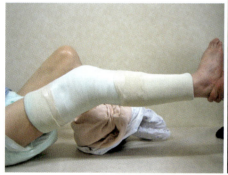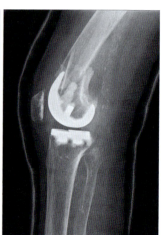

図2 図1症例のシリンダーギプス固定

強く感じるため，ギプス固定を推奨する．また足関節の運動は，腓腹筋による遠位骨片の伸展変形を助長する可能性があるが，むしろ踵部の褥瘡の発生のリスクが高いため，よくモールディングしたシリンダーギプス固定を約6～8週間行っている（図1～3）.

2. 手術治療

　転位が高度な症例，関節内骨折だけでなく，外固定期間の短縮，早期リハビリテーションの需要がある場合には，手術を

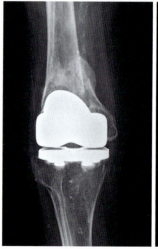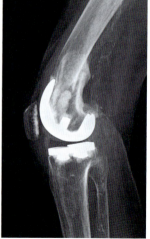

図3 図1症例の受傷後4か月
良好な骨癒合が得られた.

選択する．ロッキングプレートと逆行性髄内釘が主流であり，その使い分けにはさまざまな議論があるが，いずれも良好な治療成績が得られる[6,7]．受傷前の活動性が高い認知症例では，術後の免荷が厳守できないため，術後早期の荷重負荷を余儀なくされ，強固な固定性が求められる[*2]．

保存治療のリハビリテーション

ギプス固定期間中でも，可能であれば等尺性の大腿四頭筋を中心とした筋力強化訓練を行い，筋萎縮を最小限にとどめる．外固定除去後は早期に膝関節可動域訓練を開始し，荷重管理が可能な症例であれば，原則としてギプス除去後6〜8週から部分荷重を開始し，術後10〜12週で全荷重を許可している．認知症や麻痺などによって，部分荷重が困難な場合には，約8週以降で全荷重を許可するが，単純X線撮影によって，骨折部の再転位などの評価をこまめに観察する必要がある．また，高齢者においては，骨粗鬆症の評価および治療介入は必須である．

診療のポイント

緊急性はないので，治療方針に迷う場合には，シーネ固定や装具（ニーブレース）で待機してよい．受傷直後は転位がなく，経時的に転位が出現した場合には，その時点で手術が可能な施設へ転送する．受傷後1〜2週のあいだに血液検査において，D-ダイマーが10 μg/mL以上の高値となった場合には，深部静脈血栓症の有無を検索する必要がある．

（寺田忠司）

■文献

1) Gwathmey FW Jr, et al. Distal femoral fractures : current concepts. J Am Acad Orthop Surg 2010 ; 18 : 597-607.
2) Martinet O, et al. The epidemiology of fractures of the distal femur. Injury 2000 ; 31 Supple 3 : C62-3.
3) Alho A. Concurrent ipsilateral fractures of the hip and femoral shaft. Acta Orthop Scand 1996 ; 67 : 19-28.
4) 青柳孝一. 大腿骨複合骨折の分類. 整形外科 1985 ; 36 : 679-84.
5) 寺田忠司ほか. 髄内釘固定 さまざまな奥義を使いこなせるか？整形外科 Surgical Technique 2018 ; 8 : 20-7.
6) 寺田忠司ほか. T2 supracondylar nail による高齢者大腿骨遠位端関節内骨折の治療成績. 中部整災誌 2014 ; 57 : 77-8.
7) 野田知之ほか. 大腿骨遠位部骨折—ロッキングプレートの適応と問題点—. 関節外科 2010 ; 29 : 49-57.
8) Waehnert D, et al. Distal femur fractures of the elderly : different treatment options in a biomechanical comparison. Injury 2011 ; 42 : 655-9.

*2
ロッキングプレートと髄内釘において，術後即時全荷重による破綻強度を比較した研究はないが，バイオメカニカル研究では，髄内釘がより強固な固定性が得られている[8]．

5章 骨折

脛骨プラトー骨折

概略

脛骨プラトー骨折[*1]は関節内骨折でありかつ脛骨プラトーは荷重関節であることから，解剖学的な整復と安定した固定で早期の可動域訓練を可能としなければならない．すなわち関節面の整復状態と膝関節の可動域により術後成績が影響される．また関節内構成体である半月板や靱帯損傷を合併することがまれではなく，正確な診断と治療が必要である．

受傷機序として膝関節に外反および内反の力に加えて，上からの軸圧が加わると脛骨プラトー骨折が生じる．これは骨粗鬆症を基盤とする高齢者の転倒などの低エネルギーによるものと，青壮年における転落や交通外傷などの高エネルギーに起因するものに分けられる．低エネルギーによるものは，多くは外側顆の骨折であり関節面の陥没を伴うが，これは外側顆が内側顆に比べ骨強度が弱く，かつ関節面もやや高いことが一因とされている[1]．一方，高エネルギー外傷によるものは外力として剪断力が働き，骨質が比較的良好な内側顆では陥没形態とはならず，split type の骨折線となることが多く，転位があると許容できない内反アライメントとなりやすい．さらに大きな外力が加わると，両側顆の骨折を生じ不安定性を呈する．部位別の発生頻度は外側顆プラトーが 55～70%，内側顆プラトーが 10～23%，両側顆プラトーが 10～30% と報告されている[2]．

本骨折は解剖学的整復と早期の可動域訓練から観血的治療を選択することが多いが，最近では低侵襲手術の概念から本骨折に対する鏡視下手術が普及しつつある[3-7]．

画像診断

単純 X 線では前後側面以外に両斜位も撮像しておく．また CT スキャンは必須であり，骨折の形態や位置を正確に把握できるし，とくに X 線ではわかりにくい後方骨片の評価が可能となる（図 1）．さらに打ち上げるべき主骨片とその他の骨片の大きさや数を確認しておくが，3D-CT は骨折形態を立体的に把握でき，術前計画に有用である．

MRI は半月板や靱帯損傷の診断に必要な検査である（図 2）．本骨折では半月板損傷は 20～47% とされ，靱帯損傷は側副靱帯損傷が 23% で前十字靱帯損傷が 10% とされており，決して少なくはない[8,9]．

臨床所見では両側顆骨折や骨幹部まで及ぶ骨折を合併したものでは，不安定性が強く，かつ高エネルギーによる外傷であることが多いので，神経血管損傷やコンパートメント症候群の有無を調べておく必要がある[10]．本骨折を鏡視下

[*1]
本骨折の名称であるが，tibial plateau は日本整形外科学会『整形外科用語集』では脛骨プラトーと記載されており，時に使用されている脛骨高原骨折という表現は適切ではない．

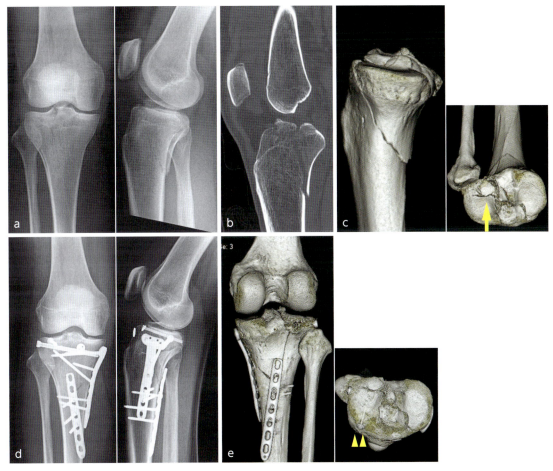

図1 CT検査
骨折の形態や位置を正確に把握でき，X線ではわかりにくい部分の評価が可能となる．さらに3D-CTは骨折形態を立体的に把握でき，術前計画に役に立つ．
症例は25歳男性．顆間隆起骨折を合併した内側顆プラトー骨折であるが，外側顆後方にも骨折がみられ（矢印），前方から螺子で固定した（矢頭）．また顆間隆起骨折もpull out法にて固定した．
a：受傷時X線像，b：受傷時CT像，c：受傷時3D-CT，d：手術後X線像，e：手術後3D-CT．

法で行う場合には，コンパートメント症候群予防のため還流水に加圧ポンプは使用しないようにする．また高度に粉砕し不安定が強い症例では，創外固定で一時的に固定して二期的に骨接合を行うほうが得策である（図3）．

さらに膝過伸展＋内反位での受傷の際，後外側から前内方に外力が働き，後十字靱帯損傷に後外側支持機構損傷が合併し，さらに大腿骨と脛骨同士の衝突により脛骨内側プラトー前方に骨傷を生じることが報告されている．X線所見での脛骨内側プラトー前方の小骨片やMRIの骨挫傷（bone bruise）を参考に早期診断が大切であり，靱帯損傷が適切に治療されないと，脛骨内側顆が徐々に圧壊し内反変形が進行し骨切り術などが必要となる．そのような可能性を説明しておくことが必要である[11]（図4）．

■ 5章 骨折

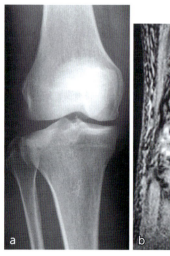
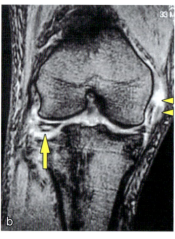

図2 MRI検査
本骨折では半月板や靱帯損傷は決して少なくはなく，必要であれば骨接合と同時に治療する．
a：X線像，b：MRI像．外側半月板損傷（矢印）と内側側副靱帯損傷（矢頭）を認める．

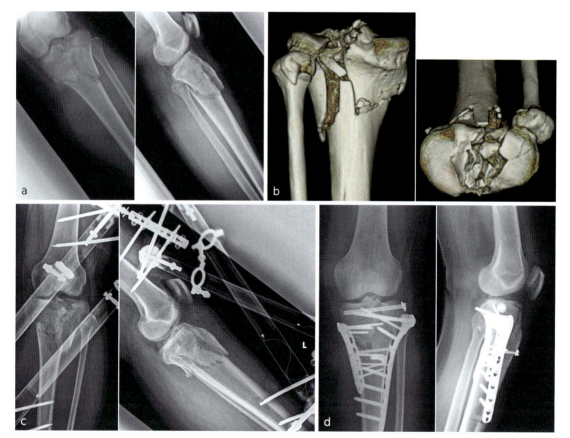

図3 創外固定による一時的処置
高度に粉砕し不安定が強い症例では，創外固定で一時的に固定して二期的に骨接合を行う．
症例は26歳男性．Schatzker分類のType VIで不安定が強く，創外固定にて一時的に固定し，腫脹の減退後に外側，内側，および後方からもプレートにて固定した．
a：受傷時X線像，b：受傷時3D-CT，c：創外固定による一時的処置，d：プレート固定．

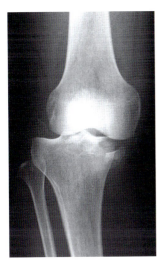
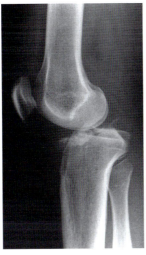

図4 後十字靱帯損傷と後外側支持機構損傷に合併する脛骨内側プラトー前方骨折のX線像

膝過伸展＋内反位での受傷の際，大腿骨と脛骨同士の衝突により脛骨内側プラトー前方に骨傷を生じることがあり，脛骨内側顆が徐々に圧壊し内反変形が進行することがある．
症例は24歳女性．後十字靱帯損傷＋後外側支持機構損傷＋rim avulsion & compression type (revised Hohl分類).

■ 分類法

わが国ではかつてHohl（ホール）分類が一般的であったが，この分類に入らない骨折型がみられ，Mooreは新しくfracture-dislocationの概念を加えたMoore（ムーア）分類を提案した．その後HohlはこのMoore分類と自分の分類を組み込んだrevised Hohl分類を発表している．revised Hohl分類では，脛骨プラトー骨折をminimally displaced（4mm以下の陥没か転位）とdisplacedの2つに大別し，displacedをさらにlocal compression, split compression, total depression, split, rim avulsion & compression, およびbicondylarの6つに分けている[12]（図5）．

一方，ヨーロッパではAO分類が，北米ではSchatzker（シャツカー）分類がよく用いられている．Schatzker分類はType IからVIまで分類しており，おおよそrevised Hohl分類と類似している[13]（図6）．しかしこれらの分類はX線正面像により関節面の陥没の有無と骨折の部位を示したものであり，後方に骨折を合併している症例では不十分であり，適切な術前計画が立てにくい．

現在ではCT検査を用いて，より詳細にかつ三次元的に評価する分類が採用されてきている．Luoらはthree column classificationを発表し，それに基づいた術式を紹介している．これは脛骨プラトー関節面をlateral column, medial column, それにposterior columnの3つに分けて評価し，とくに重篤な骨折であるSchatzker分類のType VおよびVIに有用であったと述べている[14]（図7）．

■ 治療法

1. 保存的治療

転位のない症例では保存的治療で十分であり，またrevised Hohl分類のわずかな転位のminimally displaced（4mm以下の陥没か転位）も保存的治療の

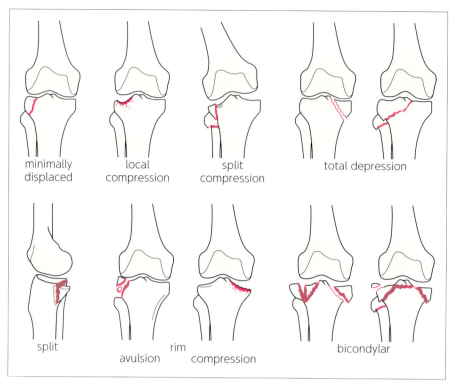

図5　revised Hohl 分類
minimally displaced と displaced の 2 つに大別し，displaced をさらに local compression, split compression, total depression, split, rim avulsion & compression，および bicondylar の 6 つに分けている．
（Hohl M. Fractures in Adults. 3rd ed. J. B. Lippincott；1991[12] より）

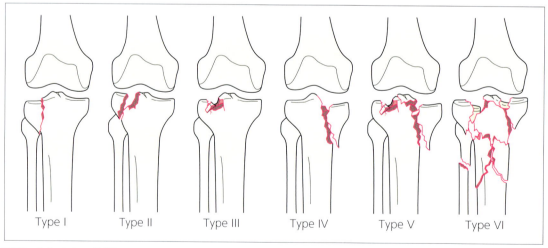

図6　Schatzker 分類
Type I から VI まで分類しており，revised Hohl 分類と類似している．
Type V および VI は不安定が強く，鏡視下法の適応になりにくい．
（Schatzker J, et al. Clin Orthop 1979；138：94-104[13] より）

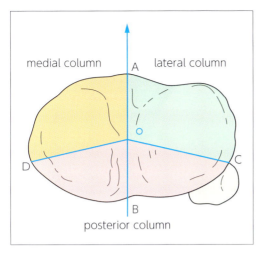

図7 three column classification
脛骨プラトー関節面を3つのcolumnに分けて評価し，重篤な骨折であるSchatzker分類のType VおよびVIに有用である．
A：脛骨軸面先端．
B：tibial fossa（脛骨後方陥凹部）．
C：腓骨頭の前面．
D：脛骨内側プラトーの後内側突出部．
○：顆間隆起の中心．
（Luo CF, et al. J Orthop Trauma 2010；24：683-92[14] より）

適応となる．ギプス固定を4〜5週行い，膝周囲の筋力訓練を積極的に指導する．また6週過ぎから部分荷重を開始する．しかしminimally displacedであっても2〜3 mmまでの陥没が限界という報告もあり，早期のリハビリテーション目的と将来の関節症発症の予防目的で観血的に治療することもある．これ以外にも重篤な内科疾患の合併例，高度の骨粗鬆症例，感染例なども保存的治療の対象となる．保存的治療では陥没部の整復は不可能であり，目標をアライメントの矯正と膝関節可動域の回復におく．

また，内側顆プラトー骨折ではminimally displacedであっても，荷重線が通過することから積極的に手術するほうがよいと思われる．

2. 観血的治療
a. 手術法

関節内骨折であることから原則的には手術的に治療するが，このなかでもrevised Hohl分類のlocal compressionやsplit compressionの骨折型が鏡視下法のよい適応である．それ以外にもbicondylar typeにも応用でき，脛骨後方のsplit fractureや転位した腓骨頭骨折を合併した場合でも，先に後方アプローチにて整復固定を行い，次に仰臥位として関節内の骨折を鏡視下に整復固定することも可能である（図8）．関節切開法では，関節内の癒着を起こし，術後の疼痛も強く，可動域が低下し関節拘縮を生じる可能性がある．これに対して鏡視下法は低侵襲にて良好な術野が得られ，解剖学的な関節面の整復が可能であり，関節症発症を予防できる．さらに関節内の合併損傷の正確な診断と処置ができる利点があり，早期から満足な可動域を得ることができ，入院期間も短縮される[7]．

しかし開放骨折や極度に粉砕した例，さらに不安定の強い例（Schatzker分類のType VやVIに相当する骨折型など）は鏡視下法の適応にはならず，直視下に関節を切開して手術する（図9）．

■ 5章 骨折

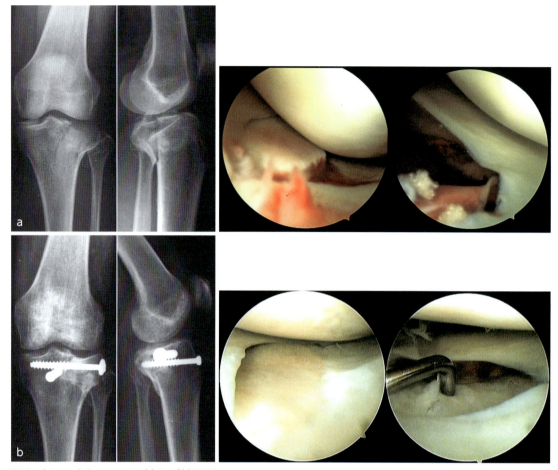

図8 bicondylar type に対する鏡視下法
a：受傷時，b：抜釘時．
先に脛骨後方の骨折を後方アプローチにて整復固定を行い，次に仰臥位として関節内の骨折を鏡視下に整復固定する．抜釘時の再鏡視で関節面は良好に整復されている．

　また，受傷前から Kellgren-Lawrence 4 以上の関節症を合併し治療歴のある脛骨プラトー骨折例では，骨接合を行わずに一次的に人工関節置換術を行う選択肢もある．

b．骨移植と内固定

　外側顆プラトー骨折の陥没部を整復した後の空洞には，腸骨から採取した自家骨を使用してもよいが，基本的には人工骨による補塡を行うほうが簡便である．整復後の空隙に再陥没防止の支柱となるように気穴率 60〜70％の β-TCP（β-tricalcium phosphate）の長方形のブロック状人工骨を前後方向に打ち込み，周囲の隙間には顆粒状の人工骨を詰める．split compression では 1，2本の海綿骨螺子を透視下に移植骨を貫通させて，ワッシャーを使用して split した部分を外側から圧迫するようにする（図10）．螺子は陥没部を持ち上げて整復した際に圧縮した海綿骨直下に刺入し，先端は骨質が良好な内側顆骨皮質ぎりぎりまで挿入することで，再陥没を防止するための cantilever（片持ち梁）

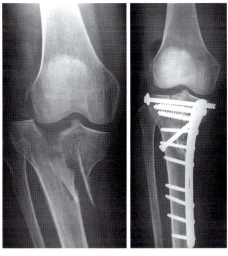

図9 Schatzker 分類の Type VI に対する手術
症例は 68 歳女性．不安定性が強く，鏡視下法の適応にはならず，関節を切開して手術する．

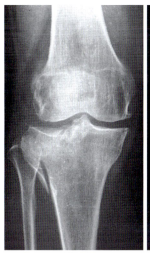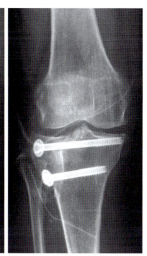

図10 整復と固定法
症例は 61 歳女性．revised Hohl 分類の split compression type．陥没部を整復した後の空洞には，人工骨による補塡を行う．ブロック状人工骨を前後方向に打ち込み，1，2本の海綿骨螺子を透視下にワッシャーを使用して split した部分を外側から圧迫するようにする．1本の螺子は陥没部を持ち上げて整復した際に圧縮した海綿骨直下に刺入し，cantilever としての機序にて再陥没を防止する．

としての役割が期待できる．また骨折線が骨端部から骨幹まで及んだり，不安定性の強い症例では L 型プレートを使用する．

重篤なプラトー骨折の多くに後方部分の骨折を合併しているが，これには CT 画像による評価が大切である．これは Luo が提唱した posterior column に相当し，posteromedial fragment と posterolateral fragment に分けられる．両側顆プラトー骨折にみられる posteromedial fragment は外側に設置したプレートからの螺子では十分にこの骨片を把持できないことがあり，後方からアプローチして追加の固定が必要である[15,16]（図11）．一方，外側顆プラトー骨折の posterolateral fragment では腓骨頭の近位を展開して整復固定する anterolateral approach が一般的であるが，最近では腓骨頭を骨切りして術野を十分に広げて，解剖学的整復を目指す posterolateral approach が報告されている[17,18]．

c．合併損傷

半月板損傷は外側半月板が多いが，部分切除を行うときは骨接合の前に行っておく．しかし多くは前節から中節にかけての辺縁剥離であり，骨折部を安定した後に不安定であれば outside-in 法にて 1，2 針縫合する．安定した辺縁剥離であれば保存的治療でも十分である．

顆間隆起骨折も転位があれば，鏡視下に骨接合を行う．骨片がある程度大きければ，関節内から整復して逆行性に螺子固定を行うことも可能である．しかし前十字靱帯損傷例では一次的に靱帯再建を行えば，骨折を生じる外力の大き

■ 5章 骨折

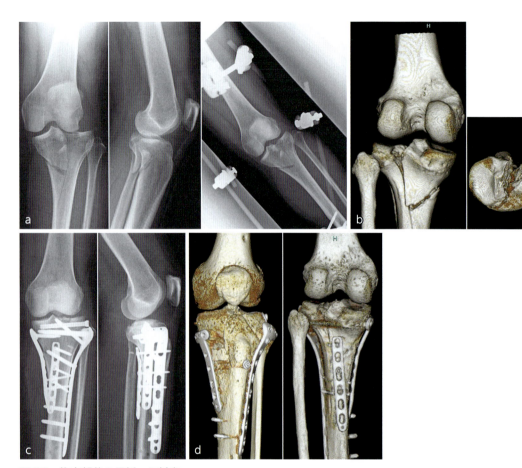

図11 後方部分の骨折への対応
症例は41歳女性．CT画像による評価が大切であり，両側顆プラトー骨折にみられるposteromedial fragmentは外側に設置したプレートからの螺子では不十分であり，後方からもアプローチする．本症例は外側，内側さらに後方からのプレートで固定した．
a：受傷時X線像，b：受傷時3D-CT，c：手術後X線像，d：手術後3D-CT．

さから術後に関節線維症にて拘縮を生じることが多いので保存的に加療する．術後に動揺性が残れば再建術を考慮するが，幸いにも必要でないことが多い．

d．後療法

数日後，吸引ドレーンを抜去してからCPM（continuous passive motion）にて可動域訓練を開始する．半月板辺縁剥離を合併している例では，縫合した場合には可動域訓練は遅れることなく同様に行うが，縫合せず保存的に治療する例では1週ぐらい遅れて開始する．

荷重時期はなるべく早く許可するが，外側顆プラトー骨折では2週目から部分荷重を開始し，5週すぎに全荷重としている．しかし両側顆や内側顆プラトー骨折では荷重開始は4～5週とやや遅らせる．

■ 診療のポイント

脛骨プラトー骨折の分類ではrevised Hohl分類やSchatzker分類がよく用

いられているが，これらはX線正面像により関節面の陥没の有無と骨折の部位を示したものである．本骨折ではCTスキャンは必要な検査であり，とくに後方に骨折を合併している症例では，より詳細にかつ三次元的に評価でき，術前計画が立てやすい．またMRIは合併する半月板や靱帯損傷の軟部組織の診断に必要な検査であり，必要ならば骨接合と同時に治療しなければならない．

　鏡視下法は関節切開法に比べ，良好な可動域や関節症発症予防など種々の利点があり，適応を選べば勧められる術式である．しかしSchatzker分類のType VやVIに相当する骨折型などは不安定性が強く鏡視下法の適応にはならず，直視下に関節を切開して手術する．また合併するposteromedial fragmentは外側からのプレート固定では十分でなく，後方からのアプローチを追加することも必要である．

（王寺亨弘）

■文献

1) 依光正則. 総論：治療にあたる前に知っておくべき基礎組織. 整形外科 Surgical Technique 2021；11：12-6.
2) Wiss DA, et al. Fractures of the knee. Rockwood CA, et al. eds. Rookwood and Green's Fractures in Adults. Lippincott；1996. p.1919-54.
3) Bernfeld M, et al. Arthroscopic management for unselected tibial plateau fractures. Arthroscopy 1996；12：598-602.
4) 王寺亨弘. 脛骨プラトー骨折の鏡視下手術. 新 OSNOW 2001；10：171-7.
5) 王寺亨弘. 脛骨近位部の骨折治療—鏡視下手術法を中心に—. MB Orthop 2001；14：184-91.
6) Ohdera T, et al. Arthroscopic management of tibial plateau fractures：comparison with open reduction method. Arch Orthop Trauma Surg 2003；123：489-93.
7) 王寺亨弘. 膝関節脛骨プラトー骨折に対する鏡視下手術. 日整会誌 2003；77：684-92.
8) Delamarter R, et al. Ligament injury associated with tibial plateau fractures. Clin Orthop 1990；250：226-33.
9) Vangsness CT, et al. Arthroscopy of meniscal injuries with tibial plateau fractures. J Bone Joint Surg Br 1994；76：488-90.
10) Belanger M, Fadale P. Compartment syndrome of the leg after arthroscopic of a tibial plateau fracture. Arthroscopy 1997；13：646-51.
11) Chiba T, et al. Injuries to the posterolateral aspect of the knee accompanied by compression fracture of the anterior part of the medial tibial plateau. Arthroscopy 2001；17：642-7.
12) Hohl M. Part 1：Fractures of the proximal tibia and fibula. Rockwood C, et al. eds. Fractures in Adults. 3rd ed. J. B. Lippincott；1991.
13) Schatzker J, et al. The tibial plateau fracture. Clin Orthop 1979；138：94-104.
14) Luo CF, et al. Three-column fixation for complex tibial plateau fractures. J Orthop Trauma 2010；24：683-92.
15) Barei DP, et al. Frequency and fracture morphology of the posteromedial fragment in bicondylar tibial plateau fracture patterns. J Orthop Trauma 2008；22：176-8.
16) Higgins TF, et al. Incidence and morphology of the posteromedial fragment in bicondylar tibial plateau fractures. J Orthop Trauma 2009；23：45-51.
17) Solomon LB, et al. Posterolateral and anterolateral approaches to unicondylar posterolateral tibial plateau fractures. Injury 2013；44：1561-8.
18) Hu SJ, et al. The anterolateral supra-fibular-head approach for plating posterolateral tibial plateau fractures：A novel surgical technique. Injury 2016；47：502-7.

5章 骨折

膝蓋骨骨折

■ 概略

膝蓋骨は膝の前面に位置して，膝関節の構造物を守るとともに大腿四頭筋の力を下腿に伝える働きをしている[1]．膝蓋骨骨折の受傷機転は，直達外力として単純な転倒により膝を打つ場合，スポーツ活動などで膝を打つ場合，高所からの墜落や交通事故などで膝を強打する場合などがあげられる[*1]．また，介達外力として，急な大腿四頭筋の収縮により大腿四頭筋腱，膝蓋腱でのスリーブ骨折（sleeve fracture）をきたす場合もある[2]．まれには，膝蓋骨脱臼に伴い，関節面側に骨軟骨骨折をきたすこともある[3]．膝蓋骨骨折の診断は，症状や画像検査から悩むことは少ない．治療は，転位が少ない場合は膝を伸展位で保持する装具で保存的加療を，転位が大きい場合は手術加療が必要となる[4]．

■ 症状，所見

膝の前面に強い疼痛を訴え，膝関節前面の腫脹や変形を認める．骨片の転位が大きい場合は骨性の隆起と骨片間の間隙を触知する．膝の前面に，打撲痕，皮下出血斑，擦過傷を認めることもある．

膝を伸ばして下肢を挙上することができないことが多い．歩行はできないことが多いが，できても跛行を伴う．

■ 診断

1. 画像検査

膝蓋骨骨折の多くは，単純X線像で診断がつくことが多い．正面像，側面像に加えて両斜位と軸射像も参考になる．単純X線像ではわからないところに骨折線を認めることもあるので，CTは確定診断や詳細な骨折の把握には非常に有用である[*2]．

MRIが有用な特殊な病態として，膝蓋骨脱臼を伴う軟骨損傷の場合にはMPFL（内側膝蓋大腿靱帯）の評価のため[3]，またスリーブ骨折の場合には大腿四頭筋や膝蓋腱の評価のため[2] MRIが必要となるが，すべての骨折に必要ではない．

2. 関節液検査

骨折の転位がわずかであり単純X線像で診断がつかないが，関節水腫を認める場合には関節液の性状で確定診断に至ることもある．骨髄由来の脂肪滴を含む血性の関節液が得られた場合は，CTやMRIを追加して確定診断につなげることが重要である．

*1
受傷機転として，受傷時にロープに足を引っ掛けたり，段差につまずいたりすることで，膝から直接地面などに打撲することがある．

*2
単純な横骨折が多いとされる膝蓋骨骨折であるが，CTを撮影すると骨片が粉砕していることが多い．正確な評価が，保存加療か手術加療や手術方法の判断となる．膝蓋骨骨折の診断がつけば，CTを追加することは重要である．

▶ MPFL：medial patello-femoral ligament（内側膝蓋大腿靱帯）.

298

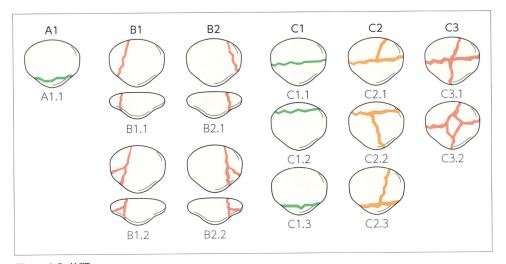

図1　AO分類

■ 鑑別診断

外側上方に小骨片の所見を認める場合は，分裂膝蓋骨があげられる．通常は無症状であり両側性に認めることも多い．

囊胞性疾患として痛風結節，骨腫瘍，骨髄炎などがあげられる．確定診断のためには，血液検査や生検などの補助診断も有用となる．

■ 膝蓋骨骨折の分類

古典的には，単純骨折，粉砕骨折，縦骨折などの分類がある．ここではAO分類をもとに解説する（図1）[5]．

関節外の骨折は，34A1に分類され下極骨折や上極骨折が含まれる．膝蓋腱や大腿四頭筋腱のスリーブ骨折もここに含まれる．転倒して膝を曲げて強打するときは膝の外側から下が多いので，膝蓋骨の外側や下極に粉砕を認めることが多い．

34B1は外側，34B2は内側の縦骨折である．それぞれ骨折線が単純な場合は34B1.1，34B2.1，粉砕している場合は34B1.2，34B2.2のサブタイプに分類される．

34C1は単純な横骨折，34C2は3パート骨折で，それぞれ主骨片の骨折の部位が近位，中央，遠位によってサブタイプに分類される．34C3は4パート以上の粉砕骨折で，34C3.1が4パート，34C3.2が5パートと骨片の数によってのみ分類される．

■ 治療適応

治療の目標は膝伸展機能の回復と膝蓋大腿関節（PF関節）の再建である．骨片の転位が4mm以上，関節面の転位が3mm以上が手術適応とされている[2]．

▶膝蓋大腿関節：patello-femoral（PF）関節．

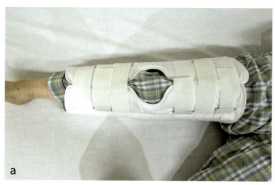 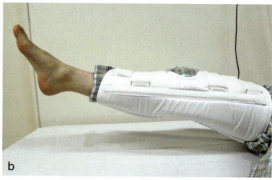

図2　膝伸展装具と下肢挙上訓練
a：膝伸展装具．膝蓋骨が装具のあいだから触知できる位置を維持するように努める．
b：下肢挙上訓練．装具をつけて下肢を挙上させることで膝伸展筋力を維持する．

短期的目標として，骨癒合が得られて膝伸展機構が獲得できれば，歩行に支障はなくなるので満足は得られる．しかし，膝蓋骨の軟骨はほかの関節軟骨に比べて厚いので，二次性関節症の症状が出るには数年単位の時間がかかる[6]．長期的目標として，関節症を引き起こさないように関節面を正確に整復することも求められる．

保存加療

膝を伸展位で荷重してもPF関節にはそれほど応力はかからないので，膝伸展装具を装着して荷重歩行は許可する．膝伸展装具は両側にフレームが入っており，マジックテープで固定できるので患者自身で脱着が可能である．膝蓋骨が装具の中心に位置するように装着することを患者に指導する．歩行するとずれてくるので，装着位置を修正してマジックテープで締め直す．装具を装着した状態で下肢伸展挙上（straight leg raising：SLR）訓練を指導し筋力の維持に努める（図2）．筋力が回復するまでは松葉杖などを用いて歩行を安定させる．

受傷後3週から座位で下腿を下垂させて徐々に可動域訓練を開始する．屈曲位の荷重すなわち膝を曲げて踏ん張る動作は6週間は控えるように指導する．定期的にX線を撮影して，骨折部の転位が増悪しないかを確認する．

手術加療

1. 34A1，34C1.3

膝蓋腱や大腿四頭筋腱の付着部での骨折である．大腿四頭筋のスリーブ骨折を示す（図3）．単純X線像では骨片がみえないこともあるが，上極の場合は膝蓋骨低位，下極の場合は膝蓋骨高位になる．

手術は大腿四頭筋腱断裂に準じて大腿四頭筋にかけた糸を骨内を通して膝蓋骨に縫着する（図3上）．骨片が小さい場合は骨片を摘出して腱を骨折部に縫着することもある．いずれにしても膝蓋腱や大腿四頭筋腱を縫着する技術を組み合わせて手術を行う[7]．

膝蓋骨骨折

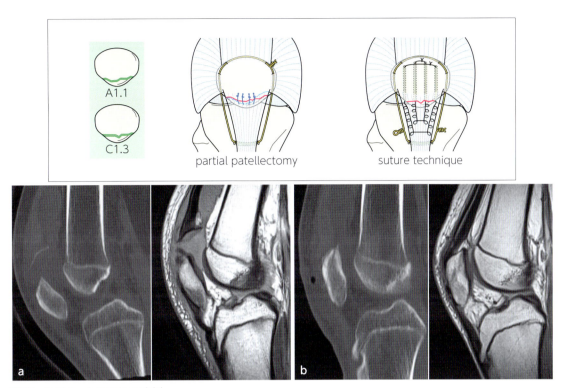

図3 34A1，34C1.3の症例
a：受傷時．大腿四頭筋腱に牽引されて骨片が転位している．大腿四頭筋腱はその停止部から剥離されている．
b：手術後．骨片は整復され，大腿四頭筋腱も解剖学的な位置に戻っている．

2. 34B1，34B2

　34Bは膝蓋骨の縦骨折で，多くは転位が少なく保存的加療で問題ない．横骨折ほど骨片が離開する方向には外力がかからないので経過中に骨片が転位することもまれである．

　34B1の外側の骨折では，膝の屈伸に伴ってPF関節面が膝蓋骨に接触するのは大部分が外側なので，小さなステップオフも手術によって整復したほうがよい[*3]．小さな骨片の場合は摘出しても問題ない．手術は中空性の海綿骨スクリューを1本か2本で固定する．

　34B2の内側の骨折では内側の関節面はPF関節にほとんど接触しないので多少のステップオフは許容される．

　注意すべき病態として，膝蓋骨脱臼に伴う骨折がある．MPFLが付着する部位に骨折が至ることがあり，骨片が小さくても摘出は避けるべきで，MPFLを骨片の母床に縫着してもよい．脱臼したときに，膝蓋骨関節面や大腿骨顆部に骨軟骨骨折をきたすこともある（図4）．

3. 34C1.1，34C1.2，34C1.3

　膝蓋骨中央で横骨折を認める場合で，骨片の転位がない場合は保存的治療になるが，転位がある場合は手術加療が必要になる．手術方法はtension band

*3
膝蓋骨の外側が主にPF関節と接する．内側にはMPFLが付着して外側へ脱臼しないように制動している．膝蓋骨の内側と外側で治療目標が異なることを理解しておく．

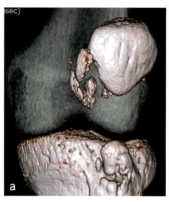
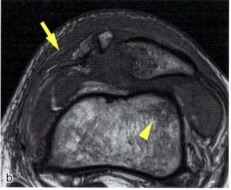

図 4　34B2.2 の症例
a：膝蓋骨脱臼に伴う，内側の骨折．
b：MPFL の付着する骨片が粉砕している（矢印）．脱臼に伴い大腿骨外顆に骨折を認める（矢頭）．

wiring（TBW）が標準的な治療となる[1,2]．K-wire を平行に刺入してソフトワイヤーを 8 の字かボックス型にして締結して固定する（図 5）．

4. 34C2，34C3

骨片が 3 つ以上に粉砕している場合でも，転位が少なければ保存的加療でよい．しかし骨片が転位している場合は，手術による整復，内固定が望ましい[*4]．粉砕した骨片を主骨片に合わせて，2 パート骨折にできれば，TBW の理論で手術ができるため，周辺締結と追加固定を組み合わせて内固定を行う．さらに骨片の粉砕が強い場合は，ひまわり法による内固定がよい[8]．粉砕した骨片を 1 つずつ合わせながら仮固定をする要領で，ピンスリーブを膝蓋骨の周囲から刺入して整復と固定を行う．全周性に配置した後，ケーブルを周辺に回して固定し，さらに前方にも回して固定するのであらゆる骨折型に対応できる．どのような粉砕でも強固な初期固定が得られ，積極的なリハビリテーションを行ってもシステムが破綻することはまれである（図 6）．

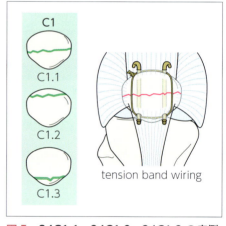

図 5　34C1.1，34C1.2，34C1.3 の症例

粉砕した中央部分を部分的に摘出して，上極と下極を合わせる膝蓋骨部分摘出術が選択されることもある．膝伸展機構としてのレバーアームが小さくなり，関節面の適合性も正確には合わないので機能的には劣る．手術技術が向上した現在においては，骨片をできるだけ温存して骨接合を行えるので，このような術式は減ってくるものと思われる．

[*4]
膝蓋骨骨折は関節内骨折であるため，手術中に透視画像をみるのは，側面と軸射像である．関節面の整復，固定材料が関節内に迷入していないかを確認する．正面像はそれほど確認する必要はない．ひまわり法を行うにおいては，intra-operative fluoroscopic axial view（iFAV）を提唱している[9]．

■ 診療のポイント

膝蓋骨骨折は単純な横骨折が多いとされるが，粉砕していることも多い．骨

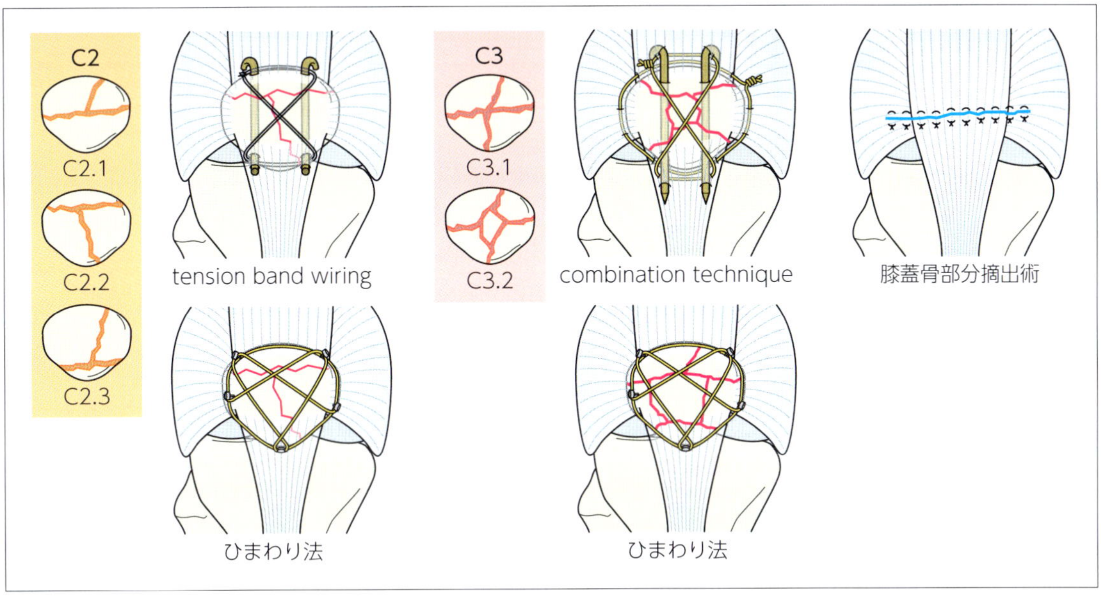

膝蓋骨骨折

C2
C2.1
C2.2
C2.3

tension band wiring

C3
C3.1
C3.2

combination technique

膝蓋骨部分摘出術

ひまわり法

ひまわり法

図6 34C2, 34C3 の症例

片の転位が少なければ保存的治療で骨癒合が得られる．関節面の不正から変形性膝関節症（osteoarthritis：OA）になるのは外側なので，より正確な整復が求められることも念頭において手術の適応を考慮することが重要である．

（圓尾明弘）

■文献

1) Carpenter JE, et al. Fractures of the patella. Instr Course Lect 1994；43：97-108.
2) Melvin JS, Mehta S. Patellar fractures in adults. J Am Acad Orthop Surg 2011；19：198-207.
3) Hunt DM, Somashekar N. A review of sleeve fractures of the patella in children. Knee 2005；12：3-7.
4) Sillanpää P, et al. Incidence and risk factors of acute traumatic primary patellar dislocation. Med Sci Sports Exerc 2008；40：606-11.
5) Meinberg EG, et al. Fracture and Dislocation Classification Compendium-2018. J Orthop Trauma 2018；32 Suppl 1：S1-S170.
6) Cohen ZA, et al. Templates of the cartilage layers of the patellofemoral joint and their use in the assessment of osteoarthritic cartilage damage. Osteoarthritis Cartilage 2003；11：569-79.
7) Krackow KA, et al. A new stitch for ligament-tendon fixation. Brief note. J Bone Joint Surg 1986；68-A：764-6.
8) 圓尾明弘ほか．膝蓋骨骨折に対する self-locking pin and circumferential wiring「ひまわり法」の臨床成績．骨折 2009；31：644-8.
9) 圓尾明弘ほか．膝蓋骨骨折に対するひまわり法における術中軸射像の有用性．骨折 2014；36：126-9.

5章 骨折

脛腓骨骨折

■ 概略

脛骨骨幹部骨折は最も多い長管骨骨折である．受傷機転は若年者では高エネルギー外傷がほとんどであるが，高齢者では，転倒などの低エネルギー外傷によっても生じる．この部位は周囲軟部組織が菲薄であり，高率（18％）に開放骨折となる危険性があることから，軟部組織の状態にとくに注意が必要な骨折の一つである（図1）[*1]．

腓骨骨折は，足関節果部の破綻の一環として生じる場合と単独の直達外傷で生じる場合がある．本項では後者に関して説明する．

■ 保存治療の適応と実際

1. 脛骨骨幹部骨折

脛骨骨幹部骨折に対する保存治療は，短縮がなく，整復後にアライメントが以下の基準に当てはまる場合に適応となる[1)*2]；①内外反＜5°，②伸展屈曲変形＜5°，③回旋変形＜10°，④短縮＜10～12 mm，⑤皮質の25％未満の転位．

保存治療の際には，近位および遠位の2関節を固定する必要がある．このため，最初は長下肢ギプス固定（膝関節および足関節を含む）を6週間程度継続する．この間は，日常生活の制限が強いことやコンパートメント症候群など腫

[*1] 脛骨は開放骨折を最も生じやすい骨折であることから，開放骨折に関する報告は脛骨骨折に関するものがほとんどである．また，とくに内側部は軟部組織の余裕がないため，軟部組織再建を要する症例が少なくない．

[*2] 小児の骨折ではより仮骨形成が早いことやリモデリングが旺盛であることから多くの症例で保存治療が適応となる．

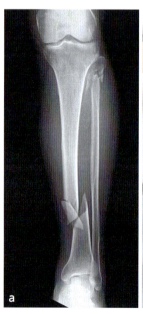
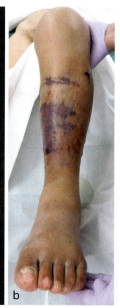

図1 左脛骨骨幹部および腓骨近位部骨折（70歳代男性）
骨折周囲は皮膚の色調不良と広範な水疱形成を認め，軟部組織損傷が疑われた．

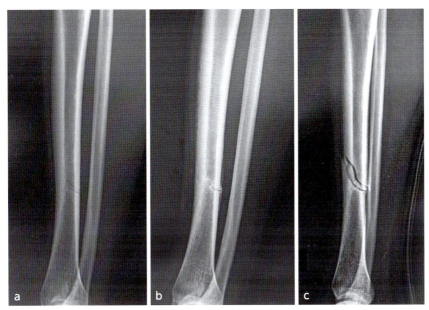

図2　左脛骨骨幹部骨折の保存治療（16歳男性）
a：受傷時．転位のほとんどない脛骨骨幹部骨折．
b：受傷後2か月．仮骨形成を認め，短下肢ギプスとして荷重開始．
c：受傷後3か月．骨折部の転位を認めた．

脹の増強に伴う合併症が危惧されるため，入院での管理が必要となることが少なくない．その後，8〜12週程度で仮骨形成がみられた後に，短下肢ギプスや装具使用下に疼痛に応じて荷重を許可する[1]（図2）．荷重に不安がある場合や疼痛のために荷重がかけられない症例では，PTB（patellar tendon bearing）装具を使用することも日常生活動作（ADL）の拡大に有用である．骨折部が骨幹部中央より遠位であれば短下肢ギプスでも固定力が期待できるが，骨折が近位に近くなればなるほど短下肢ギプスでは十分な固定が得られないのみならず，変形を助長する危険性があることを知っておかなくてはならない．

　本骨折は転位がほとんどない場合でも癒合に6か月程度要することが少なくない[1]．外固定除去の時期は仮骨の成熟度や患者のコンプライアンスを考慮したうえで受傷後3か月以降の時期に考慮する．また，骨癒合が得られて日常生活には支障がなくなったとしても，スポーツへの復帰時期に関しては明確な基準はなく，十分な骨の強度が得られた後に徐々に復帰を進めるべきである．場合によっては1年以上もの長期間を要することがあることはあらかじめ患者に説明し治療を開始する必要がある．

　また，変形癒合の危険性が高いことや髄内釘固定と比較したランダム化研究では受傷後3か月時点での機能成績が保存治療群で不良である[2]ことなどが報告されており，適応症例は慎重に選ぶ必要がある（図3）．

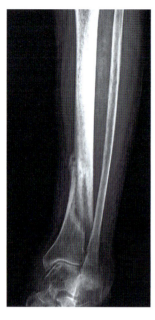

図3 左脛骨骨幹部骨折の変形癒合（70歳代女性）

2. 腓骨骨折

　脛骨骨幹部骨折の約80％に腓骨骨折を合併することがわかっている．一方で，腓骨が損傷されていない場合に，脛骨骨折部のアライメントに影響を与える可能性が報告されている．損傷のない腓骨の影響で，26％の症例において脛骨の内反変形をきたした[3]とされており，変形の進行に注意する必要がある．

　一方，足関節果部と関連のない腓骨骨折は，ほとんどの症例において保存治療で癒合が得られるため手術を要する症例はきわめてまれである[*3]．腓骨は体重の17％程度しか荷重支持に寄与していないため[4]，原則として外固定は不要で，疼痛に応じて荷重および周囲関節の可動域訓練を許可してよい．例外として，骨片間に皮質の接触がない症例では，骨癒合不全となり疼痛が遷延する可能性があるため手術を検討する．

■ 手術療法の実際

　閉鎖的な整復とその維持ができない症例に対しては手術が必要である（図4）．開放骨折では感染制御の目的に創部のデブリドマンと骨折部の安定化が必要であり，最終的にインプラントを用いた固定が必要となることが一般的である．また損傷された軟部組織の管理が困難な症例においてもギプス治療は推奨されず，整復位の獲得とより強固な固定が必要となる．

　脛骨骨折に合併した腓骨骨折に対しては，個々の骨折の生じている部位によって内固定が必要かどうかを判断する．

　脛骨骨折部が骨幹部中央に近い症例において，腓骨骨折部の骨片間に接触がある場合には内固定は不要である．遠位1/3程度の低いレベルでの脛骨骨折では，腓骨骨折の内固定が回旋安定性を改善するとの報告があり，とくに脛骨骨

*3
腓骨単独骨折をみた場合に，かならず足関節果部を詳細に評価することが重要である．Maisonneuve（メゾヌーブ）骨折は一見では，腓骨近位の単独骨折に思われても，シンデスモーシスの損傷を伴い，足関節モーティスの破綻を有している．

脛腓骨骨折

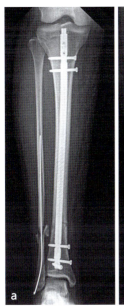
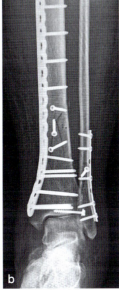

図4 脛骨腓骨骨幹部骨折の手術治療
a：脛骨骨折に対して髄内釘固定．腓骨は髄内Kirschner鋼線による固定．
b：脛骨骨折に対してプレート固定．腓骨もプレートを用いて固定．

折部の固定性に不安がある場合には腓骨の内固定を追加する[5]*4．

1. 脛骨内固定

　脛骨骨折の内固定材料としては，髄内釘が一般的であるが，近位や遠位骨幹端部に生じた骨折では，顆部骨片の十分な固定が得られない場合や関節面への進展があるような症例に対してはプレート固定を選択する*5．

　髄内釘は骨軸の中心近くに挿入され，荷重応力を分散して支持することから早期から荷重が可能であるという点が最大の利点である．骨折の形態によって若干の荷重時期の調整は必要であるが，横骨折や短斜骨折では十分な固定力が得られたという判断ができれば，術後疼痛に応じて荷重を許可することが可能である．欠損，粉砕を伴う症例や長いらせん状の骨折では，仮骨形成を確認した後に荷重を開始するほうが安全である．

　一方でプレートは片側で骨折部を支持するため，応力の集中が起こりやすく，髄内釘と比較して荷重時期を遅らせる必要がある．骨幹端部骨折など，固定力に不安がある場合にはダブルプレート固定も考慮する．

　軟部組織の問題のためインプラントの挿入が困難な場合には創外固定を最終的な固定として使用することもある．

2. 腓骨内固定

　腓骨骨折の内固定が必要な状況はまれであり，その内固定にはKirschner鋼線などの髄内固定もしくはプレートを用いた固定が選択肢となる．

　腓骨の固定を行う際には，荷重の支持や変形外力に対する支持としてではなく，腓骨自体の転位を整復保持する程度の目的に行われることが多いため，髄

*4
近年の髄内釘の横止め機構の進歩により，脛骨骨折の固定性が改善されたため，腓骨骨折の骨接合は安定性を改善しないとする報告が多くなっている[6]．

*5
近年，髄内釘の横止め機構が進歩してきており，多方向に複数本（4本以上）のスクリューが挿入可能なものや，横止めスクリュー自体が髄内釘とロッキングする機構を有するものなど，さまざまなインプラントが開発されてきたことによりその適応は拡大している．

内固定で十分なことが多い．足関節に関連する骨折や骨欠損などにより腓骨自体の長さの保持が困難な場合にはプレートを用いて固定を行う．

合併症：ACS

脛骨骨幹部骨折の患者のなかで，多発外傷，閉鎖性骨折，膝関節内もしくは足関節内骨折の合併および近位に生じた骨折は急性コンパートメント症候群（acute compartment syndrome：ACS）の危険因子であると報告されている[7]．また，低エネルギー外傷であってもスポーツ選手（フットボールなど）では，ACSのリスクが5～10倍増加するとの報告があり，これらの患者では経過をみる目的での入院が望ましい可能性がある[8]．

診療のポイント

成人の脛骨骨幹部骨折は転位が小さい場合には保存治療が可能であるが，荷重肢であることから社会復帰の遅れや変形癒合の発生も多い．転位のある症例には手術加療が望ましく，治療期間の短縮と早期の荷重を開始することができる．転位が小さくても，患者のニーズや社会的環境を考慮して手術を選択することが望ましい．

（依光正則）

■文献

1) Sarmiento A, et al. Tibial shaft fractures treated with functional braces. Experience with 780 fractures. J Bone Joint Surg Br 1989；71：602-9.
2) Obremsky WT, et al. A prospective multi-center study of intramedullary nailing vs casting of stable tibial shaft fractures. J Orthop Traumatol 2017；18：69-76.
3) Teitz CC, et al. Problems associated with tibial fractures with intact fibulae. J Bone Joint Surg Am 1980；62：770-6.
4) Wang Q, et al. Fibula and its ligaments in load transmission and ankle joint stability. Clin Orthop Relat Res 1996；330：261-70.
5) Morin PM, et al. Fibular fixation as an adjuvant to tibial intramedullary nailing in the treatment of combined distal third tibia and fibula fractures：a biomechanical investigation. Can J Surg 2008；51：45-50.
6) Attal R, et al. The influence of distal locking on the need for fibular plating in intramedullary nailing of distal metaphyseal tibiofibular fractures. Bone Joint J 2014；96-B：385.
7) McQueen M, et al. Acute compartment syndrome：Who is at risk? J Bone Joint Surg Br 2000；82：200-3.
8) Wind TC, et al. Compartment syndrome after low-energy tibia fractures sustained during athletic competition. J Orthop Trauma 2012；26：33-6.

5章 骨折

足関節果部骨折

概略

　足関節果部骨折は全骨折の10%を占める骨折であり，一般診療でみることの多い骨折である[1]．患者年齢は平均45歳であり，壮年男性と高齢女性の二峰性の発生ピークがある[1]．足関節果部骨折は足関節をひねった結果生じる骨折であり，同じ足関節周囲骨折であるPilon（ピロン）骨折が軸圧外力で生じることから区別されている．Lauge-Hansen（ラウジ-ハンセン）分類で描かれているとおり（図1），足関節に骨折もしくは靱帯損傷が生じる[2]．外側は外果骨折か外側靱帯損傷，内側は内果骨折か三角靱帯損傷，後方は後果骨折（Volkmann〈フォルクマン〉骨折）か後下脛腓靱帯損傷，前方は前下脛腓靱帯（anteroinferior tibiofibular ligament：AITFL）損傷もしくはAITFL裂離骨折[*1]が生じる．内側，外側，後方，前方いずれも骨折だけでなく，靱帯損傷が生じる可能性があることが，足関節果部骨折の特徴であり，この組み合わせにより不安定な骨折であるかが決まり，治療方法に大きくかかわる．

　足関節果部骨折は腓骨骨折高位により3つに大別される．すなわちAO分類（Weber〈ウィーバー〉分類[1]も同義）A（骨折高位がシンデスモーシス[*2]より遠位にある），B（シンデスモーシスレベルにある），C（シンデスモーシスより近位にある）となり，この分類に準じて治療適応を考える（図2）[3]．

　AO分類別の発生頻度は44A 38%，44B 52%，44C 10%である[4]．また，44Bのうち壮年男性では内側損傷のない外果単独骨折（44B1）が多く，高齢女性では両果（44B2）や三果骨折（44B3）が多い[1]．44B1は保存治療のよい適応であり，44B2，B3は手術を適応することが一般的である．44A，44Bは転倒に伴って生じることが多いことに対し，44Cは高所墜落や交通事故などの比較的高エネルギー受傷機転で生じるという違いがある[1]．このことから44Cが保存治療適応になることは少ないため，44C骨折であれば手術適応と考えてよい．

診察と診断

　足関節果部骨折の骨折形態は，Lauge-Hansen分類で描かれているように，足関節の肢位が回内，回外どちらであったかが重要であるため，必ず受傷機転を聴取する．そのうえで，診察で圧痛部位を明確にすることが，骨折を見落とさないためのみならず，靱帯損傷の有無を評価するために必要である．たとえばMaisonneuve（メゾヌーブ）骨折は，足関節の単純X線像だけをみて，内果骨折もしくは三角靱帯損傷と遠位脛腓靱帯結合（シンデスモーシス）損傷があることのみと診断し，腓骨近位1/3の骨折を見逃すことで有名な骨折である．

*1
脛骨側の裂離骨折：Tillaux-Chaput骨折．
腓骨側の裂離骨折：Wagstaffe-Le Fort骨折．

*2
シンデスモーシス（syndesmosis）：（遠位）脛腓靱帯結合．

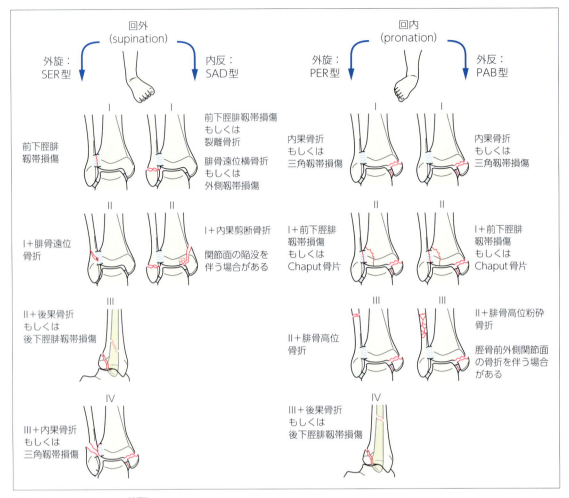

図1 Lauge-Hansen 分類
(Lauge-Hansen N. Acta Chir Scand 1949 ; 97 : 544-50[2] より)

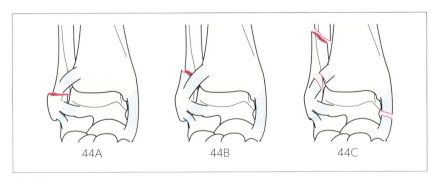

図2 足関節果部骨折 AO 分類
腓骨骨折高位で 44A，B，C に分類される．

診察で腓骨近位に圧痛があることを確認していれば，下腿の単純 X 線検査をオーダーし，腓骨近位部の骨折を見逃す可能性は低くなる（図3）．また，外果単独 44B の骨折に内側の腫脹，圧痛，皮下出血がなければ，三角靱帯損傷

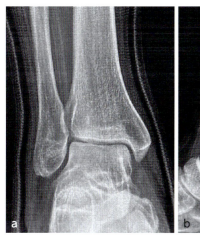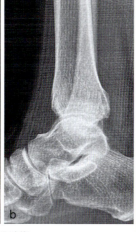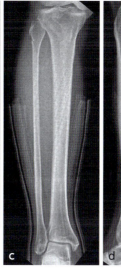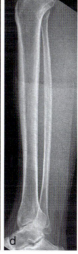

図3　Maisonneuve骨折の単純X線像
a：足関節正面像，b：足関節側面像，c：下腿正面像，
d：下腿側面像．

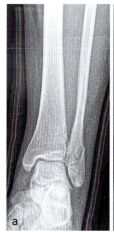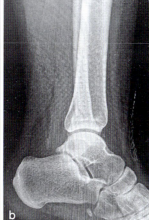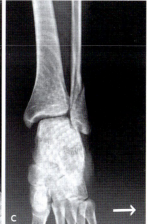

図4　44B 外果単独骨折の足関節単純X線像
a：正面像，b：側面像，c：gravity stress view．

が併存する可能性は低く，安定型の外果単独骨折と診断し保存治療を適応できる（図4）．また，足をひねったという受傷機転で，第5中足骨近位部の骨折や，舟状骨骨折，踵骨前方突起骨折などの足部骨折が生じることがあるため，足部の診察を必ず行う．

外来でオーダーすべき画像診断

足関節単純X線2方向（モーティス[*3]，側面）もしくは3方向（モーティス，正面，側面）を基本とする．身体所見で，腓骨近位部骨折を疑えば下腿単純X線2方向，第5中足骨骨折などの側部骨折を疑えば，足部単純X線3方向（正面，斜位，側面）をオーダーする．

*3
モーティス像：足関節のほぞ穴（果間関節窩）をみるために足関節正面から下腿を10～15°内旋して撮影する撮影法．

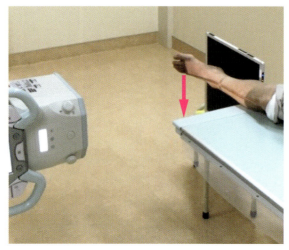

図5 gravity stress test
矢印：重力ストレス．

　AO分類44B外果単独骨折の受傷時単純X線像で距腿関節の適合がよく（脱臼/亜脱臼がない），内側関節裂隙の開大がない場合を「転位のない外果単独骨折」とよび，保存治療の適応とできる可能性がある（図4）．単純X線像での1〜2mm程度の骨折部の転位があっても，距腿関節の転位がなければ「転位のない外果単独骨折」と考える．

追加すべき検査

　前述した「転位のない外果単独骨折」のなかには，三角靱帯深層損傷を伴う「不安定な外果単独骨折」の場合があり手術治療の適応になる．三角靱帯深層損傷の有無は，追加検査としてストレスX線撮影を行う．ストレスX線検査として，受傷後1週での荷重位単純X線撮影や，徒手外旋ストレステストやgravity stress testなどが報告されている．ストレスX線検査では足関節モーティスのなかでの距骨の安定性を評価する．

　ストレスX線検査の1つであるgravity stress testは，患側を下にした側臥位で，患肢を撮影台から外に出した状態で，足関節モーティス像を撮影する（図4，5）[5]．足部の重さで自然に足関節に外反外旋ストレスがかかる．患者に疼痛を与えることなく，外来で簡便に実施できる検査である．ほかのストレスX線検査である荷重位撮影は，受傷後1週程度の時期に，体重の50%以上の荷重をした状態でモーティス像を撮影する[6]．これらのストレスX線検査で，内側関節裂隙が開大した場合は「不安定な外果単独骨折」と判断し，手術の適応もしくは後述する長期間の外固定と免荷を要する保存治療の適応となる．内側関節裂隙が開大しなければ，三角靱帯損傷のない安定した外果単独骨折であると判断でき，積極的に早期荷重を許可する保存治療の適応になる．この方法で判断すれば，長期的な臨床成績がよいと報告されている[7]．

　足関節果部骨折は関節内骨折であり，骨片の正確な評価のためには足関節単

純CTが有用である．とくに，後果骨折の有無や大きさの評価はCTでなされることが多い．

■ 保存療法か手術療法か：選択の考え方

足関節果部骨折は関節内骨折であるため，解剖的に治癒しなくてはいけない．このことから，初診時の単純X線像で足関節モーティスが破綻している場合や，不安定な骨折型の場合は手術治療を適応することが基本である．一般的に両果骨折もしくは両果骨折相当の外果骨折＋三角靱帯深層損傷や，三果骨折は初診時足関節単純X線像で骨折部の転位がなくとも不安定な骨折型と考え手術適応とする．一方，初診時足関節単純X線像で足関節モーティス構造に破綻がなく安定していると考えれば，後述する早期荷重を許可する保存治療のよい適応である．この治療原則に基づいて，保存治療か手術治療かを選択することが基本である．高齢者や糖尿病患者，喫煙者など，手術治療に伴う創部感染などの手術合併症発生リスクが高い患者群では基本を外れる場合がある．足関節モーティスが破綻している場合や，不安定な骨折型の場合でも保存治療を適応することがある．また手術術式も，通常の患者群とは異なる術式を適応することがある．

■ 保存療法の実際

安定型の外果単独骨折に対する積極的な保存治療と，不安定な両果/三果骨折に対する保存治療に大別して考える．

1. 安定型外果単独骨折（AO分類44A，44B）

受傷直後から疼痛が強くならない範囲での荷重歩行を指導する．疼痛に合わせて松葉杖などの杖使用を指導する．外固定は膝下のギプス，functional brace，弾性包帯程度までとさまざまな報告があり，いずれの固定方法でも差がないと考えられている[8]．患者や医師にとって使用しやすい外固定を使用すればよい．

44Bの安定型外果単独骨折（図6）の場合，受傷後1か月程度で杖なく歩行できるようになるが，X線像上の骨癒合には4～5か月程度がかかる（図7，8）．X線像上の骨癒合前に活動度が上がりすぎてしまうと，骨折遷延治癒や偽関節につながるため，画像上の骨癒合までは活動度が上がりすぎないように指示をする．

2. 不安定型骨折（両果/三果骨折）

距腿関節の整復位を維持するためにギプス固定を行い，定期的な単純X線検査による整復位の評価と，ギプスの巻き替えを行う．

■ やはり手術療法を勧める・選ぶ場合

足関節果部骨折の手術治療は，AO法の関節内骨折の治療原則に基づき，解

■ 5章　骨折

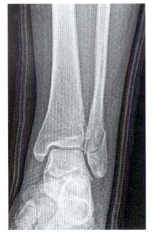

図6　受傷時単純X線正面像

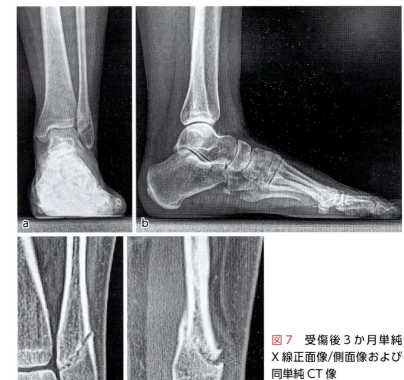

図7　受傷後3か月単純X線正面像/側面像および同単純CT像
後方のみ連続して癒合しているが，内側，外側，前方は癒合していない．

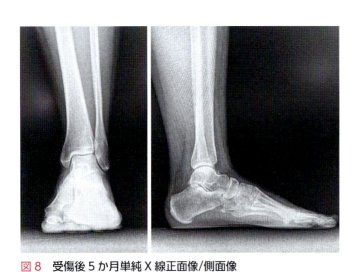

図8　受傷後5か月単純X線正面像/側面像
骨癒合の判断．

剖学的整復を行い，絶対的安定性による強固な内固定を達成するために，観血的整復とプレートやスクリューによる内固定が標準的な手術法である．このことは，長期的に外傷後変形性足関節症を防ぎ，早期の関節可動域訓練を開始す

ることで関節機能を温存することが目的となる．創合併症を含めた術後合併症
が生じることが問題点であり，とくに高齢者，喫煙者，糖尿病患者ではその発
生率が高くなる．この患者群では，髄内釘などの低侵襲な手術手技や，不安定
型であっても保存治療を選択する可能性がある．

安静期間とリハビリテーションの方法

　受傷後もしくは術後2週程度までの急性期は，腫脹と疼痛を軽減させること
が第一目的になる．足関節をひねる結果生じる骨折であるため，ひねりを予防
する軟性装具やシーネを疼痛や腫脹の程度に応じて使用する．患肢を下垂する
ことは，腫脹増悪につながるため，安静，挙上，冷却を指示する．安定型外果
単独骨折では受傷直後から，不安定型骨折では外固定免荷期間終了後に荷重歩
行訓練を行う．外固定装着下に荷重歩行ができるようにする．骨折部の疼痛や
腫脹が悪化しないことを目安に，患者自身が荷重量と荷重時間を判断してよい
と指導する．リハビリテーションでは簡単にするために週ごとに荷重量を設定
してもよいが，重要なことは患者の疼痛と患肢の腫脹に合わせて荷重量を上
げ，荷重時間を伸ばしていくことである．

診療のポイント

　足関節果部骨折は一般診療でよくみる骨折でありながら，近年，積極的保存
治療や，低侵襲手術，併存する靱帯損傷に対する評価や治療などの点で年々新
たな見解が報告されている．コモンフラクチャーだからこそ，古い知識に基づ
いた治療を目の前の患者に適応し続けるのではなく，最新の情報に自身の知識
を更新し続けることが重要である．

（松井健太郎）

■文献

1) Court-Brown CM, McBirnie J. Adult ankle fractures：an increasing problem? Acta Orthop 1998；69：43-7.
2) Lauge-Hansen N. Ligamentous ankle fractures：diagnosis and treatment. Acta Chir Scand 1949；97：544-50.
3) Meinberg EG, et al. Fracture and dislocation classification compendium-2018. J Orthop Trauma 2018；32 Suppl 1：S1-S170.
4) Kristensen KD, Hansen T. Closed treatment of ankle fractures：stage II supination-eversion fractures followed for 20 years. Acta Orthop Scand 1985；56：107-9.
5) Michelson JD, et al. Diagnosing deltoid injury in ankle fractures：the gravity stress view. Clin Orthop Relat Res 2001；（387）：178-82.
6) Gregersen MG, et al. Concomitant unstable and stable gravity stress tests on weight-bearing stable Weber B ankle fractures treated nonoperatively：A 2-year outcome study. J Bone Joint Surg Am 2023；105：1435-41.
7) Kristensen KD, Hansen T. Closed treatment of ankle fractures：stage II supination-eversion fractures followed for 20 years. Acta Orthop Scand 1985；56：107-9.
8) Port AM, et al. Comparison of two conservative methods of treating an isolated fracture of the lateral malleolus. J Bone Joint Surg Br 1996；78：568-72.

5章 骨折

距骨骨折

概略

距骨骨折は全骨折の1%以下とまれな骨折である．一方，距骨は脛骨，腓骨，踵骨および舟状骨とのあいだに複数の関節面を形成し，表面の約60%が軟骨で覆われていることから血行障害に陥りやすい環境にあることと，筋・腱付着部を有しないという特異な解剖学的特徴をもつ．距骨は主に後脛骨動脈，前脛骨動脈，腓骨動脈の3つの動脈の分枝から栄養を受けている．とくに後脛骨動脈から分枝した足根管動脈，腓骨動脈貫通枝から分枝した足根洞動脈は足根洞内で吻合しており，これらが損傷されることで距骨体部は無腐性壊死に陥りやすい．以上を念頭においたうえで治療にあたる必要がある．

診断

1. 受傷機転・受傷肢位の確認

a. 受傷機転

受傷機転を確認することで受傷肢位や重症度を推測する目安にする．また，高エネルギー外傷であれば他部位の損傷を見逃さないように注意する[*1]．

> [*1]
> 神経・血管損傷の確認は初期対応時に必須である．

b. 受傷肢位

頚部骨折：強制背屈力，回旋力，縦方向への軸圧で生じる．

後内側結節骨折：足関節が背屈した状態で足部が回内強制されることで剥離骨折を生じる．

後外側結節骨折：足関節が強制背屈することで剥離骨折が生じる場合と足関節が強制底屈することで脛骨と踵骨に挟まれる場合がある．

外側突起骨折：足関節が背屈した状態で足部が内返し強制されることで生じるとされているが，実際はさまざまな肢位による剪断力・牽引力・圧迫力により生じる．

2. 検査

a. 単純X線

足関節正面像，側面像，Canale（カナル）法[1][*2]を撮影する．

> [*2] Canale 法
> 足部斜位撮影．足部は床面に対し15°内旋させた肢位で床面に対して75°傾斜させX線を照射する．

b. CT

単純X線像での評価には限界があるため必須で，とくに3D-CTが有用となる．

c. MRI

血管損傷が疑われる場合以外は初診時での必要性は低いが，受傷3か月以降経過時に距骨壊死の評価に必要である．

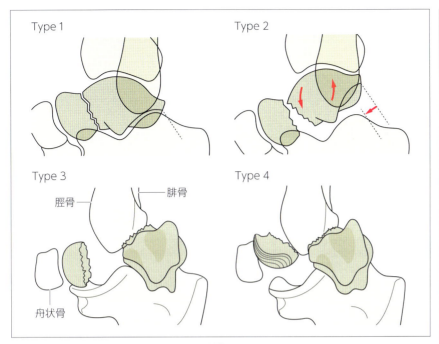

図1 距骨頚部骨折に対するHawkins分類
(Hawkins LG. J Bone Joint Surg Am 1970；52：991-1002[3]より)

距骨頚部骨折

1. 病態・臨床像

外側突起より前方に骨折線が走行する場合は頚部骨折，外側突起上または外側突起より後方に走行する場合は体部骨折と定義する[2]*3.

2. Hawkins（ホーキンズ）分類[3]（図1）

Type 1：距腿関節および距骨下関節のいずれにも脱臼を伴わないもの
Type 2：体部が距骨下関節で脱臼しているもの
Type 3：体部が距腿および距骨下関節で脱臼しているもの
Type 4：頭部が距舟関節で，体部が距腿関節および距骨下関節で脱臼しているもの

3. 治療

a. 保存療法

骨折部位の転位が軽度である場合に適応となるが，厳格な荷重制限が必要となる*4.

b. 手術療法

◆**創外固定** 多発外傷，開放性骨折，高度な軟部組織損傷を認める場合は創外固定を設置し，二期的に手術を計画する*5.

*3
頚部骨折に体部骨折が合併することが大半である．

*4
約6週間の免荷が必要である．松葉杖使用が困難な場合はPTB装具の使用を検討する．

*5
無腐性壊死の危険因子は転位の大きさと骨折Typeであり内固定のタイミングとは関係がないとされている[4].

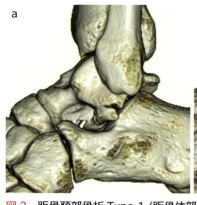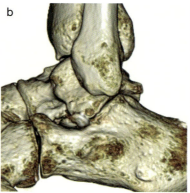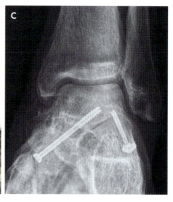

図2 距骨頚部骨折 Type 1（距骨体部骨折 Type E）
25歳男性．頚部骨折に対して前内側から経皮的に CCS1 本にて，外側突起骨折に対しては観血的にワッシャーつきの CCS1 本にて内固定した．a：受傷時 3D-CT，b：術後 3D-CT，c：術後単純 X 線像．

◆ **経皮的手術** 転位が軽度である場合は前内側または前外側から中空性海綿骨螺子（cannulated cancellous screw：CCS）にて内固定する．

◆ **観血的手術** 前内側，前外側アプローチにて複数本の CCS 挿入が可能である．必要に応じて後外側アプローチを併用する（図2）．

■ 距骨体部骨折

1. Sneppen（スネッペン）分類[5]（図3）

Type A：滑車部圧迫または骨軟骨骨折
Type B：体部冠状面剪断骨折
Type C：体部矢状面剪断骨折
Type D：後突起骨折（内側結節骨折：Cedell〈セデル〉骨折[6]，外側結節骨折：Shepherd〈シェパード〉骨折[7]）
Type E：外側突起骨折（スノーボーダー骨折[8]）
Type F：粉砕骨折

2. 治療

a. 保存療法
頚部骨折と同様で，骨折部位の転位が軽度である場合に適応となる[*6]．

b. 手術療法
◆ **創外固定** 頚部骨折よりも手術難易度が高くなるため，創外固定を設置し患部の状態が安定してから二期的に手術を計画する．

◆ **観血的手術** 関節内骨折であるためほとんどの場合が観血的手術の適応となる．体部へは内果または外果骨切りを要する場合がある（図4）．

■ 合併症

1. 無腐性壊死[*7]

Hawkins 分類 Type 1 で 14%，Type 2 で 20〜50%，Type 3 で 50〜100%，

[*6] 関節内骨折であるためほとんどの場合で手術適応となる．

[*7] 過去には単純X線像での Hawkins sign を診断根拠としていたが，MRI での評価を行えば不要である．

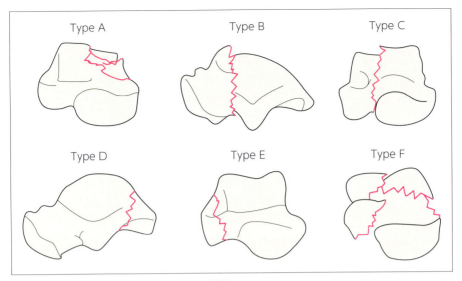

図3 距骨体部骨折に対する Sneppen 分類
(Sneppen O, et al. Acta Orthop Scand 1977 ; 48 : 317-24[5] より)

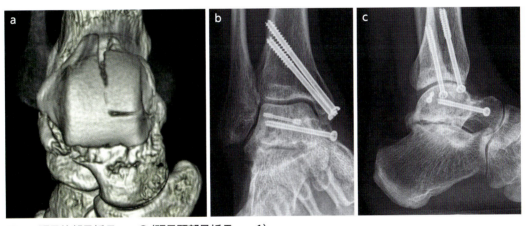

図4 距骨体部骨折 Type C（距骨頚部骨折 Type 1）
41歳女性．頚部骨折に対して前内側から経皮的に CCS1本にて，体部骨折に対しては内果骨切り後に Herbert タイプの螺子1本にて内固定した．a：受傷時 3D-CT，b：術後単純X線正面像，c：術後単純X線側面像．

Type 4 でほぼ100％に壊死が生じるとされている[9]．以前は足関節固定術が選択されていたが機能損失が大きいことから，近年では人工距骨による置換が可能となった[10]（図5）．

2. 変形性関節症
a. 足関節
広範囲な壊死を認めても関節症が進行しない例があるため長期的フォローが必要である．
b. 距骨下関節
外側または後突起骨折では短期に関節症が進行し固定術を要することがある．

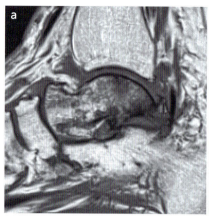
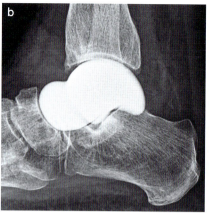

図5　距骨壊死に対する人工距骨置換術
73歳女性．受傷7か月目に前方アプローチにて人工距骨置換術を施行した．
a：受傷7か月後MRI，b：術後単純X線像．

診療のポイント

　まずは正確な画像診断を早急に行うことが肝要である．診断がつけば病態に応じて治療方針を決定し，必要に応じて緊急処置を行う[*8]．距骨骨折は手術の難易度が高いだけでなく長期的フォローが必要であるため，経験のある医師と協力したうえで最終的な治療方針を決定することが大事である．

（林　宏治）

[*8]
緊急手術には超音波ガイド下坐骨神経ブロックが有用である．

■文献

1) Canale ST, Kelly FB Jr. Fractures of the neck of the talus. Long-term evaluation of seventy-one cases. J Bone Joint Surg Am 1978 ; 60 : 143-56.
2) Inokuchi S, et al. Classification of fractures of the talus : clear differentiation between neck and body fractures. Foot Ankle Int 1996 ; 17 : 748-50.
3) Hawkins LG. Fractures of the neck of the talus. J Bone Joint Surg Am 1970 ; 52 : 991-1002.
4) Dodd A, Lefaivre KA. Outcomes of talar neck fractures : A systematic review and meta-analysis. J Orthop Trauma 2015 ; 29 : 210-5.
5) Sneppen O, et al. Fracture of the body of the talus. Acta Orthop Scand 1977 ; 48 : 317-24.
6) Cedell CA. Rupture of the posteriortalotibial ligament with the avulsion of a bone fragment from the talus. Acta Orthop Scand 1974 ; 45 : 454-61.
7) Kleiger B. Injuries of the talus and its joints. Clin Orthop Relat Res 1976 ; 121 : 243-62.
8) Kirkpatrick DP, et al. The snowboarder's foot and ankle. Am J Sports Med 1998 ; 26 : 271-7.
9) Wu K, et al. Talar neck fractures treated using a highly selective incision : A case-control study and review of the literature. J Foot Ankle Surg 2016 ; 55 : 450-5.
10) Taniguchi A, et al. The use of a ceramic talar body prosthesis in patients with aseptic necrosis of the talus. J Bone Joint Surg Br 2012 ; 94 : 1529-33.

5章 骨折

踵骨骨折

■ 概略

踵骨骨折はその75%が関節内骨折であり[1,2]，その受傷機転の多くが高所からの転落によるものである．変形が残存した場合に距骨下関節の関節症性変化や外側壁の膨隆による腓骨筋腱の障害などのさまざまな障害が発生し，追加での治療が必要になることも少なくない．合併症や後遺障害の種類の多さから，治療に難渋する骨折である．そのため，正しい知識をもったうえで取り組まなければならない骨折であり，本項ではピットフォールに注意しながら説明を行う．

■ 受傷機転と見逃しリスク

受傷機転は高所からの転落や交通外傷が多く，椎体骨折や骨盤骨折などを伴う多発外傷となる場合が多数ある．踵骨骨折で入院した患者の23%に椎体骨折が存在していたという報告もあり[3]，転落外傷の際には，踵骨骨折の可能性があること，さらに両足で着地し両側性に受傷していることがあることを念頭におくべきである[*1]．また高齢の患者や骨粗鬆症患者においては「転倒して足を踏ん張った」「段差を踏み外した」などの比較的軽微な外傷でも受傷するため注意が必要である．

■ 外来での画像検査

1. 単純X線検査

単純X線が診断の基本となる．評価は側面像，軸位像，Anthonsen（アントンセン）像[5]（図1）で撮像を行う．側面像においてはEssex-Lopresti（エセックス-ロプレスティ）分類[6]（図2）の舌状型骨折（tongue type）（図3）と関節陥没型骨折（joint depression type）（図4）を判断し，踵骨の高さを確認する．踵骨の高さはBöhler（ベーラー）角[7]で評価する[*2]．軸位像では体部の内反変形や外側壁の膨隆，横幅の拡大を確認する．Anthonsen像では，後距踵関節の関節面の転位の程度が側面像より明瞭となる．

2. CT検査

CTでは詳細な骨折型の評価が可能であり，可能な限り撮像する．外側壁の膨隆や踵骨横径拡大，関節面の陥没の程度などを確認する．後距踵関節面の骨折型を分類したSanders（サンダース）分類[8]（図5）はCT画像の冠状断（図6）における骨折線の本数から分類したものであり，手術適応や術式選択で有用であり，また予後の予測にも役立つ．また，踵骨骨折には腓骨筋腱の脱臼・亜脱臼を伴うこともあり，軸位像で判別することができる．その際には，腓骨筋支

---

*1
労災の患者は予後が悪いという報告があり[4]，治療を開始する前に確認が必要である．

*2
Böhler角は距骨下関節最上点から踵骨前方突起最上点に引いた線と踵骨隆起最上点から距骨下関節最上点に引いた線の交わる角度（図1a）．正常値は20〜40°であり個人差が比較的大きい．整復指標になるため健側を撮像しておく．

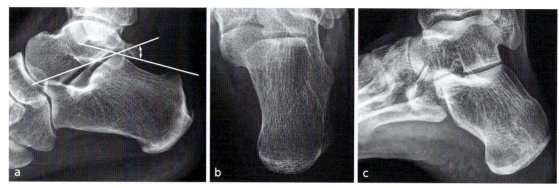

図1 踵骨単純X線像
a：側面像．写真中白線の交線のなす角がBöhler角．b：軸位像．c：Anthonsen像．

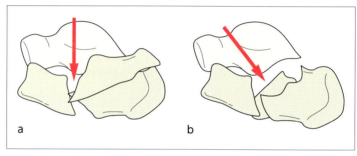

図2 Essex-Lopresti分類
矢印は後距踵関節面にかかる外力の方向．
a：舌状型骨折（tongue type）．
b：関節陥没型骨折（joint depression type）．
（Essex-Lopresti P. Br J Surg 1952；39：395-419[6]）を参考に作成）

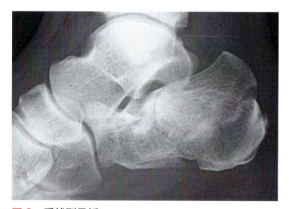

図3 舌状型骨折
踵骨隆起と後距踵関節が一体となって骨折している．

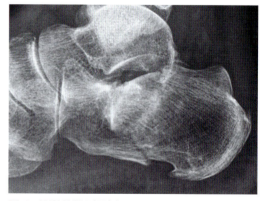

図4 関節陥没型骨折
後距踵関節面が踵骨隆起と独立して骨折している．

踵骨骨折

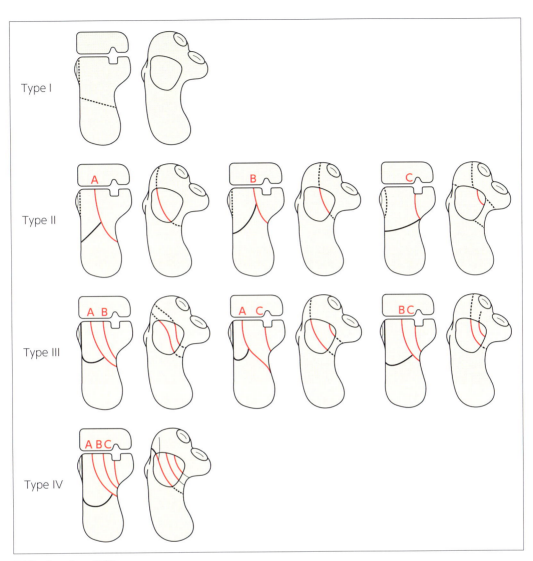

図5 Sanders 分類
CTで骨折部位と骨折線（赤のライン）の数を組み合わせた分類．Type I は骨折線の数に関係なく転位のないもの，Type II は1本の骨折線，Type III は2本の骨折線，Type IV は3本以上の骨折線を有する骨折．A〜Cは骨折線の走行する部位．（Sanders R, et al. Clin Orthop Relat Res 1993；(290)：87-95[8]）を参考に作成）

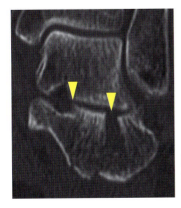

図6 CT 冠状断画像
2本の骨折線を認め（矢頭），Sanders 分類 Type IIIAB の骨折と判断できる．

323

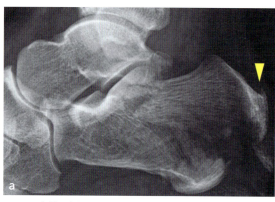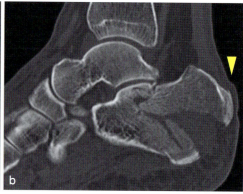

図7 鴨嘴骨折
a：X線側面像．b：CT矢状断像．
アキレス腱の牽引力により骨片が転位し，後方の皮膚が圧迫されている（矢頭）．

帯の裂離骨折を伴う場合もあり併せて確認することができる．

治療選択

1. 緊急手術の適応

　緊急での対応が必要な場合は，開放骨折のほかに，コンパートメント症候群の疑いがある場合と鴨嘴骨折[*3]による皮膚壊死が懸念される場合である．高エネルギー外傷で受傷した踵骨骨折は10％の患者において足部コンパートメント症候群を発症し，とくにSanders分類Ⅳは発症予測因子であったとの報告がある[9]．足部におけるコンパートメント症候群は鉤爪趾変形の後遺症が残ってしまう可能性がある．そのため，腫脹が強い場合は，内圧測定を行い，内圧が30 mmHg以上の場合は緊急での減張切開を行う．鴨嘴骨折は転位した骨片により皮膚が圧迫され（図7），皮膚壊死を起こす可能性があるため緊急手術の適応となる．

2. 保存療法か手術療法か：選択の考え方

　関節面の転位が2 mm以下の転位が少ないSanders分類Ⅰの骨折は保存療法で治療可能である[10]．関節面の転位が2 mm以上であったり，結節部の骨折の転位が大きい症例は手術が必要となることが多い．しかし，最終的には患者の要因で手術適応は判断する．考慮すべき因子としては，年齢，糖尿病，喫煙，末梢血管疾患，皮膚の状態などである．若年患者は，関節面の不整や踵骨の高さの減少，内反変形の遺残は，荷重時痛や将来的な距骨下関節の関節症性変化，腓骨筋腱炎による痛みにつながるため手術を積極的に検討する．高齢の患者においては前述した背景因子を十分に考慮する．とくに粉砕が強い場合や，踵立方関節まで骨折線が及んでおり拡大外側アプローチが必要となる場合においては，喫煙歴や糖尿病，末梢血管疾患が併存している症例や，軟部組織に損傷が強い症例では拡大外側アプローチでのプレート固定は避けるべきという報

[*3] 鴨嘴骨折は「おうし」骨折と読む．嘴状（しじょう）骨折ともよばれる．骨折が嘴のような形をしていることが特徴．

告があり[11]．手術適応は十分に検討する必要がある．

3. 保存療法の実際

大本法[12,13]での整復（動画1）が行われることがある．整復操作には強い痛みを伴うため，神経ブロックをしてから行うことが望ましい．腫脹を助長するという意見や整復時の痛みが強いため，術前の患者に対しての適応は賛否がある．患者要因で手術を避けたほうがよい患者には適応となる．

受傷後は完全免荷として，足関節中間位でギプスシーネ固定を2～3週程度行い，腫脹が落ち着いた時点で可動域訓練を開始する．また痛みの状態をみながら踵部の免荷が可能なGraffin（グラフィン）型装具（図8）を使用し，可及的に歩行訓練を開始する．8～12週で粉砕や転位の程度を鑑みて全荷重とする．

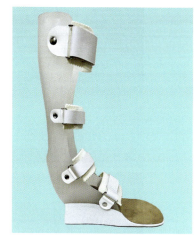

図8　Graffin型装具
踵部に体重がかからないように穴が空いている．

4. 手術療法の実際

骨折型により術式を決定する．粉砕のない舌状型骨折に対してはSteinmannピンや比較的太い鋼線を後方から刺入し骨片を透視下に整復し，必要に応じK-wireでの固定を追加し，ギプス固定を行うWesthues（ヴェストゥエス）変法が選択される（図9a）．粉砕の少ない関節内骨折に対しては足根洞アプローチを利用しスクリューでの固定やMISプレートでの固定を行う（図9b）．粉砕があり広い視野でのもとで整復が必要な症例や踵立方関節に転位がある症例は拡大外側アプローチを用いロッキングプレートで固定を行う．骨欠損が大きい症例に対しては人工骨の移植を追加する（図9c）．Sanders分類IVの骨折は骨接合術術後に関節症性変化の進行が起こり，関節固定が必要となった症例が13.6％であったという報告もあり，一期的な距骨下関節固定術が選択肢となるという意見もある[14]．

また，手術のタイミングも術式によって適切な時期が異なる．Westhues変法は経皮的な整復となるため可能な限り早期の手術が望ましい．足根洞アプローチでの手術は拡大外側アプローチよりも比較的軟部組織への侵襲は少ないが，受傷1週以内の手術は創部感染リスクであったという報告もあり[15]，腫脹の評価には十分注意する必要がある．拡大外側アプローチの創部合併症は37％であったという報告があり[10]，創部合併症が最大の懸念点となる．受傷1～2週経過をみて十分に皮膚の皺がみえるようになってから手術を行う[*4]．

動画1

*4
筆者は観血的手術の適応症例の場合には，早期に入院とし安静を促し，腫脹・水疱形成の確認を行っている．また，創部合併症の予防に術後ペンローズドレーンの挿入と術後に創部安静目的のギプス固定を3週間行っている．

■ リハビリテーションの方法

足全体の機能回復は必要であるが，とくに重要なのは距骨下関節の可動性であり，足の内・外がえし運動を重視して行う．距骨下関節の可動性が悪いと，砂利道などの凸凹のある場所での不安定感を訴える患者が多い．

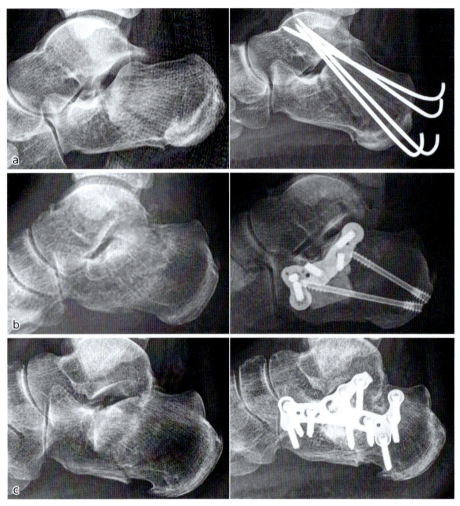

図9 術式
a：Westhues変法術後．
b：足根洞アプローチでのプレート固定．人工骨移植も併せて行っている．
c：拡大外側アプローチでのプレート固定．人工骨移植も併せて行っている．

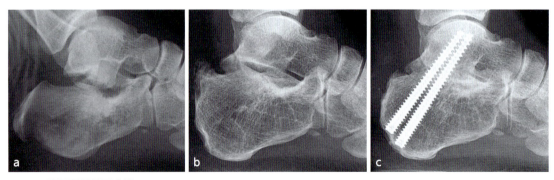

図10 距骨下関節固定術
a：踵骨骨折側面像．
b：踵骨骨折術後10年側面像．距骨下関節の骨硬化を認める．
c：距骨下関節固定術後側面像．距骨下関節は癒合している．

合併症や後遺障害に対する対応

長期の免荷による骨萎縮や関節拘縮，距骨下関節症，外側壁の膨隆による腓骨筋腱炎，踵骨変形による踵部の拡大などが合併しうる．距骨下関節症による痛みが強い場合は距骨下関節固定術（図 10）が，腓骨筋腱炎の痛みが強い場合は滑走床となっている腓骨や踵骨外側壁の切除術が選択肢となる．

診療のポイント

踵骨骨折は併発する合併症が多く，多くの骨折が関節内骨折であり治療に苦慮することが多い．骨折型で治療決定を行うだけでなく，患者の年齢や仕事，併存疾患を鑑みて，予想される合併症を治療前に患者に丁寧に説明したうえで，慎重に治療方法を決定していくことが重要である．

（有本竜也，原口直樹）

■文献

1) Bajammal S, et al. Displaced intra-articular calcaneal fractures. J Orthop Trauma 2005；19：360-4.
2) Mitchell MJ, et al. The epidemiology of calcaneal fractures. Foot 2009；19：197-200.
3) Bohl DD, et al. Demographics, mechanisms of injury, and concurrent injuries associated with calcaneus fractures：A study of 14 516 patients in the American college of surgeons national trauma data bank. Foot Ankle Spec 2017；10：402-10.
4) Csizy M, et al. Displaced intra-articular calcaneal fractures：variables predicting late subtalar fusion. J Orthop Trauma 2003；17：106-12.
5) Anthonsen W. An oblique projection for roentgen examination of the talo-calcanean joint, particularly regarding intra-articular fracture of the calcaneus. Acta Radiologica 1943；24：306-10.
6) Essex-Lopresti P. The mechanism, reduction technique, and results in fractures of the os calcis. Br J Surg 1952；39：395-419.
7) Böhler L. Diagnosis, pathology, and treatment of fractures of the os calcis. J Bone Joint Surg 1931；13：75-89.
8) Sanders R, et al. Operative treatment in 120 displaced intraarticular calcaneal fractures. Results using a prognostic computed tomography scan classification. Clin Orthop Relat Res 1993；(290)：87-95.
9) Dodd A, Le I. Foot compartment syndrome：diagnosis and management. J Am Acad Orthop Surg 2013；21：657-64.
10) Allegra PR, et al. Intra-articular calcaneus fractures：Current concepts review. Foot Ankle Orthop 2020；5：2473011420927334.
11) Ding L, et al. Risk factors for postoperative wound complications of calcaneal fractures following plate fixation. Foot Ankle Int 2013；34：1238-44.
12) Omoto H, et al. A new method of manual reduction for intra-articular fracture of the calcaneus. Clin Orthop Relat Res 1983；(177)：104-11.
13) Omoto H, Nakamura K. Method for manual reduction of displaced intra-articular fracture of the calcaneus：technique, indications and limitations. Foot Ankle Int 2001；22：874-79.
14) Almeida JF, et al. Osteosynthesis or primary arthrodesis for displaced intra-articular calcaneus fractures Sanders type IV：A systematic review. Foot Ankle Surg 2022；28：281-7.
15) Spierings KE, et al. Risk factors for surgical site infections with the Sinus Tarsi Approach in displaced intra-articular calcaneal fractures：a prospective cohort study with a minimum of one year follow-up. Injury 2020；51：1676-80.

5章 骨折

中足骨骨折

■ 概略

中足骨骨折は足部・足関節骨折の約88％，全足部骨折の35％を占める．また，中足骨骨折の発生頻度は，第1中足骨（1.5～5％），第2・3・4中足骨（中央部中足骨）（10～47.5％），第5中足骨（47.9～68％）と報告によって差はあるものの，第5中足骨に最も多く発生している[1-5]．

受傷機転としては転倒や高所からの転落が大半を占めるが[1-5]，交通事故や重量物の足部への落下などによる報告も多い[6,7]．中足骨は第1-2中足骨間を除いて中足骨間靱帯で連結されており，矢状面での動きが制御されている．このため中央の中足骨骨折はあまり転位を認めないことが多い．しかし，介達外力による骨折の場合は，しばしばLisfranc（リスフラン）関節損傷と同様のメカニズムで生じるため，単純X線上で単独骨折と判断される場合にも隣接する中足骨やLisfranc関節の損傷を合併していないか治療においては綿密に確認すべきである[8]．また，直達外力により生じた場合には皮膚や皮下組織の損傷を合併しコンパートメント症候群を呈することがあり注意が必要である．

■ 第1中足骨骨折

第1中足骨骨折は中足骨骨折のなかでは比較的頻度は少ない．第1中足骨は歩行時に他の足趾に比べより多くの体重を支える重要な役割を果たしており，踏み返しの際にも大きな負担がかかる．このため第1中足骨の治療にあたっては荷重に耐えられるように解剖学的に正しく整復し，アライメントにも配慮して骨癒合を図ることが重要となる．

第1中足骨の骨幹部骨折は通常，斜骨折からせん骨折となる．治療としては骨幹部骨折ではストレスX線撮影などで不安定性がなく，転位が少ない単独骨折であれば保存的治療の適応となる．膝下ギプス固定もしくは前足部免荷の足底硬性装具を5～6週間装着し，荷重は痛みに応じて許可する（図1）．一方，骨折が不安定で解剖学的アライメントを保つことができない場合，Chinese finger trapsなどで徒手的に整復が可能であれば経皮的にKirschner鋼線を刺入し固定する．徒手的な整復が不可能な場合には，観血的整復固定術の適応となる．

第1中足骨基部の骨折はLisfranc関節損傷の可能性があるため，Lisfranc関節の不安定性の確認が必要である．基部の関節内骨折で転位を認める場合にはプレート固定などによる観血的整復固定術の適応となる（図2）．しかし粉砕骨折など軟部組織の損傷が重度であれば皮膚切開は皮膚壊死や感染の危険を伴うため軟部組織の損傷部位を避けるように経皮的にKirschner鋼線を刺入する

中足骨骨折

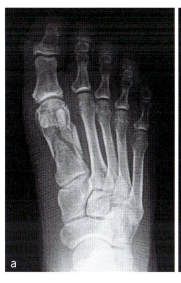
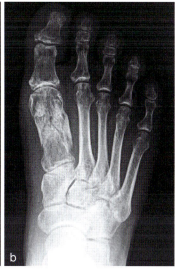

図1 第1中足骨骨折
64歳男性，重量物を足の上に落下させ受傷した．
a：初診時単純X線像．第1中足骨頚部から骨幹部にかけて骨折を認めた．アライメントが保たれていると判断し，保存的治療の方針とした．足底硬性装具を装着し，荷重は痛みに応じて許可した．
b：およそ3か月で骨癒合が確認された．

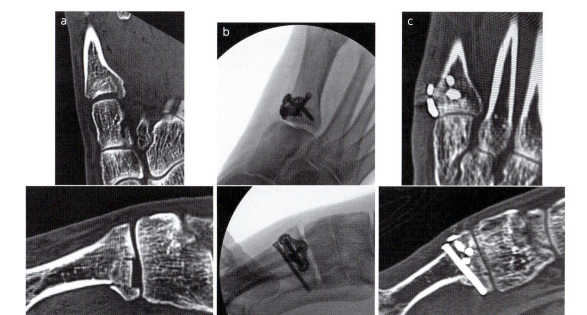

図2 第1中足骨基部骨折
30歳男性，ホームの段差で押されて飛び降り受傷した．
a：初診時CT像．関節面に転位を認めた．
b：中足骨基部内側からアプローチして，関節面を整復し，プレートとスクリューで固定した．
c：術後5か月CT像．骨癒合が得られた．

か創外固定の使用を検討すべきである．

第2・3・4中足骨骨折（中央部中足骨骨折）

第2・3・4中足骨の単独骨折ではあまり大きな転位はみられないため保存的

■ 5章 骨折

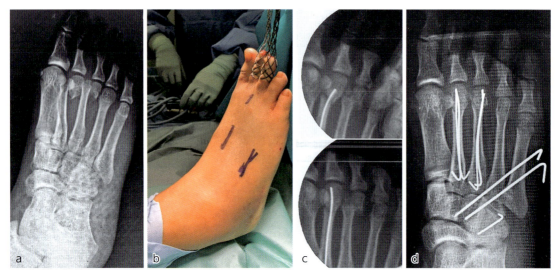

図3　第2・3中足骨頚部骨折
14歳女性，歩行中，自動車のタイヤに轢かれ受傷した．
a：初診時単純X線像．第2・3中足骨頚部骨折を認めた．
b，c：Chinese finger trapsなどを使用しつつ小切開からエレバトリウムを使用してアライメントをある程度整復し，さらに中足骨の基部背側に3.2 mm程度のドリルで骨孔を開け，そこから遠位に向かって先端に少しカーブをつけた1～2本のKirschner鋼線を刺入して整復，固定した．
d：Lisfranc関節の不安定性も認めたため，経皮的にKirschner鋼線を刺入した．

治療の適応となる．保存的治療としては足底硬性装具を5～6週間装着し，痛みに応じて荷重を許可する．しかし，複数の中足骨が骨折している場合には骨折部は不安定となるため固定が必要となる[9]．

中足骨骨頭の底側への突出は，前足部における足底圧分布の不均等を生じ中足痛を引き起こす原因となるため，頚部骨折や骨幹部骨折ではCT画像により矢状面のアライメント異常を生じていないか判断することが大切である．ほかの中足骨骨頭と比較して中足骨骨頭の底側への突出や著明な挙上がみられるときはアライメントを修復する必要がある．通常，10°以上もしくは3～4 mm以上の偏位は矯正の適応となる[10]．

頚部骨折は屈筋腱の作用によって中足骨骨頭が近位または足底に転位していることが多い．複数の頚部骨折では骨頭への血流障害のリスクがあるためできるだけ骨折部への侵襲は避けることが望ましい．外科的治療としてはKirschner鋼線を用いた髄内固定が一般的である．骨折部の背側から遠位骨片の髄内にKirschner鋼線を刺入していったん骨頭の底側に突き刺して，再び逆行性に近位骨片の髄腔内に刺入して固定する方法が容易であるが[11]，底側プレートを損傷しMTP関節を拘縮させる原因となりうる．われわれはChinese finger trapsなどを使用して経皮的もしくは小切開からエレバトリウムなどを使用してアライメントをある程度整復し，さらに中足骨の基部背側に3.2 mm程度のドリルで骨孔を開け，そこから遠位に向かって先端に少しカーブをつけた1～2本のKirschner鋼線を刺入して整復しつつ固定している（図3）．術後，足部のシー

▶MTP関節:中足趾節(metatarsophalangeal)関節．

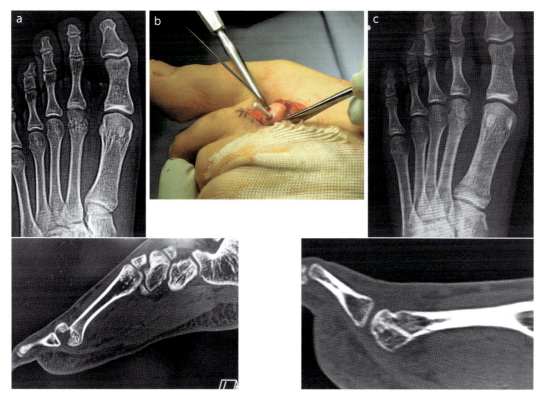

図4　第2中足骨骨頭骨折
20歳男性．ショルダーバッグのベルトに足を引っかけて転倒し受傷した．
a：初診時．単純X線像では骨折は判然としなかったが，第2 MTP関節付近に強い圧痛を認めたためCTを撮影したところ，第2中足骨の骨頭骨折を認めた．
b：第2 MTP関節の直上に縦切開を加え第2中足骨頭を展開した．Kirschner鋼線で仮固定した後，吸収ピンで固定した．
c：術後2か月で骨癒合が得られた．3か月でスポーツ活動に復帰した．

ネ固定を行い2〜3週間免荷とし，腫脹，疼痛が軽減したら歩行用ギプスもしくは足底硬性装具で徐々に荷重を開始し，6週間程度，装具歩行を継続させる．

第2・3中足骨基部骨折は，中足骨-楔状関節を含みLisfranc関節の脱臼骨折を生じていることがある．とくに，第2中足骨の基部骨折を合併し外側への偏位がみられる場合にはLisfranc関節の不安定性があると考えられ観血的整復固定の適応となる．

中足骨骨頭骨折は，関節不適合によるMTP関節の背屈制限や関節症性変化をきたすため解剖学的な整復が必要である．単純X線像では骨折がわかりにくく見逃しやすいので，圧痛などから本骨折が疑われたら斜位像やCTで確認する．治療は背側切開から骨折部を展開し整復後，吸収ピンなどで固定する[12]．骨折部が安定していれば早期から可動域訓練を開始し足底硬性装具での踵荷重歩行を許可する（図4）．

第5中足骨骨折

第5中足骨骨折は遠位から頭部，頚部，骨幹部骨折と近位部骨折に分類される．さらに近位部骨折は基部裂離骨折（Zone 1）と骨幹端部骨折（Zone 2），近位骨幹部骨折（Zone 3）に分類される[13]（図5）．

骨幹部のらせん骨折または斜骨折は，前足部に加わるねじれによって生じ，通常，保存的治療で良好に治癒する[14]．受傷から数日間足部シーネ固定を行い，痛みが軽減してきたら足底硬性装具を着用させて荷重を許可する．疼痛は比較的早期に消失するが，骨癒合までに長期間を要することがあるので留意すべきである（図6）．

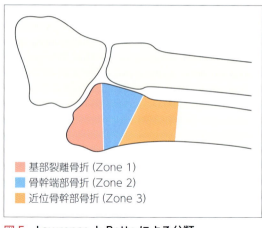

図5　LawrenceとBotteによる分類
基部裂離骨折（Zone 1），骨幹端部骨折（Zone 2），近位骨幹部骨折（Zone 3）の3つに分類される．

第5中足骨結節には短腓骨筋腱と足底腱膜の外側束が付着し，第3腓骨筋腱は骨幹-骨幹端結合部の背側に付着している．ジャンプからの着地や，足を内反捻挫したときに結節部が短腓骨筋腱と足底腱膜の外側束により牽引されることにより第5中足骨基部の裂離骨折（Zone 1）が生じる．早期機能的治療は，外科的治療よりも骨癒合および回復までの期間が短くなることが報告されており，治療としては保存的治療が原則となる．足部のシーネ固定や弾性包帯固定を行い，荷重は疼痛に応じて許可する．2〜3週間程度で疼痛は緩和され，10週間程度で受傷前レベルに復帰することが可能である[15,16]．

◆Jones骨折

多くの報告でZone 2骨折とZone 3骨折の両方に"Jones骨折"という名称が使われており治療にあたって混乱を招く原因となっている．本来，Zone 2の骨折は急性骨折であり狭義の"Jones骨折"であるが，保存的治療にも反応する．しかし，遷延治癒となることがあるため早期の骨癒合を目的とした髄腔内スクリュー固定も治療のオプションとなる[17]．

Zone 3の骨折は骨幹-骨幹端結合部の疲労骨折であり，広義の"Jones骨折"として知られている．骨折前にも軽い痛みなどの前駆症状をもつことがあり，完全骨折に至ってから急激に痛みが増悪することが多い．原因として外足部に対する繰り返しのストレスやトレーニング過多，下肢のアライメント異常，股関節の内旋制限，ビタミンDの欠乏などが指摘されている[18]．保存的治療では遷延治癒や偽関節を生じやすいため外科的治療の適応となる．

固定法には髄腔内スクリュー固定とプレート固定の2種類があるが，スクリュー固定はプレート固定と比較して曲げ剛性とねじり荷重に対する抵抗性が生体力学的にも優れていることが報告されており[19]，髄腔内スクリュー固定が選択されることが多い．髄腔内スクリュー固定に際してはスクリューの刺入位置が髄腔の中心を通ることが重要であり，このために術中にX線透視下にスクリューの位置が適切か確認しつつ刺入する．また，髄腔内の骨硬化が著しい場

中足骨骨折

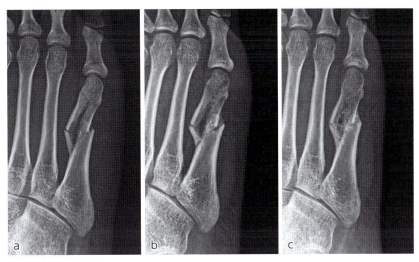

図6　第5中足骨骨幹部骨折
20歳女性，テニスプレー中に転倒し受傷した．
a：初診時単純X線像．骨幹部骨折を認めた．シーネ固定を行い疼痛に合わせて荷重を許可した．3週間前後で痛みはかなり軽減した．
b：2か月単純X線像．疼痛は消失し仮骨形成がみられる．
c：4か月単純X線像．骨癒合が得られた．

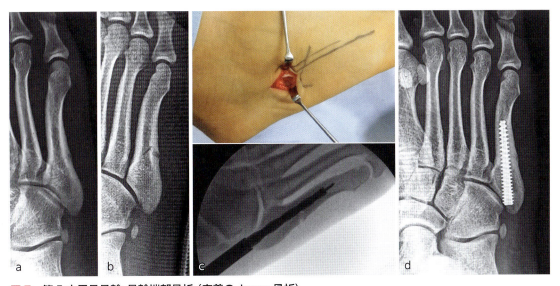

図7　第5中足骨骨幹-骨幹端部骨折（広義のJones骨折）
16歳男性．
a：近医初診時単純X線像．1か月前からサッカー中に踏ん張ると痛みを感じていた．近医にて中足骨の骨幹-骨幹端部の骨皮質に骨透亮像の指摘を受け，2週間シーネ固定を受けた後，徐々に運動再開した．
b：当院初診時単純X線像．1か月後サッカー練習中に内反捻挫した際に疼痛の増悪を認めたため前医に再受診し，骨折の診断で当院に紹介受診した．
c：第5中足骨の近位に約2cm程度の小切開を加え第5中足骨の基部からガイドピンを刺入して髄腔のリーミングを行いスクリューで固定した．
d：術後2か月単純X線像．直後から疼痛に合わせ荷重を許可し，術後2か月で骨癒合が得られた．

■ 5章　骨折

合には，無理なドリリングによる高熱により骨壊死を起こす危険性があるた
め，髄腔内に頻回に生理食塩水を注入しつつ慎重にドリリングを行う必要があ
る．スポーツへの早期復帰を望む患者にはより大径のスクリューを使用するこ
とが推奨される（図7）[20]．術後6週ごろからジョギングを許可し，受傷前レ
ベルに回復するには平均2〜3か月を要する[21]．再骨折のリスクを軽減させる
ためにはトレーニング方法の見直し，後足部外側ウェッジの付いたインソール
や適切なシューズ選択などによる外側荷重の是正，股関節内旋可動域の拡大，
ビタミンDの投与などの検討が必要となる．

■ 診療のポイント

　足背は皮膚が薄く，外科的治療により皮膚の癒着や足趾の拘縮を生じやす
い．また，軟部組織を損傷することにより，かえって骨折の治癒が遷延してし
まうこともある．中足骨骨折の治療にあたっては安易に外科的治療を選択せ
ず，適応を注意深く検討することが大切である．

（早稲田明生）

■文献

1) Buddecke DE, et al. Metatarsal fractures. Clin Podiatr Med Surg 2010；27：601-24.
2) Cakir H, et al. Demographics and outcome of metatarsal fractures. Arch Orthop Trauma Surg 2011；131：241-5.
3) Clements JR, et al. Advances in forefoot trauma. Clin Podiatr Med Surg 2013；30：435-44.
4) Petrisor BA, et al. The epidemiology of metatarsal fractures. Foot Ankle Int 2006；27：172-4.
5) Herterich V, et al. Fifth metatarsal fracture：a systematic review of the treatment of fractures of the base of the fifth metatarsal bone. Dtsch Arztebl Int 2021；118：587-94.
6) De Lee JC. Fractures and dislocations in the foot. Mann RA, Coughlin MJ, eds. Surgery of the Foot and Ankle. Vol. 2. CV Mosby；1986. p.1627-40.
7) Jeffers RF, et al. Prevalence and patterns of foot injuries following motorcycle trauma. J Orthop Trauma 2004；18：87-91.
8) Berg JH, et al. Variant of the Lisfranc fracture- dislocation：a case report and review of the literature. J Orthop Trauma 1998；12：366-9.
9) Lindholm R. Operative treatment of dislocated simple fracture of the neck of the metatarsal bone. Ann Chir Gynaecol Tenn 1961；50：328-31.
10) Shereff M. Complex fractures of the metatarsals. Orthopedics 1990；13：875-82.
11) Thordarson DB. Fractures of midfoot and forefoot. Myerson M, ed. Foot and Ankle Disorders. Vol. 2. W. B. Saunders：2000. p.1165-340.
12) Kurashige T, et al. An isolated chronic osteochondral fracture of the third metatarsal head treated with bioabsorbable pins：A case report. Foot Ankle Spec 2016；9：555-9.
13) Lawrence SJ, et al. Jones' fractures and related fractures of the proximal fifth metatarsal. Foot Ankle 1993；14：358-65.
14) Aynardi M, et al. Out-come of nonoperative management of displaced oblique spiral fractures of the fifth metatarsal shaft. Foot Ankle Int 2013；34：1619-23.
15) Nishikawa DRC, et al. Treatment of Zone 1 fractures of the proximal fifth metatarsal with CAM-walker boot vs hard-soled shoes. Foot Ankle Int 2020；41：508-12.
16) Choi YR, et al. Hard-soled shoe versus short leg cast for a fifth metatarsal base

avulsion fracture：A multicenter, noninferiority, randomized controlled trial. J Bone Joint Surg Am 2021；103：23-9.

17）Mologne TS, et al. Early screw fixation versus casting in the treatment of acute Jones fractures. Am J Sports Med 2005；33：970-5.

18）Samaila EM, et al. Central metatarsal fractures. Acta Biomed 2020；91（4-S）：36-46.

19）Huh J, et al. Biomechanical comparison of intramedullary screw versus low-profile plate fixation of a jones fracture. Foot Ankle Int 2016；37：411-8.

20）Wright RW, et al. Refracture of proximal fifth metatarsal（Jones）fracture after intramedullary screw fixation in athletes. Am J Sports Med 2000；28：732-6.

21）David AP. Fifth metatarsal Jones fractures in the athlete. FAI 2018；39：250-8.

5章 骨折

足趾骨折

■ 概略

　足趾は手指と同様に末節骨，中節骨，基節骨により構成されている．足趾の骨折は全骨折例の約3%を占める[1]．罹患趾は母趾と第5趾が多く，末節骨と中節骨に比べ基節骨の骨折は頻度が高い[1,2]．趾節骨骨折の受傷機転には大きく2つあり，重い物を落とすなどの直達外力により横骨折や粉砕骨折を生じるものと，突き趾などの介達外力で螺旋骨折や斜骨折を生じるものがある[2]．また母趾基節骨ではスポーツや外反母趾変形による疲労骨折を生じることがある（図1）[3,4]．足趾骨折の治療は主に保存療法が行われるが，骨折部に転位のある症例では手術療法も考慮する．また第3から第5趾で趾節癒合*1のある症例では骨折後に偽関節を生じることがあり[6]，治療に注意を要する．

■ 診察と診断の方法

　足趾骨折では歩行時に痛みが出現し，靴を履くのが困難となるが，痛みはそれほど強くないために受診が遅れることがある．直達外力による受傷では中節骨や末節骨の骨折が多いが，机の脚などに足趾をぶつけて外転強制を受けた際には基節骨骨折が多く，"night walker"骨折と称される[7]．罹患趾には腫脹と皮下出血斑を認め，爪下血腫があれば末節骨骨折を疑う．爪下血腫により疼痛の強い症例では，注射針などを用いて経皮的に血腫を排出して疼痛を緩和する．爪床に血腫や裂創のある症例では開放骨折に準じて治療を行う．

*1
足趾の趾節癒合は第3趾から第5趾にみられ，日本での頻度は第3趾で2.1%，第4趾で16.0%，第5趾で79.8%である[5]．

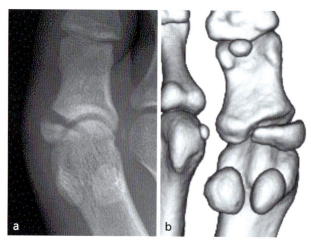

図1　母趾基節骨疲労骨折（14歳女子，陸上競技選手）
a：単純X線斜位像．b：3D-CT像．

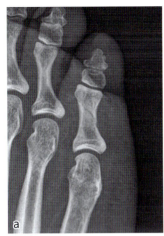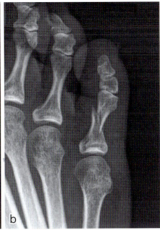

図2 第5趾基節骨骨折の単純X線像
正面像（a）では転位がないようにみえるが斜位像（b）では転位を認める．
a：正面像．b：斜位像．

画像診断

受傷機転や身体所見などから骨折が疑われるときには，X線検査で骨折の有無を確認する．圧痛のある部位を中心にX線撮影を行うが，2方向では骨折部の転位がはっきりしないこともあり，必ず4方向（正面像，側面像，両斜位像）を撮影する（図2）．母趾ではIP関節の脱臼や基節骨基部の疲労骨折もあり，これらも念頭において画像を確認する．転位の程度が不明瞭であったり骨折部が粉砕している症例などでは，牽引下でX線撮影を行ったりCT撮影を追加する．

▶IP関節：趾節間関節（interphalangeal joint）．

治療法の選択

足趾骨折は主に保存療法が選択される．骨幹部骨折など関節外骨折で骨折部に転位があれば，麻酔下に徒手整復を試みる．第2から第5趾は軽度の転位では機能障害を残すことはほとんどないので，とくに末節骨と中節骨の骨折では手術療法を行うことは少ない．関節外骨折で転位が大きく整復が困難な症例や骨折部が粉砕して不安定な症例，関節内骨折で転位を認める症例では手術療法を検討する．

母趾も保存療法をまず考慮するが，変形治癒による機能障害が危惧されるため，骨折部の転位が徒手的に整復できない症例では手術療法を考慮する（図3）．またIP関節の脱臼で種子骨の嵌頓などによる整復困難例[8]や，骨性マレット趾で骨折部に転位のある症例では手術療法を選択する．

保存療法の実際

骨折部の転位がない趾節骨骨折に対する保存療法として，
- Buddy tapingや副子などによる外固定
- Toe boxが大きく足底が比較的硬い靴の使用
- 前足部への荷重制限

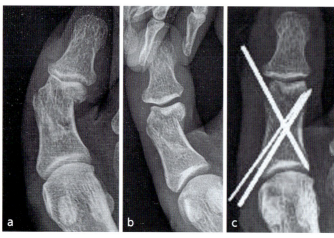

図3　母趾基節骨顆部骨折（38歳女性）
a：骨折部が転位し，母趾の変形を認める．
b：牽引下で変形が著明であった．
c：麻酔下に整復後，鋼線固定を施行した．

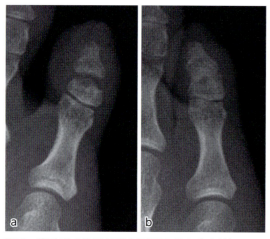

図4　第5趾末節骨骨癒合遷延例（33歳女性）
a：受傷後3か月時．第5趾末節骨骨折部が開大している．
b：LIPUS開始後3か月時．骨癒合が得られている．

などを行う[2,7]．骨折部が転位しているときには麻酔下に徒手整復を行い，buddy tapingなど先述の治療を行う[*2]．

保存療法の成績は良好であるが，偽関節となり疼痛が遺残することがある[*3]．趾節骨骨折後偽関節の原因の一つに趾節癒合の存在があげられ，趾節癒合趾の骨折に対する保存療法では偽関節を26.6%に認めたと報告されている[10]．偽関節の原因として，二趾節による足趾の硬さや趾節癒合部での陥凹，レバーアームの長さなどが考えられている[6]．

*2
Buddy tapingを行うときには隣接趾とのあいだにコットンやガーゼを挟んでおくと，整復位の保持や趾間の浸軟を防ぐことができる．

*3
筆者らは趾節癒合を伴った足趾末節骨偽関節に対して低出力パルス超音波療法（low-intensity pulsed ultrasound therapy：LIPUS）を行い，手術をすることなく骨癒合を得ることができた（図4）[9]．このことから趾節骨骨折後の偽関節に対し，LIPUSは選択肢の一つになりうると考える．

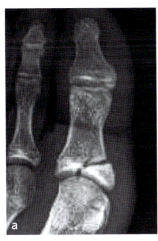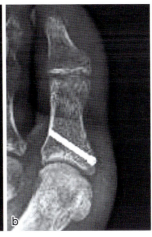

図5 母趾基節骨疲労骨折（16歳男子）
a：基節骨近位内側の関節内骨折．
b：観血的に整復後，スクリューで固定した．

手術療法の実際

母趾では，基節骨顆部骨折など関節内骨折では徒手整復が困難であり観血的手術を要する．骨片の大きさによりプレートやスクリュー，鋼線で内固定する（図3）．解剖学的整復が得られても外傷後関節症による疼痛を生じることもあり，骨折部の粉砕が強い症例では一期的に IP 関節固定術も考慮する．母趾基節骨疲労骨折では，運動の中止などにより保存療法で骨癒合が期待できるが，疼痛が長期間続いている症例や早期のスポーツ復帰を希望する症例では手術療法を考慮する[4]．手術は観血的に骨折部をドリリングなどで新鮮化して，スクリューで固定する（図5）．

第2趾から第5趾では，基節骨骨折で変形が遺残すると，胼胝を形成して疼痛を生じることがあるため，転位が大きく徒手整復が困難な症例や骨折部が粉砕して不安定な症例には手術を行う．手術は整復位を保持するように経皮的に鋼線固定を行う．

安静期間とリハビリテーションの方法

受傷後もしくは術後3週間程度は外固定を行い，前足部の荷重は控える．その後，関節可動域訓練と荷重歩行訓練を開始する．第2趾から第5趾では疼痛や拘縮が強い例を除き，リハビリテーションは不要であることが多い．

診療のポイント

足趾の骨折は日常診療でよく遭遇する疾患であるが，看過されることにより偽関節など疼痛が遺残する症例もあるので初期治療には注意を要する．多くは外固定や荷重制限などによる保存療法で治癒するが，骨折部の転位が大きく徒手整復が困難な症例や骨折部が粉砕して不安定な症例には手術を行う．

（嶋　洋明）

■文献

1) Court-Brown CM, Caesar B. Epidemiology of adult fractures : A review. Inj 2006 ; 37 : 691-7.
2) Shildhauer TA, Hoffmann ME. Fractures and dislocations of the midfoot and forefoot. Tornetta P 3rd, et al. eds. Fractures. 9th ed. Wolters Kluwer ; 2020. p.2967-3059.
3) Yokoe K, Kameyama Y. Relationship between stress fractures of the proximal phalanx of the great toe and hallux valgus. Am J Sports Med 2004 ; 32 : 1032-4.
4) Munemoto M, et al. Stress fractures of the proximal phalanx of the great toe : a report of four cases. Foot Ankle Int 2009 ; 30 : 461-4.
5) 浅見泰宏. ヒト足趾骨の趾節癒合と足趾骨折に関する臨床的研究. 杏林医会誌 2001 ; 32 : 175-80.
6) Sammarco GJ, Hockenbury RT. Fracture of an interphalangeal coalition : a report of two cases. Foot Ankle Int 2000 ; 21 : 690-2.
7) Doty JF. Fracture and dislocations of the midfoot and forefoot. Coughlin MJ, Haskell A, eds. Surgery of the Foot and Ankle. 10th ed. Elsevier ; 2024. p.1986-2053.
8) Woon CYL. Dislocation of the interphalangeal joint of the great toe. J Bone Joint Surg Am 2011 ; 93 : 109-12.
9) Shima H, et al. Low-intensity pulsed ultrasound for symptomatic pseudarthrosis after toe fracture with symphalangism. JBJS Case Connect 2023 ; 13.
10) 畑中　渉. 足趾節癒合部骨折の成績. 骨折 2019 ; 41 : 619-22.

5章 骨折

疲労骨折

■ 概略

疲労骨折（stress fracture）は19世紀半ばに軍隊での過度の訓練により中足骨に発生した報告が最初とされている。1回の外力で生じる外傷性骨折と異なり，骨破断強度以下の繰り返しの負荷が正常な骨の同一部位に加わることにより起こるとされている[*1]。脛骨や中足骨など下肢の長管骨に多く発生するが，体幹や上肢などストレスのかかるすべての骨に発生する[*2]。

16〜18歳が好発年齢とされているが，スポーツ種目の早期の専門化や，中高年の運動習慣の増加などにより，さまざまな年代で発生する。

診断には運動の量や質の変化などの詳細な病歴の聴取と罹患した骨に限局する圧痛の評価が有用である。X線写真は初診時には異常所見がみられないことも多く，早期診断にはMRIが有用である。

治療は保存療法が主に行われるが，難治例などの高リスク群では手術が必要になることもある。復帰に際してfemale athlete triad[*3]や内因性・外因性因子を特定し，それらに対する対応も再発予防に重要である。

■ 診察と診断の方法

1. 問診

スポーツ種目や動作，発症までの期間で練習の時間や内容，環境などの急激な変化がなかったかなどを詳細に聴取する。疲労骨折の発生部位とスポーツ種目や原因動作に関連性がみられることもあり，それらを参考に問診を行う[1-5]（表1）。

薬剤として骨密度減少をきたす可能性のあるものもあり，それらの摂取歴も聴取する。

その他，疲労骨折の危険因子として表2のようなものが報告されており[6-10]，いつも疲労骨折を念頭において問診を行う。

2. 理学所見

体表面から触診可能であれば，疲労骨折部の直上に限局した圧痛の存在が特徴的である。症例によっては骨の表面の隆起を触知できることもある。

筋肉などに覆われている大腿骨頚部の疲労骨折では鼠径部に，大腿骨顆上部では膝に，第1肋骨は肩甲骨内側に放散痛を認めることがあり，注意が必要である。

患肢でジャンプすると疼痛を誘発させるhop testがあり，下肢の疲労骨折を強く疑う所見である[11]。

▶ 疲労骨折：stress fracture.

[*1]
強度の低下した骨に正常の負荷が加わって生じる脆弱性骨折（insufficient fracture）とは異なる。

[*2]
腰椎分離症を椎弓の疲労骨折に含めるとかなり多くなる。他書に譲る。

[*3] female athlete triad
女性アスリートの三主徴。利用可能エネルギーの低下，視床下部性無月経，骨粗鬆症。

■ 5章　骨折

表1　疲労骨折の発生部位とスポーツ種目・原因動作

疲労骨折部位	スポーツ種目	原因動作
第1肋骨	ウエイトリフティング，野球，剣道，柔道，チアリーディング	上肢挙上，投球，素振り，倒立
第4-7肋骨	ゴルフ，野球，柔道，バレーボール	素振り，スイング，体幹回旋，スパイク
第2中手骨	テニス，バトミントン，ハンドボール	ラケットスイング，投球
有鉤骨鉤	野球，剣道，ゴルフ，テニス，バトミントン	バッティング，竹刀素振り，ラケット・ゴルフスイング
尺骨	ソフトボール，剣道，チアリーディング，野球，バレーボール	ウインドミル投球，竹刀素振り，投球，レシーブ
肘頭	野球，テニス，体操，陸上投擲，柔道	投球，サーブ，肘伸展，背負い投げ
仙骨	陸上長距離，ラグビー	ランニング，ダッシュ
恥骨・坐骨	陸上長距離，バスケットボール，ハンドボール	ランニング，ジャンプ，ダッシュ
大腿骨	陸上長距離，バスケットボール，ラグビー，サッカー，野球	ジャンプ，ダッシュ，ランニング
膝蓋骨	バスケット・ハンド・バレーボール，サッカー，バトミントン	ジャンプ，ステップ，キック，スクワット
脛骨疾走型	陸上中長距離，バスケット・ハンド・バレーボール，野球	ランニング，ダッシュ
脛骨跳躍型	バスケット・ハンド・バレーボール，クラシックバレエ	ジャンプ，ステップ
脛骨内顆	ジョギング，陸上中長距離，フィギアスケート	ジョギング，ランニング，ジャンプ
腓骨	陸上中長距離，バスケットボール，サッカー，野球，ラグビー	ランニング，ダッシュ，ジャンプ，うさぎ跳び
足関節内果	サッカー，バスケットボール，陸上短距離・跳躍，フィギアスケート	ランニング，ジャンプ，捻挫
足舟状骨	陸上短・中長距離，バスケットボール，ラグビー，野球	ランニング，ジャンプ，ダッシュ
第2-4中足骨	陸上中長距離，バスケットボール，サッカー，バレエ (基部)	ランニング，ジャンプ，ポアント
第5中足骨近位	サッカー，バスケットボール，ラグビー，ハンドボール	ダッシュ，ステップ，きりかえし動作
母趾基節骨	陸上短距離，バスケットボール，ラグビー，剣道	ダッシュ，ジャンプ，つま先立ち

（亀山　泰ほか. 関節外科 2013：32：244-55[5]より）

表2　疲労骨折の危険因子

内因性因子		外因性因子
修正可能	修正不可能	
• 体力	• 性別	• トレーニング量，強度，種類
• 体組成	• 年齢	• シューズ
• 栄養	• 疲労骨折の既往	• トレーニング環境
• 動作パターン	• 解剖学的特徴	• 指導者の理解，知識不足
• 骨密度		

（亀山　泰ほか. 関節外科 2013：32：244-55[5]／Orejel Bustos A, et al. Sensors 2021：21：2438[6]／de Rocha Lemos Costa TM, et al. Arch Endocrinol Metab 2022：66：765-73[7]／Hadjispyrou S, et al. Cureus 2023：15：e49397[8]／Kale NN, et al. Sports Health 2022：14：805-11[9]より作成）

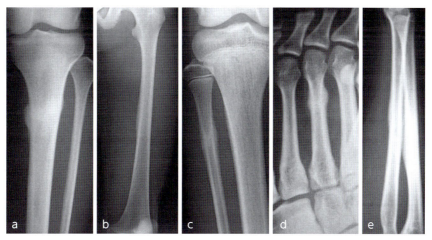

図1　疲労骨折のX線分類：骨形成型（皮質骨の微小亀裂と骨膜反応から仮骨形成）
a：脛骨骨幹部，b：大腿骨骨幹部，c：腓骨骨幹部，d：中足骨骨幹部，e：尺骨骨幹部．

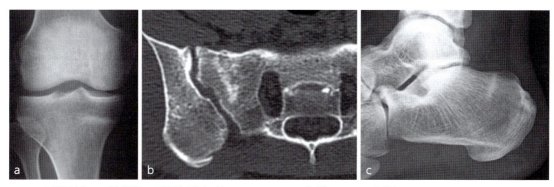

図2　疲労骨折のX線分類：骨硬化型（圧迫ストレスによる海綿骨に骨硬化像）
a：脛骨内顆，b：仙骨，c：踵骨．

■ 外来でオーダーすべき画像診断

1. X線検査

　骨吸収像や骨膜の肥厚，仮骨，骨硬化像，嘴状（くちばしじょう）の骨改変層など注意深く読影して微小な変化を確認する．その際に2方向だけでなく，両斜位や軸位撮影などを追加するとより詳細な評価が可能となる．それでも，発症初期には異常所見がみられないことも多く，疲労骨折が疑われる場合には，2～3週間後に再度撮影する[*4]．

　X線画像により，
①骨形成型：皮質骨の微小亀裂と骨膜反応から仮骨形成（図1）
②骨硬化型：圧迫ストレスによる海綿骨に骨硬化像（図2）
③骨吸収型：伸長ストレスによる皮質骨に骨吸収像や嘴状仮骨（図3）
に分類して[12]，重症度を判定し治療方針を決定する．

*4
初診時X線画像で異常がなくても，疼痛が続く場合は運動の許可を出さずに，MRI，CTの検査や再度X線検査を行う．

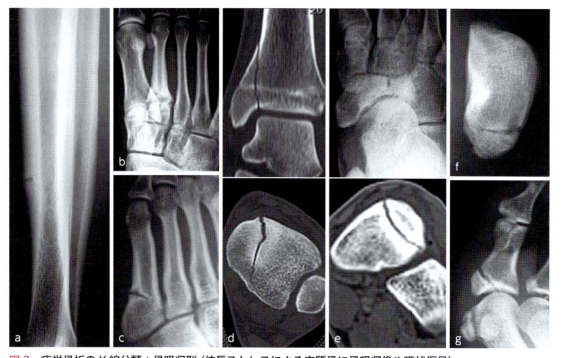

図3 疲労骨折のX線分類：骨吸収型（伸長ストレスによる皮質骨に骨吸収像や嘴状仮骨）
a：脛骨跳躍型，b：第2中足骨近位骨幹部，c：第5中足骨近位骨幹部，d：足関節内果，e：足舟状骨，f：膝蓋骨，g：母趾基節骨．

2. MRI

　疲労骨折の早期診断に有用で，最近ではゴールドスタンダードと考えられる．疲労骨折部位にSTIR画像[*5]での高信号変化がみられることが多いが，脛骨の跳躍型疲労骨折などではSTIR画像で高信号変化がなく，T1強調画像で骨折線が認められることもあり，注意が必要である[13)*6]．

　また，Fredrickson（フレデリクソン）分類（**表3**）でgradeが高いほど競技復帰までの時間が長くなるとの報告もあり，予後判定にも有用である[6,7)]．

3. CT

　骨折部の転位の程度や骨硬化像，骨癒合の判定など疲労骨折部の詳細な評価が可能で，治療方針や手術療法の戦略を立てるのに有用である[*7]．

4. 超音波検査

　低コストで被曝の危険性もない．仮骨形成，骨膜の肥厚，骨皮質の不整，骨膜や周囲の軟部組織のカラードップラーでの血流亢進などが認められ，早期診断に有用と考えられるが，骨腫瘍やほかの炎症性疾患などとの鑑別が重要である[14)*8]．

*5 STIR
short T inversion recovery．脂肪抑制法．

*6
MRI検査のSTIR像で高輝度変化を認めても，経過を経てもX線やCT検査で異常を認めず，高輝度部に強い症状を認めない場合もある．

*7
CT検査は被曝の問題もあり，成長期の頻回の検査は控え，撮像範囲を絞って撮影するべきと考える．

*8
超音波検査では感度は高いが，特異度は高くないため疲労骨折の除外診断やスクリーニング検査として有用である．

疲労骨折

表3 Fredrickson 分類

grade	MRI 所見
1	骨膜浮腫のみ
2	T2のみ骨髄浮腫
3	T1およびT2の骨髄浮腫
4a	皮質内に信号変化が散在
4b	皮質内の線状の信号変化

(Orejel Bustos A, et al. Sensors 2021；21：2438[6]／de Rocha Lemos Costa TM, et al. Arch Endocrinol Metab 2022；66：765-73[7] より)

表4 疲労骨折のリスク分類とX線分類

低リスク群	高リスク群
[骨形成型] 橈・尺骨骨幹部，肋骨，恥・坐骨，大腿骨骨幹部，大腿骨顆上部，腓骨，脛骨疾走型，第2-4中足骨骨幹部 [骨硬化型] 仙骨，大腿骨頚部（圧迫型），脛骨内顆，踵骨	[骨吸収型] 肘頭，有鉤骨鉤，大腿骨頚部（伸長型），膝蓋骨，脛骨跳躍型，足関節内果，足舟状骨，第2中足骨基部，第5中足骨近位骨幹部，母趾基節骨

(内山英司. 臨床スポーツ医学臨時増刊号 2003；20：92-8[12]／Lohrer H. Unfallchirurgie 2023；126：848-55[16] より作成)

■ 追加すべき検査

疲労骨折を繰り返す場合には採血や骨密度を測定する．とくにビタミンDは不足すると筋力や持久力が低下するとともに，疲労骨折を増加させることが報告されている．冬季であったり，屋内競技を行っている選手はビタミンD不足やビタミンD欠乏症になっていることがある．

女性であれば female athlete triad といわれる利用可能エネルギーの低下，視床下部性無月経，骨粗鬆症に対する確認が必要である．また，男性においても疲労骨折を繰り返す場合には，利用可能エネルギーの低下や骨粗鬆症の確認が必要である[15]．

■ 治療方法

疲労骨折の治療の原則は保存療法である．疲労骨折の発生部位別にリスク分類（表4）がされており，低リスク群ではギプス固定や免荷が必要になることは少ない．高リスク群に関しては完全骨折や遷延癒合に至る危険性があり，免荷など慎重な管理が必要で，再発予防や早期復帰を目指して手術加療を行うこともある[16]*9．

■ 保存療法の実際

患部の安静，負荷量の軽減が基本である*10．筋力・持久力などの維持のた

*9
X線分類の骨形成型と骨硬化型は低リスク群に，骨吸収型は高リスク群と一致する．

*10
疼痛が誘発されるスポーツ動作は完全中止し，日常動作は制限しないことが多い．

345

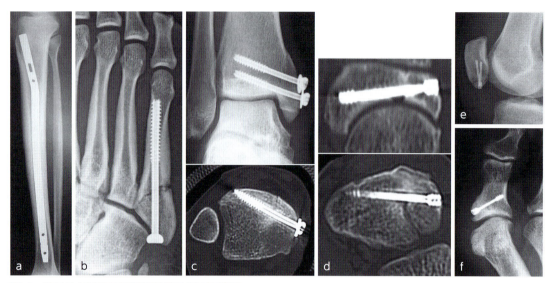

図4 高リスク群の骨吸収型疲労骨折の手術例
a:脛骨跳躍型，b:第5中足骨近位骨幹部，c:足関節内果，d:足舟状骨，e:膝蓋骨，f:母趾基節骨．

めに骨折部に負荷をかけない範囲での患部外のトレーニングは行わせる．また，前述した危険因子を評価し，競技復帰後の再発を予防するために介入できる点に関して対応する．具体的には扁平足や回内足，開帳足などに対するインソール作製や筋力，柔軟性の評価およびそれらの改善，練習メニューの再確認などがあげられる．

骨折の治癒の判定は局所の圧痛の消失，患肢の hop test で疼痛の消失，X線写真での骨癒合評価などで行う．疲労骨折部の治癒状況に応じて徐々に負荷をかけ，再発に注意をしながら慎重に競技復帰を目指す．

骨癒合期間の短縮のために，体外衝撃波治療（extracorporeal shock wave therapy：ESWT）や低出力パルス超音波（low intensity pulsed ultrasound：LIPUS），高気圧酸素療法（hyperbaric oxygen therapy：HBO）なども行われることがある．保険適応外であったり，治療可能な施設が限られたり，治療のプロトコールが確立されておらず今後の報告が待たれるところである[17-19]．

female athlete triad の1つである利用可能エネルギーの低下や，近年ではビタミンDと骨ストレス障害や身体能力との関係が報告されており，食事の見直しなども重要である．

手術療法が必要な疲労骨折

高リスク群に分類される骨吸収型の疲労骨折で再骨折，遷延治癒，偽関節や骨折に転位を認める例など保存療法で改善しない症例，トップアスリートで再発や治療の遷延の可能性があり，早期に確実なスポーツ復帰を希望する場合には手術療法が選択される（図4）[*11]．

*11
手術を行った場合，保存療法に比べ長期の術後安静期間や段階的な復帰プログラムの指示が順守されやすい．

疲労骨折

■ 安静期間とリハビリテーションの方法

　安静期間に関しては疲労骨折の部位によって大きく異なる．下肢疲労骨折に対しては発症後6〜8週間，原因となるスポーツ動作を中止する．疾走型の脛骨疲労骨折や中足骨骨幹部疲労骨折は発症から競技復帰まで平均2〜3か月とするものが多い[7,8]．一方で足関節内果や足舟状骨，第5中足骨近位骨幹部の難治性の疲労骨折では保存療法に3か月〜半年程度の治療期間を要することもある[20]．

　リハビリテーションに関しては，疲労骨折部に疼痛が強い場合は患部の安静を図るが，その期間でも患部外のトレーニングやストレッチングなど患部にストレスがかからない範囲で継続する．また，筋力や柔軟性，ランニングフォームなどが疲労骨折の原因になっていることも多く，競技復帰までのあいだにそれらに対する対応も再発予防に有用である[21]*12．

■ 診療のポイント

　疲労骨折は運動中や運動終了後には疼痛を訴えることが多いが，初期では日常生活では痛みを訴えないことがある．そのため，診察時には症状がなく，また，X線検査では異常所見がなく見逃されることも多い．前述したように詳細に病歴を聴取し，疲労骨折を疑うことが必要である．MRIを早期に施行できる施設が増えてきており，アスリートなどで早期競技復帰を希望する場合にはMRI検査が有用である．

　治療に関しては疲労骨折のリスク分類に応じて，治療方法の選択が必要である．保存療法，手術療法いずれの治療法でも，再発なく競技復帰するためには症例ごとの原因を調べ，対応することが重要である．

（亀山　泰，熊澤雅樹）

*12
成長期のスポーツ選手は短期間に結果を出すことが要求され，十分な安静が守られにくいため，心理的な圧力を取り除くことも治癒，再発予防には重要である．

■文献

1) Samoilov AS, et al. Nutritional factors of bone health in athletes. Vopr Pitan 2023；92：25-35.
2) 亀山　泰．疲労骨折．MB Orthop 2009；22：145-53.
3) 武藤芳照．運動器官別にみた主なスポーツ傷害．浅見俊雄ほか編．現代体育スポーツ体系　第11巻　スポーツ医学．講談社；1984．p.98-101.
4) 熊澤雅樹ほか．アスリートの踵骨疲労骨折．スポーツ医・科学 2021；31：1-3.
5) 亀山　泰ほか．成長期における疲労骨折の診断と治療．関節外科 2013；32：244-55.
6) Orejel Bustos A, et al. Overuse-related injuries of the musculoskeletal system：Systematic review and quantitative synthesis of injuries, locations, risk factors and assessment techniques. Sensors 2021；21：2438.
7) de Rocha Lemos Costa TM, et al. Stress fractures. Arch Endocrinol Metab 2022；66：765-73.
8) Hadjispyrou S, et al. Treatment and rehabilitation approaches for stress fractures in long-distance runners：A literature review. Cureus 2023；15：e49397.
9) Kale NN, et al. Age and female sex are important risk factors for stress fractures：A Nationwide database analysis. Sports Health 2022；14：805-11.
10) Wright AA, et al. Risk factors associated with lower extremity stress fractures in run-

■ 5章　骨折

　　　ners：a systematic review with meta-analysis. Br J Sports Med 2015；49：1517-23.
11）Matheson GO, et al. Stress fractures in athletes. A study of 320 cases. Am J Sport Med 1987；15：46-58.
12）内山英司．疲労骨折の疫学．臨床スポーツ医学臨時増刊号 2003；20：92-8.
13）Wright AA, et al. Diagnostic accuracy of various imaging modalities for suspected lower extremity stress fractures：A systematic review with evidence-based recommendations for clinical practice. Am J Sports Med 2016；44：255-63.
14）Schaper M, et al. Preliminary image findings of lower limb stress fractures to aid ultrasonographic diagnoses：A systematic review and narrative synthesis. Ultrasound 2021；29：208-17.
15）Yoon S, et al. Vitamin D in athletes：focus on physical performance and musculoskeletal injuries. Phys Act Nutr 2021；25：20-5.
16）Lohrer H. High-risk stress fractures in competitive athletes. Unfallchirurgie 2023；126：848-55.
17）Ramon S, et al. Shockwave treatment vs surgery for proximal fifth metatarsal stress fractures in soccer players：A pilot study. Foot Ankle Int 2023；44：1256-65.
18）Beling A, et al. Outcomes using focused shockwave for treatment of bone stress injury in runners. Bioengineering (Basel) 2023；10：885.
19）McDaniel M, et al. Evaluation of low-intensity pulsed ultrasound on stress fractures to reduce the time to return to sport or activity in the physically active population：A systematic review. Cureus 2023；15：e49129.
20）Robertson GAJ, et al. Return to sports after stress fractures of the tibial diaphysis：a systematic review. Br Med Bull 2015；114：95-111.
21）亀山　泰．スポーツによる疲労骨折の予防法．臨床スポーツ医学 2016；33：338-45.

5章 骨折

小児に特徴的な骨折
小児の骨折の特徴

■ 概略

小児の骨折は，成人と比べて以下の3つの特徴がある．
- 骨折部の転位が少ない．
- 骨癒合が早い．
- 自家矯正能が高い．

これらの特徴は，小児が有する骨の特性に起因しており，小児骨折の治療上非常に有利な点となる．これら特性は，①強靱な骨膜と骨の弾力性，②旺盛な骨代謝，③成長軟骨板の存在，があげられる．強靱な骨膜と骨の弾力性は骨折における転位を少なくし骨癒合をすみやかにし，旺盛な骨代謝の存在は骨癒合の促進と自家矯正力に関与している．また，成長軟骨板の存在は自家矯正力に大きく関与している．しかし，その反面，成長軟骨板損傷ではその後の成長障害を惹起する可能性がある．これらの相関図を図1に示す．

■ 小児にみられる特有の骨折型

下記に代表的な骨折型をあげる．

a．隆起骨折（torus fracture）

強靱な骨膜と骨の弾力性により，骨皮質の限局性膨隆を生じる骨折である．比較的軽度の外力によって生じる．torusとは古代建築でみられる円柱基の大玉縁を意味している．

b．若木骨折（greenstick fracture）

隆起骨折と同様，強靱な骨膜と骨の弾力性により，若木を折ったように連続性をもった骨折である．外力の大きさや変形の度合いは大きい．

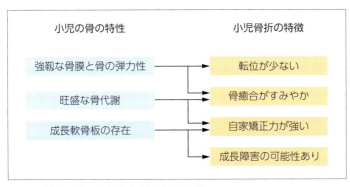

図1　小児の骨の特性と小児骨折の特徴

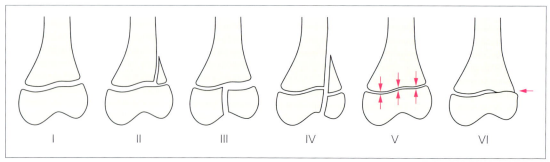

図2 Salter-Harris 分類

c. 急性塑性変形 (acute plastic deformation)
尺骨によくみられる変形で，骨の弾力性により連続性が保たれたまま，骨がまるでプラスチックを曲げたようにしなる現象である．橈骨頭脱臼を伴う場合があるので注意を要する．

d. 成長軟骨板損傷 (physeal fracture)
小児における最大の特徴である成長軟骨板における骨折である．後述する成長軟骨板の特異な組織的・解剖学的構造により特徴的な骨折型を呈する（「成長軟骨板と損傷」を参照）．

e. モンテジア骨折 (Monteggia fracture)
橈骨頭脱臼を伴う尺骨骨折をいう．尺骨骨折により前腕の長軸長が短縮するため橈骨頭が押し出されるように脱臼する．尺骨骨折を認めた場合には，骨折部位がどこであっても橈骨頭の状態を確認する必要がある．

成長軟骨板と損傷

1. 成長軟骨板の組織的構造
成長軟骨板は，小児特有の構造であり，長管骨の両端に存在し骨の成長にかかわる．基本的な組織的構造は，胚細胞から分化した軟骨細胞の柱状構造（増殖層，肥大軟骨層，石灰化層）であり，骨幹端部に向かって徐々に分裂・増殖を繰り返し，最終的に内軟骨性骨化により新生骨を形成しながら成長する．

2. 成長軟骨板の力学的特性
成長軟骨板の力学的強度は，靱帯・腱の1/5～1/2とされており，そのため応力が集中し骨折を生じやすいとされる．成長軟骨板損傷は，前述した柱状構造内の肥大軟骨層と石灰化層の境界部で生じるとされる．

3. 損傷の分類
成長軟骨板損傷は，Salter-Harris（ソルター-ハリス）分類[1]が一般的に用いられている（図2）．

Salter-Harris 分類は，ⅠからⅤ型に分類されているが，後にRangにより成長軟骨板周囲輪の損傷で生じるⅥ型が追加された[2]．成長軟骨板周囲輪は，

表1　近位・遠位成長軟骨板の成長割合（%）

	近位	遠位
上腕骨	80	20
橈骨	25	75
尺骨	20	80
大腿骨	30	70
脛骨	55	45
腓骨	60	40

groove of Ranvier（ランヴィエ）や perichondral ring of LaCroix（ラクロワ）とよばれ，それぞれ成長軟骨板の横径成長と力学的強度に関与しているとされる．よって，VI型では，比較的大きな外力（high energy）により損傷される場合が多く，前述した成長軟骨板周囲輪の成長障害のため hinge 作用を呈し，受傷後に著明な角状変形を生じる．

　成長軟骨板の過去の Salter-Harris 分類の報告例をみると，成長軟骨板損傷の約 2/3 は Salter-Harris 分類 II 型に分類され最も頻度が高い．続いて，I 型，III 型，IV 型の順であり，V 型，VI 型はまれである[3]．V・VI 型に関しては，頻度は低いが成長軟骨板損傷の度合いは強く，後遺症としての変形・短縮が生じやすい．受傷時の骨転位がほとんどみられない症例でも，臨床的に X 線所見の割に腫脹や疼痛が強い場合には注意を要する．1〜2 年程度の観察は必要となる．

■ 自家矯正のメカニズム

　自家矯正力をつかさどるメカニズムには 2 つの法則が関与している．第一は，成長軟骨板周囲で生じる非対称性の成長で，Hueter-Volkmann（ハンター-フォルクマン）law[4] あるいは Delpech（デルペシュ）law とよばれる．第二は，骨幹部における角状変形で生じる凹側での骨形成と凸側での骨吸収作用で，Wolff（ウォルフ）law（rounding off）[5] とよばれる．この 2 つの法則により，長管骨全体のアライメント異常を自家矯正するとされる．これらの法則が矯正に関与する割合は，過去の実験や実際の臨床例により検討されており，全矯正の 75% は Hueter-Volkmann law（Delpech law）により，残りの 25% については Wolff law（rounding off）により矯正されるとの報告がみられる[6,7]．しかし，Wolff law（rounding off）での矯正は，実際には角状変形の頂点部が骨吸収により丸くなるいわゆる rounding off により，外見上変形が矯正されたようにみえる現象である．

　自家矯正に与える影響因子としては，
①受傷年齢（若年＞年長）
②受傷部位（骨端部＞骨幹端部＞骨幹部）
③変形の方向（隣接関節と同じ運動方向＞直交する運動方向）
があげられる．

筆者らの過去の検討において，変形矯正度を独立変数とし，従属変数を受傷年齢，受傷部位，受傷四肢（上肢，下肢），変形方向とした重回帰分析の結果では，受傷年齢が最も強い影響因子であり，次に受傷部位と変形方向がほぼ同等であった．しかし，筆者らの大腿骨骨幹部骨折に関する最近の調査では，0〜5歳までの症例では矢状面（膝関節の運動方向）より冠状面（膝関節の運動方向と直交する方向）のほうが矯正率はよかった[8]．

また，各長管骨の両端（近位・遠位）の成長軟骨板では成長割合に差があり，それを知ることは自家矯正力を予測するうえで重要である．たとえば，上腕骨近位や前腕骨（橈骨，尺骨）遠位成長軟骨板では，全体の80％の成長を担っている．そのため当該部での自家矯正は非常に期待できる（表1）．

（亀ヶ谷真琴）

■文献

1) Salter RB, Harris WR. Injuries involving the epiphyseal plate. J Bone Joint Surg 1963：45：587-622.
2) Rang M. The Growth Plate and Its Disorders. Williams and Wilkins：1969.
3) 亀ヶ谷真琴．小児骨折における自家矯正の実際―骨折部位と程度からわかる治療選択．医学書院：2017.
4) Hueter C. Anatomische Studien an den Extremitätengelenken Neugeborener und Erwachsener. Virchows Arch Pathol Anat Physiol 1862：25：572-99.
5) Wolff J. Das Gesetz der Transformation der Knochen. Berlin Verlag von August-Hirschwald：1982.
6) Wallace ME, Hoffman EB. Remodelling of angular deformity after femoral shaft fractures in children. J Bone Joint Surg Br 1992：74：765-9.
7) Murray DW, et al. Bone growth and remodeling after fracture. J Bone Joint Surg Br 1996：78：42-50.
8) Kamegaya M, et al. Remodeling of angulation deformities in diaphyseal femoral fracture in children. J Orthop Sci 2012：17：763-9.

5章 骨折

小児に特徴的な骨折

小児の鎖骨と上腕骨の骨折

■ 鎖骨骨折

　小児骨折の5～15％を占め90％は骨幹部骨折である[1]．転倒・転落などの外傷により生じるが，分娩時の外力による分娩骨折として発生することも多い．骨端線閉鎖前の遠位端骨折では，まれに遠位骨端線離開を生じ脱臼との鑑別を要するため pseudo-dislocation ともよばれる．鎖骨の成長は24～25歳ごろまで継続し，自家矯正力が大きく予後良好であるため，保存治療が選択されることが多い．

1. 症状

　出生直後に上肢の自動運動が健側と比べ少なく，他動運動で泣く場合には分娩時の鎖骨骨折を疑う必要がある[*1]．分娩麻痺との鑑別には，鎖骨部を触ると泣く，局所に腫脹・発赤があるなどの他覚的所見を確認する．乳幼児では，転倒・転落などの外傷後に斜頚位をとる，患肢を動かさない，他動的に動かすと泣くなどの所見がある場合には鎖骨骨折を疑う[*2]．

2. 検査

a. 単純X線検査

　鎖骨正面像と尾側から頭側へ20°傾けた2方向の撮影を行う．遠位端骨折が疑われる場合は肩鎖関節2方向で近位骨片の後方転位も評価する．近位端骨折が疑われる場合は胸部正面で鎖骨近位端の左右差を確認する．

b. CT，MRI検査[*3, 4]

　CTは，前述した遠位端骨折における pseudo-dislocation や骨片転位の評価，および癒合不全や再骨折などの確認に有用である．転位した骨片による血管損傷が疑われた場合には，造影CTを追加する．MRIは靱帯や骨端（骨端線損傷や脱臼）の評価に有用だが，呼吸や嚥下，血管拍動の影響を受けやすい．

3. 分類，評価

- 鎖骨骨幹部骨折：骨折部位やパターン（転位，粉砕の有無），角状変形では角度，完全転位骨折では短縮を計測する．
- 鎖骨遠位端骨折（鎖骨遠位骨端線離開を含む）：修正 Neer 分類[*5] が一般的に用いられ，骨折線と肩鎖靱帯，烏口鎖骨靱帯，骨膜の関係から5つに分類される．小児では靱帯損傷のない Type IV の骨折が生じうるのが特徴である[3]．

*1
頻度は0.2～3.5％[1, 2]．

*2
骨片転位によるテント状皮膚突出や開放創がある場合には治療に注意を要する．

*3
MRI検査では騒音のある閉鎖的空間で長時間安静を保つ必要がある．6歳を超えると鎮静薬を用いずに検査ができることもあるが，そううまくいかないことも多い．薬剤による鎮静にはトリクロリール®シロップ内服，エスクレ®坐剤・注腸液，ドルミカム®やラボナール®の静脈注射などがある．検査の際には患者の監視に専念できる医師や看護師を配置，呼吸をモニタリングし，緊急時の救命・蘇生対応ができるように準備して，安全な検査を心がける．

*4
不要な放射線被曝を避けるため，CT撮影の適応や撮影頻度については慎重に検討する．

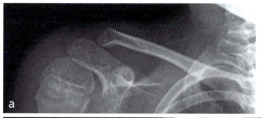
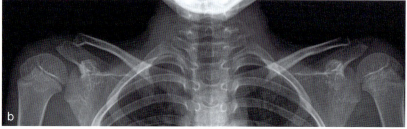
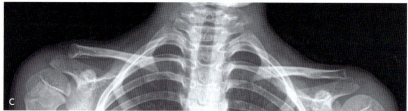
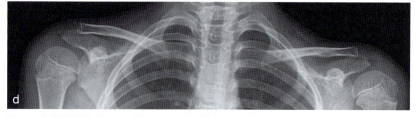

図1　右鎖骨遠位端骨折（修正 Neer 分類 Type I）
7 歳男児，自転車で走行中に乗用車と接触転倒し受傷．鎖骨遠位端に圧痛を認めた．
a：受傷当日前医でのX線像．肩鎖関節脱臼を疑われ紹介受診となった．
b：同日紹介受診後のX線像（鎖骨正面像）．鎖骨遠位端骨折の診断となり保存治療（日中の三角巾固定を 4 週間）が行われた．
c：受傷後 3 週のX線像．仮骨形成が良好である．
d：受傷後 2 年のX線像．自家矯正は十分で，肩関節の可動域制限は認めない．
（千葉こどもとおとなの整形外科　西須孝先生より提供）

- 鎖骨近位端骨折（鎖骨近位骨端線離開を含む）：転位の方向を評価する[*6]．

4. 治療
a. 保存治療（図1）
　本骨折では，偽関節率や変形治癒率が低いため保存治療が選択されることが多い[1,6]．分娩骨折では包帯で患側上肢と体幹の固定を 1 週間行い，2〜3 週間で骨癒合が得られる[*7]．幼児や学童期には疼痛緩和目的で三角巾使用や，安静目的で鎖骨八の字バンド装着が行われる[*8]．固定期間は 2〜4 週間，その後肩関節運動を許可，骨癒合が得られたら運動を許可する．青年期では成人と同等

[*5] **修正 Neer 分類[3]**
Type I：烏口鎖骨靱帯（CC 靱帯）の遠位で起こるが肩鎖関節は保たれ，転位は最小限．
Type II：IIA は CC 靱帯より近位で起こる．IIB は CC 靱帯の菱形靱帯と円錐靱帯のあいだで起こり円錐靱帯の損傷を伴う．どちらも近位骨片は CC 靱帯による支持を失い不安定．
Type III：CC 靱帯の遠位で起こり肩鎖関節に及ぶが，靱帯損傷はなく転位は最小限．
Type IV：鎖骨遠位骨端線より近位で起こる．骨膜損傷が大きい場合には近位骨片が骨膜管から逸脱し大きな転位を生じ Type IIA に類似する．
Type V：CC 靱帯に付着した粉砕骨片と鎖骨遠位骨片，近位骨片に分ける骨折線があり不安定．

[*6]
Rockwood が述べた単純X線で管球を尾側へ 40°傾けて撮影する方法や CT 検査で胸鎖関節の前後方向の転位を評価することは可能だが，骨折（骨端線離開）と脱臼の鑑別は困難なことが多い[4,5]．

[*7]
骨癒合が得られる時期になっても患肢の動きが制限されている場合には分娩（腕神経叢）麻痺の合併（分娩骨折との合併頻度は 41.8％と高い[1]）を疑う．

[*8]
鎖骨八の字バンドは短縮変形が生じにくい小児においてはその有効性を示す研究はないが，装着により骨折が他者にアピールでき，本人も骨折を意識し安静が得られる利点がある．装着時にきつく締めて腋窩を圧迫することによる神経障害を発生させないよう注意を要する．

に加療し4〜6週で仮骨を確認したら固定終了，2〜3か月で骨癒合が得られたらコンタクトスポーツ再開を許可する．

b．手術治療

開放骨折，皮膚壊死リスクのある骨折，神経血管損傷を伴う骨折では手術適応となる．また，骨折遷延治癒や偽関節でも観血的整復固定術が行われる．骨幹部骨折では12歳以上で20 mm以上の大きな転位や粉砕骨折，再骨折は偽関節リスクとなるため注意を要する[1,7]．

骨幹部骨折ではKirschner鋼線での髄内釘固定やプレート固定が行われる．髄内釘は抜去が容易だが捻り力に対する固定性が弱い．プレートは固定力良好だが軟部組織への刺激が問題となり骨癒合後に抜去が必要となる[1,8]．遠位端骨折の転位例では骨片整復後，骨膜縫合のみで安定する場合もあるが鎖骨遠位端用プレートやフックプレート，Kirschner鋼線を用いて固定する方法もある[6]．近位端骨折の転位例は全身麻酔下の非観血的整復[*9]が第一選択だが，整復困難な場合には観血的整復を行い，不安定な場合には骨と骨膜を非吸収糸で固定する[5]．

■ 上腕骨近位部骨折

小児骨折の0.45〜2%とまれで好発年齢は10〜14歳，スポーツ活動中や交通事故での受傷が多い．小児病的骨折の好発部位でもある．野球選手で好発する骨端線離開はLittle League shoulderとよばれる[9]．

1．症状

外傷後の肩関節運動制限や疼痛，腫脹，変形を訴え，患肢が内転内旋位で体幹に固定される．

2．検査
a．単純X線検査

肩関節A-P撮影，scapula Y撮影，腋窩撮影（可能であれば）で骨折パターンと転位の評価を行う[*10]．

b．CT，MRI検査

CTでは肩甲上腕関節後方脱臼や関節内骨折など詳細評価ができる．MRIは新生児や乳児で骨髄炎や化膿性関節炎の鑑別に有用だが鎮静が必要となる．

3．分類，評価

骨折型には近位骨端線損傷と近位骨幹端骨折がある．骨端線損傷はSalter-Harris（ソルター–ハリス）分類，転位による分類はNeer-Horwitz（ニアー–ホロウィッツ）分類が一般的に用いられる[*11]．

4．治療

保存治療が中心である．好発年齢の10〜14歳では自家矯正能が低下するた

---

*9
手術台で背部にクッションを設置し仰臥位，患側上肢を鎖骨と一直線になるように牽引しながら外転させ，胸鎖関節部は転位が整復される方向に圧迫する方法などがあるが整復困難であることも多い．

*10
生後6か月までは上腕骨近位骨端がX線で確認できないため評価の有効性は限定的であり，超音波検査で有用な情報が得られることがある．

*11
5歳未満とLittle League shoulder で は Salter-Harris分類Type Iの骨端線損傷，5〜12歳では上腕骨近位骨幹端骨折，12歳以降はSalter-Harris分類Type IIの骨端線損傷が生じやすい[10]．

表1　上腕骨近位部骨折の手術適応について

Study (year)		年齢	角状変形，転位	
Beaty (1992)	保存治療の許容範囲	<5歳	<70°角状変形，	<100%転位
		5～12歳	<40～70°角状変形，	<50～100%転位
		>12歳	<40°角状変形，	<50%転位
Dobbs et al. (2003)	Neer-Horwitz分類 Grade III/IV の 手術適応	≦7歳	>75°角状変形	
		8～11歳	>60°角状変形	
		≧12歳	>45°角状変形	
Bahrs et al. (2009) (ドイツガイドライン)	手術適応	<10歳	X線2方向*の角度の和>60°，　>外反10°，　100%転位	
		≧10歳	X線2方向の角度の和>30°，　>外反10°，　100%転位	
Binder et al. (2016)	手術適応	<12歳	>60°角状変形	
		≧12歳	>30°角状変形	

*肩関節 A-P 像，腋窩像.

（Kim AE, et al. Curr Rev Musculoskelet Med 2021；14：413-20[9]／Popkin CA, et al. J Am Acad Orthop Surg 2015；23：77-86[10]
を参考に作成）

め年齢や転位によっては手術が考慮されるが，明確な基準はない（**表1**）.

a. 保存治療（**図2**）

　分娩骨折や乳幼児では包帯での患肢と体幹の固定を2～3週間行う.Little League shoulder ではフォーム改善や投球制限を行う.内反角度が20°未満または Neer-Horwitz 分類 Grade I/II の転位がわずかな骨折では年齢に関係なく外固定による保存治療が可能で，4～6週間の外固定*12で骨癒合が得られる[9,10].

b. 手術治療

　整復が必要な骨端線損傷では成長障害のリスクを下げるために鎮静や全身麻酔下で愛護的な整復操作を行う.骨膜，肩甲上腕関節包，上腕二頭筋長頭腱などが整復を妨げていると，観血的整復が必要となる場合もある.整復後は外固定で加療できることが多いが年長患者では初回整復操作後の再転位が50%にも上るため経皮的ピンニング，髄内釘固定（Kirschner 鋼線や Ender 釘）を考慮する.年長患者の粉砕骨折にはプレート固定が行われることもある[9,10].

■ 上腕骨骨幹部骨折

　小児骨折の0.4～3%とまれで，3歳以下と12歳以上で多くなる.3歳以下では虐待による受傷の可能性があり，12歳以降では交通事故やスポーツ活動中の受傷が多い.投球動作や腕相撲で上腕骨に回旋力が加わることで受傷する場合もある[11].好発部位は中央～遠位1/3であり橈骨神経損傷を合併することがある[12].

1. 症状

　外傷後の患肢運動制限や疼痛，腫脹，変形を訴える.橈骨神経損傷の評価は必ず行う.

*12
外固定の方法として Sling-and-Swathe 固定（筆者は三角巾とバストバンドの併用固定で代用している）や，Velpeau 固定（乳幼児で三角巾装着が難しい場合には stockinette-Velpeau 固定が有用なことも多い）がある.

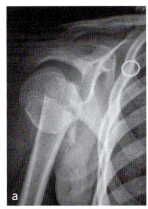
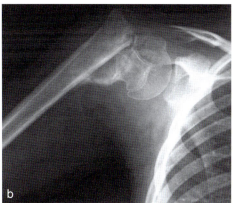
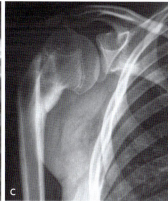
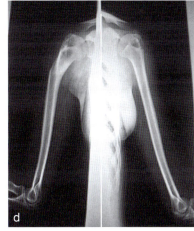

図2　右上腕骨近位部骨折（Neer-Horwitz 分類 Grade IV）
12歳女児，屋根から転落して受傷．近医にて保存治療が行われたが変形治癒となったため紹介受診となった．
a：受傷当日の X 線像．近位骨片が完全に転位している．
b：受傷後 5 週の X 線像．近位骨片が内反した状態で仮骨形成を認める．
c：受傷後 4 か月の X 線像．
d：受傷後 1 年の X 線像．自家矯正されたものの内反変形は残り，2.6 cm の骨長短縮を認めた．肩関節可動域制限はわずかに残るが，機能障害は認めなかった．
（千葉こどもとおとなの整形外科 西須孝先生より提供）

2. 検査
a. 単純 X 線検査
上腕骨 2 方向で評価する．
b. CT，MRI 検査
腫瘍による病的骨折が疑われる場合には有用である．

3. 分類，評価
骨折の部位，骨折型（横，斜，螺旋，粉砕），転位方向や角度を評価する．

4. 治療
保存治療が中心である．非荷重肢で解剖学的整復の必要はなく，周辺関節の動きで変形を代償できるため「20〜30°までの内反変形，20°までの前弯変形，15°までの内旋変形，1〜2 cm の短縮を伴う転位は許容範囲内」という記載もある[13]．
a. 保存治療
分娩骨折では包帯を用いた患肢と体幹の固定を骨癒合が得られるまで 4〜6 週間実施する．整復を要する骨折では鎮静や全身麻酔下で愛護的な徒手整復を

■ 5章　骨折

行い，安定していれば4〜8週間の外固定を行う[*13]．1〜2週間して疼痛や腫脹が軽減したら functional brace に変更することもできる．仮骨が確認されたら肩や肘関節の運動を開始，2〜3か月で骨癒合が得られたらスポーツ復帰を許可する[13]．

b. 手術治療

徒手整復後に不安定性が残る場合は固定（髄内釘，プレート固定，創外固定）を追加し，術後は骨癒合が得られるまで外固定を行う[14]．

c. 橈骨神経麻痺合併例

小児の合併頻度は4.3%，受傷時の外力による一次性と骨折治癒過程で瘢痕組織や仮骨の圧迫による二次性がある．開放骨折ではデブリドマンを行う際に橈骨神経の確認を行うことが重要である．非開放骨折に伴う橈骨神経麻痺は保存治療で回復が望めるが，4か月程度の経過観察で十分な回復がない場合には神経評価が推奨される[12]．

（加藤礼乃）

*13
Sling-and-Swathe 固定，Desault 包帯固定，肩から肘にかけてのU字（sugar tong）スプリント固定，hanging arm cast 固定などがある．

■文献

1) Markes AR, et al. Management of displaced midshaft clavicle fractures in pediatrics and adolescents：Operative vs nonoperative treatment. Orthop Res Rev 2022；14：373-81.
2) Kaplan B, et al. Fracture of the clavicle in the newborn following normal labor and delivery. Int J Gynaecol Obstet 1998；63：15-20.
3) Stenson J, et al. Classifications in brief：The modified Neer classification for distal-third clavicle fractures. Clin Orthop Relat Res 2021；479：205-9.
4) 村岡静香ほか．観血的整復を要した鎖骨近位端離開の2症例．整形外科と災害外科 2010；59：501-5.
5) Siebenmann C, et al. Epiphysiolysis Type Salter I of the medial clavicle with posterior displacement：A case series and review of the literature. Case Rep Orthop 2018；2018：4986061.
6) Wahal N, et al. Acromioclavicular joint lesions in adolescents：A systematic review and treatment guidelines. J Clin Med 2023；12：5650.
7) Pennock AT, et al. Adolescent clavicle nonunions：potential risk factors and surgical management. J Shoulder Elbow Surg 2018；27：29-35.
8) Vargas-Vila MA, et al. The community orthopaedic surgeon taking trauma call：Pediatric midshaft clavicle fracture pearls and pitfalls. J Orthop Trauma 2019；33：S1-S5.
9) Kim AE, et al. Proximal humerus fractures in the pediatric population. Curr Rev Musculoskelet Med 2021；14：413-20.
10) Popkin CA, et al. Evaluation and management of pediatric proximal humerus fractures. J Am Acad Orthop Surg 2015；23：77-86.
11) Salonen A, et al. Stable incidence of surgical treatment and hospitalisation for humeral shaft fractures among 0- to 16-year-old patients in Finland from 1987 to 2010. J Child Orthop 2014；8：143-8.
12) Łukasz W, et al. Radial nerve palsy associated with humeral shaft fractures in children. Biomed Res Int 2023；2023：3974604.
13) Bea DS. Treatment options for humerus shaft fractures. Waters PM, et al. eds. Rockwood and Wilkins' Fractures in Children. 9th ed. Wolters Kluwer；2020. p.699-700.
14) Hannonen J, et al. A shift from non-operative care to surgical fixation of pediatric humeral shaft fractures even though their severity has not changed. Front Pediatr 2020；8：580272.

5章 骨折

小児に特徴的な骨折

小児の肘の骨折

■ 概略

骨折には，成人にも小児にも同様に起こる骨折もあれば，小児特有の骨折も存在する．小児に特有の骨折に対して成人骨折の知識のみで治療にあたると，骨折を見逃したり，必要な手術が行われなかったり，逆に不要な手術が行われてしまうこともある．とくに肘関節周囲の骨折は，小児特有の骨折が多く，適切に診断・治療がなされないと治療成績が不良となることが多い．今回は頻度の高い上腕骨顆上骨折，上腕骨外側顆骨折，上腕骨内側上顆骨折，Monteggia（モンテジア）骨折について述べる．

■ 上腕骨顆上骨折

小児のなかで最も頻度の高い肘周囲骨折であり，日本では肘周囲骨折の44％を占め，小児骨折全体の20％を占める[1,2]．リモデリング（remodeling）がしにくい骨折として有名であり，とくに冠状面（coronal plane）はリモデリングがほとんどみられない．骨折後の内反肘は整容的，機能的問題をきたすため，正確な解剖学的な整復が求められる．5歳以下では矢状面（sagittal plane）のリモデリングは良好[3]との報告もあるが，しかしながらそれ以上の年齢ではリモデリングはあまり起こらず，20°以上の変形は許容されない[4]．反対に，translation[*1]はリモデリング良好である[4]．

1．分類・診断

骨折の有無の診断はX線検査が基本検査となる．骨折型の分類には，modified Gartland（ガートランド）分類[*2]を用いている．

X線像で骨折線がはっきりしない場合は，fat pad signや，超音波検査での関節内血腫の有無が参考となる．超音波検査では感度96％，特異度89％で骨折の診断が可能だったとの報告があり，スクリーニングに有効である（図1）[5]．

軟骨成分が多い小児では，軟骨も評価可能なMRI，超音波検査，関節造影での評価が有用である．X線評価のパラメーターとして，tilting angle（TA），carrying angle（CA），Baumann（バウマン）angle（BA）[*3]，displacement of the center of the capitellum（DCC），hourglass angle（HGA）などがある．CA，BAの評価は上腕骨の回旋の影響を受けるため，評価はX線だけでは難しいことが多く，注意を要する[6]．当院では肉眼的CA評価を重視している．肉眼的CAの評価は，肘の屈伸軸方向に垂直な面で評価する（動画1）．

---

*1 角状変形を伴わない側方転位（下図）．

*2 modified Gartland分類

Type 1：2 mm未満の転位，Type 2：後方皮質の連続性あり，Type 3：後方皮質の連続性なし，Type 4：屈曲，伸展両方向の不安定性あり．

*3 上腕骨軸と外側顆骨端線のなす角度（下図）．

動画1

■ 5章 骨折

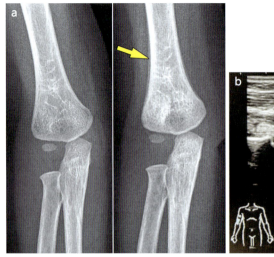
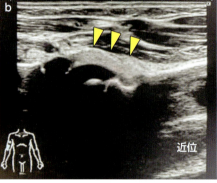

図1　上腕骨顆上骨折の画像診断
X線像（a左）では骨折ははっきりしないが，超音波画像（b）で関節内血腫（矢頭）を認める．後日，骨膜反応（a右，矢印）を認め，骨折と判明した．

　コンパートメント症候群，神経損傷，動脈損傷は緊急で対応が必要であり初期対応で診断する必要がある．いわゆる5P（pallor, pain, pulseless, paresthesia, paralysis）を用いて初期診断を行うが，小児では疼痛が強い場合は手指を動かしてくれないことが多く，神経学的な診察が困難なことが多い．おもちゃなどをうまく用いて，注意深く長い時間をかけて運動麻痺がないかどうか診察をするがそれでも運動麻痺の有無を正確に判断することが難しいことも多い．そのため患児の協力がなくても診察可能なpain, pallor, pulselessを用いて診断することも多い．診察に加えて，前方から超音波を当てることで骨片が動脈や神経損傷を引き起こしていないかどうか視覚的にとらえることができる．小児の場合は，非鎮静下ではMRIが撮影できないことも多く超音波検査が有用である．

2. 治療

　Gartland Type 1は保存療法，Gartland Type 3以上は手術加療が基本的な治療方針となる．Gartland Type 2では，まず保存療法を試みた後，転位が残存したものに関しては，手術加療を行っている．健側と比較して，BA 5°，TA 15°以上の転位，回旋転位の残存，許容されない肉眼的CAの左右差を手術適応の目安としている．手術療法は，整復の後に，経皮的pinningを行っている．基本的にリモデリングは起こらないものとして，整復固定を行う．年齢にもよるが，健側と比較してTA 10°以内，BA 5°以内を目標として整復固定する．術前と同様に術中も肉眼的CAを重視している．

　当院では，術中に前方からのopen reductionに移行しやすくするため，肉眼的CAをわかりやすくするため，手術を仰臥位で行っている．初めに上腕骨

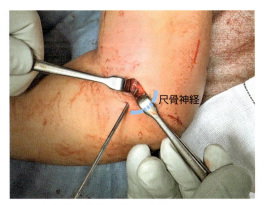

図2　尺骨神経損傷を防ぐ手技例
尺骨神経を後方へレトラクトする．

*4
尺骨神経損傷を避けるために以下の点に留意している．①内側上顆の前方から刺入する，②内側上顆が触れにくいときは mini open して尺骨神経を後方へレトラクト（図2），③皮膚を貫いて，遠位骨片に刺入するまでは肘を伸展位にしておく．小児では肘屈曲すると尺骨神経が前方に脱臼する例が多い（動画2）．

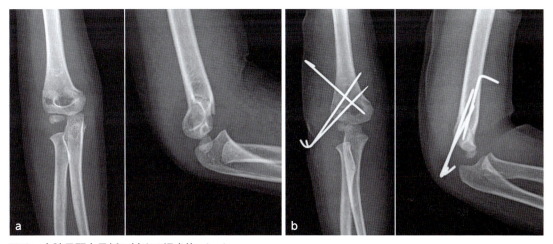

図3　上腕骨顆上骨折に対する経皮的 pinning
内反，伸展変形した上腕骨顆上骨折に対して，経皮的 pinning を行った．内側への pinning は尺骨神経損傷を避けるために外側から行った．
a：術前 X 線像，b：術後 X 線像．

背側から骨折部に 2.4 mm 程度の K-wire で intrafocal pinning を行い，伸展変形を整復する．可能であれば pin 刺入位置を調整し，回旋変形も矯正する（遠位骨片が外旋している場合には，骨折線の外側後方から pin を刺入することで回旋変形を矯正できることがある）．尺骨神経の損傷を防ぐために（図2）[*4]，外側からの K-wire 2〜3 本での固定を基本としている（図3）[7,8]．外側からの pin 刺入のみで固定性が不十分な場合や，内側骨片の粉砕がある場合には，固定力を上げるために内側からの cross pinning を行うことが多い．2023 年のメタアナリシスでは，内外側からの pinning のほうが固定性が高いが，同時に尺骨神経損傷リスクが上がるとされている[9]．機能面や整容面で問題となるような内反肘や，屈曲・伸展障害をきたした場合は二期的に骨切り術を行っている（図4）[*5]．骨切り後にリモデリング期間を設けるため，10 歳未満で手術するこ

動画2

*5
最近は K-wire で pinning した後に，pin 間を Fiber-Wire で縛るようにしている．pinning のみのときと比較して，矯正損失が起こりにくくなった．

■ 5章 骨折

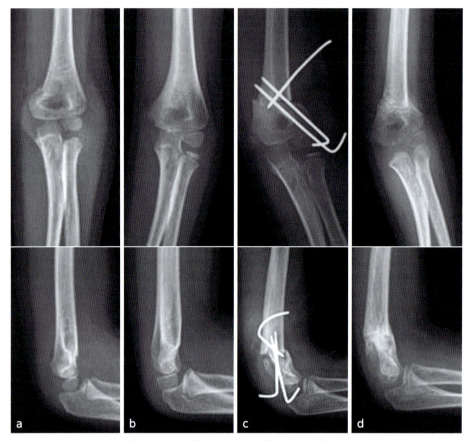

図4 左上腕骨顆上骨折後の内反肘（内反，伸展変形）（6歳男児）
closed wedgeで外反，屈曲骨切りを行った．
a：受傷時，b：16か月，c：17か月，d：18か月．

とを基本としている．

■ 上腕骨外側顆骨折

　小児の肘関節周囲骨折のなかでは2番目に多く，22%を占める．93%の骨折が10歳までに起こる[1]．外側顆骨折は関節内骨折であると同時に骨端線損傷であり，正確に整復する必要がある．外側顆骨折の治療成績はほかの肘関節周囲骨折と比較しても悪い傾向があり，適切な治療が不可欠である[*6]．

1. 診断

　さまざまな骨折型の分類法があるが，分類が手術適応と一致する，より実践的なJakob（ヤコブ）classification[11]，Song classification[12]を用いている．受傷機転からの分類として，肘が内反した際に，伸筋腱や外側側副靱帯に牽引されて骨折が生じるpull off型と，肘外反時に橈骨頭により外側顆に骨折を生じるpush off型がある．基本原則として，骨折線が関節内に達しているものを手術適応としている．X線像だけでは関節軟骨の損傷の有無を判断することは

[*6]
上腕骨顆上骨折と比較して骨癒合がしにくいため，pinの留置，外固定を長めに行うことが多い．骨癒合が悪い理由として，①血流が乏しい，②伸筋群により牽引される，③関節内に骨折線が及ぶ場合，骨折部に関節液が入り込んでしまう，ことなどが考えられている[10]．

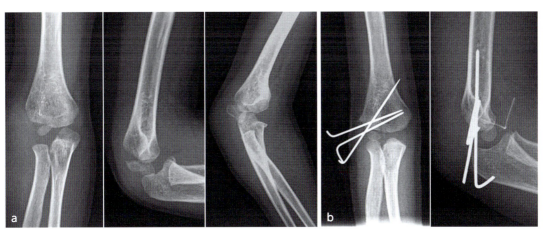

図5　上腕骨外側顆骨折の固定
観血的整復固定術（ORIF）を行い，K-wire 3本で固定を行った．
a：術前X線像，b：術後X線像．

難しく，MRIや超音波検査を用いて判断することが多い．上腕骨外側顆骨折は非鎮静下のMRI撮影が難しい年齢で起こることが多く，とくに超音波検査が有用であると感じている．超音波検査では，上腕骨遠位の関節軟骨部を観察すると，骨折線が関節内部にまで至っているか簡便に確認でき，治療方針の決定のために非常に有用である[13]．

2. 治療

手術療法は，まずclosed reductionを試みる．pull off型で，右が患側の場合，肘関節伸展位とし，術者の左手の母指で骨折部を遠位方向に押さえながら肘関節を外反させ，前腕回外，手関節背屈位で整復を試みる[14]．一度では整復されなくても複数回繰り返すことで改善することもあるので何度か繰り返す．転位が2mm未満となれば許容範囲と考え経皮的にpinningを行っている．pinningは，強固な固定性を得るためになるべく角度を開いて外側から固定している[15]*7．ギプス固定は肘関節90°の屈曲，遠位骨片への牽引力を緩める目的で軽度前腕回外，手関節背屈位で固定している．open reductionの場合はより強固な固定性を得るためにtension band wiringを行っている．可能であれば全身麻酔下の抜釘術を避けるためにK-wireは皮膚の外に出し，soft wireの代わりにFiberWireなどを用いている．手術症例を図5に示す．

■ 上腕骨内側上顆骨折

日本における小児の肘関節周囲骨折のなかでおよそ7.2％と4番目に多く，手術で加療される可能性が最も高い骨折である（86％）[1]．60％が肘関節脱臼を伴うとされている．

内側上顆の骨端核は5〜9歳で出現して，15〜16歳で癒合するため，10〜14歳ごろに多い外傷である．内側上顆には手関節屈筋腱の共同腱や内側側副靱帯

*7
上腕骨遠位骨端線離開を上腕骨外側顆骨折と誤診して外側からのみpinningを行うと，内側の固定性が不十分となり，術後転位しやすいので注意が必要．

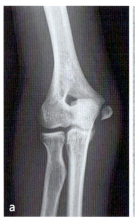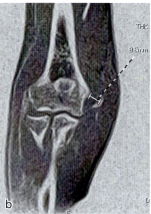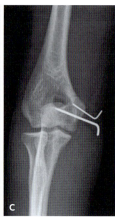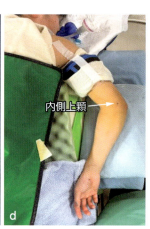

図6　上腕骨内側上顆骨折に対する手術
MRIで8.8 mmの転位を認めたため，tension band法による観血的整復固定術（ORIF）を行った．soft wireの代わりにFiberWireを用いた．手術は腹臥位で行い，術中の整復は容易であった．
a：術前X線像，b：術前MRI，c：術後X線像，d：腹臥位での手術．

が付着しているため，手関節背屈，肘関節外反による牽引力により受傷することが多い．

1. 診断

診断にはWatson-Jones（ワトソン-ジョーンズ）分類が用いられることが多い[*8]．絶対的な手術適応は，骨片による尺骨神経障害，関節内への骨片嵌頓，開放骨折である．転位の大きさと手術適応についてはcontroversialである．5 mm以内の転位では保存療法の適応である．5 mm以上では症例に応じて保存療法と手術療法が選択される．保存療法と手術療法では，臨床的な痛み，尺骨神経障害に関しては差がなかったが，保存療法では偽関節率が高いと報告されている．5 mm以上の転位があり肘関節の安定性が求められる症例では手術療法を勧める報告がある[16]．また，5～15 mmまでの転位では手術と保存療法に差がなかったとする報告もあり，5 mm以上の転位のある症例では，患者とよく相談し，個々のニーズに応じて手術適応を決定している[17]．

[*8] Watson-Jones分類
Type 1：内側上顆骨片の軽度の転位，Type 2：骨片の関節レベルまでの転位，Type 3：骨片が関節内に嵌頓，Type 4：肘関節脱臼を合併．

2. 治療

closed reductionでは十分に整復することが難しく，経皮pinningだと尺骨神経損傷が危惧されるため，観血的整復固定術（open reduction and internal fixation：ORIF）を基本的に行っている．以前は仰臥位で手術を行っていたが，術中肘外反位での手術を余儀なくされるため，整復に難渋することが多かった．腹臥位，肘内反位で手術をするようになってからは整復が容易となったため，腹臥位での手術を好んで行っている（図6）[18]．pinは皮膚外へ出し，固定はFiberWireを用いたtension bandを用いることで抜釘術を避けるようにしている．拘縮を避けるために，可能であれば術後3～4週から自動関節可動域

（range of motion：ROM）運動を開始する.

■ Monteggia 骨折

1814 年に初めて Monteggia GB が報告した骨折で，橈骨頭脱臼を伴う尺骨骨折もしくは尺骨塑性変形である．日本の肘関節周囲骨折中では，6 番目に多く，肘関節周囲骨折の 4.7％を占め，61％が手術加療を受けている．尺骨骨折に目を奪われて，橈骨頭脱臼を見逃すことが多いことで有名である．25～50％が初療で見逃されたとの報告がある[19]*9．正確な肘正面・側面像で，radiocapitellar line が上腕骨小頭内を通過することを確認する必要がある．

1. 診断

Bado（バド）分類が最も広く使われている*10．骨折部の粉砕がなく，整復後に尺骨の長さが保たれると予想される場合はまず閉鎖的な整復を試みる．目安として，尺骨の角状変形が 10° 未満まで整復され，橈骨頭が安定した場合にはキャスト固定による保存療法を選択する[20]．骨折部が粉砕している場合は整復後に長さを保つことができず，一度整復されたとしても橈骨頭の再脱臼をきたす可能性が高いため手術療法を選択している[21]．

2. 治療

a. 保存療法

◆ Type 1，Type 4

尺骨の前方凸の変形を，牽引しながら前方から押し込むようにして整復する．尺骨の整復が得られれば自然と橈骨頭が整復されることが多い．整復されない場合は前方から押し込みながら，回外することで整復が得られることが多い．前方から押す場合，橈骨神経の圧迫性の障害をきたすことがあるので注意が必要である．橈骨頭を前方に牽引する力源となる上腕二頭筋を緩めるために，固定は可能であれば 100° 程度の屈曲位で行う．骨幹膜を緊張させ，整復を安定化するため，軽度回外位で固定する．最大回外位でのみ整復され少し回内するだけで外れてしまうような場合は手術療法を考慮する．

◆ Type 2

尺骨後方凸の変形を後方から押し込むようにして整復し，後方から前方に橈骨頭を押し込み整復する．整復後は回内外中間位，肘関節伸展位で固定を行う．

◆ Type 3

尺骨外側凸の変形を矯正するため，側方から押し込むようにして尺骨を整復する．その後，橈骨頭を側方から押し込み整復する．整復後は肘関節屈曲 90°，軽度回外位で固定している．

b. 手術療法

保存療法で，安定した整復位が得られなかった症例に対して，手術療法を行っている（図 7）．手術は K-wire 尺骨髄内釘固定を第一選択としているが長

*9
もともと先天性橈骨頭脱臼がある患者が尺骨骨折を起こした場合，Monteggia 骨折として加療されることがある．その場合，橈骨頭の整復が困難なことが多く，治療に難渋する．もともと回内外制限がなかったかどうか，詳細な病歴聴取，健側との比較，画像から先天性橈骨頭脱臼の可能性がないかどうか検討する必要がある．

*10 Bado 分類
Type 1：尺骨は前方凸変形，橈骨頭は前方脱臼，
Type 2：尺骨は後方凸変形，橈骨頭は後方脱臼，
Type 3：尺骨は外側凸変形，橈骨頭は外側脱臼，
Type 4：尺骨と橈骨の両骨骨折，橈骨頭は前方脱臼．

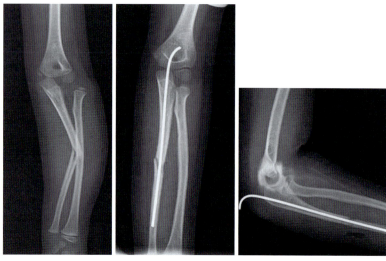

図7 Monteggia骨折に対する手術
Bado分類Type 3．K-wire髄内釘固定で加療を行った．腕頭関節の適合性を確認するために，術中関節造影を行った．橈骨頭の形が明瞭に描出され，適合性がよいことがわかる．

斜骨折や粉砕が強い症例や，Type 1で尺骨を屈曲位で固定する必要がある場合はプレート固定を行っている[*11]．尺骨を整復位に固定しても橈骨頭の整復が得られない場合は腕頭関節を open reduction している．輪状靱帯や，回外筋が整復阻害因子となっており closed reduction が困難なことがある．open reduction でも安定性が得られない場合，尺骨を屈曲位でプレート固定している．

（都丸洋平）

*11
尺骨をプレート固定する際に，骨膜を裏側まで大きく展開してしまうと橈骨との骨膜の連続性が絶たれてしまい，橈骨頭の整復が難しいときがあるので注意が必要．

■文献

1) Okubo H, et al. Epidemiology of paediatric elbow fractures：A retrospective multi-centre study of 488 fractures. J Child Orthop 2019；13：516-21.
2) Cheng JC, et al. A 10-year study of the changes in the pattern and treatment of 6,493 fractures. J Pediatr Orthop 1999；19：344-50.
3) Gamble JG, Vorhies JS. Remodeling of sagittal plane malunion after pediatric supracondylar humerus fractures. J Pediatr Orthop 2020；40：E903-9.
4) Wilkins KE. Principles of fracture remodeling in children. Injury 2005；36 (suppl 1)：A3-11.
5) Lee SH, Yun SJ. Diagnostic performance of ultrasonography for detection of pediatric elbow fracture：A meta-analysis. Ann Emerg Med 2019；74：493-502.
6) Segal D, et al. Humerus rotation has a negligible effect on baumann angle in a wide range of rotational positions. J Pediatr Orthop 2020；40：e822-6.
7) Eberhardt O, et al. Cross pinning of supracondylar fractures from a lateral approach. Stabilization achieved with safety. J Child Orthop 2007；1：127-33.
8) Oztermeli A, et al. Is lateral onset cross pin technique strong enough? A biomechanical study. Med Bull Sisli Etfal Hosp 2023；57：495-9.
9) Xing B, et al. Medial-lateral versus lateral-only pinning fixation in children with dis-

placed supracondylar humeral fractures : a meta-analysis of randomized controlled trials. J Orthop Surg 2023 ; 18 : 43.

10) Singh K, Shah H. Nonunion of the lateral condyle of humerus. J Orthop Assoc South Indian States 2022 ; 19 : 51.

11) Jakob R, et al. Observations concerning fractures of the lateral humeral condyle in children. J Bone Joint Surg Br 1975 ; 57 : 430-6.

12) Song KS, et al. Closed reduction and internal fixation of displaced unstable lateral condylar fractures of the humerus in children. J Bone Joint Surg Am 2008 ; 90 : 2673-81.

13) Li X-T, et al. A novel transverse ultrasonography technique for minimally displaced lateral humeral condyle fractures in children. Orthop Traumatol Surg Res 2019 ; 105 : 557-62.

14) Prusick VW, et al. Surgical technique for closed reduction and percutaneous pinning of pediatric lateral humeral condyle fractures. Tech Orthop 2020 ; 35 : 145-50.

15) Bloom T, et al. Biomechanical analysis of lateral humeral condyle fracture pinning. J Pediatr Orthop 2011 ; 31 : 130-7.

16) Kamath AF, et al. Operative versus non-operative management of pediatric medial epicondyle fractures : a systematic review. J Child Orthop 2009 ; 3 : 345-57.

17) Farsetti P, et al. Long-term results of treatment of fractures of the medial humeral epicondyle in children. J Bone Joint Surg Am 2001 ; 83 : 1299-305.

18) May CJ, Shore BJ. Open reduction and internal fixation of pediatric medial epicondylar humeral fractures in the prone position. JBJS Essent. Surg Tech 2021 ; 11 : e19.00069.

19) Hubbard J, et al. Missed pediatric Monteggia fractures. JBJS Rev 2018 ; 6 : e2.

20) Foran I, et al. Acute pediatric Monteggia fractures : A conservative approach to stabilization. J Pediatr Orthop 2017 ; 37 : e335-41.

21) Ramski DE, et al. Pediatric Monteggia fractures : a multicenter examination of treatment strategy and early clinical and radiographic results. J Pediatr Orthop 2015 ; 35 : 115-20.

5章 骨折

小児に特徴的な骨折
小児の前腕骨と手関節と手の骨折

■ 概略

　小児の骨折において，前腕〜手部の骨折は最も発生頻度が高く，身近な外傷の一つである[1]．前腕の骨折は手を伸ばした状態で手をついて転倒することで生じることが多い[2]．手部の骨折は，幼少時では挟まれたりぶつけたりして受傷することが多く，年長児になると転倒やボールスポーツでの受傷が多くなる[3]．

　小児の骨は弾性率が小さく，骨密度が低いことに加え，厚い骨膜をもつのが特徴である．成人と比較すると，同じ外力が加わった場合，骨折を生じやすいものの塑性域が大きいため完全骨折に至らず不全骨折を生じやすい．とくに前腕では膨隆骨折（図1）[*1]，若木骨折（図2）[*2]，急性塑性変形（図3）[*3]を発生しやすい．軽微な骨折を見逃さないためには，単純X線や超音波検査での両側比較などが有用である．

■ 前腕骨幹部骨折

1．病態と診察

　上肢の痛みで受診することが多い．変形が強い場合は診断が容易だが，小児ではうまく症状を訴えられない場合もあり，軽微な損傷を見逃さないように注意する．前腕の局所的な圧痛や，回内外制限は前腕骨幹部骨折を疑う所見であ

*1　膨隆骨折
X線で骨が隆起したようにみえる．一見，皮質骨の連続性があるため診断が難しいことがある．

*2　若木骨折
部分的に皮質の連続性が断たれた骨折である．変形が強くても整復操作が容易なことが多い．

*3　急性塑性変形
骨折には至らないが，骨の弾性限界を超えて変形を生じた状態である．とくに尺骨で起こりやすい．

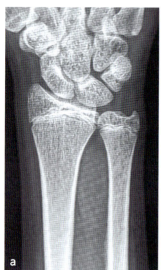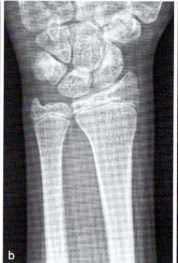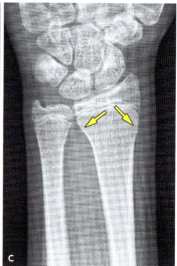

図1　膨隆骨折
a：健側，b, c：患側，矢印は骨折部を示す．皮質骨が膨隆している．

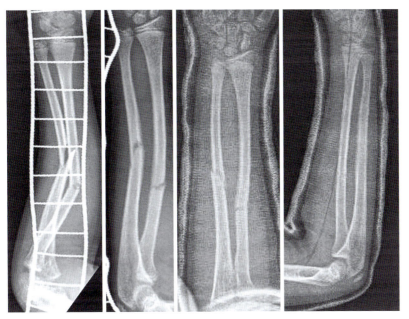

図2　若木骨折
変形はしているが，骨膜や皮質骨が一部連続しているため，整復は容易である．

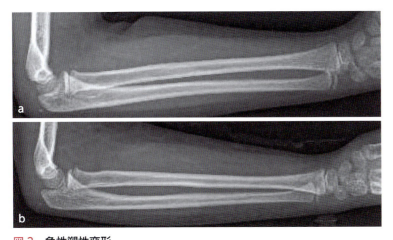

図3　急性塑性変形
a：患側．尺骨が掌側凸変形している．b：健側．

る[4]．前腕の骨折では，Monteggia骨折やGaleazzi骨折などの合併損傷を疑い，必ず手関節や肘関節に痛みがないかを判断する．

　前腕骨幹部骨折に伴う神経損傷のリスクは0.7％と低く，永続的な障害となるとさらに頻度は下がる[5]．しかし，転位の大きい骨折や開放骨折では，必ず注意して診察する．血管損傷についても同様に注意する．

▶Monteggia（モンテジア）骨折：尺骨骨幹部骨折＋橈骨頭脱臼．

▶Galeazzi（ガレアッツィ）骨折：橈骨骨幹部骨折＋遠位橈尺関節（DRUJ）脱臼．

2. 検査
a. 単純X線
　前腕両側2方向（正面，側面）を撮影する．診察の際に，肘関節や手関節の所見があれば，それぞれ肘関節や手関節の撮影を追加する．肘から前腕の損傷を疑う際には，肘関節条件で撮影し前腕の全長を含めることで，一度に前腕全体のアライメントを評価できるので有用である（図3）．手関節は，前腕とは別に正確な正面・側面像を撮影するとよい．

b. CT
　基本的には不要な検査であるが，骨折の詳細を知りたい場合には有用である．

3. 治療
a. 保存療法
　小児の前腕骨骨折の基本は保存療法である．手術を行うかの目安に，変形の許容範囲がある．角状変形について，10歳未満は10～15°以内，10歳以上は10°度以内とされる[6-8]．回旋変形について，自家矯正の能力は低いが30°未満までは許容とする報告もある[6]．短縮は1cmまで，側方転位は100%[*4]までとされる[6]．これらはあくまで目安であり，側方転位に伴う回旋変形は機能障害を残しやすいという報告もあり，複合的に判断するべきである[9]．

　保存療法における重要な点はいくつかある．

◆骨折の部位により変形の許容範囲が違うことを知る

　前腕の変形に対する自家矯正力は，骨折部が遠位であるほど強く，近位であるほど弱くなる[10]．そのため同じ骨幹部骨折でも，近位骨幹部では遠位骨幹部よりも，より解剖学的な整復を目指す必要がある．

◆整復操作を行い，適切なキャスト固定を行う

　変形が許容範囲内だからといって整復が不要なわけではない．解剖学的整復を目指し徒手整復を行う．短縮を伴う両骨骨幹部骨折の多くは整復が難しいため，徒らに徒手整復は行わず，全身麻酔下で手術治療が可能な状態での徒手整復を行っている[*5]．

　整復操作後にシーネのみで整復位を保つことは難しい．そのため，整復操作を行った場合は必ずキャスト固定を行う．下巻きは厚く巻きすぎないように注意する[11]．キャスト固定は肘上キャスト固定とする．前腕では骨幹膜を張ることで骨折部が整復されるため，cast index 0.7[*6]を目指して回外位でのキャスト固定を行う．肘は90°屈曲位として肘上まで伸ばす[12]．

　保存治療では整復後再転位をきたすことがあり，最初の2週間はとくに注意して経過観察を行う．

◆コンパートメント症候群に注意する

　受傷早期にキャスト固定を行った際は，必ずキャストの尺側

[*4] 側方転位の量は骨の横径との割合で表す．側方転位100%は，骨片が骨軸に対して垂直に転位し，皮質骨がちょうど接する転位である．

[*5] 筆者は小学生以上であれば神経ブロック下で，未就学児であれば静脈麻酔や全身麻酔下での徒手整復を行っている．十分な除痛を行うことが整復には重要である．

[*6] cast index
前腕正面像でのキャストの横径（B），側面像でのキャストの横径（A）の比（A/B）．前腕の断面は円形ではなく楕円であり，cast index 0.7が理想とされている（図4）．

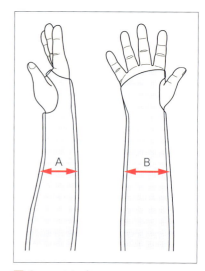

図4　cast index
cast index ＝ $\dfrac{A}{B}$

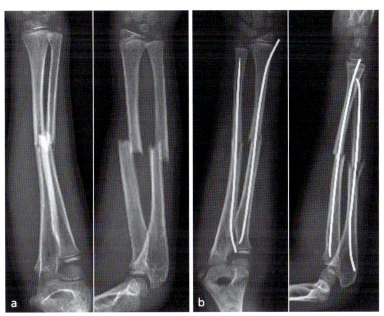

図5 前腕両骨骨幹部骨折に対するESINを用いた内固定
a：受傷時，b：内固定後．

に割を入れ，下巻きまで切離し，いつでも緩められる状態で，テープで再度キャストを補強する[*7]．

b. 手術療法

小児の前腕骨幹部骨折における，手術治療のゴールドスタンダードはelastic stable intramedullary nail（ESIN）である．ESINとプレート固定とで成績に大きな差はないとされるが，ESINのほうが小さい傷で短時間の手術で終わることが多い[2]．髄腔径の40〜70％の太さのステンレスまたはチタンの髄内釘を，橈骨は遠位から，尺骨は近位から，骨端線を避けて挿入する[13]（図5）．

4. 合併症

前腕骨幹部骨折，とくに両骨骨折では再骨折に注意する．治療開始から3か月程度は大きなエネルギーの加わるスポーツ活動は勧められず，内固定した場合も術後半年以上での抜釘が推奨されている[10]．両骨骨折かどうか，スポーツの内容，患者の性格などから総合的に判断して後療法を判断する．

■ 前腕遠位〜遠位骨幹端の骨折

1. 病態と診察

前腕遠位の骨折はスポーツ活動や1m以下の高所からの転落で手をついて起こることが多く，骨折形態として骨端離開や若木骨折を起こしやすい[14]．

[*7] 筆者はキャスト固定後に，「時間経過とともに増悪する疼痛や痺れが出現した場合は，まずテープを外してキャストを緩める，それでもダメなら必ず医療機関を受診するように」と説明している．

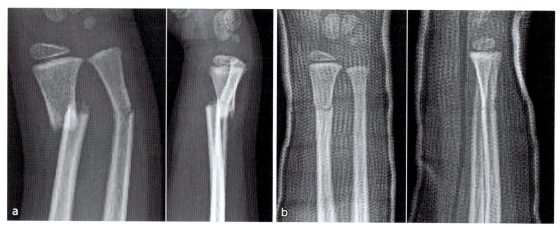

図6 前腕遠位骨幹端両骨骨折
a：受傷時，b：整復後．徒手整復を行い保存的に治療した．

2. 検査
a. 単純X線
前腕両側2方向（正面，側面）を撮影する．側面像ではDRUJの適合性を評価する．

b. CT
小児の骨端部は，年齢によって骨化核の成熟度合いが違ってくる．幼少児においてX線で評価が難しいと判断した場合には，CT検査は有効である．

▶DRUJ：distal radioulnar joint（遠位橈尺関節）．

3. 治療
a. 保存療法
前腕遠位では関節内骨折は非常にまれであり，リモデリング能力が高く，そのほとんどが保存的に治療できる[15]．受傷早期に救急外来で整復することが最も容易であり，とくに若木骨折はほとんどの場合，徒手整復できる[15]．10歳未満では25°までの角状変形，40％の側方転位はリモデリングされるという報告もあり許容範囲が広い．10歳以上になるとリモデリング能力が落ちてくるので注意が必要である[16,17]．

整復操作は，麻酔下に行う．完全骨折で短縮を生じた場合は整復に難渋することがある．背屈転位の症例では，一度大きく転位方向に背屈させ，軟部組織が介在しないように背側の皮質骨を押し込むようにして整復すると短縮が取れやすい[*8]（図6）．

骨端離開では成長障害に注意が必要である．成長軟骨版に骨性架橋ができることで成長が抑制され，橈尺骨の長さに差を生じる．軽微な骨折であっても，1年以上は経過観察が必要である[17]．橈骨よりも尺骨のほうが，成長障害が起きやすいので注意する[17]．

4〜6週間の肘下キャスト固定を行う[12,18]．骨折部が近位に近づくほど不安定になり，とくに骨幹端〜骨幹移行部については，整復後の再転位が多いことが

*8
遠位骨幹端の両骨骨折では短縮が強いため整復に困る．牽引と屈曲のみでは整復できないことも多い．思い切って伸展し，押し込むようにして整復することが重要である．この方法のためには除痛が肝である．

知られている[19]．この部位は内固定も難しい部位であり，慎重に治療する[*9]．

b．手術療法

徒手整復ができない症例，徒手整復後も不安定な症例については手術治療を行う．整復は経皮的に鋼線を挿入し，テコのように用いる Kapandji（カパンジー）法を行う．経皮的整復ができない場合は観血的に整復する．内固定は経皮的鋼線固定が一般的だが，骨折部が近位にいくほど難しくなる．症例に応じて，ESIN や intrafocal pinning，創外固定，プレート固定などを考慮する．

4．合併症

骨折部が遠位であるほど，成長障害に注意が必要である．骨端線を避けた鋼線固定を行ったとしても，骨端線周囲の perichondrial ring を損傷している可能性がある．perichondrial ring は成長に重要であり，損傷すると部分的な骨性架橋が発生し，変形を生じる[20]．

■ 手の骨折

1．病態と診察

小児の手の骨折は 10 歳代で多い[21]．基節骨や小指列の損傷が多く，スポーツ活動中に受傷しやすい[21]．末節骨の骨折は，幼少児が挟まれるなどして受傷することが多く，手根骨の骨折はまれである[22]．手指を屈曲した際の左右の指の形を見比べて，回旋変形がないかを必ず確認する．回旋変形はリモデリングされないため，回旋変形があれば徒手整復を行い，整復を保持できなければ手術適応である．

2．検査

a．単純 X 線

手部両側 2 方向（正面，斜位）を基本として撮影する．指節骨骨折では，各指の 2 方向（正面，側面）撮影が有効である．手根部を痛がる場合には，手根管撮影を行う[*10]．

b．CT

小児では手部の骨化が未熟な場合が多く，X 線では判断に迷う場合も多い．その際に CT は有効だが必要な症例は少ない．

3．治療

a．指節骨骨折

指節骨頚部骨折はまれであるが，小児の骨頭部は軟骨であることから不安定であり，転位があれば整復操作と鋼線固定が必要なことも多い[23]．指節骨頚部骨折における変形は，矢状面で 30°，冠状面で 10°，側方転位は 50％まで許容されるという報告がある[24]．矢状面の変形は幼少であれば 90° の変形でもリモデリングされるが，冠状面の変形はほとんどリモデリングされず，これらを勘案して手術適応を決定する[24]．

---

*9
筆者も前腕遠位骨幹端～骨幹移行部の遷延癒合や再転位を経験している．この部位の保存治療では，6 週間のキャスト固定を行い，場合によりシーネ固定をさらに 2 週間程度追加している．

*10
例：野球部員の有鉤骨鉤骨折など．

指節骨基部骨折は，20°の角状変形も良好にリモデリングされるため，初診時に徒手整復を行うことで，多くは保存的に治療できる[25]．基節骨基部骨折では，MP 関節屈曲位で外固定を行う．

b. 中手骨骨折

中手骨骨折では頸部骨折が最も多く，とくに小指列での損傷が多い[22]．一般的に保存治療が可能である．多くが屈曲変形する．許容範囲は小指から示指にいくほど狭いとされ，示指 10°，中指 20°，環指 30°，小指 40° が一つの目安である[26]．頸部骨折では MP 関節屈曲位で骨頭を押し込むようにすると屈曲変形が整復される．MP 関節屈曲位で外固定を行う．

中手骨基部や CM 関節脱臼は閉鎖的に整復できることが多い[26]．中手骨基部の横骨折は安定していることが多い一方で，CM 関節脱臼や CM 関節脱臼骨折では不安定なことが多く，不安定であれば経皮的鋼線固定が推奨される[26]．

c. 手根骨骨折

小児の手根骨骨折は非常にまれである．また，手根骨は骨化するまでは X 線での評価も難しい．疑った場合は，CT や MRI を行いながら慎重に評価する．舟状骨骨折が小児の手根骨骨折では最も頻度が多い[22]．

（中川知郎）

▶MP 関節：中手指節（metacarpophalangeal）関節．

▶CM 関節：手根中手（carpometacarpal）関節．

■文献

1) Cooper C, et al. Epidemiology of childhood fractures in Britain：a study using the general practice research database. J Bone Miner Res 2004；19：1976-81.
2) Mmerem K, Beeharry MW. Clinical and radiological outcomes of paediatric forearm fractures of the radius and ulna following fixation by intramedullary nailing or plating：A systematic review. Cureus 2023；15：e43557.
3) Arneitz C, et al. Distribution and pattern of hand fractures in children and adolescents. Eur J Pediatr 2023；182：2785-92.
4) Soong C, Rocke LG. Clinical predictors of forearm fracture in children. Arch Emerg Med 1990；7：196-9.
5) Zilliacus K, et al. The risk of nerve injury in pediatric forearm fractures. J Bone Joint Surg Am 2023；105：1080-6.
6) Price CT. Acceptable alignment of forearm fractures in children：Open reduction indications. J Pediatr Orthop 2010；30（Supplement 2）：S82-4.
7) Kay S, et al. Both-bone midshaft forearm fractures in children. J Pediatr Orthop 1986；6：306-10.
8) Gascó J, de Pablos J. Bone remodeling in malunited fractures in children. Is it reliable? J Pediatr Orthop B 1997；6：126-32.
9) Price CT, et al. Malunited forearm fractures in children. J Pediatr Orthop 1990；10：705-12.
10) Sinikumpu JJ, Serlo W. The shaft fractures of the radius and ulna in children：current concepts. J Pediatr Orthop B 2015；24：200-6.
11) Bhatia M, Housden PH. Redisplacement of paediatric forearm fractures：Role of plaster moulding and padding. Injury 2006；37：259-68.
12) Chess DG, et al. Short arm plaster cast for distal pediatric forearm fractures. J Pediatr Orthop 1994；14：211-3.
13) Korhonen L, et al. The Association of Metal Frame Construct of ESIN and radiographic bone healing of pediatric forearm fractures. Injury 2020；51：856-62.
14) Korup LR, et al. Children's distal forearm fractures：a population-based epidemiology

study of 4,316 fractures. Bone Jt Open 2022；3：448-54.

15）Rimbaldo KM, et al. Deformed pediatric forearm fractures：Predictors of successful reduction by emergency providers. Am J Emerg Med 2021；50：59-65.

16）Jeroense KTV, et al. Malunion of distal radius fractures in children. Acta Orthop 2015；86：233-7.

17）Hennrikus WL, Mehlman CT. The community orthopedic surgeon taking trauma call：Pediatric distal radius and ulna fracture pearls and pitfalls. J Orthop Trauma 2019；33（Suppl 8）：S6-11.

18）Colaris JW, et al. Below-elbow cast for metaphyseal both-bone fractures of the distal forearm in children：a randomised multicentre study. Injury 2012；43：1107-11.

19）Sato K, et al. Fractures of the proximal segments of the pediatric distal radial metaphysis exhibit less angular stability than fractures of the distal segments. J Pediatr Orthop B 2022；31：471-8.

20）Havranek P, Pesl T. Salter（Rang）type 6 physeal injury. Eur J Pediatr Surg 2010；20：174-7.

21）Chew EM, Chong AKS. Hand fractures in children：epidemiology and misdiagnosis in a tertiary referral hospital. J Hand Surg Am 2012；37：1684-8.

22）Liao JCY, Chong AKS. Pediatric hand and wrist fractures. Clin Plast Surg 2019；46：425-36.

23）Al-Qattan MM, Al-Qattan AM. A review of phalangeal neck fractures in children. Injury 2015；46：935-44.

24）Puckett BN, et al. Remodeling potential of phalangeal distal condylar malunions in children. J Hand Surg Am 2012；37：34-41.

25）Al-Qattan MM. Fractures of the base of the proximal phalanx in children：Remodeling of malunion in the radioulnar plane with a diaphyseal axis-metacarpal head angle of 156° to 163°. Ann Plast Surg 2019；82：399-402.

26）Cornwall R. Finger metacarpal fractures and dislocations in children. Hand Clin 2006；22：1-10.

5章 骨折

小児に特徴的な骨折
小児の脊椎と骨盤の骨折

■ 脊椎の骨折

小児の脊椎骨折の半数近くは頚椎骨折である[1,2]．10歳以上の頚椎損傷は下位頚椎に生じるが，10歳未満では後頭骨からC2レベルに生じる[3]．これは環軸関節の弛緩性と，幼児特有の頭の重さにも起因している[*1]．小児における胸椎および腰椎の損傷は頚椎よりも少ないが，その半数は神経損傷を伴う[5]．胸椎および腰椎の損傷の原因は交通事故によるものが多く，腰のシートベルトのみの装着で胸腰椎が屈曲すると損傷する[6]．

中高生では腰椎に疲労骨折（腰椎分離症）が生じることは多くの整形外科医が知っているが，小学生でも比較的高頻度に生じることは知識としてもっておくべきである[7]．

1. 診察と診断の方法

高エネルギー外傷による脊椎骨折は全身CTによって偶発的に見つかることもあるが，比較的軽微な力で発生することもあり，局所の叩打痛は重要な身体所見である．神経症状を伴うものは，損傷レベルや機能予後を推定するうえで，神経所見の詳細な評価が必要である．

[*1] 幼児を仰臥位にすると，大きな頭部により頚椎は自然な姿位よりも屈曲位となる[4]．歯突起骨折や頚椎の脱臼骨折などを疑う幼児例では注意を要する．

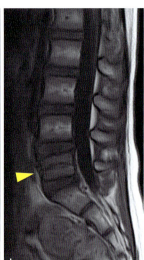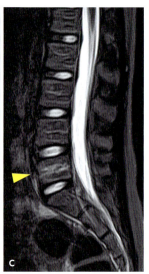

図1　椎体の骨挫傷の症例
12歳男子．35 kgの友達を肩車したら腰痛が出現した．単純X線では第5腰椎の形態変化は明瞭ではないが，MRIでは骨挫傷を認める．a：単純X線像，b：T1強調画像，c：STIR像[*2]．

[*2] STIR（short T inversion recovery）：脂肪抑制法で水分と炎症が白く写り，脂肪は黒く写る．

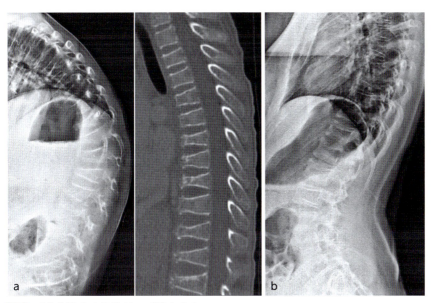

図2　10歳発症の急性リンパ性白血病
病的骨折による多発椎体骨折を認める．化学療法で軽快し，14歳時には椎体のリモデリングがみられる．a：10歳時，b：14歳時．

2. 外来でオーダーすべき画像診断

　単純X線はまず撮影すべきだが，頚胸椎移行部から上位胸椎は評価が困難である．このレベルの脊椎骨折を疑う場合はCTの矢状断像が有用である．MRIは脊椎周囲の軟部組織損傷を指摘でき，形態変化のない椎体の骨挫傷も指摘できるなど，得られる情報が多い（図1）．神経損傷を合併した例ではMRIは必須であり，受傷時のMRI所見と神経学的予後の関連も指摘されている[8]*3．

追加すべき検査

　軽微な外力や，受傷機転がはっきりしない椎体骨折では病的骨折も考える必要がある．背部痛と多発性圧迫骨折を伴う小児の病的骨折の原疾患として，骨形成不全症，転移性神経芽腫，Ewing（ユーイング）肉腫，白血病などがあげられる（図2）[10]．血液検査を含め，全身検索を検討すべきである．

3. 保存治療か手術治療か：選択の考え方

　神経症状を伴わない脊椎骨折は基本的に保存療法の適応であり，とくに横突起，棘突起，関節突起，および関節突起間（椎弓峡部）の骨折は保存治療のよい適応である．

4. 保存治療の実際

　12歳男子の棘突起骨折を提示する（図3）．部活のトレーニングの一環で馬飛びの馬をしていて受傷した．MRIで第4胸椎棘突起

*3　骨傷も靱帯損傷も伴わない脊髄損傷
小児では骨傷も靱帯損傷も伴わない脊髄損傷が発生することがある．脊椎と靱帯の弾性が脊髄よりも勝ることに起因するとされ，小児の脊髄損傷の2～3割を占める[9]．MRIで脊髄の信号変化が認められる．

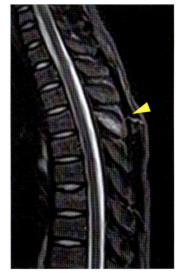

図3　棘突起骨折の症例
STIR像で第4胸椎棘突起に骨髄浮腫を認める．

■ 5章 骨折

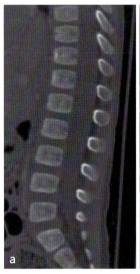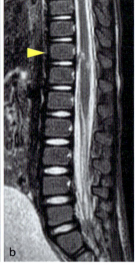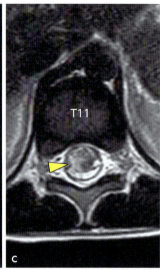

図4　胸髄損傷の症例
3歳男児．乗用車乗車中にトレーラーと正面衝突して受傷．CTやSTIR像で椎体の骨傷や靱帯損傷は指摘できないが，T11レベルで脊髄信号変化を認める．a：CT像，b：STIR像，c：T2強調画像．

骨折を認めた．同部位の伸展損傷と考えられた．日常生活動作が可能であり，外固定は行わずに外来で経過観察を行った．受傷後1か月で愁訴が消失し，スポーツ活動を再開した．その後の経過は良好である．

5. やはり手術療法を進める・選ぶ場合

　脊柱管の破綻や不安定性による神経症状を伴う例は手術適応である．小児の体形に合うインプラントが充実しているとはいえず，幼少期ほど術後にハローリングのような外固定を要する．

　小児は脊椎の形態的な変化や不安定性を伴わない脊髄損傷が生じうる[*3]．このような症例には手術を行うことすらできず，脊髄の回復を祈るばかりの外来フォローを継続することもある（図4）．再生医療など，今後の医療の発展に期待する．

■ 骨盤の骨折

　小児の骨盤骨折はスポーツ活動などによる裂離骨折と，高エネルギー外傷による腸骨翼骨折および骨盤輪骨折に大別される[11]．裂離骨折の多くは坐骨結節（ハムストリングスおよび股関節内転筋群の付着部），上前腸骨棘（縫工筋の付着部），下前腸骨棘（大腿直筋の付着部）に発生する[12]．スポーツ活動に起因することが多く，12～14歳の男子に好発する[13]．高エネルギー外傷の場合，頭部損傷や胸腹部損傷の合併が生命予後に大きく関係するが，骨盤輪骨折単独での予後は良好である[14]．

小児に特徴的な骨折／小児の脊椎と骨盤の骨折

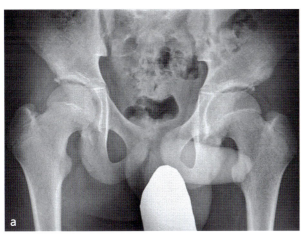
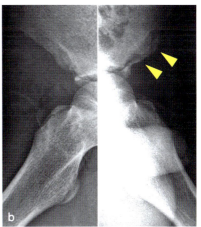

図5 左下前腸骨棘の裂離骨折
a：骨盤正面像，b：骨盤斜位像．正面像では骨折の指摘は困難だが，骨盤斜位像（またはLauenstein像）で左の下前腸骨棘の裂離骨折がみられる．

1. 診察と診断の方法

　裂離骨折の典型的な病歴は，ボールを蹴ったり，急な方向転換をしたりするなど，突発的な運動をしたときに突然の鋭い痛みとして発症するものである．痛みは損傷部位に限局することが多く，圧痛点によりある程度予測可能である．また，付着する筋をストレッチすることでも痛みが悪化するため，診断の補助となる．

　骨盤痛を訴える高エネルギー外傷であれば骨盤輪骨折を疑うことになるが，意識がないなどで愁訴の確認が困難であれば高エネルギー外傷のストラテジーに従って診察と診断を進めていくことになる．

2. 外来でオーダーすべき画像診断

　坐骨結節の裂離骨折は骨盤正面X線像でも指摘できることが多いが，上前腸骨棘や下前腸骨棘の裂離骨折は骨盤斜位X線像が有用である（図5）[*4,5]．軟骨性成分が多い裂離骨片はX線で同定が困難なことがあり，若年例ではMRIも有効である．

　骨盤輪骨折を伴う高エネルギー外傷では全身CTによるスキャンが行われるため，これで診断は可能だが，治療方針の決定や経過観察のためにも初期評価として単純X線像は必須である．

3. 保存治療か手術治療か：選択の考え方

　裂離骨折では2cm以上の転位を手術適応とする報告もあるが，それ以上の転位に対して保存治療を行っても続発性の晩期障害を生じるような症例は少ない[16]．手術を要するのは1.5〜3％程度である[16,17]．坐骨結節の裂離骨折は半数以上が癒合不全を生じるが，癒合不全を生じても多くの患者はほとんど愁訴を残さないとされている[18]．一方で，下前腸骨棘が変形癒合することで股関節前

*4
股関節痛を訴えることもあり，大腿骨近位部の評価を含めて患側股関節のLauenstein（ラウエンシュタイン）像を撮影することも有用である．Lauenstein像（I法）は骨盤が45°傾斜する．

*5
小児の骨盤X線像では恥坐結合部に左右非対称な骨透亮像がみられ，疲労骨折や骨折後の治癒変化などが疑われることがあるが，5〜15歳の15％程度にみられる所見であり[15]，normal variantである（図6）．

379

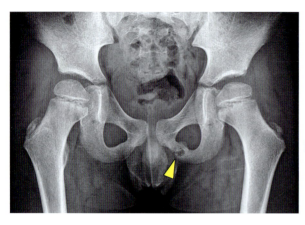

図6　恥坐骨結合部の骨透亮像
右股関節痛で来院した7歳男児．健側の恥坐骨結合部に骨透亮像を認める．画像所見にはvan Neck病という名前もついているが，normal variantと考えてよい．

方のインピンジメント（subspine impingement）を生じることも知られている[19]．

骨盤輪骨折では修正Torode分類[11]*6,7のtype IV以外は骨盤輪の安定が保たれ，保存治療が可能である．不安定なtype IVでは全身管理のためにも安定化させる必要があり，創外固定が第一選択となるが，1 cm以上の転位の残存に対しては観血的な整復を検討する[20]．

4. 保存治療の実際*8

比較的大きな転位を生じていた坐骨結節裂離骨折の症例を提示する（図7）．14歳男子で野球の走塁中に左殿部に激痛が生じた．2 cm以上の転位のある坐骨結節裂離骨折を認め，手術も検討したが，保存療法の方針とした．疼痛は自然軽快し，受傷後2か月から徐々に運動を再開した．受傷後4か月時点で，30分の座位で鈍痛が生じる程度の症状が残っていたが，追加治療は希望されなかった．受傷後6か月で座位やスポーツ活動を含めて愁訴はなくなったが，受傷後1年でも骨癒合は得られていない．

恥骨上下枝および同側の仙骨骨折を合併した修正Torode分類のtype III-Bの症例を提示する（図8）．12歳男子で自転車乗車中に車と接触して受傷した交通外傷である．幸い，他臓器の合併損傷はなかった．鎖骨骨折も合併しており，上肢支持も困難であったため，車いす移乗時のみは疼痛内荷重を許可して経過観察入院とした．受傷後1週間で立位を取らせたところ，ほとんど痛みもなく，トイレ歩行も可能であった．その後はすみやかに階段昇降も自立し，自宅退院となった．受傷後半年で関節症状や神経症状の訴えはないが，寛骨臼内に骨折線が及んでいたため，注意深く経過観察中である．

5. やはり手術療法を進める・選ぶ場合

裂離骨折はスポーツ活動に起因することが多く，早期の運動復帰やその確実性を期待されることがある．転位がやや大きくても多くの症例は保存治療で軽快することも説明したうえで，積極的な治療を希望される場合は，観血的整復および内固定を検討する．

症状の遺残，あるいは晩期障害が生じた場合も手術療法が選択される．下前

*6　Torode分類
type I：裂離骨折，type II：腸骨翼骨折，type III：単純な前方骨盤輪骨折，type IV：不安定な骨盤輪骨折．

*7　修正Torode分類
Torode分類type IIIを2つに分けたもの．type III-A：単純な前方骨盤輪骨折，type III-B：安定している前方後方骨盤輪骨折．

*8
恥骨上下枝の骨折は比較的大きな転位であっても，保存治療で良好なリモデリングが得られることが多いことも報告されており[21]，これもまずは保存療法を試みてよい骨折である．

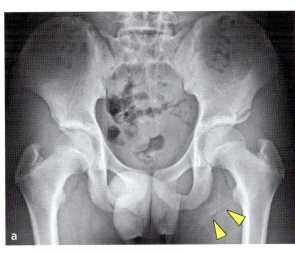
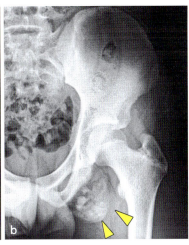

図7 坐骨結節裂離骨折の保存治療
a：初診時．左坐骨結節の裂離骨片を認める．
b：受傷後1年時点．骨癒合は得られていないが，支障なく日常生活やスポーツ活動ができている．

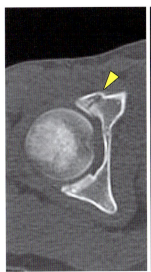
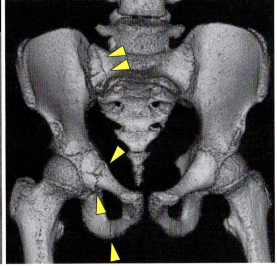

図8 骨盤輪骨折の保存治療
恥骨上下枝および同側仙骨に骨折線を認める．

　腸骨棘裂離骨折後の遺残症状に対して手術を行った症例を提示する（図9）．16歳男子．初診の半年前にサッカーボールを蹴った瞬間に右鼠径部痛が生じたが，日常生活が可能であったために様子をみていた．サッカー時と体育座り時の痛みが改善しないため，受診に至った．下前腸骨棘裂離骨折の偽関節と診断した．CT画像を用いたシミュレーションで遊離骨片のインピンジメントが確認できた．大腿直筋腱は再生しており，骨片摘出のみで症状はすみやかに改善した．
　寛骨臼の転位を伴う骨盤骨折は正確な整復が推奨され，とくにY軟骨閉鎖後（直前を含む）の寛骨臼骨折は成人症例同様に正確な整復と内固定が必要で

■ 5章 骨折

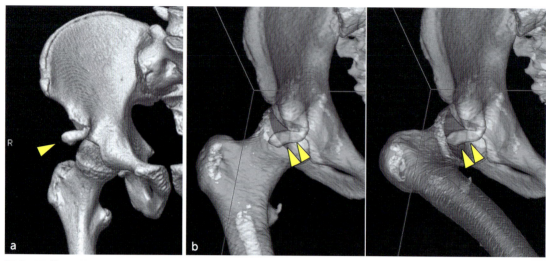

図9　下前腸骨棘裂離骨折の偽関節例
a：下前腸骨棘が剥離して遊離骨片になっている．
b：股関節屈曲40°（左）と90°（右）のシミュレーション画像．

ある．

6. 小児の骨盤骨折診療のポイント

　骨盤の裂離骨折では受傷機転から想定し，限局した圧痛があればある程度推察可能である．下前腸骨棘の裂離骨折を疑った場合の単純X線は正面像だけでなく，骨盤斜位像を追加することで，裂離骨折が明瞭となる．ほとんどの症例は保存治療の適応となる．

　安定型の骨盤輪骨折は保存療法の適応である．提示した症例のように転位が少ない症例では単純X線像で仙骨や腸骨の仮骨を確認することは難しく，臨床症状に応じて治療していくことになる．不安定型の骨盤輪骨折はまれではあるが，ほかの臓器損傷を合併していることが多く，生命予後を最優先とした診断・治療ストラテジーで対処することになる．

（塚越祐太）

■文献

1) Carreon LY, et al. Pediatric spine fractures：A review of 137 hospital admissions. J Spinal Disord Tech 2004；17：477-82.
2) Cirak B, et al. Spinal injuries in children. J Pediatr Surg 2004；39：607-12.
3) Hasue M, et al. Cervical spine injuries in children. Fukushima J Med Sci 1974；20：115-23.
4) Herzenberg JE, et al. Emergency transport and positioning of young children who have an injury of the cervical spine. the standard backboard may be hazardous. J Bone Joint Surg Am 1989；71：15-22.
5) Kewalramani LS, et al. Acute spinal-cord lesions in a pediatric population：Epidemiological and clinical features. Paraplegia 1980；18：206-19.
6) Reid A, et al. Pediatric chance fractures：Association with intra-abdominal injuries and seatbelt use. J Trauma 1990；30：384-91.

COLUMN　虐待の可能性

幼児の骨折では常に虐待の可能性を考える必要がある．骨盤骨折を合併した3歳の被虐待児症候群の画像を供覧する．本児は四肢に新旧混在する多発骨折を認め，典型的な被虐待児症候群であった．しかし，供覧した腸骨翼骨折のみだった場合には虐待を見逃しかねない．教訓として繰り返し述べる．幼児の骨折では虐待の可能性を常に考える必要がある．

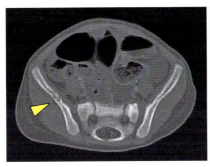
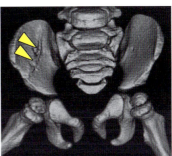

7) Tsukagoshi Y, et al. Characteristics and diagnostic factors associated with fresh lumbar spondylolysis in elementary school-aged children. Eur Spine J 2020；29：2465-9.
8) Hackney DB, et al. Postmortem magnetic resonance imaging of experimental spinal cord injury. Neurosurgery 1994；35：1104-11.
9) Kriss VM, Kriss TC. SCIWORA（spinal cord injury without radiographic abnormality）in infants and children. Clin Pediatr（Phila）1996；35：119-24.
10) Sinha AK, et al. The management of spinal metastasis in children. Can J Surg 1997；40：218-26.
11) Shore B, et al. Pediatric pelvic fracture：a modification of a preexisting classification. J Pediatr Orthop 2012；32：162-8.
12) Sundar M, Carty H. Avulsion fractures of the pelvis in children：A report of 32 fractures and their outcome. Skeletal Radiol 1994；23：85-90.
13) Fernbach SK, Wilkinson RH. Avulsion injuries of the pelvis and proximal femur. Am J Roentgenol 1981；137：581-4.
14) Swaid F, et al. A comparison study of pelvic fractures and associated abdominal injuries between pediatric and adult blunt trauma patients. J Pediatr Surg 2017；52：386-9.
15) 武藤芳照ほか．小児における坐骨恥骨結合部のX線変化いわゆるVanNeck病と正常化過程との関連について．整形外科 1978；29：131-7.
16) Schuett DJ, et al. Pelvic apophyseal avulsion fractures：A retrospective review of 228 cases. J Pediatr Orthop 2015；35：617-23.
17) Rossi F, Dragoni S. Acute avulsion fractures of the pelvis in adolescent competitive athletes：Prevalence, location and sports distribution of 203 cases collected. Skeletal Radiol 2001；30：127-31.
18) Watts HG. Fractures of the pelvis in children. Orthop Clin North Am 1976；7：615-24.
19) Hetsroni I, et al. Anterior inferior iliac spine morphology correlates with hip range of motion：A classification system and dynamic model. Clin Orthop Relat Res 2013；471：2497-503.
20) Subasi M, et al. Long-term outcomes of conservatively treated paediatric pelvic fractures. Injury 2004；35：771-81.
21) 亀ヶ谷真琴．骨盤骨折．亀ヶ谷真琴．小児骨折における自家矯正の実際：骨折部位と程度からわかる治療選択．医学書院；2017．p.126-7.

5章 骨折

小児に特徴的な骨折

小児の大腿骨と下腿骨の骨折

■ 概略

本邦における小児下肢骨折の最新の疫学調査では，全小児骨折のうち，大腿骨～下腿骨の骨折は約10%を占める[1]．上肢の骨折に比べ頻度は低いものの，日常的に比較的よくみる骨折である．

小児では自家矯正力があるため，初期治療の目標は「許容範囲内で骨癒合を得ること」であり，年齢ごとの許容範囲を知ることが重要である[2,3]（表1）．

また，小児骨折は成長軟骨板に達する骨折か否かで診療のポイントが異なるため，本項では下肢骨折を，骨幹部骨折（大腿骨，脛骨）と膝周囲骨端離開（大腿骨遠位，下腿骨近位）の2つに分け説明する．

■ 骨幹部骨折

1. 診断の方法[*1]

単純X線検査で可能なことが多いが，不全骨折や塑性変形など診断が困難な骨折もあるため，1方向だけの撮影だけではなく，必ず2方向以上撮影する．また，小児は骨の成熟度に個人差があるため，健側と比較することが重要である．初診時に診断がつかなくても，症状などから骨折が疑われる例では，2週間前後で再度X線検査を行い，骨膜反応や骨硬化像の有無を確認する（図1）[*2]．それでも診断がつかず，症状が続く場合はCTやMRI検査も検討する．

2. 治療選択

多くは牽引や外固定などの保存療法で治療可能である．開放骨折や血管損傷のある例，整復後に許容範囲を超えた変形が残る可能性がある例は手術の適応

*1
乳幼児では虐待を疑い，皮下血腫や陳旧性骨折の有無を確認する．不信感をもたれないためには，X線検査に付き添いつつ体表の確認を行うとよい．また，安易に帰宅させず，入院治療とする．

*2
幼児が急に歩かなくなった場合にはtoddler骨折[*3]を疑う．

*3 toddler骨折
いわゆるよちよち歩き骨折．歩き始めのころの乳幼児が転倒などの軽微な外傷をもとに生じる骨折．

表1　小児下肢骨折の受傷時年齢と許容範囲

大腿骨骨幹部	内外反変形	伸展屈曲変形
0～2歳	30°	30°
2～5歳	15°	20°
6～10歳	10°	15°
11歳以上	5°	10°
脛骨骨幹部	内外反変形	伸展屈曲変形
8歳未満	内反10°，外反5°	伸展10°，屈曲5°
8歳以上	5°	伸展5°，屈曲0°

基本的には若年であるほど許容範囲は広い．回旋変形は自家矯正がされにくいため，治療時に生じないように注意する．

小児に特徴的な骨折／小児の大腿骨と下腿骨の骨折

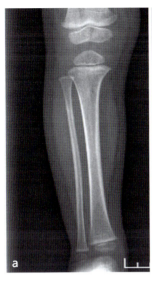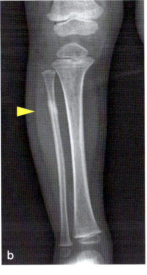

図1　右 toddler 骨折[*3]（2歳2か月男児）
急に歩行しなくなったことを主訴に来院した．
a：初診時単純 X 線像．明らかな骨折は認めない．
b：3週後の単純 X 線像．腓骨に骨硬化像，および仮骨を認める（矢頭）．

表2　保存治療，手術治療のメリットとデメリット

	メリット	デメリット
保存治療	・傷ができない ・抜去の手術が不要である	・臥床，入院期間が長くなる ・外固定期間が長くなる
手術治療	・入院期間が短い ・外固定期間が短い ・早期から歩行訓練ができる	・手術治療全般の合併症 ・手術痕が残る ・抜去術が必要になる

それぞれのメリット，デメリットを本人，家族へよく相談し治療方針を決定する．

となる．絶対的手術適応ではない例でも，保存療法と手術療法のメリット，デメリットを家族によく説明したうえで治療方針を決定する（表2）．

a．保存療法の実際

◆ **大腿骨**

基本的には入院治療を行う．0〜2歳ごろまでは垂直牽引（Bryant〈ブライアント〉牽引）を行い，3〜6歳ごろは，90°-90°牽引や水平牽引を行う．4〜6週で仮骨が連続したら牽引を終了する（図2）．

◆ **脛骨**

long leg cast 固定を4〜6週行う．骨癒合が得られるまで免荷が必要となるが，必ずしも入院の必要はない．経過中に許容範囲以上に転位が増悪した場合は，opening wedge technique[3] を用いて cast ごと矯正を施行するか（図3）[*4]，手術治療に方針を変更する．

b．手術療法の実際

大腿骨，脛骨ともにプレート固定や創外固定，髄内釘などが選択される．2012年から，elastic stable intramedullary nail（ESIN）である Titanium Elastic Nail（TEN）® が日本でも使用可能となり，学童期以降の症例に対し手術が

[*4]
事前に X 線画像をもとに何 mm のブロックを挿入すると角度がどの程度矯正されるかを計算しておく．矯正部位で褥瘡ができないように注意する．

385

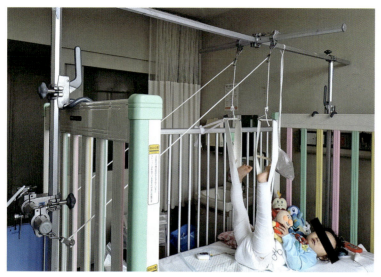

図2　右大腿骨骨幹部骨折に対するBryant牽引（3歳女児）
スピードトラック®を巻き，股関節90°屈曲位で垂直方向に牽引を行う．骨盤がベッドから浮き上がらないように抑制帯を用いて体を固定する必要がある．

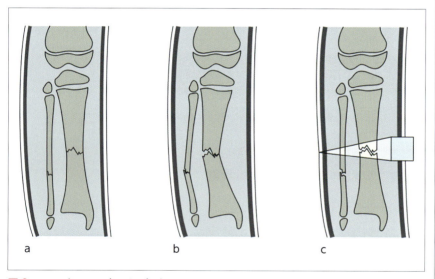

図3　opening wedge technique
a：整復時，b：ギプス内転位，c：矯正後．
初回整復位が良好でもギプス内で転位が増悪することがある．骨折部レベルでギプスに切開を加え，ギプスを開くことで矯正を行う．openしたところは適切な厚みのブロックをはさみ，ギプスで補強する．

選択されることが増えてきている[4,5]．TEN®は弾性力のあるnailを2本弯曲させ，髄腔内へ挿入することで骨折部を髄腔内から安定させる方法である．本方法はプレートや創外固定より傷が小さく，術後は早期荷重が可能となる優れた方法である（図4）[*5]．

*5
使用するnail径は髄腔径の1/3程度を選択する．ねじれた形（コークスクリュー）で挿入されると回旋に弱くなる．斜骨折や粉砕骨折ではエンドスクリューを使用し短縮を予防する．横骨折ではエンドスクリューを使用しない場合もあるが，nailの皮下突出に注意しなければならない[4]．

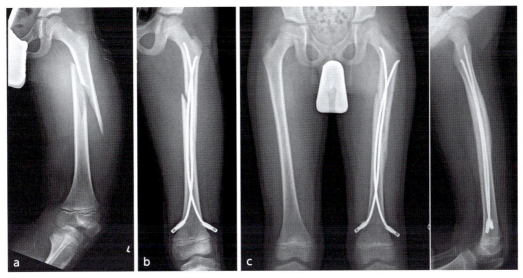

図4 左大腿骨骨幹部骨折（9歳男児）
a：受傷時単純X線像．大腿骨骨幹部のらせん骨折を認め，骨短縮も認める．
b：術後単純X線像．径3.5 mmのTEN®を用いて固定した．短縮予防にエンドスクリューを用いている．
c：術後3か月単純X線像．良好な骨形成による骨癒合を得た．

■ 膝周囲骨端離開

1. 診断の方法[*1]

骨幹部骨折と同様にX線検査で診断が可能なことが多い．膝窩動脈が後方を走行しているため，転位が大きい例や骨折線が後方まで達する例では血管損傷の可能性を想定し[6,7]，下肢の色調の確認や足背動脈の触知を忘れずに行う．

2. 治療選択

a. 保存療法の実際

転位が少ない例や整復後に安定している例に選択される．4～6週のlong leg cast固定を行う．

b. 手術療法の実際

ギプス内で転位が進む例や，不安定である例は積極的に手術を選択する．Kirschner鋼線（K-wire）による経皮的鋼線固定を行う（図5）．

いずれの治療方法にしても，成長軟骨板を損傷しないように，整復操作は愛護的に行う．

■ 合併症

過成長や骨端線早期閉鎖によって生じる脚長不等やアライメント不良などの遅発性合併症が問題となることが多い．立位が可能となった時点で下肢全長立位正面のX線撮影を行い，脚長差[*6]と下肢アライメントを評価する（図6）．過成長は2年以内に治まることが多いが，骨端線早期閉鎖による変形は，成長

[*6]
脚長差が2 cmを超える例は補高や成長軟骨発育抑制術などの脚長補正術を検討する．骨性架橋による成長停止に対してはLangenskiöld法[8]のような骨性架橋切除術を行うことで成長を再開させることができる．

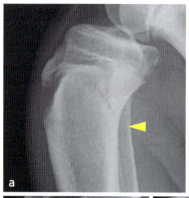
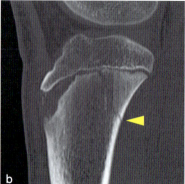
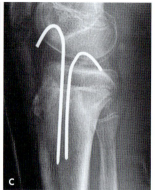
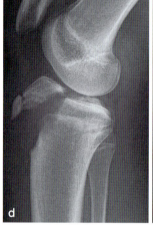
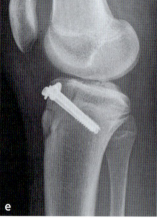

図5　脛骨近位骨端線離開
[症例1] 14歳男児.
a：単純X線像，b：CT画像．骨折線は後方へ達している（矢頭）．c：整復し，K-wireによる経皮的鋼線固定を行った．
[症例2] 15歳男児.
d：骨折線は関節に達している．e：骨端線は閉じ始めており，スクリューによる固定を行った．

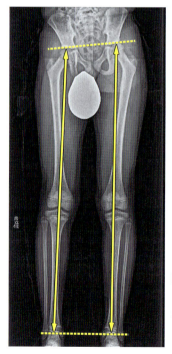

図6　下肢アライメントと脚長差の評価（図4と同一症例）
受傷2年後の単純X線像．左大腿骨のアライメントは良好であるが，約15 mm過成長し，脚長差が生じている．

が止まるまで増悪するため[9]，早期治療，長期的な経過観察を行い，必要に応じて治療介入を検討する.

■ 診療のポイント

小児の下肢骨折では，成長に伴う後遺症が生じる可能性があるため，骨癒合を得ても早期に終診してはならない．受傷から最短でも2年は下肢アライメントも含め評価をしていくことが重要である.

（佐久間昭利）

■文献

1) 土田曉子ほか. 大学生を対象とした小児期に起こる骨折の実態調査と機能評価. 骨折 2023；45：708-13.

2) Flynn JM, et al. Femoral shaft fractures. Flynn JM, et al. eds. Rockwood and Wilkins' Fractures in Children. 8th ed. Lippincott Williams & Wilkins；2014. p.987-1026.

3) Mooney JF, et al. Fractures of the shaft of the tibia and fibula. Flynn JM, et al. eds. Rockwood and Wilkins' Fractures in Children. 8th ed. Lippincott Williams & Wilkins；2014. p.987-1026.

4) Slongo TF. Complications and failures of the ESIN technique. Injury 2005；36：S-A78-85.

5) 佐久間昭利ほか. 小児長管骨骨幹部骨折に対する Elastic Stable Intramedullary Nail（ESIN）の治療成績. 骨折 2020；42：1075-8.

6) Cassebaum WH, et al. Fractures of the distal femoral epiphysis. Clin Orthop Relat Res 1965；79-91.

7) Burkhart SS, et al. Fractures of the proximal tibial epiphysis. J Bone Joint Surg 1979；61：996-1002.

8) Langenskiöld A. Surgical treatment of partial closure of the growth plate. J Pediatr Orthop 1981；1：3-11.

9) Shapiro F. Developmental patterns in lower-extremity length discrepancies. J Bone Joint Surg 1982；64：639-51.

5章 骨折

小児に特徴的な骨折

小児の足関節と足の骨折

■ 足関節の骨折

1. 疫学

小児足関節骨折は，小児の骨折全体の約5％，骨端線損傷全体の15〜20％を占め，下肢骨端線損傷のなかで最も多い．スポーツや捻りによる受傷が最も多く，次いで低エネルギーの転倒や自転車による損傷が多い．

2. 足関節の解剖

足関節は強固な靱帯によって安定しており，小児ではほとんどが骨端部に付着する（図1）．内側は主に三角靱帯，外側は前距腓靱帯と後距腓靱帯と踵腓靱帯で構成されている．遠位脛腓関節は，前下脛腓靱帯，後下脛腓靱帯，骨間靱帯で構成される．成人では靱帯損傷や果部骨折が発生するが，小児では骨端線損傷が発生することが多い．

3. 分類

a. Salter-Harris (SH) 分類

Salter-Harris (SH) 分類はⅠ〜Ⅴ型に分類され，Ⅰ型は完全な骨端の骨折，Ⅱ型は骨幹端を通過して伸びる骨端の骨折，Ⅲ型は骨端軟骨を通過して伸びる骨端の骨折，Ⅳ型は骨端の骨折に加え骨端軟骨および骨幹端の骨折，Ⅴ型は骨端線の圧迫骨折とされる．RangらはⅥ型を軟骨周囲構造の欠損とし，OgdenらはⅦ型[*1]を純粋な骨端内骨折として追加した．最も多い骨折はSH-Ⅱ型で32〜40％を占め，次にSH-Ⅲ型（25％），SH-Ⅳ型（最大25％），SH-Ⅰ型（3〜15％），SH-Ⅴ型（1％未満）と続く[*2]．

[*1] SH-Ⅶ型

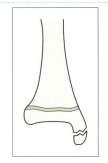

(Ogden JA. Injury to the growth mechanisms of the immature skeleton. Skeletal Radiol 1981；6：237-53 より)

▶5章「小児の骨折の特徴」図2 (p.349) 参照.

[*2] Su AW, Larson AN. Pediatric Ankle Fractures：Concepts and Treatment Principles. Foot Ankle Clin 2015；20：705-19.

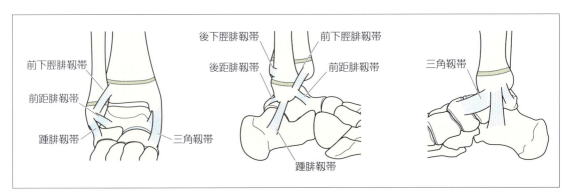

図1　小児足関節の靱帯構造

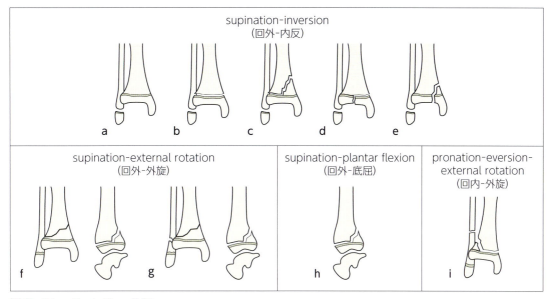

図2 Dias-Tachdjian 分類
(Dias LS, Tachdjian MO. Physeal injuries of the ankle in children：classification. Clin Orthop Relat Res 1978；(136)：230-3 より)

b．Dias-Tachdjian 分類

　Dias-Tachdjian 分類は成人の Lauge-Hansen 分類を基礎としたもので，受傷時の足の肢位とかかった外力の方向に基づいて分類している．supination-inversion（回外-内反）は最も多く，損傷の段階に応じて多くのバリエーションがある．ステージⅠは，腓骨遠位単独の SH-Ⅰ損傷（図2a）から始まり，脛骨遠位の SH-Ⅰ，Ⅱ，Ⅲ，Ⅳ損傷（図2b〜e）に進行する．supination-external rotation（回外-外旋）では，ステージⅠは脛骨遠位骨端線の SH-Ⅱ損傷（図2f）を生じ，骨折線は前後像では外下方から内上方へ，側面像では後方の骨幹端部から骨幹部に達する．ステージⅡは腓骨遠位の螺旋骨折（図2g）に進行する．supination-plantar flexion（回外-底屈）では，脛骨遠位後部の SH-Ⅱ損傷を引き起こす（図2h）．pronation-eversion-external rotation（回内-外旋）では，脛骨遠位外側の SH-Ⅱ損傷と腓骨骨幹部骨折を引き起こす（図2i）[*3]．

c．Tillaux 骨折，Wagstaffe 骨折，triplane 骨折

◆Tillaux（ティロー）骨折

　前下脛腓靱帯の脛骨付着部の裂離骨折であり，脛骨骨端線の外側で SH-Ⅲ型の骨折を生じる．

◆Wagstaffe（ワグスタッフ）骨折

　前下脛腓靱帯の腓骨付着部の裂離骨折であり，腓骨骨端線の内側で SH-Ⅲ型の骨折を生じる．

◆triplane 骨折

　複雑な三次元の SH-Ⅳ骨折で，骨折線は冠状面，矢状面，水平面の3つの平面（triplane）に現れる．最も頻度が高いのは外側 triplane 骨折で，内側骨幹

*3
成人の Maisonneuve（メゾヌーブ）骨折のような腓骨近位の骨折を合併する場合もあり，脛骨遠位に pronation-eversion-external rotation を疑わせる所見があった場合は，腓骨近位の骨折を疑って圧痛所見の有無と腓骨全長を入れた X 線撮影をする必要がある．

端のスパイク状の骨片，脛骨骨幹部，外側骨端の長方形の骨片の3つの部分に分かれる．X線前後像ではSH-III型に，側面像ではSH-II型にみえる．

4. 診察と診断の方法

問診では詳細な受傷機転を聴取することが重要であるが小児では困難なことがある．腫脹，変形，皮下出血，擦過傷や開放創の有無，骨および靱帯の圧痛，足趾の感覚および運動の評価，毛細血管再充満時間で末梢の血流の評価を行う．著明な変形や脱臼を伴う骨折の場合は，皮膚や軟部組織のダメージコントロールのために緊急で整復し創外固定などで整復位を保持する必要がある．また，コンパートメント症候群は比較的まれではあるが報告されているため，評価し必要であれば減張切開を行う．

5. 外来でオーダーすべき画像診断

X線写真は4方向（前後，側面，両側斜位）の撮影を行う．骨折か判断に迷う場合は健側との比較も必要である．Tillaux骨折やtriplane骨折は通常の正面像では距骨外側と腓骨が重なり骨折線を確認できないことがあり，約10°内旋させた正面像（mortise view）が重要である．また，小児足関節捻挫では60〜70％と高率に腓骨下端の裂離骨折をきたすため，腓骨下端および前距腓靱帯に圧痛がある場合は腓骨軸位撮影（前距腓靱帯撮影）[*4]を追加すると裂離骨折の見落としが少なくなる．

追加すべき検査

X線で関節内骨折が疑われる場合は，全身のsedationが必要になる場合があるが，CT撮影を行い，骨折部の転位や関節の適合性を評価し，外科的治療の必要性を判断する．MRIは骨軟骨病変や靱帯損傷の有無を検出するのに役立つ．

6. 保存療法か手術療法か：選択の考え方と治療の実際

主な目標は，解剖学的整復により関節と骨端線の適合性を回復し，成長障害と変形を予防し正常な足関節の機能を確保することである．転位のない骨折は保存加療が可能であり，転位のある骨折は徒手整復可能であれば，整復後に骨折部の安定性を評価し不安定であれば内固定を行う．徒手整復が困難な場合は観血的整復と内固定を行う[*5]．

a. SH-I型

転位のない腓骨遠位SH-I型や腓骨下端裂離骨折では，半硬性の足関節装具を装着し痛みの範囲内で可及的すみやかに荷重を開始する．転位のない脛骨遠位SH-I型は3〜4週間の膝下ギプス固定が推奨される．転位のある脛骨遠位SH-I型は徒手整復を行い，4〜6週の膝上ギプス固定もしくは経皮的K-wire固定による内固定を行う．

b. SH-II型

転位のない脛骨遠位SH-II型は3〜4週間の膝下ギプス固定が推奨される．

[*4]
腓骨軸位撮影（前距腓靱帯撮影）：足関節底屈45°で足底をX線カセットに置き，足底を15°カセットに対して内側を上げ，腓骨下端に垂直にX線を入射する（❶）．

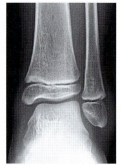
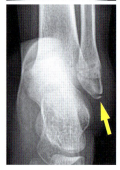

❶腓骨軸位撮影のX線像
上が通常の正面像，下が腓骨軸位撮影．正面像ではみえない裂離骨折を検出できる．

[*5]
骨端線の損傷と早期閉鎖を防ぐために，徒手整復を強引に繰り返すことや，1週間以上経過している骨折の徒手整復は避けるべきである．

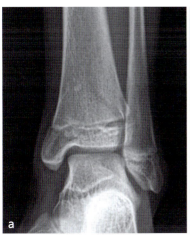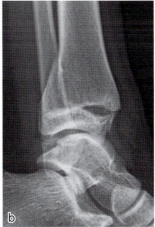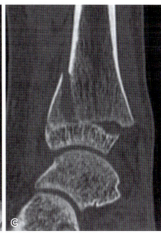

図3 脛骨SH-II, supination-external rotation ステージIの症例（12歳）
a：X線正面像，b：X線側面像，c：脛骨中央のCT矢状断像．

転位のある脛骨遠位SH-II型は徒手整復を行い，4〜6週の膝上ギプス固定もしくは経皮的K-wire固定による内固定を行う．徒手整復後に骨折部の間隙が3mmを超えると早期骨端線閉鎖発生率が60％と高かったことが報告されており，間隙が3mm以上残存する場合は観血的整復が推奨される（図3）．

c. SH-III型およびSH-IV型

転位のない骨折であれば保存加療が可能であり，膝下ギプス固定を行い1週間ごとにX線で転位の発生がないことを確認する．2mm以上の間隙および転位がある骨折では観血的整復と内固定が推奨される．内固定は，スクリューとK-wireが使用されるが，なるべく骨端線を横切ることなく骨端内に入れるべきであり，骨端線を横切る固定が避けられない場合は，K-wireのみを使用し術後なるべく早期に抜去を検討する．脛骨骨折に伴い腓骨が骨折し転位している場合，たいてい脛骨骨折部の整復により腓骨も整復され安定する．まれに腓骨の観血的整復と内固定が必要になることがあるが，腓骨はK-wireのみで十分な固定が得られることが多い．

d. Tillaux骨折

転位が2mm未満であれば保存加療が可能で4週間膝下ギプス固定を行う．転位が2mm以上であれば徒手整復または観血的整復と内固定が推奨される．徒手整復は前方から骨片を直接圧迫することで整復可能な場合がある．観血的整復の際は縦切開で展開し骨片を直視下に整復し，骨片に圧着がかかるようにキャンセラススクリューで固定する．術後4週は免荷とする．

e. triplane骨折

intramalleolar triplane骨折の関節外型を除けば，triplane骨折は関節内骨折であり正確な解剖学的整復と固定が必要である．転位が2mm未満であれば4〜6週の膝上ギプス固定での保存加療が可能である．転位が2mm以上である場合は徒手整復または観血的整復と内固定が推奨される．徒手整復は長軸方

■ 5章 骨折

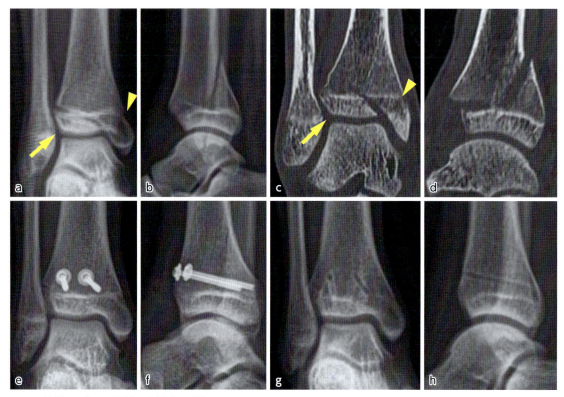

図4　外側triplane骨折の症例（14歳）
a〜d：内側骨幹端のスパイク状の骨片（矢頭），脛骨骨幹部，外側骨端の骨片（矢印）の3つの部分に分かれる．X線前後像（a）ではSH-III型に，側面像（b）ではSH-II型にみえる．c：CT冠状断像，d：CT矢状断像．
e, f：手術直後．g, h：手術から1年後．

向への牽引と内外旋を行う．徒手整復で不十分であれば観血的整復を行い，スクリューまたはK-wireを用いて固定する．徒手整復でも観血的整復でも転位が2mm未満に整復されていれば良好な治療成績が報告されている（図4）．

7. 合併症・家族への説明
- 骨端線の早期閉鎖のリスクがあること．
- 脚長差や進行性の角状変形を引き起こす可能性があること．
- 関節内骨折では将来的な変形性足関節症のリスクがあること．
- 上記をふまえて定期的な経過観察が必要になること．

8. 小児足関節骨折の診療のポイント
- 小児足関節骨折は，小児骨折全体の約5％，下肢の骨幹部損傷の約15％を占める．
- Salter-Harris分類が最もよく使われている．
- X線で関節内骨折が疑われる場合はCTで詳細な評価を行う．
- 治療の原則は解剖学的整復と固定であり，転位が2mm以上の場合は徒手整

小児に特徴的な骨折／小児の足関節と足の骨折

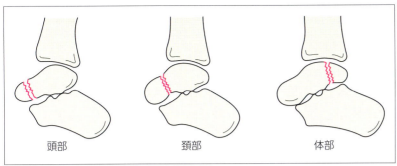

図5　距骨の骨折部位

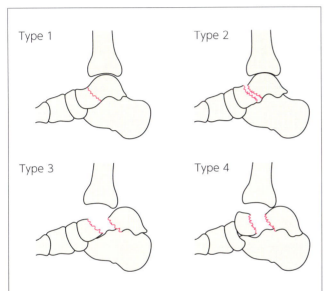

図6　Hawkins の距骨頚部脱臼骨折の分類
Type 1：脱臼のない骨折
Type 2：距骨下関節脱臼を伴う骨折
Type 3：距骨下・距腿関節脱臼を伴う骨折
Type 4：距骨下・距腿・距舟関節脱臼を伴う骨折
(Hawkins LG. Fractures of the neck of the talus. J Bone Joint Surg Am 1970；52：991-1002 より)

復か観血的に解剖学的整復を行う．
・骨端線早期閉鎖を起こす可能性があるので定期的な経過観察が必要である．

距骨骨折

　距骨骨折は小児ではまれであり，小児の骨折の 0.008％と推定されている．報告されている受傷機転は，足関節が背屈強制され脛骨前方と踵骨に挟み込まれて発生するものが多い．頚部での骨折が最も多く，次いで体部である（図5）．Hawkins（ホーキンス）らは距骨頚部骨折を4つの Type に分類しており（図6），外傷のエネルギーや合併症の発生率は骨折のグレードが上がるにつれて高くなる．

1．診察と診断の方法

　臨床症状は局所の腫脹，疼痛，圧痛であり，脱臼骨折であれば変形や骨の突出がみられる場合がある．

■ 5章　骨折

2. 外来でオーダーすべき画像診断

　X線写真は足関節4方向（前後，側面，両側斜位）の撮影を行う．距腿関節，距骨下関節，距舟関節それぞれで関節の適合性を確認する．距舟関節の適合性不良を疑う場合は足部3方向（前後，両側斜位）の撮影を追加する．骨折か判断に迷う場合は健側との比較も必要である．X線で骨折が疑われる場合はCT撮影を行い，骨折部の転位や関節の適合性を評価し，外科的治療の必要性を判断する．

3. 保存療法か手術療法か：選択の考え方と治療の実際

　小児の距骨骨折の治療原則は成人と同様である．転位のない骨折は保存加療が可能であり，転位のある骨折は徒手整復可能であれば，整復後に骨折部の安定性を評価し不安定であれば内固定を行う．

　骨折部の転位が5mmを超える場合は，徒手整復または観血的整復の適応となる．整復の安定性はX線透視で確認し，整復が維持されていることを確認する*6．

　転位のない骨折または徒手整復が可能だった場合，免荷と外固定を行う．下腿ギプス固定とし，6週間の固定が推奨される．

　徒手整復後に骨折部が不安定であれば，経皮的にK-wireを頚部から体部に刺入し固定する．徒手整復が困難な場合は観血的整復が必要となるが，小児の場合は動脈を損傷する可能性のある広範な展開は避けるべきである．距骨が十分に大きい場合は，K-wireもしくはキャンセラススクリューで固定する（図7）．骨癒合と距骨壊死の有無を評価するために，受傷後6か月間は，1か月ごとにX線写真を撮影し，2～3年間は経過観察を行う．

4. 合併症

　小児の距骨骨折の最も重篤な合併症は，虚血性壊死である*7．距骨壊死が疑われる場合は，理想的には血行が再開されるまで免荷が推奨される．だが血行が再開されるまでは長期を有し，その長期間の免荷は患者やその家族にとって非常にたいへんな治療になるため，現実的には家族と相談しながら可能な範囲で荷重を開始し，定期的にX線撮影を行い慎重な経過観察が必要となる．

5. 小児距骨骨折の診療のポイント

- 小児距骨骨折はまれである．
- 距骨頚部での骨折が多い．
- X線で骨折が疑われる場合はCT撮影を行い，骨折部の転位や関節の適合性を評価し，外科的治療の必要性を判断する．
- 虚血性壊死の有無が予後を左右する．
- 長期の経過観察が必要である．

*6
最も頻度の多い頚部の骨折でHawkinsのType 2の場合は徒手整復が可能である場合があり，遠位骨片が背側に転位していれば足関節を底屈させ整復する．

*7
成人ではHawkins徴候が参考になり，軟骨下骨の骨萎縮像が出現すれば壊死がないことを意味するが，小児では距骨壊死の有無の参考にはならない可能性がある．MRIや骨シンチグラムのほうが壊死の有無を診断するのに有効である．Hawkins徴候：成人距骨骨折の受傷約6週間経過後にX線写真やMRI，骨シンチグラムなどで軟骨下骨萎縮があれば血流が保たれていることがわかる．

小児に特徴的な骨折／小児の足関節と足の骨折

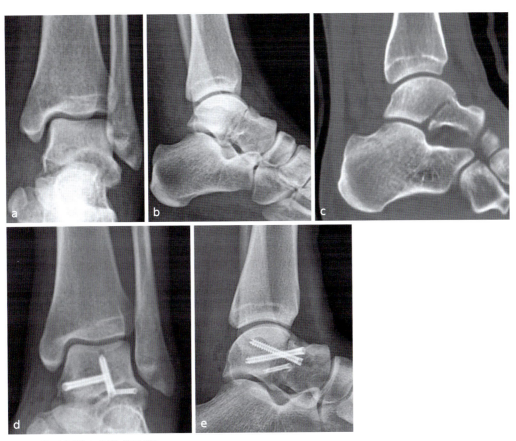

図7 距骨骨折の症例（15歳）
距骨頸部骨折，Hawkins 分類 Type 2．CT で一部転位が大きいと考え，距骨頭の内外側および距骨外側突起からスクリュー固定を行った．a，b：受傷時 X 線像，c：受傷時 CT 矢状断像，d，e：術後 X 線像．

■ 踵骨骨折

　小児の踵骨骨折はまれであるが，近年，画像診断の向上に伴い報告は徐々に増えている．受傷機転は成人と同様に高所からの転落や飛び降りが多い．
　踵骨骨折の分類としては，成人の Essex-Lopresti（エセックス-ロプレスティ）分類が広く用いられている（図8）．

1．診察と診断の方法
　受傷機転を聴取すると踵骨骨折を容易に疑うことができる．症状は踵骨部の疼痛，腫脹であり，歩行困難となることが多い．また，足底部の皮下出血が特徴的な所見となる．

2．外来でオーダーすべき画像診断
　X 線写真は足関節2方向（前後，側面）と，踵骨軸射，Anthonsen（アントンセン）撮影を行う．前後像と軸射像で踵骨の横径の増大の有無を確認し，側

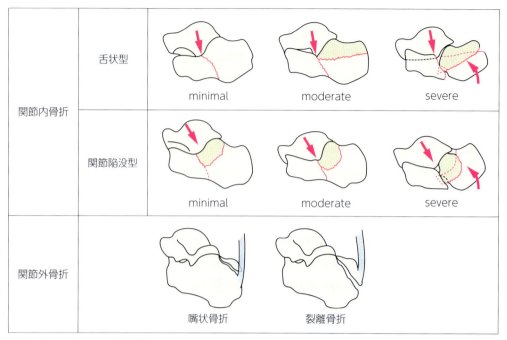

図8 Essex-Lopresti 分類
(Essex-Lopresti P. The mechanism, reduction technique, and results in fractures of the os calcis. Br J Surg 1952；39：395-419 より)

画像で距骨下関節の適合性と Böhler（ベーラー）角を確認し，Anthonsen 撮影では距骨下関節の適合性がよりわかりやすい．骨折か判断に迷う場合は健側との比較も必要である[*8].

3. 保存療法か手術療法か：選択の考え方と治療の実際

小児の踵骨骨折では保存加療が適応となることが多い．関節内骨折で Böhler 角が減少していても，距骨の距骨下関節面のリモデリングによって関節の適合性は補われるため，手術療法が適応されることはまれである[*9].

保存療法では 2 週間の短下肢ギプス固定を行い，その後，足関節の可動域訓練を開始する．免荷は 4〜6 週必要であり，荷重制限が難しければ 4〜6 週短下肢ギプス固定を行う．

手術後は 1〜2 週間外固定を行い創部の治癒を優先する．とくに踵骨外側は創部合併症が多いところであり注意が必要である．その後は足関節の可動域訓練を開始し，荷重は 4〜6 週後に開始する．

4. 小児踵骨骨折の診療のポイント

- 小児の踵骨骨折もまれである．
- 成人の Essex-Lopresti 分類が応用されることが多い．
- 受傷機転と身体所見で踵骨骨折を疑う．
- X 線写真は足関節 2 方向（前後，側面）と，踵骨軸射，Anthonsen 撮影を行う．

[*8] 初診時に骨折線がわからず後日明らかになるような不顕性骨折の報告もある．病歴や身体所見および X 線で骨折が疑われる場合は CT 撮影を行い，骨折部の転位や関節の適合性を評価し，外科的治療の必要性を判断する．

[*9] 骨折部の転位が著明な場合，骨端部の裂離骨折で転位が著明な場合は手術療法が必要となる．手術療法は成人と同様に，骨折型によって Westhues（ウェスチュース）法か観血的整復固定術を行う．

・基本的には保存加療が適応となることが多い.

■ 中足部から前足部の骨折

　中足部以遠の骨折は小児ではまれである. 受傷機転は成人と同様の場合が多く, 受傷機転と局所の腫脹や圧痛および皮下出血をみることで, おおよその骨折部位は診断できる.

　中足部の骨折としては Lisfranc（リスフラン）関節脱臼骨折や中足骨骨折があり, 前足部の骨折としては趾骨骨折がある.

1. Lisfranc 関節脱臼骨折

　足部が底屈した状態で直達外力または軸圧がかかるような介達外力が加わることで発生する. X 線は足部 4 方向（前後, 側面, 両側斜位）を撮影し, Lisfranc 関節の脱臼および Lisfranc 靱帯部の離開の有無を評価する. 中足骨基部底側に骨折を伴うことが多く X 線では骨折がわからないことが多いため, 疑わしい場合は CT を追加する.

　脱臼している場合は徒手整復を試み, 徒手整復不可能であれば観血的整復を行う. 安定性がよければ外固定を 4 週前後, 不安定であれば K-wire で一時的に関節を固定し 4〜6 週で抜去する.

2. 中足骨骨折

　第 5 中足骨骨折が最も多い. 受傷機転は重量物の落下による直達外力が多く, 足関節内反を強制されると第 5 中足骨基部の裂離骨折が生じる.

　X 線は足部 4 方向（前後, 側面, 両側斜位）を撮影し, 中足骨の長さの短縮がないか, 前後および側面でのアライメント不良がないか, を評価する.

　保存加療は 2〜4 週の外固定を行う. 転位が大きく短縮していたり, アライメントの明らかな不良があれば, 観血的整復と必要であれば K-wire 固定を行う.

3. 趾骨骨折

　骨折部位として骨幹部骨折と骨端線損傷に分けられる. 骨端線損傷の場合は, SH-I 型と SH-II 型が多く, 底側または側方転位を伴うことが多い.

　転位が軽度であれば, 通常, 隣接趾とのテーピング固定で十分である. 著明な転位があれば徒手整復を行い, 隣接趾と合わせてシーネ固定を行う. 骨折部が非常に不安定な場合は K-wire 固定を 2〜3 週行う. 回旋転位が大きいと屈曲時に趾の重なりが生じるため, 爪が隣接趾の爪と同じ面になるように整復するよう注意する.

（木村青児）

5章 骨折

高齢者に特徴的な骨折
高齢者の骨折の特徴

概略

高齢者の骨折は，骨強度の低下により軽微な外力[*1]によって発生した脆弱性骨折が多いのが特徴である（図1）．大腿骨近位部骨折，（胸腰椎の）椎体骨折，橈骨遠位端骨折，上腕骨近位部骨折，骨盤（恥骨，坐骨，仙骨を含む）骨折，下腿骨折，肋骨骨折などが代表的な高齢者の骨折である[1]．超高齢社会のわが国において，これらの骨折は増えている．日本整形外科学会による2021年の全国調査で，大腿骨近位部骨折は年間12万件以上が登録されている[2]．高齢者の骨折の背景には，骨の脆弱化（骨粗鬆症）と運動能力の低下（易転倒性）がある．骨折の治療とともに二次骨折予防に努め，骨折の連鎖を止めることも大切である．現在，高齢者の骨折に対する予防と治療により健康寿命[*2]を延伸させ，平均寿命との差を短縮させることはわが国にとって喫緊の課題である．

診断

転倒や尻餅などを契機に痛みを訴えて病院を受診することが多い．骨折部に一致した圧痛がある．手足では時間の経過とともに腫脹や皮下出血斑が生じる．理学所見と単純X線像から診断できることが多い．椎体骨折のなかには，

[*1] 軽微な外力とは，立った姿勢からの転倒か，それ以下の外力をさす[1]．

[*2] 健康寿命とは，健康上の問題で日常生活が制限されることなく生活できる期間のことをさす．2019年度では，女性は12年，男性は9年，平均寿命より短い[3]．

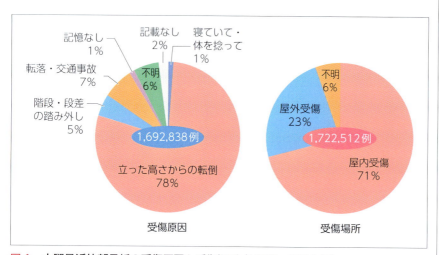

図1 大腿骨近位部骨折の受傷原因と受傷場所（1998〜2021年）
高齢者の代表的な骨折である大腿骨近位部骨折は，立った高さからの軽微な外力で骨折することが多く，屋内での受傷が多い．
（日本整形外科学会 骨粗鬆症委員会．大腿骨近位部骨折 全国調査結果 2021年発生例調査結果．日本整形外科学会のホームページ（https://www.joa.or.jp/member/committee/osteoporosis/femur.html）[2]より）

転倒などのエピソードが明らかでなく，単純 X 線像で初めて判明する骨折がある*3．転位のない大腿骨頚部骨折で，疼痛が軽度の場合は，歩行が可能なことがある．歩けるから骨折がないとは判断できない．認知症により疼痛の有無がはっきりしないこともあり，初診時に確定診断が困難な症例もある．

■ 検査

1. 画像検査

症状のある部位について単純 X 線検査を行う．骨折が不明瞭な場合には，CT 検査や MRI 検査を行う．骨片のサイズ，粉砕程度，位置など，骨折型の詳細を明らかにする目的で CT 検査を行う．骨粗鬆症の診断目的の場合には，症状がなくても胸腰椎の単純 X 線検査を行い，骨折の有無を確認する．

2. 血液検査

生化学検査で，アルブミンなどのタンパク，腎機能，肝機能，カルシウム，リンなどを調べる．骨代謝マーカーとして，骨形成マーカーの P1NP（I 型プロコラーゲン-N-プロペプチド）あるいは BAP（骨型アルカリホスファターゼ）と骨吸収マーカーの TRACP-5b（酒石酸抵抗性酸ホスファターゼ 5b 分画），NTX（I 型コラーゲン架橋 N-テロペプチド）あるいは CTX（I 型コラーゲン架橋 C-テロペプチド）などを調べる．

3. 骨密度検査

高齢者の骨折の背景には，骨強度の低下（骨粗鬆症）があることが多い．DXA（dual-energy X-ray absorptiometry）法を用いて骨密度を測定し，若年成人平均値（YAM 値）を基準にして，そのパーセンテージあるいは標準偏差で評価する．骨粗鬆症に対する薬物治療の開始基準を満たせば，可及的すみやかに薬物治療を開始する（図 2）[4]．

4. 易転倒性の評価

筋力やバランス機能の低下などにより転倒しやすくなっていることが多い．易転倒性は，開眼片脚起立時間，TUG（timed up and go test）*4，ロコモティブシンドロームのテスト（ロコモ度テスト[5]）などにより評価する．

■ 病態・臨床像

1. 骨折発生部位

高齢者に生じる骨折は脆弱性骨折が多く，骨折部位は，大腿骨近位部，胸腰椎の椎体，橈骨遠位端，上腕骨近位部，骨盤，下腿，肋骨などである[1]．長管骨の骨幹部のように皮質骨が豊富な領域では生じにくく，海綿骨の豊富な領域に生じやすい．

---

*3
骨粗鬆症による椎体骨折では，痛みを感じないことがあり，「いつのまにか骨折」といわれている．

*4
TUG は，椅子に腰かけた状態から立ち上がり，3 m を心地よい速さで歩き，折り返してから再び深く着座するまでの様子を観察するもので，通常その時間を測定し，高齢者の身体機能評価として広く用いられている．

401

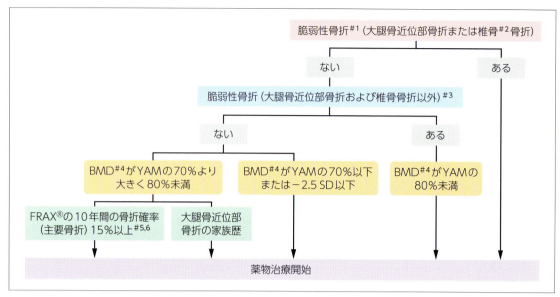

図2　原発性骨粗鬆症の薬物治療開始基準

脆弱性骨折としての大腿骨近位部骨折または椎体骨折があれば，骨密度にかかわらず，薬物治療を開始する．
#1：軽微な外力によって発生した非外傷性骨折．軽微な外力とは，立った姿勢からの転倒か，それ以下の外力をさす．
#2：形態椎体骨折のうち，3分の2は無症候性であることに留意するとともに，鑑別診断の観点からも脊椎X線像を確認することが望ましい．
#3：その他の脆弱性骨折：軽微な外力によって発生した非外傷性骨折で，骨折部位は肋骨，骨盤（恥骨，坐骨，仙骨を含む），上腕骨近位部，橈骨遠位端，下腿骨．
#4：骨密度（BMD）は原則として腰椎または大腿骨近位部骨密度とする．また，複数部位で測定した場合にはより低い％値またはSD値を採用することとする．腰椎においてはL1-4またはL2-4を基準値とする．ただし，高齢者において，脊椎変形などのために腰椎骨密度の測定が困難な場合には大腿骨近位部骨密度とする．大腿骨近位部骨密度には頸部またはtotal hip (total proximal femur) を用いる．これらの測定が困難な場合は橈骨，第2中手骨の骨密度とするが，この場合は％のみ使用する．
#5：75歳未満で適用する．また，50歳代を中心とする世代においては，より低いカットオフ値を用いた場合でも，現行の診断基準に基づいて薬物治療が推奨される集団を部分的にしかカバーしないなどの限界も明らかになっている．
#6：この薬物治療開始基準は原発性骨粗鬆症に関するものであるため，FRAX®の項目のうち糖質コルチコイド，関節リウマチ，続発性骨粗鬆症に当てはまる者には適用されない．すなわち，これらの項目がすべて「なし」である症例に限って適用される．
（骨粗鬆症の予防と治療ガイドライン作成委員会編．骨粗鬆症の予防と治療ガイドライン2015年版．ライフサイエンス出版；2015. p.62-3[4]）より）

2. 骨粗鬆症

　原発性骨粗鬆症そのものが骨癒合を遅延させることはないと考えられている．原発性骨粗鬆症の多くは高骨代謝回転であり，骨吸収が亢進しているが骨形成も亢進しているため，通常予想される期間で骨癒合は得られることが多い．グルココルチコイド誘発性骨粗鬆症では，骨形成が低下しているために骨癒合が得られにくいことがある．

　一度，骨折を起こすと次の骨折を起こすリスクが高い．骨粗鬆症の薬物治療を行って，骨折の連鎖（fracture cascade）を断つことが大切である．既存椎体骨折を有する者を対象にした臨床試験および既存椎体骨折の有無で層別解析がなされている臨床試験を基に，筆者らは各薬剤における椎体骨折二次予防効果の治療必要数（number needed to treat：NNT）[*5]を算出した[6]．その結果，ビ

[*5] ある介入（ここでは，薬物治療）を対象者に行った場合，1人に効果（ここでは，椎体骨折の二次予防）が現れるまでに何人に介入する必要があるのかを表す数字である．

スホスホネートは 7～20，SERM（選択的エストロゲン受容体モジュレーター）は 17～48，デノスマブは 11～15，テリパラチドは 9～11 であった．これらの数字は各薬剤を直接比較した試験ではないため，薬剤の優劣を比較するものではないが，いずれの薬剤も既存椎体骨折を有する患者の二次骨折を効率よく予防できることを示している．

3. 身体活動度・歩行能力

易転倒性を把握する．転倒予防を目的とした筋力トレーニング，バランストレーニング（ロコトレなど）を指導する．また，自宅や職場における環境整備を行う[*6]．

4. 併存疾患・生活習慣

関節リウマチ，糖尿病，慢性腎臓病などの併存疾患や飲酒，喫煙などの生活習慣が骨量減少と骨質劣化に影響を与え，骨折の背景因子になっている可能性がある．高齢者では，がんなどの腫瘍の転移により病的骨折を起こしている場合があるので注意を要する．併存疾患の治療とともに，適度の運動，日光浴，禁煙を勧め，カルシウム，ビタミン D，タンパク質などの栄養素を適量摂取し，飲酒は控えめにするよう食生活習慣を指導する．

■ 治療

骨折治療は大きく保存治療と手術治療に分けられる．骨折の発生部位によっておおむね治療法が確立されている．高齢者では，骨の脆弱性のために，骨折部が不安定になりやすいので，保存治療か手術治療かのいずれの治療方法を選択するにしても骨折部の安定性を確実に獲得し維持する工夫が必要になる．安定性が得られないと偽関節に陥る危険性がある．

16～87 歳（平均年齢 60 歳）の転位した橈骨遠位端骨折 289 例に対して，finger trap traction を用いて許容範囲内に徒手整復し，その後，sugar tong splint による外固定で治療した場合，高齢になるほど整復位を保持することができず再転位を生じる確率が高くなる（図3）[7]．Kirschner 鋼線を用いた経皮的鋼線刺入固定や intrafocal pinning（Kapandji 法）は，低侵襲であるが，骨粗鬆症患者では，手術時に獲得した整復位をそのまま保持することができず骨折部に再短縮が生じ，整復位保持力が掌側ロッキングプレートに比べて劣る[8]．したがって，骨粗鬆症の存在は pinning による整復位の保持を困難なものにしている．橈骨遠位端骨折や上腕骨近位部骨折に対するロッキングプレートに代表される内固定材料の進歩と低侵襲の手術手技により，骨粗鬆症を伴った高齢者の骨折であっても，手術により良好で安定した臨床成績を獲得することが可能になった．

高齢者の骨折を適切に治療するためには，骨粗鬆症の病態をよく理解しておく必要がある．骨折部の転位がない，あるいは，転位が少ない場合には保存治療が選択されることがある．ただし，骨折部の安定性が得られるまで数週～数か月間，骨折部の安静（免荷や可動制限）を保つ必要がある．高齢者の大腿骨

[*6]
高年齢労働者（60 歳以上の労働者）の労働災害を事故の型別にみると，転倒災害の占める割合が高くなっている．今後，高齢者の雇用確保・戦力化などにより労働者の高齢化がいっそう進むものと予測され，高年齢労働者の転倒防止は重要な課題となっている．

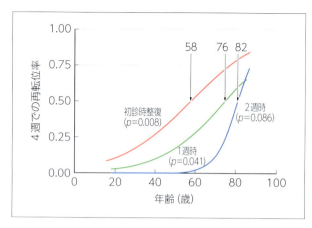

図3 徒手整復された橈骨遠位端骨折の再転位率
再転位率は高齢者ほど高くなる．図中の赤線は初診時に整復した群の4週での再転位率，緑線は初診で整復後1週時でも整復位が保持できていた群の4週での再転位率，青線は初診で整復後2週時でも整復位が保持できていた群の4週での再転位率を示す．
(Nesbitt KS, et al. J Hand Surg Am 2004；29：1128-38[7] より)

近位部骨折や骨盤骨折の場合，長期の臥床により，筋力低下，認知症，肺炎，褥瘡などを発症し，寝たきりになってしまう頻度が高いことから，全身状態が許す限り積極的に手術療法を選択し，術後早期から離床し，リハビリテーションを行うことで機能回復を図る．

■ 診療のポイント

単純X線像で骨折の診断が困難な場合はCTやMRIで精査する．骨折の背景にある骨粗鬆症や易転倒性を評価し，二次骨折予防に努めることが大切である．

（酒井昭典）

■文献

1) 宗圓　聰ほか．原発性骨粗鬆症の診断基準（2012年度改訂版）．Osteoporos Jpn 2013；21：9-21．
2) 日本整形外科学会　骨粗鬆症委員会．大腿骨近位部骨折　全国調査結果　2021年発生例調査結果．日本整形外科学会のホームページ（https://www.joa.or.jp/member/committee/osteoporosis/femur.html）から
3) 厚生労働省　第16回健康日本21（第二次）推進専門委員会．健康寿命の令和元年値について．厚生労働省のホームページ（https://www.mhlw.go.jp/content/10904750/000872952.pdf）から
4) 骨粗鬆症の予防と治療ガイドライン作成委員会編．薬物治療開始基準．骨粗鬆症の予防と治療ガイドライン2015年版．ライフサイエンス出版；2015．p.62-3．
5) ロコモチャレンジ！推進協議会のホームページ（https://locomo-joa.jp/check）から
6) 目貫邦隆，酒井昭典．椎体骨折二次予防を目指した薬物治療選択．THE BONE 2015；29：45-51．
7) Nesbitt KS, et al. Assessment of instability factors in adult distal radius fractures. J Hand Surg Am 2004；29：1128-38．
8) Oshige T, et al. A comparative study of clinical and radiological outcomes of dorsally angulated, unstable distal radius fractures in elderly patients：intrafocal pinning versus volar locking plating. J Hand Surg Am 2007；32：1385-92．

5章 骨折

高齢者に特徴的な骨折

高齢者の脆弱性骨折

■ 大腿骨近位部骨折

　大腿骨近位部骨折は，股関節に近い側から大腿骨頭軟骨下脆弱性骨折，大腿骨頚部骨折（図 1a），大腿骨頚基部骨折，大腿骨転子部骨折（図 1b），大腿骨転子下骨折（図 1c）に分けられる[1,2]．骨折の部位によって手術法や予後が異なる．とくに関節包内骨折である頚部骨折と関節包外骨折である転子部骨折は，解剖学的・血行動態的・生体力学的に異なるため，骨癒合率・骨壊死率・遅発性骨頭圧潰の発生率に差がある．大腿骨近位部骨折は，寝たきりにつながるリスクがあり，生命予後を悪化させる[*1]．

1. 診断

　転倒や転落などで殿部や大腿骨転子部を打撲することにより受傷することが多い．転倒しなくても軽微な外力により骨折することもある．股関節痛，起立・歩行不能，限局した圧痛などの症状がある．理学所見と単純 X 線像から診断できることが多い．単純 X 線像で診断がつかない場合には CT や MRI が有用である．

2. 治療

a. 大腿骨頭軟骨下脆弱性骨折

　骨頭に圧潰がない場合は局所安静や免荷にして経過をみる．圧潰をきたした場合は人工骨頭置換術や人工股関節全置換術が適応となる．

b. 大腿骨頚部骨折

　患者の全身状態が許す限り手術治療を選択すべきである[*2]．転位のない骨折（Garden stage I，II）では，cannulated cancellous screw，sliding hip screw，フックピンなどを用いて骨接合術を行う．転位のある骨折（Garden stage III，IV）では，人工骨頭置換術を行うことが多い（図 1a）．全身状態不良の場合には骨接合術を選択することがある．

c. 大腿骨頚基部骨折

　転子部骨折に準じた内固定を行う[1,2]．しかし，頚基部骨折は回旋不安定性があるため回旋防止機能をもった内固定材が推奨される．

d. 大腿骨転子部骨折

　早期に離床し日常生活へ復帰するために，転位のない骨折であっても骨接合術を行うのが原則である．骨接合術に用いる内固定材には sliding hip screw，short femoral nail（図 1b），髄内釘などがある．早期手術は合併症が少なく，

*1
大腿骨近位部骨折 1 年後の死亡率は日本では 10％前後，海外では 10〜30％と報告されている[1,3]．

*2
転位のない骨折に対して保存治療を行うと 14〜46％に転位を生じ，後に手術が必要となることがある[1]．

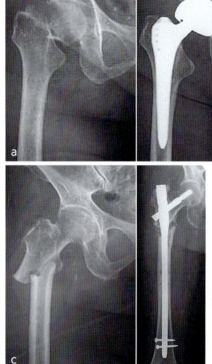
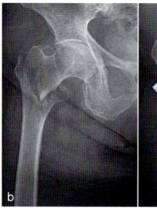
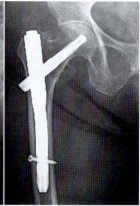

図1　大腿骨近位部骨折に対する手術
a：大腿骨頸部骨折に対する人工骨頭置換術.
b：大腿骨転子部骨折に対する short femoral nail を用いた骨接合術.
c：大腿骨転子下骨折（ビスホスホネート長期服薬患者に生じた非定型大腿骨骨折）に対する髄内釘を用いた骨接合術.

生存率が高く，入院期間が短い．2014年の日本における手術までの待機日数は平均4.1日（頸部骨折は平均4.9日，合わせて平均4.5日）であり，欧米に比べて長い[4]．術後早期から荷重を許可する．

e．大腿骨転子下骨折

原則として手術の適応である．内固定材には short femoral nail あるいは髄内釘，まれにはプレートが用いられる（図1c）．手術は骨折部を展開せず閉鎖的に行うことを基本とするが，骨折の整復が困難な場合には局所を展開することがある．

■ 椎体骨折

骨粗鬆症分野では，一定の基準[*3]を満たす椎体の変形を臨床症状の有無とは関係なく形態骨折という（図2）[7]．ここでいう変形とは椎体の圧潰変形のことであり，骨棘などの変形や側弯などの脊柱変形のことではない．骨折後の時間的経過により，新鮮骨折と陳旧性骨折に区別する．遷延治癒は平均的な骨癒合期間（通常3〜6か月）で治癒が進んでいない状態をいう．偽関節は受傷から9か月が経過し，直近の3か月にわたり治癒傾向の徴候が認められない場合であり，クレフト形成の有無は問わない．また，単純X線像で骨折が確認できないがMRIや骨シンチグラフィで診断される骨折を不顕性骨折とよぶ[7]．

[*3] 椎体変形の程度を評価する方法には，定量的評価法（quantitative measurement：QM法[5]）と半定量的評価法（semiquantitative method：SQ法[6]）がある．

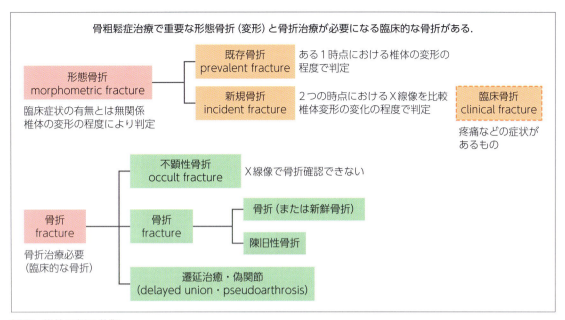

図2　椎体骨折の分類
診療上，椎体骨折の診断は骨粗鬆症分野と骨折治療分野で意義が異なってくる．たとえば，不顕性骨折は形態骨折の基準では椎体骨折ではないが，臨床では治療が必要な骨折である．
（森　諭史ほか．Osteoporo Jpn 2013；21：25-32[7]）より）

1. 診断

　尻餅など誘因が明らかなこともあるが，そうでないこともある．腰背部痛を訴えることもあるが，椎体骨折の2/3は無症候性で患者は骨折があることに気づかない[8]．単純X線像で初めて判明する骨折もあり，「いつのまにか骨折」といわれている．椎体骨折の臨床症状には骨折による症状と脊柱変形による症状がある．骨折による症状は体動時の痛みと骨折椎体レベルの圧痛，叩打痛である．椎体後壁が圧潰して脊柱管を圧迫し，脊柱管狭窄症や脊髄麻痺をきたすことがある（図3）．連続する4椎体以上に強直をきたした例をびまん性特発性骨増殖症（diffuse idiopathic skeletal hyperostosis：DISH）とよび，椎体骨折のリスクが高く[9]，three column fracture[*4]になり遅発性麻痺を生じやすいので注意が必要である．

2. 治療

　新鮮椎体骨折では局所の安静，コルセットなどの外固定，鎮痛薬投与が初期治療となる[11]．新鮮椎体骨折に対する保存治療の成績（椎体変形，QOL，疼痛）は装具の種類（硬性装具か軟性装具か）に依存しない[12]．10〜35％は保存治療抵抗性で遷延癒合や偽関節となり日常生活動作（ADL）が悪化する[13,14]　[*5]．
　次のような椎体不安定性を有する骨折には手術治療が適応となる．①高度な椎体破壊と後方要素に損傷を伴う不安定型破裂骨折で神経損傷が合併もしくは遅発性に発生する危険性がある，②楔状圧迫骨折で椎体圧潰率が50％以上あるいは20％以上の局所後弯があり，後方靱帯複合体損傷を伴いかつ神経症状

*4
Denis[10]は脊椎を前方（前縦靱帯・椎体前方・線維輪前方部），中央（後縦靱帯・椎体後方・線維輪後方部），後方（後方弓・後方の靱帯組織）の3つの支柱に分け，three column theoryを提唱した．

*5
胸腰椎移行部の骨折や椎体後壁損傷は病状が悪化しやすいので，画像検査を頻回に行い，椎体圧潰の有無や骨癒合の進行を確認することが必要である．

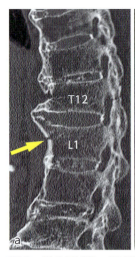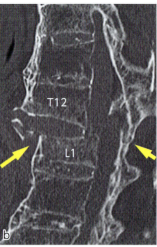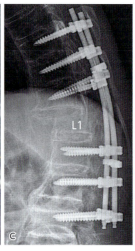

図3 椎体骨折後の遅発性麻痺
80歳男性，自転車で転倒し腰痛があり，椎体骨折の診断で近医に入院した（a：CT側面像）．ベッドで安静にしていたが，1週後に両下肢が麻痺し，歩行困難となった（b：CT側面像）．当科に紹介され，緊急手術を施行した（c：術後単純X線側面像）．びまん性特発性骨増殖症（DISH）に伴う椎体骨折である．矢印は骨折部を示す．

が改善しないかもしくは日常生活に影響する腰痛を長期に認める，③屈曲伸延損傷で後方離開や椎体骨折が中等度以上，④前方・中央・後方の3つの支柱損傷，⑤神経損傷を合併している後方要素単独損傷，⑥多椎体損傷，などである[15]．手術は椎体形成術や各種インストゥルメンテーションを用いた固定術（脊柱再建術）を行う．

橈骨遠位端骨折

骨粗鬆症性骨折の初発骨折として最も頻度が高く，70歳前後に生じることが多い．高齢者では，徒手整復を行いギプス固定で治療することが多かったが，近年では早期にADLを可能とするために掌側ロッキングプレートを用いて積極的に手術治療が選択されるようになった．

1. 診断

手をついて転倒したことを契機に手関節部に痛みや変形が生じることが多い．骨折部に限局した圧痛がある．時間の経過とともに腫脹や皮下出血斑が生じる．理学所見と単純X線像から診断できることが多い[*6]．

2. 治療

ギプス固定，経皮的鋼線刺入固定，創外固定，掌側ロッキングプレートによる内固定などの方法がある．転位が大きな例，骨粗鬆症合併例，徒手整復後に骨折部が不安定な例，関節内骨折で関節面のギャップや段差がある例などは手術のよい適応である．骨粗鬆症による骨脆弱性があると，ギプス固定による保

[*6] 高齢者の橈骨遠位端骨折は，単純X線像で関節外骨折のようにみえても，CTで確認すると骨折線が関節内に及んでいることが多い．なかには軸圧によって橈骨関節面が陥没した骨折（die-punch fracture）も潜んでおり注意を要する．

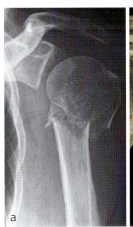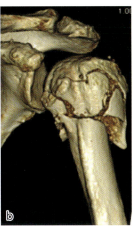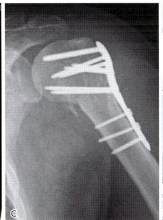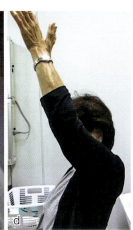

図4　上腕骨近位部骨折に対する手術
74歳女性，転倒して受傷した．a：受傷時単純X線像，b：受傷時CT，c：術後単純X線像．ロッキングプレートを用いた骨接合術，d：術後4週，痛みなく左肩を自動挙上できている．

存治療や経皮的鋼線刺入固定では整復位を保持することが難しい[16-18]．

　身体的活動度の低い高齢者では，ある程度の変形が残存することを許容して保存治療が選択されることがあるが，活動的な高齢者に対しては掌側ロッキングプレートによる内固定が勧められる[19]．

上腕骨近位部骨折

　80歳代に生じることが多い．高齢者では，三角巾固定やハンギングキャストなどで保存治療が選択されることが多かったが，近年では内固定材の進歩に伴い，ロッキングプレートや髄内釘を用いた骨接合術あるいは人工骨頭置換術などが選択されることが多くなった．

1. 診断

　転倒して肩や肘をついたことを契機に肩の痛みが生じることが多い．骨折部に一致した限局性圧痛がある．時間の経過とともに腫脹や皮下出血斑が生じる．理学所見と単純X線像から診断できることが多い．骨折型の詳細を把握する目的でCT検査を行うことがある．

2. 治療

　転位が小さな骨折は保存治療の適応であり，三角巾やバストバンドなどを用いて腕を体幹に固定する．骨癒合後の肩関節可動域訓練が必要である．ハンギングキャスト法や骨癒合を待たずに骨折後早期から上肢下垂位で振り子運動を行う早期運動療法がある[20]．

　転位が大きな例，骨片が多数ある例，骨欠損がある例，徒手整復後に骨折部が不安定な例，保存治療で骨癒合しない例などは手術の適応である．手術には，鋼線，髄内釘，ロッキングプレート（図4）などを用いて内固定する方法

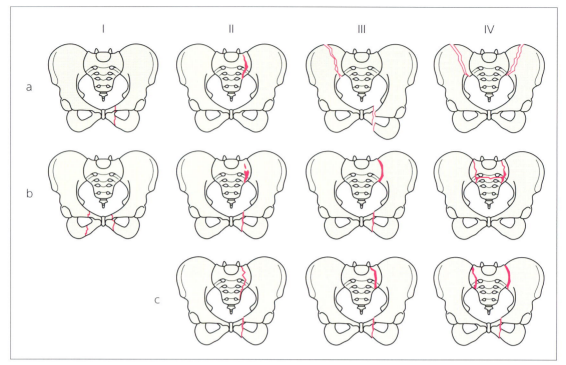

図5　脆弱性骨盤骨折のRommens分類

Type I：前方骨盤輪のみの損傷（Ia：前方片側の骨折，Ib：前方両側の骨折），Type II：転位のない後方骨盤輪の損傷（IIa：転位のない仙骨片側の骨折，IIb：転位のない仙骨翼片側圧迫骨折に恥骨上下枝の骨折を伴う，IIc：転位のない仙骨翼片側骨折もしくは仙腸関節骨折あるいは腸骨骨折に恥骨上下枝の骨折を伴う），Type III：転位のある後方骨盤輪の片側性損傷（IIIa：腸骨後方の転位のある骨折と恥骨上下枝の骨折を伴う，IIIb：仙腸関節損傷と恥骨上下枝の骨折を伴う，IIIc：仙骨片側の破綻と恥骨上下枝の骨折を伴う），Type IV：転位のある後方骨盤輪の両側性損傷（IVa：転位のある両側腸骨骨折もしくは仙腸関節骨折，IVb：両側仙骨完全骨折，IVc：両側後方破綻の組み合わせ）．
単純X線やCTで恥坐骨骨折を認める場合は，7〜8割の症例で仙骨骨折や仙腸関節近傍の骨折を認める．Type III以上は手術適応がある．Type II以下で，1週以上安静にしていても疼痛が軽減しない場合は，手術治療を選択し早期荷重と早期離床を目指す．
（Rommens PM, et al. Injury 2013；44：1733-44[21]より）

がある．脱臼骨折や粉砕骨折などでは人工骨頭置換術や（リバース型）人工肩関節全置換術を行うことがある．

骨盤骨折

骨粗鬆症の進行例では骨盤骨折をきたすことがある．疼痛が続き，時間を経てから骨折が明らかになる例がある．骨粗鬆症を基盤とした脆弱性骨盤骨折は増加しており，骨折型によっては低侵襲での手術が可能なことから手術症例が増えてきている．

1. 診断

転倒などを契機に痛みが生じることもあるが，明らかなエピソードがなく生じることもある．腰痛や仙腸関節部痛が主症状で腰椎疾患と間違われることが少なくない．初診時の単純X線像では診断が困難な例がある．とくに単純X

高齢者に特徴的な骨折／高齢者の脆弱性骨折

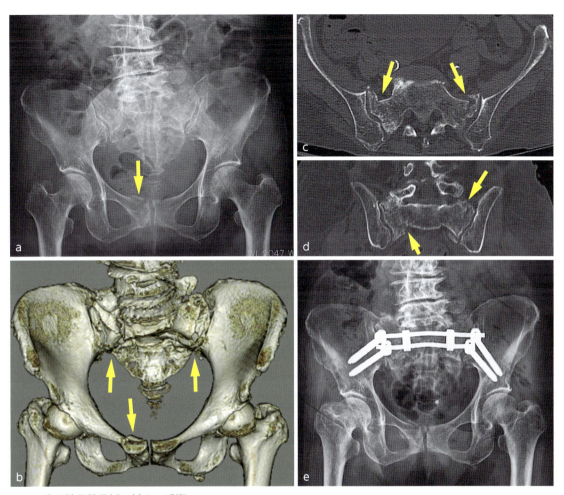

図6 脆弱性骨盤骨折に対する手術
82歳女性，とくに誘因なく，腰殿部痛のため歩行不能となった．単純X線像 (a) で右恥骨骨折がみられた．1か月経過しても痛みのため臥床状態が続いたため当科へ紹介となった．CT (b) で精査したところ，仙骨の両側に骨折がみられた．Rommens分類の type IVc である．CTの axial像 (c) と coronal像 (d) で骨折の状態を評価した．スクリューとロッドを用いた骨接合術を行った (e)．術後，疼痛はすみやかに軽減し，歩行が可能となった．矢印は骨折部を示す．

線骨盤前後像では骨盤後方部の損傷を見逃すことがある．恥骨以外にも骨折が疑われたら単純X線だけでなく，CTやMRIで腸骨翼や仙骨に骨折がないか精査する必要がある．

2. 治療

　脆弱性骨盤骨折で早期に発見されたものでは，まず床上安静と疼痛に対する治療を行う[*7]．手術適応の判断には Rommens（ロメンス）分類が有用である（図5）[21]．受傷時から大きな転位のある例，保存治療を行っても疼痛が軽快しない例や転位が増大する例，偽関節例などには内固定を行う（図6）[22]．内固定材は腸骨骨折や寛骨臼骨折にはプレート，仙骨骨折にはスクリュー（transiliac transsacral screw），プレート，脊椎インストゥルメンテーションなどを用い

[*7]
床上安静を1週しても疼痛が軽減しない場合には，CTやMRIで骨折型を精査する．当初 Rommens 分類 Type I と診断していた例が Type III に進行していることがあり，後に手術を要することがある．

411

る．恥骨骨折には逆行性スクリュー固定もしくはプレート固定を行う．

（酒井昭典）

■文献

1) 日本整形外科学会 日本骨折治療学会監修，日本整形外科学会診療ガイドライン委員会 大腿骨頚部/転子部骨折診療ガイドライン策定委員会編．大腿骨頚部/転子部骨折診療ガイドライン2021．改訂第3版．南江堂；2021．

2) 前 隆男．大腿骨近位部骨折．富士川恭輔，鳥巣岳彦編．骨折・脱臼．改訂5版．南山堂；2023．p.967-1014.

3) Sakamoto K, et al. Report on the Japanese Orthopaedic Association's 3-year project observing hip fractures at fixed-point hospitals. J Orthop Sci 2006；11：127-34.

4) Hagino H, et al. Survey of hip fractures in Japan：recent trends in prevalence and treatment. J Orthop Sci 2017；22：909-14.

5) 折茂 肇ほか．原発性骨粗鬆症の診断基準（1996年度改訂版）．日骨代謝会誌 1997；14：219-33.

6) Genant HK, et al. Vertebral fracture assessment using a semiquantitative technique. J Bone Miner Res 1993；8：1137-48.

7) 森 諭史ほか．椎体骨折評価基準（2012年度改訂版）．Osteoporo Jpn 2013；21：25-32.

8) Cummings SR, et al. Effect of alendronate on risk of fracture in women with low bone density but without vertebral fractures：results from the Fracture Intervention Trial. JAMA 1998；280：2077-82.

9) Guiot A, et al. Relationship between diffuse idiopathic skeletal hyperostosis and fragility vertebral fracture：a prospective study in older men. Rheumatology (Oxford) 2021；60：2197-205.

10) Denis F. The three column spine and its significance in the classification of acute thoracolumbar spinal injuries. Spine 1983；8：817-31.

11) 椎体骨折評価委員会編．椎体骨折の治療と予後．椎体骨折診療ガイド．ライフサイエンス出版；2014．p.107-32.

12) 猪瀬弘之ほか．急性期骨粗鬆症性椎体骨折への装具療法．整・災外 2020；63：135-40.

13) 戸川大輔ほか．骨粗鬆症性椎体骨折保存治療後の骨折治療とEuroQOL（EQ-5D）の相関性．日整会誌 2011；85：928-33.

14) 山根宏敏，酒井昭典．どのようなときに椎体骨折患者の外科的治療を考えるのか？ 竹内靖博編．もう悩まない！骨粗鬆症診療．日本医事新報社；2017．p.140-4.

15) 石井 賢ほか．胸椎・腰椎骨折．富士川恭輔，鳥巣岳彦編．骨折・脱臼．改訂5版．南山堂；2023．p.846-89.

16) Oshige T, et al. A comparative study of clinical and radiological outcomes of dorsally angulated, unstable distal radius fractures in elderly patients：intrafocal pinning versus volar locking plating. J Hand Surg Am 2007；32：1385-92.

17) 酒井昭典．橈骨遠位端骨折と骨粗鬆症—現状と未来．日整会誌 2016；90：964-72.

18) 酒井昭典．橈骨遠位端骨折の治療方針．岩崎倫政編．OS NEXUS No.13 高齢者上肢骨折に対する手術．メジカルビュー社；2018．p.2-7.

19) 日本整形外科学会 日本手外科学会監修，日本整形外科学会診療ガイドライン委員会 橈骨遠位端骨折診療ガイドライン策定委員会編．橈骨遠位端骨折診療ガイドライン2017．改訂第2版．南江堂；2017．

20) 石黒 隆ほか．上腕骨近位端骨折に対する保存的治療—下垂位での早期運動療法について．臨整外 2004；39：15-22.

21) Rommens PM, Hofmann A. Comprehensive classification of fragility fractures of the pelvic ring：Recommendations for surgical treatment. Injury 2013；44：1733-44.

22) 澤口 毅．骨盤骨折．富士川恭輔，鳥巣岳彦編．骨折・脱臼．改訂5版．南山堂；2023．p.903-30.

6章
末梢神経損傷

6章 末梢神経損傷

末梢神経損傷の保存的治療

■ 概略

末梢神経は人体のなかでも繊細な構造をもっており，交通事故などの外傷やスポーツ，手術の合併症などさまざまな原因によって損傷を受け，身体の運動機能や感覚機能に深刻な影響を与える．末梢神経損傷は上肢に発生することが多く，年間10万人あたり10人前後に発生するとされている[1,2]．症状は損傷の部位や程度によってさまざまであり，経過によっては神経の構造的な損傷だけでなく，神経障害性疼痛などの神経の機能的な異常も引き起こすことがある．運動麻痺や感覚障害の回復過程は個々の病態によって異なるため，それぞれに応じた治療を計画しなければならない．そのためには末梢神経の解剖と損傷の病態を理解することが重要となる．

■ 末梢神経の解剖

末梢神経は，中枢神経系から体の各部に伸びる神経線維の束で構成されている．その最小単位が軸索（axon）であり，軸索の周囲をSchwann（シュワン）細胞が取り囲み，有髄神経では髄鞘を形成している．個々の軸索とSchwann細胞はコラーゲン線維の薄い膜である神経内膜（endoneurium）に包まれている．神経内膜に包まれた神経線維は数千本に束ねられ，多層性の神経周膜（perineurium）に包まれた神経束（fascicle）を形成する．神経周膜は弾性線維，コラーゲン線維が密集した強度の高い構造をしており，神経内の環境を保護する役割をしている．さらに神経束は1〜数本に束ねられ神経上膜（epineurium）に囲まれて末梢神経を構成している．神経上膜は疎性結合組織でできており，体の動きに伴う神経の収縮と拡張を可能にしている．その内層には脂肪組織と神経を栄養する血管が含まれており，神経束を保護して解剖学的形状を維持する働きをしている[3]（図1）．

神経束の数とサイズは神経ごとに異なるだけではなく，中枢と末梢でも異なる．神経束は神経上膜内で分岐と結合を繰り返して多様に変化し，同一神経であっても中枢では叢状構造，末梢ではケーブル状構造を呈している．このことは末梢神経損傷の臨床症状と外科的修復に大きく影響してくる[4]．

■ 損傷の分類と病態

1. さまざまな分類

末梢神経損傷にはさまざまな分類がある（表1）．Seddon[5]は脱髄の有無に加え軸索や結合組織への損傷に基づいて，末梢神経損傷を3つに分類した．その後，Sunderland[6]はSeddonの分類を拡張して結合組織の損傷の程度を区別

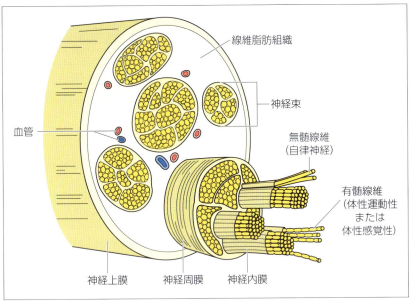

図1　末梢神経の解剖

表1　SeddonとSunderlandおよびMackinnonらによる分類

Sunderland分類	Seddon分類	損傷形態	経過
I度	一過性神経伝導障害 (neurapraxia)	軸索断裂を伴わない局所的脱髄	数日から数週で完全回復
II度	軸索断裂 (axonotmesis)	軸索断裂	軸索再生に伴い回復
III度		軸索と神経内膜の断裂	軸索再生に過誤支配を生じる可能性があり予後不良
IV度	神経断裂 (neurotmesis)	軸索，神経内膜，神経周膜の断裂	自然回復なし
V度		完全断裂	自然回復なし
VI度 (Mackinnonら)		I～V度損傷が混在した損傷	各部の損傷の程度に応じて治療

して分類した．この分類は損傷の程度とそれに応じた予後が臨床に即しているため，広く用いられている．さらにMackinnon[7]はすべての損傷を組み合わせた損傷形態をSunderland分類に加えて分類した．不用意な待機手術や不必要な展開を避けるためには損傷の程度を把握することが必要である．

2. Sunderland分類

I度損傷

神経に対する軽度の圧迫または牽引によって発生する一過性神経伝導障害であり，軸索断裂を伴わない．肉眼的には正常でありWaller（ウォラー）変性を生じないため，Tinel（ティネル）徴候は認められず，損傷部から遠位の神経の伝導性は保たれる．数日から数週で回復する．

II度損傷

神経に対する牽引，圧迫，打撲などによって発生し，軸索は断裂しているが

■ 6章　末梢神経損傷

神経内膜，神経周膜は保たれている状態である．Waller 変性を生じるため，Tinel 徴候を認め，損傷部から遠位では伝導障害を生じる．神経内膜は保たれているため，軸索の再生は解剖学的な再生経路に沿って進行し，Tinel 徴候は遠位へ進行する．運動神経の再支配は神経本幹から分枝する順に近位から遠位へと進行するため，筋の回復は損傷部との距離に依存する．通常は良好な回復が得られる．

III 度損傷

軸索と神経内膜の連続性はないが神経周膜は保たれている状態で，外見上の連続性はある．神経内膜が損傷しているため，神経内構造が崩壊し，軸索の過誤支配（misdirection）が生じる可能性がある．運動神経の再支配は近位から遠位へと進行するが，II 度損傷に比べ回復までに時間を要する．Tinel 徴候は軸索の再生に伴って遠位に進行するが，回復が得られない場合がある．損傷部位の瘢痕形成のために手術を要することがある．

IV 度損傷

強い牽引力によって生じ，軸索，神経内膜，神経周膜は断裂し，神経上膜のみで連続性が保たれている状態である．軸索の再生を誘導する要素が損傷されているため過誤支配は必発である．損傷部位の瘢痕形成のために偽神経腫が形成され，Tinel 徴候は進行しない．自然回復は期待できないため手術を要する．

V 度損傷

鋭的な損傷によって生じ，神経が完全に断裂された状態である．瘢痕形成により連続性を認めることがある．軸索の再生が生じる可能性は低く，自然回復は期待できないため手術を要する．

VI 度損傷（Mackinnon ら）

神経の部分断裂や圧挫，牽引によって I〜V 度損傷が同時に起こった状態である．連続性のある神経腫を伴い（neuroma in continuity），回復は各神経の損傷の程度によって異なる．損傷が軽度な神経束の機能が犠牲になる可能性があるため，手術の際は細心の注意を要する．

■ 診察と診断の方法

末梢神経損傷を評価する際は，神経の走行，その支配筋，支配筋への分枝レベル，知覚支配領域を正確に把握する必要がある．そのうえで，受傷機転，運動機能，感覚機能，画像診断，電気生理学的検査から損傷の部位や程度を判断する．

1.　受傷機転

刺創や切創に伴う開放創の場合は IV 度，V 度損傷の可能性が高い．一方，圧迫や骨折・脱臼に伴う閉鎖性損傷の場合は I〜III 度損傷の可能性が高くなる．Saturday night palsy などでみられる橈骨神経麻痺やリュックサック麻痺でみられる腕神経叢麻痺は I 度損傷であることが多く，骨折や脱臼に伴うものは II 度や III 度損傷が多い．ベルトコンベアによる巻き込みやバイク事故など

末梢神経損傷の保存的治療 ■

で強い牽引力がかかった場合はⅢ度以上の損傷になることが多い．ギプスや麻酔に伴う長期間の圧迫や hypothenar hammer syndrome[*1] などに伴うものは，圧迫の強さや期間によって判断する．

2. 運動機能評価

運動麻痺が生じると麻痺筋と拮抗筋の作用により，特徴的な肢位が出現する．橈骨神経麻痺では下垂手，後骨間神経麻痺では下垂指，尺骨神経麻痺ではかぎ爪変形，正中神経麻痺は猿手，前骨間神経麻痺では tear drop sign，腓骨神経麻痺では下垂足が特徴的である．個々の筋の麻痺の程度は徒手筋力検査（manual muscle testing：MMT）で0〜5の6段階で評価する．客観的な評価では握力計やピンチメーターなどを用いる．評価の際は重力や筋・腱の張力などによるごまかし運動（trick motion），ほかの筋による代償運動，詐病に注意して行う．

3. 感覚機能評価

感覚は主観に頼るところが大きく，把握が難しい．とくに第三者行為や労災では解剖学的な所見と一致しないことがあるため，注意が必要である．神経断裂では知覚脱失（anesthesia）となり，不全断裂や絞扼では知覚低下（hypesthesia）や錯感覚（dysesthesia）を認める．触圧覚の評価には主に Semmes-Weinstein monofilament test[*2] と2点識別覚検査が用いられ，前者は受容体の閾値を，後者は受容体の密度を検査する．評価は，患者の協力や検査者の経験が必要であり，結果の解釈には注意が必要となる[*3]．

4. 画像診断

MRI は神経圧迫病変の評価に広く用いられている．また，腕神経叢や偽性髄膜瘤の描出が可能なため，神経根引き抜き損傷の診断にも用いられている．超音波検査は神経の連続性や神経束の状態などを評価することができる．病変は短軸のほうが探しやすく，病変部位では神経の長軸も観察する[8]．

5. 電気生理学的診断

末梢神経伝導速度は神経幹のうち，閾値が低く伝導速度が速い大径有髄神経の速度を反映しており，波高が大きい筋誘発電位から運動神経伝導速度を測定する．Ⅰ度損傷では Waller 変性を生じないため，損傷部位より遠位を刺激すると通常は正常な誘発電位の導出が可能だが，損傷部より近位を刺激すると一部またはすべての線維の伝導が遮断されているため，誘発電位は小さくなるか導出されない．Ⅱ〜Ⅴ度損傷では，損傷直後は Waller 変性が生じていないため，Ⅰ度損傷と同様に損傷部位より遠位では正常な誘発電位を導出するが，損傷部より近位では誘発電位は小さくなるか導出されない．損傷から3日程度経過すると Waller 変性が進行し，損傷部位より遠位の神経を刺激しても誘発電位は導出されなくなる．したがって，運動線維の Waller 変性が生じるまでは，

[*1]
hypothenar hammer syndrome（小指球ハンマー症候群）は小指球部への反復する軽微な外傷によって尺骨動脈に血行障害が生じ阻血症状をきたす症候群である．動脈瘤が形成されると尺骨神経が圧迫されて麻痺症状が生じる．

[*2]
Semmes-Weinstein monofilament test は日本ハンドセラピィ学会主催の講習会を受けることで，精密知覚機能検査（280点）を算定することができる．

[*3]
Semmes-Weinstein monofilament test は時間を要するため，外来診療時間内に実施するのは難しい場合が多い．筆者の施設では講習を受けたハンドセラピストと協力して検査を実施している．

■ 6章　末梢神経損傷

一過性神経伝導障害と軸索断裂を確実に区別することはできない[9].

　筋電図では筋肉活動の電気信号を記録する．これは，筋肉の活動状態や異常を評価するためのもので，末梢神経の損傷の程度，障害された筋，神経再生を評価するのに使われる．損傷神経の支配筋では神経損傷後3週間経過するとfibrillation potentialやpositive shape waveなどの脱神経電位が導出されるようになるが，一過性神経伝導障害では脱神経電位は導出されない．神経の再支配が起こると随意性活動電位を認めるようになり，脱神経電位が徐々に減少し，多相性複合電位が観察できるようになる[9].

■ 治療

1. 保存的治療の適応

　Sunderland分類のI~III度損傷は自然回復する可能性が高いため，とくに閉鎖性の外傷に伴う神経損傷の場合，まずは保存的治療が選択される．しかし，実際には正確な診断は不可能であり，VI度損傷のような損傷が混在することもあるため，神経全体が回復するとは限らない．Tinel徴候の前進や部分的な筋力の回復を認める場合でも，回復徴候がみられない筋がある場合は今後の手術加療の可能性について検討しておくべきであり，漫然と保存的治療を続けることは避けなければならない[*4]．また，中枢部で神経損傷が生じている場合は軸索再生に時間を要するため，神経の再支配が起きても機能的な回復が期待できないことがある．経過に応じて神経移行術や腱移行術についても考慮する必要がある．

2. 保存的治療

a. 内服

　神経再生促進のためにビタミンB$_{12}$の投与が広く行われているが，現在までに臨床における神経再生の促進や筋萎縮の予防に関する効果は実証されていない．神経障害性疼痛に対しては非ステロイド性抗炎症薬（NSAIDs），プレガバリンやミロガバリン，オピオイド系鎮痛薬の投与を考慮する．

b. 関節拘縮の予防

　外傷後の腫脹や麻痺によりとくに手指は不良肢位で拘縮しやすい．一度不良肢位で関節拘縮をつくってしまうと非観血的に拘縮を解除させることは困難となり，麻痺が回復しても正常な運動を行うことができなくなる．そのため，早期にハンドセラピストに介入してもらい，良肢位の保持，関節拘縮の予防を行うべきである．関節拘縮の治療には関節可動域訓練と並行して，交代浴，パラフィン浴の利用，浮腫予防のための伸縮包帯の着用などがある．

c. 装具療法

　麻痺による日常生活動作（ADL）低下の改善と良肢位を維持するために各種の装具を用いることがある．橈骨神経麻痺による下垂手にはカックアップスプリント，正中神経麻痺による猿手には母指対立スプリント，尺骨神経麻痺によるかぎ爪変形にはナックルベンダー，腓骨神経麻痺による下垂足には短下肢装

*4
筆者らは保存的治療で回復徴候が認められない場合，受傷後3か月以降，遅くとも6か月までのあいだに神経を展開し，神経損傷の程度に応じて必要な処置を施すようにしている．

具などを用いる．各種の装具やスプリントは麻痺の程度や筋力の回復，患者の状態に応じて細かに対応することが大切である．

d. 筋力増強訓練

MMT が0～1であれば電気刺激療法を行う．電気刺激により，筋線維の直径や筋細胞膜がより生理的な状態に近く保たれ，筋線維の病的変化を抑制するとされている．MMT が1であれば筋電図バイオフィードバックを用いて骨格筋に対して，視覚と聴覚を利用して随意収縮を促す．MMT が2では自動介助運動，MMT が3～4程度となったら抵抗運動をさせ，筋力増強に努める[10]．ただし，神経が再生しなければ筋肉は不可逆的な萎縮に陥る．

e. 知覚再教育

感覚障害に対しては知覚再教育を実施し，損傷後に生じた新たな知覚入力パターンを再学習し，知覚機能と運動機能を連動させることが必要である．末梢神経の回復とともに知覚異常（dysesthesia）を訴えることがある．この際は弱く耐えられる範囲の刺激より始めて徐々に強い刺激に慣れさせていく脱過敏療法を行う．知覚再教育では物体を触ることで，材質や形態の識別を訓練し，物体を把持・移動させることで巧緻性を獲得させ，操作性を向上させる．感覚回復前に知覚再教育を開始することにより，さらに良好な回復が期待できる[11,12]．

■ 診療のポイント

末梢神経損傷の診療では，病態の把握が最も重要である．初期評価で損傷の程度を明確に判断できなくても，時間経過による変化から損傷の程度を見極め，手術も視野に入れた治療計画を立てることが求められる．漫然と保存的治療を続けることは避けるべきである．

(赤羽美香，多田　薫)

■文献

1) Tapp M, et al. The epidemiology of upper extremity nerve injuries and associated cost in the US Emergency Departments. Ann Plast Surg 2019；83：676-80.

2) Asplund M, et al. Incidence of traumatic peripheral nerve injuries and amputations in Sweden between 1998 and 2006. Neuroepidemiology 2009；32：217-28.

3) Lopes B, et al. Peripheral nerve injury treatments and advances：One health perspective. Int J Mol Sci 2022；23：918.

4) Stewart JD. Peripheral nerve fascicles：anatomy and clinical relevance. Muscle Nerve 2003；28：525-41.

5) Seddon HJ. A classification of nerve injuries. Br Med J 1942；2：237-9.

6) Sunderland S. A classification of peripheral nerve injuries producing loss of function. Brain 1951；74：491-516.

7) Mackinnon SE, et al. Repair and reconstruction of peripheral nerve injuries. J Orthop Sci 1997；2：357-65.

8) 中島祐子．上肢末梢神経損傷の超音波画像診断．別冊整形外科 2018；74：201-5.

9) Robinson LR. Traumatic injury to peripheral nerves. Muscle Nerve 2022；66：661-70.

10) 出江 紳一．末梢神経障害におけるリハビリテーション．末梢神経 2010；1：203-9.

11) 茶木正樹．末梢神経損傷における知覚，筋再教育．MED REHABIL 2016；204：28-32.

12) 中田眞由美．末梢神経損傷後の知覚再教育．神経研究の進歩 2003；47：633-9.

6章 末梢神経損傷

末梢神経損傷の手術適応
──手術をした方がよい場合

■ 手術の適応

　開放性損傷に伴う神経断裂や，神経根引き抜き損傷などのSunderland分類のIV度，V度損傷は自然回復を期待できないため，手術の適応となる．閉鎖性損傷に伴う神経麻痺であっても，高エネルギー外傷や重度の麻痺を伴うものはIV度，V度損傷の可能性があると考え，慎重に経過を観察したうえで適宜手術を考慮する．骨折や脱臼などに対する手術後に生じた神経麻痺に対しては，術中に神経を損傷した可能性を否定できない場合，診断の意味も含めて早期に神経を展開し，障害物の除去や神経再建を行うべきである．

　Sunderland分類のIII度損傷などに対し保存療法を選択した場合であっても，受傷から3か月程度経過した後にTinel徴候の前進がない場合や筋の回復徴候がみられない場合は手術を考慮する．なお，当科では受傷後3か月の時点で手術の適応について判断し，受傷後6か月までには神経に対する処置を行うように計画している．

　また，受傷から長時間が経過しており神経の再支配が期待できない場合や，神経に対する処置後に回復が得られなかった場合は腱移行術などの機能再建術を計画する．

■ 神経縫合術

　神経の断裂に対しては神経縫合術が適応となる．神経縫合術を行う際は，神経の断端の損傷部や瘢痕組織を切除し，健常な神経束を確認したうえで縫合を行う．神経に緊張が加わると良好な再生を得られないため，神経の緊張を軽減させたうえで縫合を行わなければならない．緊張を軽減させるためには，神経と周囲の組織を剥離し神経を前進させる方法，関節を屈曲または伸展させ縫合から数週後に徐々に関節を伸展または屈曲させる方法，神経を移動させることで神経を緩ませる方法などがある．これらの方法を行っても緊張が加わる場合は神経移植術を行う．神経の縫合には8-0～11-0ナイロンを用い，顕微鏡視下に縫合する[*1]．過誤支配を避けるため，神経束のねじれが生じないように可及的に解剖学的な接合を心がける．

　縫合方法には神経上膜のみを縫合する神経上膜縫合と，神経上膜に加え神経周膜も縫合する神経周膜縫合がある．神経上膜縫合では強く引き寄せすぎると神経束が縫合部からはみ出たり，神経束の反り返り（buckling）を生じたりすることがあるため（図1），注意が必要である[*2,3]．神経周膜縫合ではそれぞれの神経束を縫合するため回復がより確実となる可能性があるが，神経束を剥離することにより血行障害や神経損傷を生じる可能性があり，異なった神経束を

[*1]
神経縫合部にフィブリン糊などの組織接着剤を散布することで，縫合部をより強固にするとともに，瘢痕組織が浸潤するのを防ぐことが可能となる[1]．

[*2]
神経断端を直接縫合せずに，神経接合部に少し間隙をつくったままnerve connectorを用いて固定する方法も報告されている（図2）[2]．

[*3]
nerve connectorは神経断端を接続するための管腔状の製品で，断端の位置を整え，神経再生を助ける効果が期待されている．材料としてはコラーゲン，ポリグリコール酸などの生体適合性材料が用いられる．

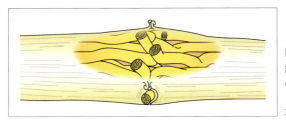

図1 不適切な神経縫合
縫合部から神経束がはみ出たり，神経束の反り返り（buckling）が生じている．
（Ducic I, et al. Microsurgery 2017；37：256-63[2]）より）

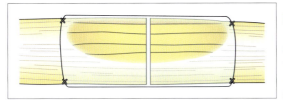

図2 nerve connector[*3]を使用した神経縫合
神経断端を適正な緊張で合わせることが可能となる．
（Ducic I, et al. Microsurgery 2017；37：256-63[2]）より）

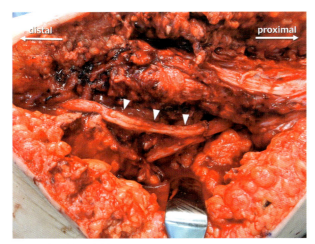

図3 自家神経移植術
総腓骨神経の欠損に対して腓腹神経をケーブル状にして移植した（矢頭）．

縫合した場合は過誤支配が生じる．

■ 神経移植術

　神経の断裂から時間が経過した例や神経の欠損がある例など，神経を緊張なく縫合することができない場合は神経移植術を行う．移植片としては自家神経，人工神経，同種処理神経が臨床で用いられているが，現時点では日本において同種処理神経は認可されていない．

1. 自家神経移植術

　神経再建のゴールドスタンダードであり，移植片を束ねてケーブル状にすることで直径の太い混合神経や大径神経に対しても用いることが可能である（図3）．移植神経としては腓腹神経，前腕内側皮神経，前腕外側皮神経，後骨間

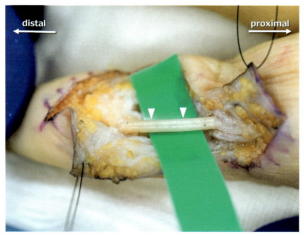

図4 人工神経移植術
指神経に対して人工神経（ナーブリッジ®）を移植した（矢頭）．

神経の関節枝などが用いられている．移植神経は欠損長に対して2割程度の余裕をもって採取する．なお，一般的に自家神経移植術で再建が可能な神経の欠損は10 cm程度と考えられている．

2. 人工神経移植術

指神経などの小径の感覚神経の欠損に対して適応となる（図4）．一般的に30 mm以下の感覚神経の欠損に適応があるとされているが，実際に人工神経により感覚の回復が期待できる距離は15 mm以下程度だと考えられる[3]．近年は人工神経の新たな応用として断端神経腫の発生を防ぐ効果や神経の癒着を防ぐ効果についての報告[4]が増えており，海外では断端神経腫の予防を目的としたキャップ状の製品や，癒着の予防を目的としたラップ状の製品が臨床応用されている．

神経剥離術

神経の周囲組織や神経上膜が外傷や外科的処置により損傷した結果，過剰な瘢痕組織が形成され神経の癒着を生じることがある．神経の癒着が生じると瘢痕組織により神経が圧迫されることに加え，癒着に伴い神経の生理的な滑走が障害され神経が牽引されるため，神経の機能障害をきたす．

神経の癒着に対する治療としては瘢痕組織による圧迫を解除し，神経を癒着から解放して神経の滑走を再獲得する神経剥離術が行われている．神経剥離術は神経上膜を保った状態で神経を瘢痕組織から剥離する「神経外剥離術」と，神経上膜を切開し神経束を展開する「神経内剥離術」に分類されるが，一般的に神経剥離術として行われるのは「神経外剥離術」である．瘢痕組織の中から神経を探索して剥離するのは困難であるため，神経剥離術を行う際は，まず瘢痕組織よりも中枢側で健常な神経を展開した後，末梢へと剥離を進めるとよ

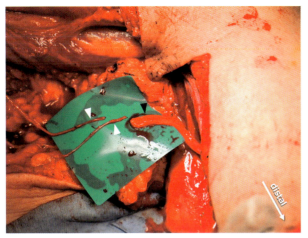

図5 肋間神経移行術
全型腕神経叢損傷例に対し第 3-4 肋間神経（白矢頭）を筋皮神経（黒矢頭）に移行した．

い．神経剥離術後は再び癒着を生じることがないように，脂肪組織などの血流が豊かな組織で神経を被覆する．

神経移行術

　神経移行術とは，障害された神経に健常な神経の一部を移行し縫合することで機能を回復させる方法である．神経縫合術や神経移植術が困難な例や中枢に近い部位での神経損傷例などが適応となる．神経移行術を行う場合は，移行する神経が十分に機能している必要がある．また，神経移行術は筋肉や神経筋接合部が不可逆な変性を生じる前に行う必要があるため，受傷後3か月以内，遅くとも6か月以内に行うのが望ましいと考えられている[5]．代表的な神経移行術としては副神経移行術，肋間神経移行術，尺骨神経部分移行術（Oberlin〈オーバーリン〉法）などがあげられる．

1. 副神経移行術

　腕神経叢損傷や神経根引き抜き損傷に対して用いられる．副神経終末枝を肩甲上神経に移行することで肩関節外転・外旋運動が可能となる．腋窩神経の再建（橈骨神経の上腕三頭筋長頭枝を腋窩神経前枝へ移行する方法）を併用したほうが肩関節外転の成績が良好となることが報告されている[6]．

2. 肋間神経移行術

　腕神経叢損傷や神経根引き抜き損傷に対して用いられる．第 3-4 肋間神経を筋皮神経に移行する（図5）ことで肘関節の屈曲運動が可能となり，上腕三頭筋運動枝に移行することで肘関節の伸展運動が可能となる．若年者ほど成績は安定しており，40歳以上の患者や全型麻痺例では成績不良となることが多いとされている[7]．

3. 尺骨神経部分移行術

尺骨神経が損傷を免れている上位型腕神経叢損傷（C5-6，C5-7）が適応となる．尺骨神経のうち主に外在筋を支配している神経を筋皮神経に移行することで肘関節の屈曲運動が可能となる．肋間神経移行術に比べ神経再支配までの期間が短く，得られる肘関節の屈曲力は大きいと報告されている[8]．

4. 橈骨神経部分移行術

高位正中神経損傷または下位型腕神経叢損傷（C7-T1）に対して用いられる．橈骨神経の短橈側手根伸筋への枝を前骨間神経に移行することで母指と示指・中指の屈曲運動が可能となる．尺骨神経と前骨間神経のあいだに筋内神経接合がある場合は環指・小指の屈曲運動も可能となるとの報告が存在する[9]．

5. 前骨間神経移行術

尺骨神経障害では障害部から神経筋接合部までの距離が長くなることが多く，障害部の処置が適切に行われた場合であっても手内筋の再支配までには長時間を要する．その結果，手内筋は十分な機能の回復が得られないことが多い．近年，前骨間神経の分枝である方形回内筋の運動枝を尺骨神経深枝に移行することで手内筋の機能を回復させることが可能であったとする報告が増えており[10]，重度の肘部管症候群などがその適応と考えられている[11]．

■ 腱移行術

受傷から長時間が経過しており神経の再支配が期待できない場合や，神経に対する処置後に回復が得られなかった場合は，神経自体に対する治療ではなく，麻痺した筋肉に健常な筋肉を移行する腱移行術が適応となる．腱移行術を行うための条件としては，再建する領域の関節に拘縮がないこと，麻痺した腱の滑走が良好であること，移行する腱の通り道が瘢痕組織などで障害されていないこと，移行する筋肉に十分な筋力があることがあげられる．移行する筋肉は麻痺した筋肉の協同筋であることが望ましい．腱移行術を行う際は，移行する筋肉と同様の機能をもつ筋肉を必ず温存し，腱移行術によって機能低下が生じることがないように注意する．腱移行術にはさまざまな方法が存在するが，上肢における神経損傷の際によく用いられる術式を紹介する．

1. 橈骨神経麻痺に対する腱移行術

橈骨神経や後骨間神経，C8神経根の損傷では手関節，手指の伸展機能が障害される．これらの病態に対する腱移行術としてはRiordan[12]によって報告された再建方法が有名である．この方法では総指伸筋に尺側手根屈筋を移行し，長・短橈側手根伸筋に円回内筋を移行し，長母指伸筋に長掌筋を移行して手関節，手指の伸展機能を再建する．しかし，この方法では手関節や母指に運動制限が生じるため，現在は津下[13]らが報告したRiordan（リオルダン）変法が広く行われている．Riordan変法では総指伸筋に骨間膜を通した橈側手根屈筋を

移行し，短橈側手根伸筋に円回内筋を移行し，長母指伸筋に長掌筋を移行し，母指最大外転位で長母指外転筋固定を行う．ほかの方法としては，総指伸筋に骨間膜を通した中指の浅指屈筋を移行する方法，長母指伸筋に骨間膜を通した環指の浅指屈筋を移行する方法，短橈側手根伸筋に腕橈骨筋を移行する方法などがある[13]．

2. 正中神経麻痺に対する腱移行術

手関節部や前腕遠位で生じた正中神経損傷では母指対立機能が障害される．移行腱としては長掌筋，中指や環指の浅指屈筋，短母指伸筋，小指伸筋腱，小指外転筋などから，残存している筋力に応じて選択する．前腕から中枢での正中神経損傷では母指対立のほかに前腕回内，手関節橈屈，母指・示指・中指の屈曲が障害される．先ほどの母指対立再建に加えて，長母指屈筋には腕橈骨筋や長橈側手根伸筋を移行し，深指屈筋には環指の深指屈筋や長橈側手根伸筋を移行し，円回内筋には尺側手根屈筋を移行する．示指の深指屈筋を環指の深指屈筋に側側縫合する場合は，示指の屈曲を少し強めにして縫合するとよい．より強い示指の屈曲力を求める場合は長橈側手根伸筋を用いる[14,15]．

3. 尺骨神経麻痺に対する腱移行術

前腕以遠での尺骨神経損傷では手内筋が障害され，環指・小指のかぎ爪変形，小指の外転変形，示指の橈屈障害や母指の内転障害（Froment〈フロマン〉徴候）が生じる．かぎ爪変形に対しては小指伸筋や長橈側手根伸筋を lateral band に縫合することで，MP 関節を屈曲させる．環指と小指の深指屈筋が機能している場合は lasso 法を用いることも可能である．lasso 法では，浅指屈筋腱を A1 腱鞘や A2 腱鞘の遠位で切離して近位方向に反転し，腱鞘の近位で同じ腱に縫合し，かぎ爪変形を矯正する．示指の外転の再建には長母指外転筋を用いることが多い．母指の内転機能再建には小指伸筋や中指の浅指屈筋，腕橈骨筋などを用いる．

▶MP 関節：中手指節（meta-carpophalangeal）関節．

前腕から中枢での尺骨神経損傷では手内筋の障害に加えて，環指・小指深指屈筋と尺側手根屈筋の麻痺が生じる．環指の深指屈筋は中指の深指屈筋と腱間結合しているため，中指とともに屈曲可能な場合が多い．そのような場合は小指の深指屈筋のみ中指の深指屈筋に側側縫合を行い小指の屈曲を再建する．もしくは小指の DIP 関節の固定を行うことで，浅指屈筋の力で小指の grip 機能を獲得することが可能となる．環指・小指の浅指屈筋は環指・小指の屈曲の力源となっているため，これらの腱を移行腱として用いることは避けるべきである[14,15]．

▶DIP 関節：遠位指節間（distal interphalangeal）関節．

■ 後療法

神経縫合術，神経移植術，神経移行術の後療法は前項の「末梢神経損傷の保存的治療」（p.414）に準じて行う．とくに神経の再支配が起こるまでに関節拘縮を生じさせないように注意し，適宜，ハンドセラピストの介入を開始する．

腱移行術では一般的に術後3週までは縫合腱に緊張がかからない肢位でスプリント固定し，その後，夜間のみスプリント固定を継続しつつ自動運動を開始し，術後6〜7週で夜間の固定を除去する．術後12週ごろになれば制限なく手指の使用が可能となる．その間，関節拘縮や腱癒着を生じないように注意する．近年は編み込み縫合など強度の高い縫合を行ったうえで早期運動療法を行う方法が推奨されている．移行筋の運動機能を十分に発揮するためには，新たな関節の運動を再教育することが大切となる．

（赤羽美香，多田　薫）

■文献

1) Sameem M. A systematic review on the use of fibrin glue for peripheral nerve repair. Plast Reconstr Surg 2011；127：2381-90.
2) Ducic I, et al. Refinements of nerve repair with connector-assisted coaptation. Microsurgery 2017；37：256-63.
3) Ducic I. Innovative treatment of peripheral nerve injuries：combined reconstructive concepts. Ann Plast Surg 2012；68：180-7.
4) 上村卓也．人工神経を用いた末梢神経治療の基礎研究　bridging，capping，wrapping．日手会誌 2023；39：650-5.
5) 長野　昭．肋間神経移行術．関節外科 2008；27：432-7.
6) 普天間朝上．全型および上位型腕神経叢損傷に対する神経移行および神経移植術を用いた肩肘機能の再建．日本マイクロ会誌 2017；30：167-73.
7) 原　徹也．腕神経叢損傷に対する手術　肋間神経交差移行術．新 OS NOW 2001；9：27-32.
8) 林　洸太．上腕部神経に対するアプローチ；Oberlin 法．Orthopaedics 2021；34：15-20.
9) Bertelli JA. Transfer of the radial nerve branch to the extensor carpi radialis brevis to the anterior interosseous nerve to reconstruct thumb and finger flexion. J Hand Surg Am 2015；40：323-8.
10) Luikart MD. Anterior interosseous nerve to ulnar nerve transfers：A systematic review. J Hand Microsurg 2021；15：98-105.
11) 吉田史郎．重度肘部管症候群に対する前骨間神経移行術の臨床成績．日肘関節会誌 2023；30：365-8.
12) Riordan DC. Radial nerve paralysis. Orthop Clin North Am 1974；5：283-7.
13) 津下健哉．橈骨神経麻痺に対する腱移行術．整形外科 1969；20：1516-8.
14) 橋爪長三．腱移行術による麻痺手の再建．日整会誌 2018；92：42-55.
15) 津下健哉．腱移行術．手の外科の実際．第4版．南江堂；2006. p.517-63.

7章
外傷に伴う合併症とその対策

7章 外傷に伴う合併症とその対策

上肢のコンパートメント症候群

■ 概略

　強靱な筋膜で囲まれた部分をコンパートメント（区画）といい，前腕は3つのコンパートメント（掌側，背側，橈側）で構成される（図1）．コンパートメント症候群は，コンパートメント内圧の上昇により，静脈還流が障害され，組織虚血が発生した状態のことをいう．

　コンパートメント症候群の原因は，一般的には，骨折，重度挫傷もしくは挫滅創，血管損傷によるものが多い（図2）．その他，熱傷，重労働による慢性的な負荷，ギプス，きつい包帯，ヘビ咬傷などがある．意識障害があるときに，長時間同じ部位に圧力がかかると，横紋筋融解症を引き起こす可能性がある．

■ 症状

　以下の"6P"が重要である．
- Pain：疼痛
- Pallor：蒼白
- Pulselessness：動脈拍動の消失や減弱
- Paresthesia：感覚異常
- Paralysis：麻痺
- Passive stretching pain：手指他動伸展時の疼痛増強

　急性期の場合，放置すると不可逆的な筋壊死と神経麻痺を生じる．発症から筋膜切開までの時間は転帰の重要な予測因子であり，6〜24時間で不可逆的な変化が生じる可能性があるとされている[1-5]*1．

　前腕のコンパートメント症候群は下腿に次いで頻度が高く，Volkmann拘縮に至る可能性があり，初期の迅速な診断と治療が重要である[7]．

■ 治療

　臨床症状が出現した際，まずは包帯やギプスなどの圧迫原因を除去する．

　補助的診断として，コンパートメント内圧を計測する．内圧測定法としては，水銀血圧計，20 mL注射シリンジ，三方活栓，生理食塩水，2本の延長チューブ，18 G針を使用するWhitesides（ホワイトサイド）法がある（図3）[8]*2．また，動脈圧ラインモニターを使用する方法もある．

　コンパートメント内圧が30 mmHgを超える場合は手術を考慮するが，あくまでも臨床所見が重要である．臨床症状で少しでも疑わしい場合は，早期の筋膜切開を考慮すべきである．

---

*1
動物実験にて，コンパートメント症候群発症8時間後に不可逆的な損傷が起こることが示されている[6]．

*2
内圧測定の際，延長チューブの生理食塩水が動き出す瞬間の血圧計の目盛りを測定する．無理に生理食塩水を組織内に注入しない．

上肢のコンパートメント症候群

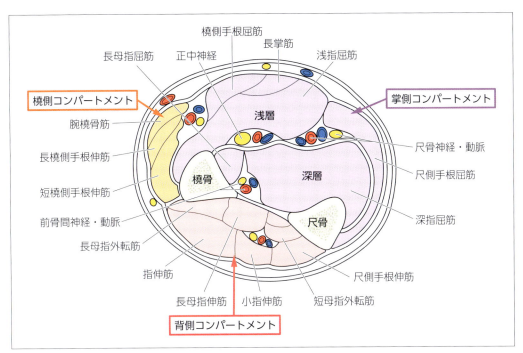

図1　前腕部コンパートメント
掌側コンパートメントは浅層と深層に分かれる．

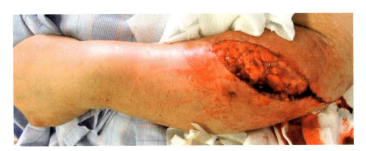

図2　圧挫による骨折・挫滅創を伴う前腕部コンパートメント症候群

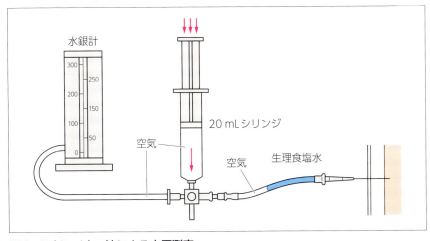

図3　Whitesides法による内圧測定

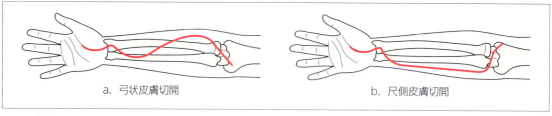

a. 弓状皮膚切開　　　　　　　　b. 尺側皮膚切開

図4　掌側の皮膚切開

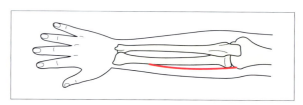

図5　前腕背側皮膚切開

手術手技の実際

①体位：仰臥位で，伝達麻酔もしくは全身麻酔下に行う．空気止血帯は使用しない．

②皮膚切開：掌側コンパートメントの筋膜切開では，いくつかの皮膚切開法が報告されているが，筆者は主に弓状皮膚切開を用いている．上腕二頭筋腱の内側から始まり，肘屈側皮線を斜めに交差し，前腕掌側に弓状に延ばす[*3]．手根管や手内筋膜まで開放するため，手掌遠位にも切開を加える．その際，手関節皮線も斜めに交差させる（図4）．

通常は掌側の筋膜切開のみで十分に減圧されるが，背側・橈側コンパートメントの関与が疑われる場合は，背側・橈側の筋膜も切開する（図5）．

③筋膜切開：尺側手根屈筋と浅指屈筋のあいだから浅層のコンパートメントを開放した後，深指屈筋の筋膜も切開し深層のコンパートメントも開放する（図6a）．背側・橈側は，上腕骨外側上顆の遠位から総指伸筋と短橈側手根伸筋とのあいだを遠位方向に約10cm切開し開放する（図6b）．

④上腕動脈の確認：上腕動脈の血流障害が疑われる場合，上腕二頭筋腱膜の下層で圧迫を受けている可能性があるため，上腕二頭筋腱膜の切離後，上腕動脈を展開し確認する．

⑤正中神経の開放：正中神経障害が疑われる場合，円回内筋の尺骨頭と上腕頭とのあいだで正中神経の絞扼や損傷がないか確認し，必要に応じて円回内筋の部分的切離を行う．遠位は，横手根靱帯を切開し，手根管を開放する．

⑥術後創処置：筋膜切開後は腫脹が強ければ開放創のままwet dressingを行い，腫脹が軽減してから，二次縫合を行う．血管テープ（vessel loop）を使用し徐々に創閉鎖する方法もある（図7）[*4]．

*3 前腕掌側部の皮膚切開の際，術後肥厚性瘢痕予防のため，皮膚切開が，肘屈側皮線や手関節皮線と垂直に横切らないようにする．

*4 創閉鎖が困難な場合は，分層植皮を行う．

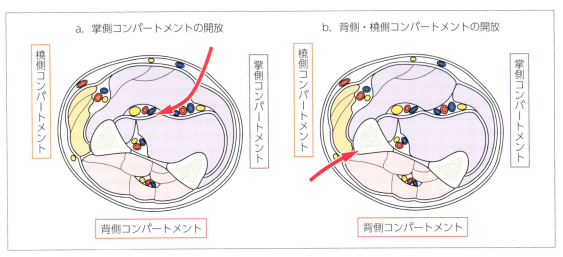

図6 筋膜切開

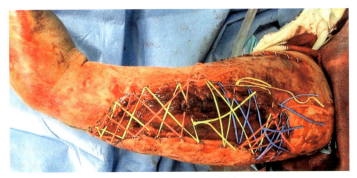

図7 vessel loop を使用した shoelace 縫合

■ Volkmann 拘縮

1. 病態

　前腕のコンパートメント症候群に対し，適切に治療が行われない場合に生じる合併症である．

　主として前腕屈筋群の血流障害により筋組織が阻血性壊死に陥り，線維性組織に置換される．そのため，手関節や手指に屈曲拘縮が生じる．正中神経，尺骨神経も阻血性変化と周囲の線維性組織の絞扼により，麻痺を生じることが多い[9]．

2. 分類

　津下は，Volkmann 拘縮の程度を阻血性変化の範囲によって，表1のとおり分類している[10]．

■ 7章　外傷に伴う合併症とその対策

表1　津下の Volkmann 拘縮の程度分類

分類	筋変性	正中・尺骨神経麻痺	手術治療
mild	深指屈筋に限局	×〜△	腱延長術
moderate	深指屈筋，長母指屈筋 浅指屈筋の一部	○	前腕屈筋群前進術
severe	前腕屈筋のすべて 伸筋の一部	○	腱移行術 遊離筋移植術

（Tsuge K. J Bone Joint Surg Am 1975；57：925-9[10] より）

3. 手術治療[*5]

a. 腱延長術

mild type で屈曲拘縮が 1〜2 指のみに限局する場合には，深指屈筋腱の延長術が適応になる．

b. 前腕屈筋群前進術

手指，手関節を他動伸展させながら，尺側手根屈筋，円回内筋，深指屈筋を上腕骨内側上顆から尺骨に沿って骨膜下に剥離・切離し，次いで円回内筋，浅指屈筋，長母指屈筋を橈骨からも骨膜下に剥離・切離する．手関節中間位か軽度背屈位で手指の伸展が可能な程度の緊張度で，遠位に移動した屈筋群の近位端を周囲の軟部組織に縫着する[11]．

c. 腱移行術

二期的に行うことが多い．一次手術では前腕屈筋群を分離し，阻血性壊死に陥った筋群を切離する．同時に，正中神経や尺骨神経の神経剥離術や神経移植術も行う．数か月後，一般的には，長橈側手根伸筋腱を深指屈筋腱束に，腕橈骨筋腱を長母指屈筋腱に移行する．

d. 遊離筋移植術

severe type で力源としてほかの腱を用いることができないときに適応となる．阻血性壊死に陥った屈筋群を切除し，新しい力源として他部位より遊離筋を移植する．移植筋としては，薄筋を用いることが多い[12]．

■ 診療のポイント

前腕に著明な腫脹がみられる場合は，コンパートメント症候群を疑い，"6P" 症状を確認する．早期診断と適切な治療が重要であり，Volkmann 拘縮を予防するため，必要に応じて早期に筋膜切開を検討する．Volkmann 拘縮が発生した場合には，筋変性の範囲に応じて腱延長術や筋前進術などの手術が検討される．

（鈴木智亮，松井雄一郎）

[*5]
慢性期の Volkmann 拘縮は，ここであげた再建術によっても完全な機能回復は困難である．発症を予防するためには，コンパートメント症候群の早期治療がきわめて重要である．

■ 文献

1) Hope MJ, McQueen MM. Acute compartment syndrome in the absence of fracture. J Orthop Trauma 2004；18：220-4.

2) Ouellette EA. Compartment syndromes in obtunded patients. Hand Clin 1998；14：

431-50.

3) Prasarn ML, et al. Acute pediatric upper extremity compartment syndrome in the absence of fracture. J Pediatr Orthop 2009；29：263-8.

4) McQueen MM, et al. Acute compartment syndrome in tibial diaphyseal fractures. J Bone Joint Surg Br 1996；78：95-8.

5) Whitesides T, Heckman M. Acute compartment syndrome：Update on diagnosis and treatment. J Am Acad Orthop Surg 1996；4：209-18.

6) Matava MJ, et al. Determination of the compartment pressure threshold of muscle ischemia in a canine model. J Trauma 1994；37：50-8.

7) 松井雄一郎ほか. 急性期の筋膜切開. 金谷文則編. 上腕・肘・前腕の手術. 整形外科手術イラストレイテッド. 中山書店；2015. p.188-92.

8) Whitesides TE, et al. Tissue pressure measurements as a determinant for the need of fasciotomy. Clin Orthop Relat Res 1975；113：43-51.

9) 松井雄一郎. 拘縮・変形：Volkmann 拘縮. 岩崎倫政編. 手・肘の外科—診断と治療のすべて. メジカルビュー社；2021. p.376-8.

10) Tsuge K. Treatment of established Volkmann's contracture. J Bone Joint Surg Am 1975；57：925-9.

11) 四宮陸雄, 砂川　融. 慢性期の腱延長術, 筋前進術, 腱移行術, 機能的薄筋移植術. 金谷文則編. 上腕・肘・前腕の手術. 整形外科手術イラストレイテッド. 中山書店；2015. p.193-200.

12) Fischer JP, et al. Free function muscle transfers for upper extremity reconstruction：a review of indications, techniques, and outcomes. J Hand Surg Am 2013；38：2485-90.

7章 外傷に伴う合併症とその対策

静脈血栓塞栓症（深部静脈血栓症/肺血栓塞栓症）と脂肪塞栓症

■ 静脈血栓塞栓症（深部静脈血栓症/肺血栓塞栓症）

深部静脈血栓症（deep vein thrombosis：DVT）は，筋膜より深部を走行する深部静脈になんらかの原因で血栓が形成される状態のことである[1]．膝窩静脈およびその末梢に限局する遠位型（distal type）と大腿静脈，腸骨静脈，さらに下大静脈に及ぶ近位型（proximal type）がある．この血栓が肺動脈に流入すると肺塞栓症（pulmonary thromboembolism：PTE）を生じ，重篤な場合は死亡の危険性がある．PTE の基盤には DVT があり一連の病態と考えられるため[1]，両者を合わせて静脈血栓塞栓症（venous thromboembolism：VTE）とよばれる．Virchow は DVT の誘発因子として，①静脈血流の停滞，②血管内皮の障害，③血液凝固能の亢進（線溶能の障害を含む），の3因子を提唱し，現在でもこの概念は支持されている[1]．そのため予防の点からこれら3因子を低減することが重要である[1]．外傷後の VTE の頻度は，無症候性のものは major trauma では58%にもなると報告されている[2]が，米国の American College of Surgeons National Trauma Data Bank の調査では，症候性のものは0.36%と報告されている[3]*1．

1. リスク因子

VTE のリスク因子として，日本麻酔科学会周術期肺血栓塞栓症調査では，①症候性 VTE の既往，②手術，③外傷（とくに骨盤，股関節骨折），④年齢（年齢が上がるほど発症率が上昇），⑤肥満，⑥長期臥床，⑦下肢ギプス固定，⑧麻痺，⑨先天性血栓性素因，⑩抗リン脂質抗体症候群，⑪悪性腫瘍などがあげられている[4]．外傷においては，米国からの報告では，年齢40歳以上，AIS（Abbreviated Injury Scale）*2 3以上の下肢骨折，3日を超える人工呼吸，大きな静脈の損傷，大手術があげられている[3]．外傷患者における VTE のリスク評価として RAP（risk assessment profile）スコアがある（**表1**）[5]．合計スコア5点以上が高リスク群，5点未満が低リスク群である．

2. 診断

DVT の完全閉塞では自覚症状として患肢疼痛，浮腫，腫脹，他覚的所見として Homans（ホーマンズ）徴候（足関節背屈強制による腓腹部の自発痛），Lowenberg（ローウェンベルグ）徴候（腓腹部の把握痛）がある．不完全閉塞ではこれらの症状は乏しく無症候性となる[1]．

PTE では，SpO_2 低下，冷汗，胸痛，呼吸困難，血圧低下，ショック，心停止，失神などを呈する[1]*3．

*1
VTE を氷山に例えるなら水面上には，頂点に PTE の早期高死亡リスク群が，その下に PTE 中リスク群，低リスク群，さらにその下の症候性 DVT 群がある．しかし水面下には多数の無症候性 DVT 群が存在することを認識して予防を行う必要がある．

*2
自動車事故に関する大規模なデータベースとして利用することを目的として米国にて考案され，1971年に発表された．AIS は外傷の種類と解剖学的重症度をコードで表し，重症度を6段階で評価する．1：軽症（minor），2：中等度（moderate），3：重症（serious），4：重篤（severe），5：瀕死（critical），6：即死（maximum）．

*3
PTE の発症は手術後の安静解除後（離床開始後や歩行開始時）に多くみられ，離床時期の排便・排尿後に PTE を発症することもある[1]．

静脈血栓塞栓症（深部静脈血栓症/肺血栓塞栓症）と脂肪塞栓症

表1 RAP スコア

	因子	スコア
背景因子	肥満	2
	悪性疾患	2
	血液凝固障害	2
	静脈血栓塞栓症の既往	3
医原性の因子	大腿動静脈の血管確保（24 時間以上）	2
	4 単位を超える輸血（最初の 24 時間以内）	2
	2 時間を超える手術	2
	大きな静脈損傷の修復もしくは結紮手術	3
外傷にかかわる因子	AIS>2 の胸部外傷	2
	AIS>2 の腹部外傷	2
	脊椎骨折	2
	AIS>2 の頭部外傷	3
	昏睡（GCS 合計点<8 の意識障害　4 時間以上）	3
	重症下肢骨折	4
	骨盤骨折	4
	脊髄損傷	4
年齢	40 歳以上 60 歳未満	2
	60 歳以上 75 歳未満	3
	75 歳以上	4

AIS：Abbreviated Injury Score，GCS：Glasgow Coma Scale.
該当する因子のスコアをすべて加算し，RAP スコアを算出する.
合計スコア 5 点以上が高リスク群，5 点未満が低リスク群である.
（Greenfield LJ, et al. J Trauma 1997；42：100–3[5] より）

3. 検査

a. 下肢静脈超音波検査

DVT 診断の第一選択で，大腿および膝窩静脈の血栓症については感度，特異度ともに 90％を超えるが，腸骨静脈または腓腹部の静脈の血栓症ではやや精度が低くなる[6-8]*4.

b. 血液検査（D ダイマー）

D ダイマーはフィブリン形成を経た後プラスミンによって溶解された分解産物であるので，先行する血栓の存在を示唆する．＞500 ng/mL が陽性と判断される．感度が高く（80〜95％），DVT や PTE では陽性になりやすいが，特異度が低い（40〜68％）検査であるため[9]，陽性であるのみでは DVT や PTE とは診断できない．D ダイマーが低値の場合は，DVT や PTE の可能性はあまり高くない*5.

c. CT 静脈造影（CT venography：CTV）

急性 PTE の第一選択の画像検査である．CTV は下大静脈，腸骨静脈，大腿静脈，膝窩静脈の描出力は高いものの，静脈径の小さい下腿では分解能に限界がある．腎障害，造影剤アレルギーでは行えない.

*4
超音波検査技術の向上により，診断における感度および特異度は，遠位型 DVT に対しても近位型 DVT に遜色ないものになってきている[9].

*5
D ダイマーは非特異的指標で，播種性血管内凝固症候群（disseminated intravascular coagulation：DIC），悪性腫瘍，肝硬変，大動脈瘤，手術後，妊娠中，血液凝固亢進状態など血栓形成傾向を示す病態があれば陽性を示すことが多い.

■ 7章　外傷に伴う合併症とその対策

4. 予防・治療[10, 11]

a. 機械的予防法

下肢の機械的圧迫により深部静脈の静脈還流を促進する.

◆ 姿勢・手術・手術体位

外傷手術術中には静脈還流を妨げる体位を避けること，やむをえない場合には，時々，股関節や膝関節の屈伸や下腿のマッサージを行うことがよい．術中，弾性ストッキングまたは間欠的空気圧迫装置を装着することも勧められる.

◆ 弾性ストッキング

深部静脈を圧迫して静脈の総断面積を減少させ，深部血流速度を増加させてDVTを予防する[*6].

◆ 間欠的空気圧迫装置 (intermittent pneumatic compression : IPC)

下肢に巻いたカフにポンプを用いて間欠的に空気を注入し遠位から近位へ順次圧迫することにより血液を静脈に還流させることで血栓形成を予防する．フットポンプは足底を急速に圧迫して足底静脈叢に貯留した血液を静脈に還流させる.

◆ 積極的下肢運動と早期荷重歩行

臥床ではDVTのリスクが高くなるため積極的に足関節底背屈運動を行うことが重要である．また早期荷重歩行により静脈還流を促進することも重要である[*7].

b. 薬物的予防法

◆ 抗凝固薬投与

『日本整形外科学会症候性静脈血栓塞栓症予防ガイドライン2017』[1]では，「VTE発症リスクが高いと判断される症例には抗凝固薬を使用することを考慮する（推奨度B）．しかし，その使用にあたっては個々の患者の出血リスクについても評価するべきである（推奨度B）．出血リスクが高いと予想される場合には，抗凝固薬の使用を控えることを考える（推奨度C）．抗凝固薬の使用あるいは非使用に際しては，抗凝固薬の適応あるいは不適応についてのIC（informed consent）を行う（推奨度C）」としている．また「VTE薬物予防において最も重要な合併症は出血合併症である．抗凝固薬投与の目的は，症候性DVT，症候性・致死性PTEの発症を抑制することであり，無症候性DVTやVTEを治療することではない」と記載している[*8].

◆ 使用される抗凝固薬

- 未分画ヘパリン（unfractionated heparin : UFH）：通常8もしくは12時間ごとに未分画ヘパリン・カルシウム5,000単位を皮下注射する低用量未分画ヘパリン法が行われる.
- 低分子ヘパリン（low molecular weight heparin : LMWH）：エノキサパリン（クレキサン®）が股関節全置換術，膝関節全置換術，股関節骨折手術で12時間おきに20 mg（2,000単位）皮下注射で用いられる[*9].
- Xa因子阻害薬：フォンダパリヌクス（アリクストラ®）は，24時間おきに2.5 mgを皮下注射する．「静脈血栓塞栓症の発現リスクの高い下肢整形外科

---

*6

ストッキングにしわができると，かえって血流を阻害したり，腓骨神経麻痺を起こすことがあるので注意が必要である．閉塞性動脈硬化症やうっ血性心不全による肺浮腫がある場合には，血流障害を起こすことがあるので注意が必要である[1].

*7

早期荷重歩行を行うには，全荷重でなくとも早期部分荷重が可能な固定を行うべきである.

*8

抗凝固薬によるDVT発生率の低下は，致死性PTE発生率の低下と必ずしも並行しない．下腿筋静脈の無症候性DVT発生抑制が症候性VTE発症率を低下させうるのか，下肢や全身の血液循環動態の改善がVTEの発生を抑制するのかは現在のところ不明である[1].

*9

エノキサパリン（クレキサン®）は，国内臨床試験では15日以上投与した場合の有効性および安全性は検討されていないので，使用は14日以内とする.

静脈血栓塞栓症（深部静脈血栓症/肺血栓塞栓症）と脂肪塞栓症

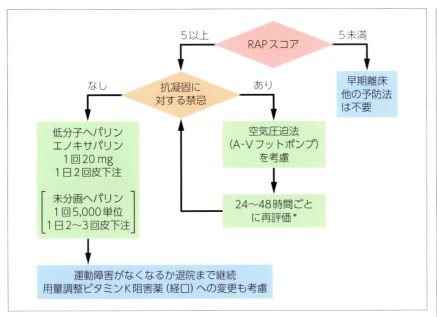

図1　外傷患者における静脈血栓塞栓症の予防戦略
*抗凝固に対する禁忌が長期間遷延する場合は，下大静脈フィルター留置を考慮．
（日本外傷学会監．日本外傷学会外傷専門診療ガイドライン改訂第3版編集委員会．改訂第3版 外傷専門診療ガイドライン JETEC．ヘルス出版；2023．p.473-82[11]より）

手術および腹部手術施行患者における静脈血栓塞栓症の発生抑制」に限定して保険適応がある[*10]．
- ビタミンK阻害薬（vitamin K antagonist：VKA）：ワルファリンはプロトロンビン時間国際標準比（PT-INR）を目標値（日本では1.5〜2.5）となるように内服量を調整して使用する．内服開始から効果の発現までに3〜5日を要する．

◆ **外傷患者におけるVTEの予防戦略**

American College of Chest Physiciansによるガイドライン[12,13]に基づく外傷患者におけるVTEの予防戦略を図1に示す[11]．

c. 下大静脈フィルター（inferior vena cava filter：IVCフィルター）

近位型DVTが明確となった患者，また出血リスクが非常に高い患者では薬物予防が行いにくいため，主たる手術の前にIVCフィルターの使用を検討する[14,*11]．

d. 急性PTE発症が疑われる場合に対する治療[17]

突然発症した息苦しさや胸痛ではPTEの発生を疑うことが診断の第一歩で，まずバイタルサインのチェック，酸素投与，静脈ライン確保を行うとともに同僚医師や循環器内科医の応援を要請する．動脈血酸素飽和度（SpO_2）モニターと心電図計の装着，動脈血ガス分析を行い，胸部単純X線を撮影する．心エコーは他の心疾患の鑑別に有用で，PTEでは右心負荷所見がある．血液ガス分析でO_2濃度とCO_2濃度のいずれもが低下している場合は，急性症候性PTEの発症が強く疑われる．治療はまず未分画ヘパリン5,000単位をワン

*10
フォンダパリヌクス（アリクストラ®）は，手術後24時間を経過し，手術創などからの出血がないことを確認してから行う．下肢整形外科手術施行患者では15日間以上投与した場合の有効性および安全性は，国内臨床試験においては検討されていない．

*11
外傷におけるIVCフィルターに関する最近のsystematic reviewでは，PTEおよび致死性PTEの中等度のリスク減少が示されたが，RCTでは実証されなかったことから，IVCフィルターの合併症（フィルターの折損，移動，血栓形成，下大静脈穿孔など）を考慮すると，予防的IVCフィルターを日常的に使用することは勧められないとしている[15,16]．

■ 7章　外傷に伴う合併症とその対策

ショットで静脈内投与する．その後の専門的治療は循環器専門医に任せるべきである．

5. 診療のポイント

外傷は VTE を生じることがあることを常に認識して早期離床を心がけ，高リスク群では機械的予防法や薬物的予防法を行うことが大切である．また急性PTE 発症が疑われる場合には迅速な対応が不可欠である．

■ 脂肪塞栓症 [18]

脂肪塞栓症（fat embolism：FE）は，骨折により骨髄から遊離した脂肪滴が全身臓器に塞栓を起こして微小循環が障害される状態で，外傷後，とくに長管骨骨折に伴うことが多い．臨床症状を呈する脂肪塞栓症候群（fat embolism syndrome：FES）の頻度は，長管骨骨折では 0.1～2%，骨盤骨折を伴う多発骨折では約 10% といわれている [19-21]．

1. 発生機序

骨折により骨髄内脂肪が静脈内に流入して肺毛細血管に塞栓を起こすとともに，動静脈シャントを通して脳や皮膚，網膜の微小血管にも塞栓を生じるとする機械説と，外傷によるストレスでエピネフリン分泌が亢進することにより遊離脂肪酸が動員され，血清中の脂質やカイロミクロンと結合して微小脂肪滴を形成するとする生理化学説がある [22]．肺血管床で塞栓した脂肪滴に局所で血小板や白血球が反応し，血管作動性物質を遊離して血管内皮障害や，血管攣縮を起こす．さらに骨髄から流出した組織トロンボプラスチンが DIC（播種性血管内凝固症候群）の引き金となり，DIC による臓器障害をきたすとされている．

2. 臨床像

3 主徴として，①呼吸不全，②脳・神経症状，③前胸部・眼瞼結膜の点状出血がある．骨折後（とくに大腿骨骨幹部骨折に多い）数時間～数日後に意識清明期をはさんで，意識障害，呼吸不全，頻脈，発熱，皮膚・眼瞼結膜の点状出血を発症する（図 2）．しかしこれらの症状がすべてそろうことは少ない．中枢神経症状は見当識障害から昏睡状態までさまざまであるが，はっきりとした巣症状を呈さないことが特徴である．

3. 検査
a. 胸部 X 線像

肺血管床の透過性亢進による肺水腫のため，淡いすりガラス状陰影と細かな点状影が混在して snow storm 様陰影を呈する場合が多い（図 3）．

b. 動脈血ガス検査

低酸素血症を伴う．

438

静脈血栓塞栓症（深部静脈血栓症/肺血栓塞栓症）と脂肪塞栓症

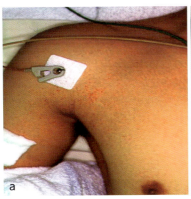
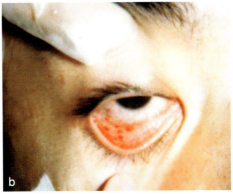

図2 前胸部（a）と眼瞼結膜（b）の点状出血

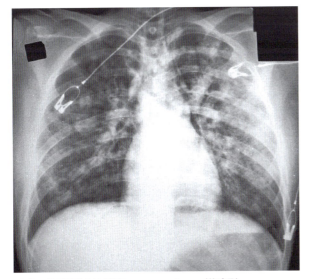

図3 胸部単純X線像：snow storm様陰影

表2 鶴田の診断基準

大基準	点状出血 呼吸器症状を伴う胸部X線病変 頭部外傷と関連しない脳・神経症状
中基準	低酸素血症（PaO$_2$＜70 mmHg） ヘモグロビン値低下（＜10 g/dL）
小基準	頻脈 発熱 尿中脂肪滴 血小板減少 血沈の亢進 血清リパーゼ値上昇 血中遊離脂肪滴

注：大基準2項目以上もしくは大基準1項目かつ中・小基準4項目以上で臨床診断．大基準0項目では中基準1項目かつ小基準4項目で疑診．
（鶴田登代志．別冊整形外科 1982；1：44-51[24]より）

c．血液・尿検査

ヘモグロビン値低下，血小板減少，血沈値亢進，血清リパーゼ値上昇，血中遊離脂肪滴，尿中脂肪滴などがあるが，特異的な所見ではない．

d．頭部MRI

急性期には点状出血に一致してT2強調，FLAIR像や拡散協調運動像で大脳半球白質に散在する高信号域を呈する（starfield〈星空〉pattern）[22]．

4．診断

欧米ではGurd[23]，日本では鶴田の診断基準[24]が用いられる（**表2**）．しかし典型的な症状を呈するものは少なく，臨床経過から本症候群を疑い，意識障害の原因となる頭部外傷（急性硬膜外血腫など）や呼吸不全の原因となる胸部外傷，心原性肺水腫などを除外して診断する．

5. 治療

特異的な治療法はなく，外傷に対する一般的な治療とともに厳重な全身管理を行う．

a. 呼吸管理

呼吸不全は FES の生命予後に大きく影響するため，重症度に応じてフェイスマスクによる酸素投与から，呼気終末陽圧（positive end-expiratory pressure：PEEP）呼吸による呼吸管理を行う．

b. 中枢神経障害

頭蓋内圧管理を行う．

c. DIC

血小板輸血，アンチトロンビン製剤やヘパリンの投与を行う．

6. 予防

骨折部の早期固定（創外固定もしくは内固定）を行い，骨折部の安定性を図ることにより発生率は少なくなる[25]．

7. 予後

死亡率は数〜20％で，急性期呼吸不全が死亡の主な原因である[20,25]．

8. 診療のポイント

FES は臨床検査や放射線診断は特異的ではなく臨床診断が重要である．骨折の早期固定により FES 発生を減らすことも重要である．

（澤口　毅）

■文献

1) 日本整形外科学会監．症候性 VTE の疫学と病因・病態．日本整形外科学会症候性静脈血栓塞栓症予防ガイドライン 2017．南江堂；2017．p.11-9.

2) William HG, et al. A prospective study of venous thromboembolism after major trauma. N Engl J Med 1994；331：1601-6.

3) Knudson MM, et al. Thromboembolism after trauma：An analysis of 1602 episodes from American College of Surgeons National Trauma Data Bank. Ann Surg 2004；240：490-6.

4) 黒岩政之ほか．2008 年周術期肺血栓塞栓症発症調査結果から見た本邦における周術期肺血栓塞栓症の特徴—（社）日本麻酔科学会安全委員会肺血栓塞栓症ワーキンググループ報告—．麻酔 2010；59：667-73.

5) Greenfield LJ, et al. Posttraumatic thromboembolism prophylaxis. J Trauma 1997；42：100-3.

6) Kearon C, et al. Noninvasive diagnosis of deep venous thrombosis. McMaster Diagnostic Imaging Practice Guidelines Initiative. Ann Intern Med 1998；128：663-77.

7) Atri M, et al. Accuracy of sonography in the evaluation of calf deep vein thrombosis in both postoperative surveillance and symptomatic patients. AJR Am J Roentgenol 1996；166：1361-7.

8) Zierler BK. Ultrasonography and diagnosis of venous thromboembolism. Circulation 2004；109：9-14.

9) Stein PD, et al. D-dimer for the exclusion of acute venous thrombosis and pulmonary

静脈血栓塞栓症（深部静脈血栓症/肺血栓塞栓症）と脂肪塞栓症

embolism：a systematic review. Ann Intern Med 2004；140：589-602.

10）日本整形外科学会監．症候性 VTE の予防．日本整形外科学会症候性静脈血栓塞栓症予防ガイドライン 2017．南江堂；2017．p.20-2.

11）日本外傷学会監．日本外傷学会外傷専門診療ガイドライン改訂第 3 版編集委員会．外傷後の静脈血栓症の予防と処置．改訂第 3 版 外傷専門診療ガイドライン JETEC．ヘルス出版；2023．p.473-82.

12）Geerts WH, et al. Prevention of venous thromboembolism. American college of chest physicians evidence-based clinical practice guidelines (8th edition). Chest 2008；133 (6 suppl)：S381-453.

13）Gould MK, et al. American College of Chest Physicians. Prevention of VTE in nonorthopedic surgical patients. Antithrombotic therapy and prevention of thrombosis, 9th ed. American College of Chest Physicians evidence-based clinical practice guidelines. Chest 2012；141：S381-453. (2 suppl)：e227S-e277S.

14）Kreder HJ. Thromboembolic prophylaxis. Buckley RE, et al. eds. AO Principles of Fracture Management. Thieme；2017. p.249-36.

15）Alshaqaq HM, et al. Prophylactic inferior vena cava filters for venous thromboembolism in adults with trauma：An updated systematic review and meta-analysis. J Intensive Care Med 2023；38：491-510.

16）Bajda J, et al. Inferior vena cava filters and complications：A systematic review. Cures 2023；15：e4003.

17）日本整形外科学会監．急性 PTE の発症が疑われる場合の対応．日本整形外科学会症候性静脈血栓塞栓症予防ガイドライン 2017．南江堂；2017．p.34.

18）日本外傷学会監．日本外傷学会外傷専門診療ガイドライン改訂第 3 版編集委員会．脂肪塞栓症．改訂第 3 版外傷専門診療ガイドライン JETEC．ヘルス出版；2023．p.483-9.

19）Talbot M, Schemitsch EH. Fat embolism syndrome：history, definition, epidemiology. Injury Suppl 2006；37：3-7.

20）Bulger EM, et al. Fat embolism syndrome. A 10-year review. Arch Surg 1997；132：435-9.

21）Kainoh T, et al. Risk factors of fat embolism syndrome after trauma：A nested case-control study with the use of nationwide trauma registry in Japan. Chest 21；159：1064-71.

22）Omar G, et al. Microbleeds show a characteristic distribution in cerebral fat embolism. Insights Imaging 2021；12 (42)：1-11.

23）Gurd AR. Fat embolism：an aid to diagnosis. J Bone Joint Surg 1970；52-B：732-7.

24）鶴田登代志．脂肪塞栓症候群．別冊整形外科 1982；1：44-51.

25）Nader MH, et al. Therapeutic aspects of fat embolism syndrome. Injury 2006；37 Suppl 4：S68-73.

7章 外傷に伴う合併症とその対策

複合性局所疼痛症候群（CRPS）

■ 概略

"複合性局所疼痛症候群（complex regional pain syndrome：CRPS）"という用語が生まれるまで，非常に長い年月が経過している．1864年，米国人の神経内科医 Silas Weir Mitchell が南北戦争の神経損傷後の疼痛に対し causalgia という名称を用い報告したのが最初の報告であるとされる[1]．1900年代初頭にはドイツ・ハンブルグの Paul Sudeck が，四肢の傷害後に認められた急性反射性骨萎縮を報告している[2]．James A. Evans が"反射性交感神経性ジストロフィー（reflex sympathetic dystrophy：RSD）"という用語を作り出し，その後数十年に渡って使用されることになった[3]．

しかし，CRPS は多彩な症状を呈し，世界中でさまざまな呼称，定義が使われ混乱を生じていた．このような経緯のなかで1994年になり国際疼痛学会（IASP）は呼称を"CRPS"に統一し[4]，RSD とよばれた神経障害がなく疼痛が生じる病態を CRPS type I，神経障害後に起きる causalgia とよばれていた病態を CRPS type II とした．

■ 分類と診断

CRPS は継続的で不釣り合いな痛みが特徴である．診断は，IASP の Budapest Criteria を用いて臨床的に行われる[5]．前述のように明らかな神経病変のない CRPS type I と，診断可能な神経病変を伴う CRPS type II とに分類することができる．CRPS は通常は外傷後に症状が現れることが多く，自然発症した CRPS はまれであるため，その観点からの鑑別診断も詳細に行う必要がある．なぜなら，IASP の診断基準においても上記症状を説明できるほかの原因がないこととの記載がある．基準を満たしていてもほかの疾患であれば，CRPS 様の症状を呈しているとの判断で原疾患の治療を行うべきである[*1].

日本においても，厚生労働省 CRPS 研究班（2005-2007；班長 真下節）が組織され，因子分析や判別分析を用いた日本独自の判定指標の作成を行った[6]．研究用，臨床用の判定指標を設け，自覚的所見と他覚的所見を使用するものとなった（表1）[6]．「診断基準」とよばずに「判定指標」とよぶのは，CRPS が疾患ではなく，複数の病態の集合体であり，診断すべき病気ではないという考えからである．また，判定指標の但し書きとして記載があるように，この指標は CRPS の診療に不慣れな医師が専門の医療機関に紹介するかどうかの判断の目的や，臨床研究の対象を絞り込む目的で使用すべきものであって，具体的な治療方法の選択，補償や訴訟の判断，重症度の判定などの目的で使用すべきものではない．

*1
筆者らも CRPS といわれ紹介を受けた患者を診察した結果，実際は全身性エリテマトーデスの急性期の症状であり，免疫抑制治療を開始した結果，疼痛の症状が軽快したという経験をしている．

複合性局所疼痛症候群（CRPS）

表1　厚生労働省 CRPS 研究班から提唱された本邦版 CRPS 判定指標

臨床用 CRPS 判定指標

A　病期のいずれかの時期に，以下の<u>自覚症状のうち2項目以上</u>該当すること．
　　ただし，それぞれの項目内のいずれかの症状を満たせばよい．
1. 皮膚・爪・毛のうちいずれかに萎縮性変化
2. 関節可動域制限
3. 持続性ないしは不釣合いな痛み，しびれたような針で刺すような痛み（患者が自発的に述べる），知覚過敏
4. 発汗の亢進ないしは低下
5. 浮腫

B　診察時において，以下の<u>他覚所見の項目を2項目以上</u>該当すること．
1. 皮膚・爪・毛のうちいずれかに萎縮性変化
2. 関節可動域制限
3. アロディニア[*2]（触刺激ないしは熱刺激による）ないしは痛覚過敏（ピンプリック）
4. 発汗の亢進ないしは低下
5. 浮腫

研究用 CRPS 判定指標

A　病期のいずれかの時期に，以下の<u>自覚症状のうち3項目以上</u>該当すること．
　　ただし，それぞれの項目内のいずれかの症状を満たせばよい．
1. 皮膚・爪・毛のうちいずれかに萎縮性変化
2. 関節可動域制限
3. 持続性ないしは不釣合いな痛み，しびれたような針で刺すような痛み（患者が自発的に述べる），知覚過敏
4. 発汗の亢進ないしは低下
5. 浮腫

B　診察時において，以下の<u>他覚所見の項目を3項目以上</u>該当すること．
1. 皮膚・爪・毛のうちいずれかに萎縮性変化
2. 関節可動域制限
3. アロディニア（触刺激ないしは熱刺激による）ないしは痛覚過敏（ピンプリック）
4. 発汗の亢進ないしは低下
5. 浮腫

　※但し書き1
　　1994年の IASP（国際疼痛学会）の CRPS 診断基準を満たし，複数の専門医が CRPS と分類することを妥当と判断した患者群と四肢の痛みを有する CRPS 以外の患者とを弁別する指標である．臨床用判定指標を用いることにより感度82.6％，特異度78.8％で判定でき，研究用判定指標により感度59％，特異度91.8％で判定できる．

　※但し書き2
　　臨床用判定指標は，治療方針の決定，専門施設への紹介判断などに使用されることを目的として作成した．治療法の有効性の評価など，均一な患者群を対象とすることが望まれる場合には，研究用判定指標を採用されたい．
　　外傷歴がある患者の遷延する症状が CRPS によるものであるかを判断する状況（補償や訴訟など）で使用するべきではない．また，重症度・後遺障害の有無の判定指標ではない．

米国から提唱された判定指標にならい，本邦版 CRPS 判定指標でも臨床用指標と研究用指標の2種類を作成した．本邦版 CRPS 判定指標の使用にあたっては，但し書き1，2を十分に理解して使用すること．

（住谷昌彦ほか．日本臨床麻酔学会誌 2010：30：420-9[6]）より）

*2
アロディニア（allodynia, 異痛症）：通常では痛みとして認識しない程度の接触や軽微な圧迫，寒冷などの非侵害性刺激が，痛みとして認識されてしまう感覚異常．

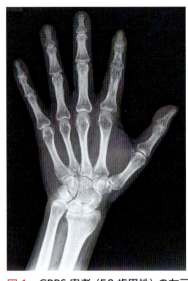 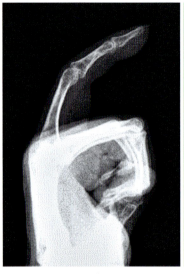 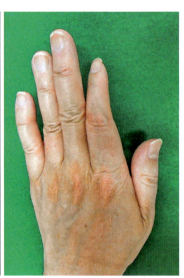

図1　CRPS患者（50歳男性）の左示指のX線所見と写真
10年以上前，左示指の指尖損傷後にCRPSとなる．示指の骨萎縮，示指の皮膚，爪などに萎縮性変化がみられる．

　国際疾病分類であるICD-11には慢性疼痛のカテゴリーが新設された．慢性一次性疼痛のカテゴリーに含まれる代表的な慢性疼痛症候群には，線維筋痛症，CRPSなどの慢性疼痛症候群が含まれる．これらの疼痛をもつ患者では，組織障害や炎症などによる二次的な侵害受容器の活性化や神経障害が認められないにもかかわらず，痛みに対する過敏性が存在する[7]．

　痛覚変調性疼痛は新しい疼痛概念で，2016年にKosekらによって提案され[8]，IASPの痛み用語として採用されている．日本痛み関連学会連合用語委員会は，IASPが「第3の痛みの機構分類」として提唱したnociplastic painの日本語訳を以下のように提案した[9]．

痛覚変調性疼痛
侵害受容の変化によって生じる痛みであり，末梢の侵害受容器の活性化をひきおこす組織損傷またはそのおそれがある明白な証拠，あるいは，痛みをひきおこす体性感覚系の疾患や傷害の証拠，がないにもかかわらず生じる痛み．

　従来の心理社会的疼痛（心因性疼痛）から痛覚変調性疼痛が加わり，痛みの分類として，①侵害受容性疼痛，②神経障害性疼痛，③痛覚変調性疼痛，の3つがあげられるようになってきている[*3]．

　以上のことからCRPSは慢性一次性疼痛であり痛覚変調性疼痛で，脳の関与が重要となっている．近年の研究でも，CRPSは脳可塑性の変化が生じており，脳自体の変化が疼痛に関与していることが示されている[10,11]．

治療

　CRPSに対する治療で劇的に著効するものはない．CRPSを疑うような強い疼痛や随伴症状が出た際（図1〜3）には，早期に強い治療介入を行うべきで

*3
すべての痛みは3種類が複雑に混ざり合っているため，痛覚変調性疼痛だけでの単独な痛みということではなく，侵害受容性疼痛と神経障害性疼痛の要素を同時にもつ．

複合性局所疼痛症候群（CRPS）

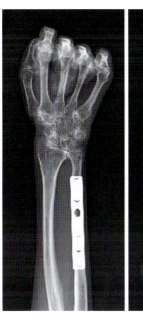
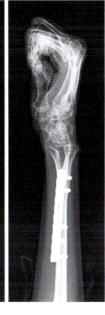
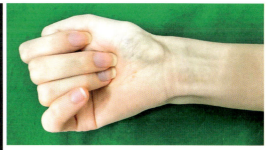

図2　CRPS患者（40歳女性）の右手関節のX線所見と写真
10年以上前に右手関節痛の尺側部痛に対して，尺骨短縮術を受ける．その後，CRPSを発症し，骨萎縮，皮膚，爪に萎縮性変化がみられる．

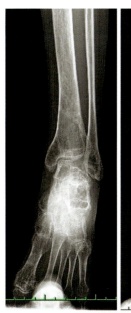
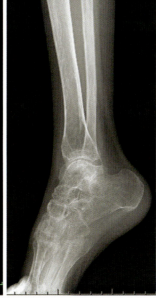
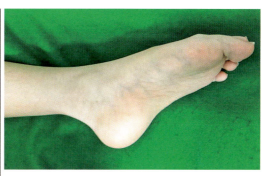

図3　CRPS患者（40歳女性）の左足のX線所見と写真（図2と同一症例）
左足まで症状が広がり，骨萎縮が生じ，尖足位となっている．

動画1

ある．投薬，注射，神経ブロック（**動画1**）[*4]，リハビリテーションなどを行い，治療効果を見極めながら対応していくことが重要である．

■ 診療のポイント

　CRPS患者の症状は多彩で，単に痛みに対する治療を行えばよいというものではない．受傷部位の範囲を超える痛み，また精神異常，運動異常などの症状が出ることもある．患者の訴えに対し，その症状は受傷とは関係がないなどと

[*4]
痛みの強いCRPS患者に対し正中尺骨神経ブロックを施行後，爪切りを行う．超音波ガイド下に行うことも可能であるが，本症例ではアロディニアが強いためプローブを当てることは避け，最も痛みの少ない部分から針を刺しブロックを行っている（図2，3と同一症例）．

445

否定してしまうのではなく，全人的な診察，治療を行う必要がある.

（岩月克之，山本美知郎）

■**文献**

1) Mitchell SW, et al. Gunshot Wounds and Other Injuries of Nerves. JB Lippincott ＆ Co；1864.
2) Sudeck P. Über die akute (reflektorische) Knochenatrophie nach Entzündungen und Verletzungen in den Extremitäten und ihreklinischen Erscheinungen. Fortschr Röntgenstr 1901；5：227-93.
3) Evans JA. Reflex sympathetic dystrophy. Surg Clin North Am 1946；26：780-90.
4) Stanton-Hicks M, et al. Reflex sympathetic dystrophy：changing concepts and taxonomy. Pain 1995；63：127-33.
5) Harden NR, et al. Validation of proposed diagnostic criteria (the "Budapest Criteria") for complex regional pain syndrome. Pain 2010；150：268-74.
6) 住谷昌彦ほか．本邦における CRPS の判定指標．日本臨床麻酔学会誌 2010；30：420-9.
7) 森脇克行ほか．ICD-11 時代のペインクリニック―国際疼痛学会 (IASP) 慢性疼痛分類に学ぶ．日本ペインクリニック学会 2021；28：91-8.
8) Kosek E, et al. Do we need a third mechanistic descriptor for chronic pain states? Pain 2016；157：1382-6.
9) https://upra-jpn.org/wp-content/uploads/2021/10/Nociplastic-pain-の日本語訳に関する提案 .pdf
10) Iwatsuki K, et al. Chronic pain-related cortical neural activity in patients with complex regional pain syndrome. IBRO Neurosci Rep 2021；10：208-15.
11) Osumi M, et al. Resting-state electroencephalography microstates correlate with pain intensity in patients with complex regional pain syndrome. Clin EEG Neurosci 2024；55：121-9.

索引

和文

あ

アキレス腱装具	100
アキレス腱断裂	96
——術後の手術痕	96
悪性腫瘍	24
足関節果部骨折	309
足関節骨折	390
足関節中間位固定	105
足関節捻挫	103
足関節モーティス像	312
足趾骨折	336
足指の脱臼	176
アナフィラキシーショック	15
アナフィラキシーの ABCD	17
安定型外果単独骨折	313

い

池田分類	243, 244
石黒法	262, 263
異所性骨化	46
易転倒性の評価	401
伊藤–古島法	48, 50
インターナルインピンジメント	35

う

烏口鎖骨靱帯	193
運動時痛	63

え

栄養状態と合併症のリスク	25
腋窩神経ブロック	150
エピペン®	19
遠位橈尺関節の脱臼	224
炎症性斜頚	118

お

鴨嘴骨折	324
横走靱帯	45
横足根関節	168
横中足骨間靱帯	177
応力–ひずみ曲線	110, 111
大本法	325

か

オグサワ（オーグメンチン＋サワシリン）処方	14
奥脇らの分類	73
回外整復法	146
回外内旋ストレステスト	103
外果単独骨折	311
開口障害	10
外傷性頚部症候群	30
——の病型分類	31
外傷性肩腱板断裂	35
外傷性肘関節脱臼	138
外旋位固定	131
回内外旋ストレステスト	103
回内整復法	146
外反過伸展メカニズム	138
外反ストレステスト	85, 86
解剖学的靱帯再建術	106
解剖頚骨折	197
開放骨折	8, 304
開放創	2
牙関緊急	10
顆間隆起骨折	295
角状変形	193
拡大外側アプローチでのプレート固定	326
過誤支配	416
下肢アライメント	387, 388
下肢挙上訓練	300
下肢静脈超音波検査	435
下肢伸展挙上	72
下肢麻痺	266
過伸展装具	266
下垂位振り子運動	196
下前腸骨棘裂離骨折	276
下腿三頭筋ストレッチ	73
下腿三頭筋肉離れ	73
下大静脈フィルター	437
肩関節外旋位固定装具	131
肩関節前方脱臼	127
肩関節装具の装着	200
肩関節脱臼	4, 127
肩腱板断裂	35
肩上方関節包再建術	40

か

肩上方懸垂複合体の概念	192
肩痛	35
可動域制限	35
カプノサイトファーガ・カルモニサス	14
簡易肩関節装具	199
間欠的空気圧迫装置	436
寛骨臼形成不全	66, 67
寛骨臼骨折	273
環軸椎回旋位固定	118
患者教育	32
関節陥没型骨折	322
関節鏡視下 Bankart 修復術	135, 136
関節拘縮の予防	418
関節水腫	298
関節切開法	293
関節リウマチ	24
乾燥まむしウマ抗毒素血清	16
環椎骨折	182
ガンマネイル	282

き

偽関節	338, 406
偽関節手術	105
基節骨骨幹部開放骨折	258
基節骨骨折	257, 258
機能的運動療法	99
機能的装具療法	100
機能的リハビリテーション	99
ギプス固定	238, 286
基部裂離骨折	332
脚長差	387, 388
弓状皮膚切開	430
急性コンパートメント症候群	308
急性塑性変形	350, 368, 369
急性 PTE	437
境界型寛骨臼形成不全	67
狭義の Jones 骨折	332
狂犬病ワクチン	15
胸鎖関節脱臼	186
鏡視下法	293
鏡視下 Broström 法	105
棘突起骨折	377
虚血性壊死	396
距骨下関節固定術	326, 327

447

索引

距骨頚部骨折	317	肩関節装具の装着	200
距骨骨折	316, 395	肩関節脱臼	4, 127
距骨体部骨折	318	肩腱板断裂	35
挙上法	127	肩甲下筋腱断裂	44
起立性頭痛の有無	32	肩甲骨骨折	192
近位骨幹部骨折	332	肩鎖関節脱臼	186
筋肉不全断裂	71	肩上方関節包再建術	40
筋膜切開	430, 431	肩上方懸垂複合体の概念	192
筋力増強訓練	419	腱性マレット指	260, 261
筋力低下	36	肩痛	35

く

		原発性骨粗鬆症	402
嘴状仮骨	343, 344	腱板修復術	39
嘴状骨折	324	腱板断裂	35, 44, 133
クラビクルバンド固定	188	——の理学療法	38
グルココルチコイド誘発性骨粗鬆症		腱皮下断裂	240
	402	肩峰下インピンジメント	35
		肩峰下滑液包内注射	39

け

		こ	
脛骨骨幹部骨折	304, 384	後遺症	33
脛骨内固定	307	後遺障害	33
脛骨プラトー骨折	288	後遺障害診断書	33
経舟状骨月状骨周囲脱臼	149, 250	後外側回旋メカニズム	138
頚髄損傷	180	後外側支持機構 (PLC) 損傷	88, 267
形態骨折	406	後下脛腓靱帯損傷	309
頚椎カラー	32	後果骨折	309
頚椎骨折	376	高気圧酸素療法	346
頚椎損傷	180	広義の Jones 骨折	332, 333
頚椎捻挫	30	抗凝固薬投与	436
経橈骨茎状突起月状骨周囲脱臼	149	後屈テスト	121
脛腓骨骨折	304	後根断裂	94
経皮ピンニング法	262, 263	後斜走靱帯	45
頚部安静	32	後十字靱帯 (PCL) 損傷	81
頚部骨折の内側転位	193	咬傷	3
頚部痛	32, 180, 270	後方押し込みテスト	82, 83
外科頚骨折	197, 201	股関節唇損傷	63
劇症型溶血性連鎖球菌感染症	12	股関節唇の構造	63
血管テープ	430	股関節脱臼	156
月状骨周囲脱臼	149	股関節脱臼骨折	156
月状骨脱臼	149	股関節ブロック	65
血清病	16	骨幹端部骨折	332
血流障害	228	骨吸収型の疲労骨折	346
ケベックガイドライン	31	骨挫傷	110, 159
腱移行術	424, 432	骨性槌指	152
牽引による短縮矯正	239	骨性マレット指	260, 262
腱延長	99	骨性 Bankart 損傷	134
腱延長術	432	骨接合術	281, 282
厳格な管理下	98	骨粗鬆症	279, 401, 402
肩関節外旋位固定装具	131	骨粗鬆症性椎体圧迫骨折	266
肩関節前方脱臼	127	骨頭外反型骨折	197

骨頭骨挫傷	160
骨頭骨片外反転位の評価	199
骨軟骨骨折	301
骨盤骨折	273, 378, 410
骨盤輪骨折	378
骨盤輪損傷	273
骨密度検査	401
コンパートメント症候群	
	8, 228, 288, 324, 370, 428
——の 5P	8

さ

臍帯結紮糸を用いた指輪除去方法	18
鎖骨遠位端骨折	186
鎖骨形状	186
鎖骨骨折	186, 353
佐々木の定義	238
三角巾固定	126
三角骨骨折	249
三角靱帯損傷	309
三角線維軟骨複合体 (TFCC) 損傷	
	57, 236
三果不安定型骨折	313

し

指嵌入構造	71
軸索の過誤支配	416
軸椎骨折	182
趾骨骨折	399
嘴状仮骨	343, 344
嘴状骨折	324
指節骨骨折	373
趾節骨骨折後偽関節	338
趾節癒合	336, 338
指尖皮膚欠損	3
持続牽引治療	120
膝蓋骨外側偏位分力	163
膝蓋骨外方偏位防止サポーター	166
膝蓋骨骨折	298
膝蓋骨脱臼に伴う骨折	301
膝蓋骨脱臼・亜脱臼	162
膝蓋骨部分摘出術	302
膝蓋跳動	163
膝周囲骨端離開	387
膝靱帯損傷	78
膝伸展装具	300
自動膝伸展	73
歯突起骨折	182
脂肪塞栓症	438
しゃがみこみ法 (GONAIS)	130

448

尺骨茎状突起骨折	236
尺骨肘頭骨折	214
尺骨の急性塑性弯曲	220
尺骨変異	236
終止腱断裂の保存療法	53, 54
舟状骨-月状骨（SL）靱帯損傷	236
舟状骨骨折	242
重症骨挫傷	110
——の MRI	113
修正 Allis 法	158
修正 Neer 分類	353
修正 Torode 分類	380
手関節の靱帯損傷	57
手根骨骨折	247, 374
——の単純 X 線撮影方法	248
手根骨脱臼	149
手指腱損傷	51
手指骨折	254
手指の運動を妨げないギプス固定	
	239
手指の靱帯損傷	57
手指の脱臼	152
出血性ショックのリスク	275
手の骨折	373
上位頚椎損傷	182
小結節骨折	197, 198, 201
踵骨骨折	321, 397
上肢のコンパートメント症候群	428
上肢 sling	126
症状固定	33
蹠側板	177
小児の骨の特性	349
小児 Monteggia 骨折	220
踵腓靱帯損傷	103
静脈血栓塞栓症	277, 434
——と抗凝固薬	27
上腕骨遠位端骨折	209
——の AO/OTA 新分類	211
上腕骨外側顆骨折	362
上腕骨顆上骨折	359
上腕骨近位部骨折	196, 355, 409
上腕骨骨幹部骨折	356
上腕骨通顆骨折	209
上腕骨内側上顆骨折	363
上腕二頭筋長頭腱断裂	42
女性アスリートの三主徴	341
シリンダーギプス固定	286
心機能評価	21
神経移行術	423
神経移植術	421

神経血管損傷	288
神経束の反り返り	420, 421
神経剥離術	422
神経縫合術	420
神経麻痺	228
人工股関節全置換術（THA）	280
人工骨頭置換術	203, 280
新鮮アキレス腱断裂	96
靱帯再建術	105
靱帯修復術	61
靱帯線維複合体	168
靱帯損傷	288
診断書交付義務	34
シンデスモーシス損傷	309
伸展不全の可能性	263
深部静脈血栓症	27, 434

す

垂直牽引	385
髄内固定法	189
髄内釘固定	307
髄内釘骨接合術	204
髄内釘法	204
頭痛	32
ステロイドカバー	25
ステロイド性骨粗鬆症	25
ストレス・テスト	158
ストレス X 線	104
ストレッチタイプ	72
スノーボーダー骨折	318
スノーボード外傷	209
スプリントタイプ	72
スリーブ骨折	298

せ

脆弱性寛骨臼骨折	7
脆弱性骨折	214, 279, 341, 400, 405
脆弱性骨盤骨折	7, 273, 410, 411
成長軟骨板周囲輪の損傷	350
成長軟骨板損傷	350
脊椎圧迫骨折	265
——の関連痛	266
脊椎骨折	265, 376
脊椎脊髄損傷	6
舌状型骨折	322
切創	2
ゼロポジション	129
ゼロポジション法	127
遷延治癒	406
前下脛腓靱帯損傷	309

前距腓靱帯撮影	392
前距腓靱帯損傷	103
仙骨骨折	274
前斜走靱帯	45
前十字靱帯（ACL）損傷	78
剪断波エラストグラフィー	74, 75
全般性破傷風痙攣	10
前方インピンジメントテスト	64
前方引き出しテスト	78, 79
前方不安定性テスト	64
前腕遠位～遠位骨幹端の骨折	371
前腕屈筋群前進術	432
前腕骨骨幹部骨折	227, 368
前腕部コンパートメント症候群	429

そ

創外固定による一時的処置	290
爪下異物	11
早期運動療法	100
装具療法	418
足関節果部骨折	309
足関節骨折	390
足関節中間位固定	105
足関節捻挫	103
足関節モーティス像	312
足根骨脱臼	168
足根中足関節	168
足根洞アプローチでのプレート固定	
	326
足趾骨折	336
足指の脱臼	176
側副靱帯	177
足部コンパートメント症候群	324
鼠径部痛症候群	69

た

第 1 中足骨基部骨折	329
第 1 中足骨骨折	328
第 5 中足骨骨幹-骨幹端部骨折	333
第 5 中足骨骨幹部骨折	333
第 5 中足骨骨折	332
体外衝撃波治療	346
大結節骨折	197, 201
大腿骨顆部骨折	285
大腿骨近位部骨折	6, 279, 405
大腿骨頚部骨折	280
大腿骨骨幹部骨折	384
大腿骨膝蓋溝	162
大腿骨転子部骨折	282
大腿骨頭壊死症	160

449

■ 索引

大腿・下腿筋肉不全断裂 71
大菱形骨骨折 249
タカサゴキララマダニ 16
脱過敏療法 419
脱臼 4
脱臼防止用装具 137
他動的挙上運動 199
他動的挙上訓練 200
タバコ窩での圧痛 242
打撲 110
弾性ストッキング 436

ち

知覚再教育 419
遅発性麻痺 407
中央索断裂の保存療法 53, 54
中央部中足骨骨折 329
中下位頚椎損傷 184
肘関節可動域制限 46
肘関節拘縮 46
肘関節ストレス検査 139
肘関節造影検査 140
肘関節脱臼 5, 138
肘関節内側側副靱帯損傷 45
中手骨骨折 256, 374
　手部デグロービング損傷を伴う
　　―― 257
中手骨・手指骨折 254
中心性頚髄損傷 180, 184
中心性脱臼 156
中節骨骨折 257
中足骨頚部骨折 330
中足骨骨折 328, 399
中足骨骨頭骨折 331
中足趾節関節の脱臼 176
中足痛 330
肘内障 143
肘内側側副靱帯 45
腸骨筋膜ブロック 23
腸骨翼骨折 276, 378
陳旧性 UCL 損傷 48

つ

椎体骨折 406
痛覚変調性疼痛 444
つき指 260
槌指変形 260
　――の保存療法 53
鶴田の診断基準 439

て

低出力パルス超音波療法 338, 346
底側靱帯 168
手関節の靱帯損傷 57
デグロービング損傷 2
手の骨折 373
手指腱損傷 51
手指骨折 254
手指の運動を妨げないギプス固定 239
手指の靱帯損傷 57
手指の脱臼 152
転位のない外果単独骨折 312

と

橈骨遠位端骨折 234, 408
　――の管球傾斜側面像 235
橈骨遠位端尺側傾斜 236
橈骨遠位端掌側傾斜 236
橈骨神経麻痺 358
橈骨頭の脱臼 219
豆状骨骨折 251
糖尿病 23
動物咬傷 13
ドライバイト 15

な

内果骨折 309
内旋位固定 131
内側膝蓋大腿靱帯 162
内側側副靱帯（MCL）損傷 85
内反ストレステスト 89
内反・外反ストレス検査 139
中野分類 282
ナックルキャスト法 254

に

肉離れ 71
　――の段階的リハビリテーション
　　概念図 75
二次(性)骨折予防 279, 400, 403
二重牽引法 129
認知症 23

ね

ネコ咬傷 14
寝違い 118

の

脳脊髄液漏出症 32
ノルディックハムストリング 75

は

肺血栓塞栓症 434
背側靱帯 168
肺塞栓症 27, 434
剥皮創 2
破傷風 10
バストバンド 126
ハムストリング肉離れ 72
原テスト 36
半月板損傷 92, 288, 295
半月板の断裂形態 93
反復性肩関節脱臼 133
反復性前方脱臼 133

ひ

皮下異物 11
被虐待児症候群 383
腓骨骨折 306
腓骨軸位撮影 392
非骨傷性脊髄損傷 6
腓骨内固定 307
膝周囲骨端離開 387
膝靱帯損傷 78
膝伸展装具 300
肘関節可動域制限 46
肘関節拘縮 46
肘関節ストレス検査 139
肘関節造影検査 140
肘関節脱臼 5, 138
肘関節内側側副靱帯損傷 45
ビタミン D 欠乏症 345
ヒップリフト 73
人食いバクテリア 12
ヒト咬傷 3, 14
ひまわり法 302
びまん性特発性骨増殖症 180, 267, 407
病的骨折 266, 403
ヒールレイズ 73
疲労骨折 341, 376
　――の骨吸収型 344
　――の骨形成型 343
　――の骨硬化型 343

索引

ふ

不安定型骨折（両果/三果骨折）	313
不安定型橈骨遠位端骨折	238
複合性局所疼痛症候群	442
不顕性骨折	110, 280, 406
振り子運動	191, 196
フレイル	21
プレート固定(法)	189, 217
プレート抜去	233
プレベンディング	190
ブロック状人工骨	294
分娩骨折	353

へ

閉鎖骨折	6
変形性関節症	319
変形性股関節症	160

ほ

膀胱直腸障害	266
膨隆骨折	368
母趾基節骨顆部骨折	338
母趾基節骨疲労骨折	336, 339
母指尺側靱帯損傷	62
ボタン穴変形の保存療法	53
ポパイサイン	43
ホームプログラム	240

ま

マックスベルト®	271
末梢神経損傷	414
——の手術適応	420
末梢神経の解剖	415
末節骨骨癒合遷延	338
馬原法	19
マムシ咬傷	15, 16
マムシ毒	15
マレット指	260
マレット装具	262
マレット変形	260
慢性足関節不安定症	105

む

ムカデの毒	15
むち打ち症	30
無腐性壊死	318

め

メトホルミン	23

も

モーティス像	311
モンテジア骨折	350

や

夜間痛	35
ヤマカガシ咬傷	15

ゆ

有鉤骨鉤骨折	250
有鉤骨体部骨折	250
遊離筋移植術	432
指輪除去	18

り

リバース人工肩関節置換術	203
リハビリテーションホームプログラム	240
隆起骨折	349
リュックサック麻痺	416
両果不安定型骨折	313
輪状靱帯	147

れ

レッグカール	73
レッグダウン	73
裂離骨折	378
連鎖球菌性トキシックショック症候群	12

ろ

肋骨骨折	7

わ

若木骨折	219, 349, 368, 369
腕橈関節脱臼	219

数字

1-part 骨折	200
2-part 骨折	200
4-part 骨折	197
——の治療方針	198
6P	428

欧文

A

acetabular roof obliquity（ARO）	65
active knee extension	73
acute compartment syndrome（ACS）	308
acute plastic bowing	220
acute plastic deformation	350
AITFL 裂離骨折	309
Allis 法	158
ALP 固定法	211, 212
anatomical snuffbox での圧痛	242
Anderson & D'Alonzo 分類	182, 183
ANN Proximal Humeral System（ANN）	204
anterior apprehension test	133, 134
anterior cruciate ligament 損傷（ACL）	78
anterior drawer test（ADT）	78, 79
anterior oblique ligament（AOL）	45
anterior talofibular ligament（ATFL）	103
anteroinferior tibiofibular ligament（AITFL）損傷	309
Anthonsen 像	321
AO/OTA 分類に基づく肩甲骨骨折の分類	193
ATFL view	104
atlantoaxial rotatory fixation（AARF）	118
Aufmesser 法	130

B

Böhler 角	321, 322
Bado 分類	219, 220, 365
BAMIC 分類	73
Bankart 損傷	132, 133
Barré-Liéou 症候群	32
Bennett 骨折	248, 256, 257
bicondylar type に対する鏡視下法	294
bipolar injury	59
blocking 訓練	263
British athletic muscle injury classification（BAMIC 分類）	73
Boss-Holzach-Matter/Davos 法	4
Boss-Holzach-Matter 法	130
Bryant 牽引	385, 386

451

索引

buddy taping	154, 338

C

C 型肝炎	24
calcaneofibular ligament (CFL)	103
calf squeeze test	97
cam type 変形	68
cam 病変	65
Canale 法	316
capillary refill time (CRT)	2
Capnocytophaga canimorsus 感染症	14
Carter の 5 徴	103
cast index	370
Cedell 骨折	318
cephalomedullary nail	282
chair 法	129
Chinese finger traps	330
chondrolabral junction の損傷	63
Chopart 関節脱臼骨折	172
Chopart 関節の損傷	168
chronic ankle instability (CAI)	105
cock robin position	118
combined type 変形	68
complete (complex) dislocation	155
complex dislocation	153
complex regional pain syndrome (CRPS)	442
Comprehensive Shoulder System (CSS)	205
compression hip screw (CHS)	281, 282
coracoclavicular ligament (CCL)	193
cross-lateral 像	156
CRPS 判定指標	443
CT 静脈造影	435
CT venography (CTV)	435

D

deep vein thrombosis (DVT)	434
Delpech law	351
DePalma 法	140
dial test	89, 90
Dias-Tachdjian 分類	391
diffuse idiopathic skeletal hyperostosis (DISH)	180, 267, 407
dimple sign	139
dislocation of radial annular ligament	143
distal radioulnar joint (DRUJ) の不安定性	57

dorsal intercalated segmental instability (DISI) 変形	243
DRUJ ballotment test	58
DRUJ の脱臼	224
Dunn 撮影	68

E

Eskimo 法	130
Essex-Lopresti 骨折	57, 58
Essex-Lopresti 分類	321, 322, 397, 398
extracorporeal shock wave therapy (ESWT)	346

F

FABER テスト	64
FADIR テスト	64
FAI 変形	68
false profile 撮影	65
FARES 法	4
fat embolism (FE)	438
female athlete triad	341, 345, 346
femoroacetabular impingement (FAI)	67
――の診断指針	69
fibrillar pattern の途絶像	47
Fielding 分類	119
fight bite	14
fleck sign	170
flexion injury	270
fragility fracture of the pelvis (FFP)	273
frailty index	22
Fredrickson 分類	344, 345

G

Galeazzi 骨折	57, 224, 227
Galeazzi 脱臼骨折	59
gap sign	97
Gilula line	150
glenopolar angle	193
Glisson 牽引	120
GONAIS (しゃがみこみ法)	130
Graffin 型装具	325
gravity stress test	104, 312
gravity stress view	311
greater arc 損傷	248
greater arc injury	149, 250
greenstick fracture	219, 349
groove of Ranvier	351

H

Hangman 骨折	183
Hawkins テスト	36
Hawkins 分類	317, 395
Hawkins sign	318
head compression test	31
hemiarthroplasty (HA)	203, 205
Herbert 分類	243, 244
Hill-Sachs 損傷	133
hip lift	73
Hippocrates 法	129
Hueter-Volkmann law	351
humpback 変形	243
hyper-external rotation test (HERT)	36
hyperbaric oxygen therapy (HBO)	346
hyperextension brace	266
hypothenar hammer syndrome	417

I

inferior vena cava filter	437
Insall-Salvati 比	165
insufficient fracture	341
intermittent pneumatic compression (IPC)	436
intra-operative fluoroscopic axial view (iFAV)	302
IVC フィルター	437

J

Jackson test	31
Jakob classification	362
Jefferson 骨折	182
Jewett 型装具	266
JISS 分類	74
joint line tenderness	93
Jones 骨折	332
Judet & Letournel 分類	274
jut 徴候	5, 6

K

Kienböck 病	251, 252
knee extension recurvatum test	89, 90
knee flexion test	97
Kocher 法	129

L

L-protocol	75
Lachman test	79
lasso 法	425
lateral center edge（LCE）角	65
lateral shift ratio	164, 165
Lauenstein 像	156
Lauge-Hansen 分類	309, 310
Lawrence と Botte による分類	332
leg curl	73
leg down	73
lesser arc 損傷	248
lesser arc injury	149
Letts の分類	221
Levine の分類	183, 184
Lisfranc 関節損傷	5, 328
Lisfranc 関節脱臼骨折	169, 331, 399
Lisfranc 関節の損傷	168
Lisfranc 靱帯	168
Lisfranc 靱帯解剖学的再建術	172
Lisfranc 靱帯の走行	169
Lisfranc ligament anatomical reconstruction（LARS）	172
Little League shoulder	355
load and shift test	133, 134
lockjaw	10
low-intensity pulsed ultrasound therapy（LIPUS）	338, 346

M

Maisonneuve 骨折	306, 309, 311
mallet finger	152, 260
maximum ulnar bow（MUB）	222
Mayo 分類	215
McMurray test	93
medial collateral ligament（MCL）損傷	85
medial patellofemoral ligament（MPFL）	162
Milch 法	127
minimal displacement fracture	200
minimally invasive plate osteosynthesis（MIPO）法	188, 189
modified Gartland 分類	359
Monteggia 骨折	219, 227, 365
Monteggia 類縁損傷	220
Monteggia equivalent lesions	220
Monteggia fracture	350
mortise view	392

moving valgus stress test（MVST）	47
MP 関節靱帯損傷	62
MRI による大腿二頭筋肉離れの分類	74
MTP 関節脱臼	176
Munich 分類	73
Myerson 分類	170, 171

N

neck compression test	31
Neer テスト	36
Neer 分類	196
Neer-Horwitz 分類	355
nerve connector	421
night walker 骨折	336

O

Oberlin 法	423
Olympic Park 分類	73
opening wedge technique	385, 386
Osborne-Cotterill 病変	139

P

palmar tilt（PT）	236
patellar apprehension test	164
patellar groove	162
patellar tendon bearing（PTB）	305
perched position	5
perichondral ring of LaCroix	351
perilunate-pattern 損傷	248
physeal fracture	350
piano key 徴候	122
Pilon 骨折	309
pincer type 変形	68
PIP 関節靱帯損傷	61
PIP 関節内骨折	258, 259
pivot shift test	79
plantar ecchymosis sign	169
PLRI テスト	139
POLICE 処置	74
posterior column	295
posterior cruciate ligament（PCL）損傷	81
posterior drawer test（PDT）	82, 83
posterior ligament complex（PLC）injury	267
posterior oblique ligament（POL）	45
posterior sagging sign	82, 83

posterolateral complex（PLC）損傷	88
posterolateral fragment	295
posteromedial fragment	295
progressive perilunar instability	149
pronation and external rotation stress test（PERST）	103
pseudo-dislocation	353
pseudoclawing 変形	256
pulled elbow	143
pulmonary thromboembolism（PTE）	434

Q

Q-angle	162, 163

R

radial inclination（RI）	236
ramp lesion	94
RAP スコア	435
resistant-straight leg raising（SLR）テスト	64
reverse total shoulder arthroplasty（RSA）	203, 205
revised Hohl 分類	291, 292
Riordan 変法	424
risk assessment profile（RAP）	434
Rockwood 分類	122, 123
Rommens 分類	274, 275, 410, 411

S

Salter-Harris 分類	350, 355, 390
Sanders 分類	321, 323
Saturday night palsy	416
scaphoid nonunion advanced collapse（SNAC）wrist	242
scapular manipulation	130
Schatzker 分類	291, 292
Segond 骨折	79
SGLT2 阻害薬	24
sharp 角	65
Shenton line	157
Shepherd 骨折	318
Shoda 分類	282
shoelace 縫合	431
simple subluxaion	155
sitting 法	130
sleeve fracture	186, 298
Sneppen 分類	318
snow storm 様陰影	438, 439

索引

Song classification　362
Spaso 法　130
Speed テスト　43
Spurling test　31
Starfield pattern　439
Stener lesion　62
Stimson 法　129
straight leg raising（SLR）訓練　300
straight leg raising（SLR）test　72
streptococcal toxic shock syndrome
　（STSS）　12
stress fracture　341
Subaxial Injury Classification（SLIC）
　　184
subspine impingement　380
subtle injury　170
sugar tong 型シーネ固定　57
sulcus angle　165
sulcus sign　133, 134
Sunderland 分類　415
superior shoulder suspensory
　complex（SSSC）の概念　192
supination and internal rotation stress
　test（SIRST）　103
swan neck 変形　260, 261
syndesmosis　309

T

tension band wiring（TBW）　216, 301

terrible triad　46
TFCC 縫合術　58
Thompson test　97
Thoracolumbar AO Spine injury
　score（TL AOSIS）　269
three column classification　291, 293
three column fracture　407
tibial tuberosity-trochlear groove
　distance　165
Tillaux 骨折　391
tilting angle　164, 165
toddler 骨折　385
toe-touch 歩行　159
torus fracture　349
transition zone　63
transverse ligament（TL）　45
triangular fibrocartilage complex
　（TFCC）　57
TRiP（cast）score　26, 27
triplane 骨折　391
trismus　10
TT-TG distance　165

U

UCL 再建術　50
ulnar collateral ligament（UCL）　45
ulnar variance（UV）　236

V

VCA 角　65
venous thromboembolism（VTE）
　　27, 277, 434
vertebral compression fracture
　（VCF）　265
vessel loop　430, 431
Volkmann 拘縮　431
Volkmann 骨折　309

W

Wagstaffe 骨折　391
Watson-Jones 分類　364
Westhues 変法　325, 326
whiplash-associated disorder（WAD）
　のガイドライン　30
Whitesides 法　428, 429
Wiberg-Baumgartl の分類　164
Wolff law　351

Y

Yergason テスト　43
Yocum テスト　36

ギリシャ文字

α 角　65

中山書店の出版物に関する情報は,小社サポートページを御覧ください.
https://www.nakayamashoten.jp/support.html

本書へのご意見をお聞かせください.
https://www.nakayamashoten.jp/questionnaire.html

ニュースタンダード整形外科の臨床　2

整形外科の外傷処置　捻挫・打撲・脱臼・骨折

2025 年 4 月 15 日　初版第 1 刷発行

専門編集──────井尻慎一郎

発行者──────平田　直

発行所──────株式会社 中山書店
　　　　　　　〒 112-0006 東京都文京区小日向 4-2-6
　　　　　　　TEL 03-3813-1100（代表）
　　　　　　　https://www.nakayamashoten.jp/

装丁──────ボブカワムラ BOB-K. Design

印刷・製本──────株式会社 真興社

ISBN978-4-521-75092-7
Published by Nakayama Shoten Co.,Ltd.　　　　Printed in Japan
落丁・乱丁の場合はお取り替え致します.

・本書の複製権・上映権・譲渡権・公衆送信権（送信可能化権を含む）は株式会社中山書店が保有します.

・JCOPY 〈出版者著作権管理機構 委託出版物〉
本書の無断複製は著作権法上での例外を除き禁じられています. 複製される場合は，そのつど事前に，出版者著作権管理機構（電話 03-5244-5088, FAX 03-5244-5089, e-mail: info@jcopy.or.jp）の許諾を得てください.

本書をスキャン・デジタルデータ化するなどの複製を無許諾で行う行為は,著作権法上での限られた例外（「私的使用のための複製」など）を除き著作権法違反となります. なお,大学・病院・企業などにおいて,内部的に業務上使用する目的で上記の行為を行うことは, 私的使用には該当せず違法です.また私的使用のためであっても, 代行業者等の第三者に依頼して使用する本人以外の者が上記の行為を行うことは違法です.

診断の精度を上げ，患者満足度を高める
ニュースタンダード整形外科の臨床
New Standard in Orthopaedic Practice

【編集委員】田中 栄（東京大学）／松本守雄（慶應義塾大学）／井尻慎一郎（井尻整形外科）

① 整形外科の病態と診察・診断
専門編集　井尻慎一郎（井尻整形外科院長）
B5判／並製／4色刷／418頁／定価12,100円（本体11,000円＋税）
動画80点／ISBN 978-4-521-75091-0

② 整形外科の外傷処置　【最新刊】
捻挫・打撲・脱臼・骨折
専門編集　井尻慎一郎（井尻整形外科院長）
B5判／並製／4色刷／468頁／定価12,100円（本体11,000円＋税）
動画20点／ISBN 978-4-521-75092-7

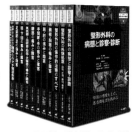
B5判／並製／4色刷
各巻約300頁

シリーズ構成と専門編集
※配本順，タイトルなど諸事情により変更する場合がございます．

① 整形外科の病態と診察・診断		井尻慎一郎（井尻整形外科）	定価 12,100 円（本体11,000円＋税）
② 整形外科の外傷処置　捻挫・打撲・脱臼・骨折		井尻慎一郎（井尻整形外科）	定価 12,100 円（本体11,000円＋税）
③ 整形外科の薬物療法・保存療法　5月刊行予定		井尻慎一郎（井尻整形外科）	定価 12,100 円（本体11,000円＋税）
④ 頚椎・胸椎の痛みと障害		筑田博隆（群馬大学）	予価 13,000円
⑤ 肩・肘の痛みと障害		池上博泰（東邦大学）岩崎倫政（北海道大学）	予価 13,000円
⑥ 手関節・手の痛みと障害		佐藤和毅（慶應義塾大学）	予価 13,000円
⑦ 腰部の痛みと障害		川口善治（富山大学）	予価 13,000円
⑧ 鼡径部〜股関節・殿部・大腿部の痛みと障害		坂井孝司（山口大学）	予価 13,000円
⑨ 膝・下腿の痛みと障害		古賀英之（東京医科歯科大学）武冨修治（東京大学）	予価 13,000円
⑩ 足関節・足の痛みと障害		仁木久照（聖マリアンナ医科大学）松本卓巳（東京大学）	予価 13,000円
⑪ 見逃してはいけない腫瘍・リウマチ関連疾患（骨粗鬆症，代謝性・遺伝性疾患を含む）		門野夕峰（埼玉医科大学）小林 寛（東京大学）	予価 13,000円

セットでお買い求めいただくとお得！ 13,200円off!
シリーズ全11冊予価合計　150,700円（本体137,000円＋税）
➡ セット価格　137,500円（本体125,000円＋税）
※送料サービス

中山書店　〒112-0006 東京都文京区小日向4-2-6　TEL 03-3813-1100　FAX 03-3816-1015
https://www.nakayamashoten.jp/